重点教材

药品注册申报与管理

（供药学类、中医药类、药品与医疗器械类、药品质量管理、药事服务与管理、药品质量与安全等专业用）

主　编　万仁甫

编　者　（以姓氏笔画为序）

万仁甫　吴振宇　何　平　宋　明　曹林林

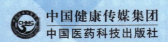

中国健康传媒集团
中国医药科技出版社

内 容 提 要

本教材是"浙江省高职院校'十四五'重点教材"之一。本教材参考药品上市许可持有人对药品注册相关岗位的专业技能要求，按照《药品管理法》《国务院关于改革药品医疗器械审评审批制度的意见》《药品注册管理办法》等法律、法规、规章、制度的合规性要求编写而成。本教材共 12 章，内容涵盖药物研发与注册管理立法、药品注册基本制度、药物非临床研究、药物临床试验、药品注册申报、药品注册核查与检验、药品注册技术审评、药品上市后变更和再注册、药品注册指导原则、仿制药一致性评价与原辅包关联审评、医疗机构制剂注册、药品国际注册等，有较强的实用性和针对性。

本教材主要供全国高职院校药学类、中医药类、药品与医疗器械类专业（药事服务与管理、药品质量管理、药品质量与安全、食品药品监督管理、药品生产技术、药品经营与管理等）教学使用，也可供药品研发注册人员参考或医药行业培训使用。

图书在版编目（CIP）数据

药品注册申报与管理/万仁甫主编 . —北京：中国医药科技出版社，2023.8

ISBN 978 - 7 - 5214 - 4027 - 0

Ⅰ.①药… Ⅱ.①万… Ⅲ.①药品管理 - 研究 - 中国 Ⅳ.①R954

中国国家版本馆 CIP 数据核字（2023）第 121001 号

美术编辑 陈君杞

版式设计 友全图文

出版 **中国健康传媒集团** | 中国医药科技出版社

地址 北京市海淀区文慧园北路甲 22 号

邮编 100082

电话 发行：010 - 62227427 邮购：010 - 62236938

网址 www. cmstp. com

规格 889mm × 1194mm $\frac{1}{16}$

印张 23

字数 600 千字

版次 2023 年 8 月第 1 版

印次 2023 年 8 月第 1 次印刷

印刷 三河市万龙印装有限公司

经销 全国各地新华书店

书号 ISBN 978 - 7 - 5214 - 4027 - 0

定价 **69. 00 元**

获取新书信息、投稿、为图书纠错，请扫码联系我们。

随着《疫苗管理法》的颁布、《药品管理法》《药品注册管理办法》《药品生产监督管理办法》的修订，药品监管主体全面践行"四个最严"要求，坚持人民至上、生命至上，履行保护和促进公众健康职责，在药品注册生产上市许可管理环节上，药品审评审批制度改革上围绕人民生命健康、世界科技前沿、国家重大需求等战略目标，在体制机制、技术标准、流程管理、制度建设等方面加快创新融合。

药品是特殊商品，与人民的生命安全息息相关。药物从研究开始到上市销售是一项高技术、高风险、高投入和长周期的复杂系统工程，主要研究与开发工作包括化合物研究、临床前研究、临床试验申请与默示许可、临床研究、药品注册申请与受理、立卷审查、技术审评与审批、药品技术转让以及上市后持续研究。我国药品管理法规的不断完善以及"四个最严"的落实，更凸现了药品的研发及注册申报过程合规管理的重要性。随着我国药品研发 CRO 行业进入成长期，药品上市许可持有人需要更多高素质人才把控药品的质量，做好药品注册申报、沟通、合规审核等工作，减少药品研发投资与合规风险，提升取得药品上市许可的通过率。因此，医药行业对从事药品注册申报与管理方面的人才有较大的需求。

药品注册申报与管理课程是顺应药品研发注册人才需求的大趋势，针对性开设的一门新的专业课。目的是通过本课程的教学，促进学生了解、熟悉药品注册申报活动相关法律法规、规章制度的要求，能够严谨、科学、合规地从事药品注册申报工作，为最终取得药品注册批件打好基础。该课程配套教材的编写主要是为了方便教学，更好地使课程标准落到课堂教学中，使教师按照统一的教学内容开展教学，提升教学效果；使同学们能正确理解药品注册管理与法规的要求，形成严谨、科学、合规地填写药品注册申报表，正确、有序、规范地整理药品注册申报资料等的工作能力，为以后从事临床研究协调员、药品注册专员、药品研发项目经理等专业工作和继续深入学习打下基础。

本教材围绕药品注册申报这一岗位的工作任务设计教学章节，编写内容的选择与取舍力求体现理论知识与实践知识匹配，并考虑药品上市许可持有人、药品生产企业对药品注册相关岗位的专业技能要求，努力实现提升学生药品注册申报能力，促进学生全面可持续发展等专业人才培养目标。具体来说，教材围绕严谨、科学、合规填报药品注册申报表格、整理申报资料的专业能力培养而展开，紧密结合药物研发与注册管理立法、药品注册基本制度、药物非临床研究、药物临床试验、药品注册申报、药品注册核查与检验、药品注册技术审评、药品上市后变更和再注册、药品注册指导原则、仿制药一致性评价与原辅包关联审评、医疗机构制剂注册、药品国际注册等内容进行编写。部分章节中引用原文的内容均以不同字体以示区分。

本书的编写分工如下：万仁甫编写第三章、第四章、第五章、第六章、第七章、第十章、第十一章；宋明、万仁甫编写第八章、第九章；吴振宇、万仁甫编写第一章；何平、万仁甫编写第二章；曹林林、万仁甫编写第十二章；万仁甫负责图表制作、全书统稿。参与编写本教材的老师均为浙江药科职业大学的一线教师。

在本教材编写过程中参考了大量文献资料，在此一并表示感谢。由于药品注册法律法规、规章制度的不断更新，书中难免有疏漏不足之处，敬请广大读者不吝指正（通讯电子邮箱 renfuw@163.com），以便再版时不断完善。

编　者
2023 年 6 月

CONTENTS 目录

第一章 药物研发与注册管理立法

PPT

 学习目标

【知识要求】

1. 掌握药品注册管理办法主要内容。

2. 熟悉药品注册管理办法的框架结构与沿革。

3. 了解药品注册管理制度的由来。

【技能要求】

4. 能够对我国的药品注册法律法规体系进行全面系统的理解。

【素质要求】

5. 培养敬畏生命、诚实守信、精益求精、守法合规的专业素质。

岗位情景模拟

情景描述 某企业药品注册经理的岗位职责：①参与创新药临床开发计划的讨论，负责制定申报计划和注册策略；②与项目管理和质量管理部门合作管理和监督项目研发和注册申报过程中的合规性；③根据申报计划，负责组织和协调 IND 和 NDA 申报的准备工作，跟进后续注册进度直至批准，做好批准后的维护和更新工作；④在药品临床研发的不同阶段，组织和筹备与药品监管部门开展的沟通交流会议，包括制定沟通问题、组织撰写会议资料、会议召开及纪要撰写工作；⑤跟踪国内外生物药技术、研发和申报相关法规和指导原则，建立并维护国内外药品注册和法规指南信息库，为临床研发阶段的技术问题提供法规支持；⑥负责与注册法规相关 SOP 的撰写和审核，并跟进实施情况；⑦根据法规实施要求及内部需求，制定法规培训计划，负责对内部业务部门进行培训，确保合规性。

讨论 作为大学生，请思考应如何努力为胜任这一岗位做好准备。

1. 您会熟悉和了解哪些药品注册法律法规？

2. 您会熟悉和了解哪些药品注册技术指导原则？

20 世纪以来，人用药品注册管理办法日趋完善，并呈现国际化趋势。药品注册管理也成为各国药品监督管理的重要组成部分。没有哪种物质本来就是药品，只有在人们决定用它来作为预防、治疗和诊断疾病时，有目的地调节生理功能，并规定有适应证或者功能主治、用法和用量时，才能称为药品。在人类历史上，通常采用经验主义办法，优胜劣汰来筛选药物，许多曾经被作为防治疾病的物质，只有真正有效安全的，才被保留下来。20 世纪化学药物大量出现后，传统的经验主义办法不能够适应新药研发的要求，科学实验的方法开始用于筛选和评价药物。同时，传统上由医生、药师、医药学家或生产厂商自定某种物质是否可以作为药用的情况，也逐渐被政府审批注册制度所取代。

第一节　药物研发

一、药物研发的分类

药物的研究开发（research and development，R&D）是药学科学研究的重点，主要涉及各类型新药开发，又常称为新药研究开发。新药代表着制药工业的科研和生产技术水平，新药的发展直接影响着防病治病的质量和进程。其类型通常可分为以下几种。

1. 新原料药研发　创新药是药物研发的重点，是世界制药企业竞争占领国际药品市场的关键，包括新化学实体、新分子实体、新活性实体的研究开发。其来源主要为合成新药、天然药物的单一有效成分、采用重组等新技术制得的生物技术药品。

2. 已知化合物用作药物的研发　研究人员使用已知的化合物作为候选药物，进行药物开发和优化的过程。这些化合物通常是从已知的化学类别、天然产物或其他已知的生物活性化合物中筛选出来的。

3. 模仿性新药的研发　主要是对已经上市的药物进行结构改造，开发出模仿性化合物，进行市场竞争。模仿性新药在仿制的过程中采用与原研药物相同的活性成分、剂型和途径，并在生物等效性、临床疗效和安全性方面进行大量的临床试验和研究。因此，模仿性新药可以提供与原研药物类似的疗效和安全性，但价格更为实惠。

4. 延伸性新药研发　如已上市药物新的用途、新的剂型、新的用法用量等方面的进一步研究开发。

5. 新的复方制剂研发　因新分子实体药物研发的高成本与低产出，新的复方制剂组方科学、能解决临床实际问题、有循证医学研究支持等原因，国际制药企业纷纷加大新的复方制剂的研发力度。

6. 新的中药研发　包括新的药用部位、新的有效部位、中药人工制成品等的研究开发。

7. 新工艺、新材料（新原辅包材料）的研发新工艺、新材料　通常具有更好的制剂工艺性、生物利用度、疗效、稳定性和安全性，可以改善现有药物的性能，提高治疗效果和减少副作用。

一种有效的新药诞生，不仅标志着国家制药工业的发展水平，而且能从根本上改变某种疾病的治疗状况。如：1935年磺胺药的问世，大大提高了化学治疗水平；1940年青霉素的应用，改变了细菌严重感染疾病的治疗进程；1944年以后，链霉素、对氨基水杨酸、异烟肼的相继发现，开始了结核病治疗的新时期；消毒药、麻醉药的发现，改变了外科手术的整体面貌等，这一切都和新药密切相关。可以说，新药是人们防病治病、康复保健药品中最具活力的部分，是企业求得生存和发展的必备条件。因此，新药的研究开发十分重要，世界各国制药企业都在花费大量的人力、物力、财力，积极争相研究开发新药。

二、新药研发的特点

新药的研究开发涉及人才、技术、市场、资金、管理、政策、环境等诸多因素，是一项多学科相互合作、相互交叉的技术密集性工程，是高投入、高技术、高难度、长周期、高风险的系统工程，期间的人体试验还必须严格遵守人体医学研究伦理原则和相关法律法规。

1. 周期长、高风险　要创制一个具有独特疗效、不良反应小的新药很困难，而且风险大，周期长。早期新药的研究开发大多是基于经验、机遇和运气，虽然靠这种传统的方法发现了大量的治疗药物，但它的不可预见性和盲目性以及人、财、物的巨大浪费问题愈来愈突出，这使得发现新药的成功率越来越低，成功研发一个新药平均耗费 10 ~ 15 年的时间。

2. 高技术、高投入、高收益　在美国，从事新药研发工作的科研人员达 7 万之多，开发一个新药的周期均为数十年，从研发到最终获得美国 FDA 批准，平均耗费 10 亿美元。但同时新药研究开发也是一项利润极高、经济效益和社会效益最明显的事业。一旦新药研究开发成功，除了给人们的防病治病、生命延续带来新的选择，同时也将给企业带来相当可观的经济效益，促进药学事业的不断进步和发展。

3. 合规管理日显重要　药学科研活动中科研及相关人员（包括药品研发、注册申报、技术审评、行政审批人员）不仅应当谨守医药道德，还应当守法合规。这是保证药物研究开发有益人类健康的基石。实践证明，新药研究的成果是关系人的生老病死的物质，也是可能给研发人员带来名誉和金钱的商品。假如通过弄虚作假，伪造数据，骗取药品注册批件，除个人走上违法犯罪道路之外，给社会造成的后果也是非常严重的。另外，药品注册管理是行政主体做出的权力高度集中的行政行为，如果不能严于律己，在审批工作中权力寻租，渎职失职，所造成的后果将更加严重。在新药研究开发中，坚守药德、守法合规、尊重科学，是研究开发能否取得成功的基本保证。

20 世纪以来，美国最先通过药品注册立法，制定和完善药品注册法律法规和技术标准，实施了《实验室药物非临床研究质量管理规范（GLP）》认证制度。严格的药品注册制度，提高了新药质量，为美国争夺国际药品市场提供了有力保证。20 世纪 60 年代以来，医药经济发达国家也纷纷制定了自己的药品注册管理办法和技术标准，并取得了良好的效果，欧美国家采用药品注册的法规和技术标准，几乎垄断了国际药品市场，增强了他们的品牌效应。我国自 1985 年实施新药审批办法以来，药品质量也有显著提高，但是一些技术指标、质量保证体系方面还存在一些差距。

第二节　药物研发的现状与趋势

中华人民共和国成立以来，我国推动药物研发的口号是"以仿为主、仿创结合"。绝大多数中国药企选择商业风险较小的仿制药进行注册、生产上市，尽管中国是全球第二大医药消费市场，目前我国 12 万个化学药批准文号中，95% 以上为仿制药，我国原创的全新结构的药物较少。

创新是推动药品高质量发展的力量源泉。2019 年修订的《药品管理法》规定，国家支持以临床价值为导向、对人的疾病具有明确或者特殊疗效的药物创新，鼓励具有新的治疗机理、治疗严重危及生命的疾病或者罕见病、对人体具有多靶向系统性调节干预功能等的新药研制，推动药品技术进步。国家鼓励运用现代科学技术和传统中药研究方法开展中药科学技术研究和药物开发，建立和完善符合中药特点的技术评价体系，促进中药传承创新。国家采取有效措施，鼓励儿童用药品的研制和创新，支持开发符合儿童生理特征的儿童用药品新品种、剂型和规格，对儿童用药品予以优先审评审批。2020 年修订的《药品注册管理办法》，进一步充实了鼓励药物研制和创新的内容，以提高药品可及性：一是结合我国医药产业发展和临床治疗需求实际，参考国际经验，增设药品加快上市注册程序，设立突破性治疗药物、附条件批准、优先审评审批、特别审批四个加快通道，并明确每个通道的纳入范围、程序、支持政策等要求。二是将《药品管理法》《疫苗管理法》及国务院文件中列明的临床急需的短缺药、儿童用药、罕见病用药、重大传染病用药、疾病防控急需疫苗和创新疫苗等均明确纳入加快上市注册范围。随着我国药品研发的厚积薄发，中国的医药创新排名正逐步提升。在新修订的《药品管理法》《药品注册管理办法》《药品生产监督管理办法》实施的条件下，国家药品监督管理局药品审评中心（CDE）2017—2021 年发表的《药品审评年度报告》显示，我

《药品审评年度报告》2021

国近年完成技术审评上市许可的创新药数量总体成递升态势（表 1 – 1）。

表 1 – 1　2017—2021 年我国完成技术审评上市许可的药品数量

年份	化学药		生物制品		中药	
	新药	仿制药	治疗用	预防用	诊断	新药
2017	113	272	21	8	0	1
2018	132	1038	30	11	0	2
2019	88	654	67	5	2	2
2020	115	918	81	7	0	4
2021	163	1054	117	7	0	9

说明：注册数量以受理号计；数据来源：CDE《药品审评年度报告》（2017—2021 年）。

创新药物的研究与开发是一项复杂的系统工程，它涉及化学合成、药物设计、制药工艺学、药理学、毒理学、药代动力学、药剂学、临床医学等多个学科，要经过药物设计、药理筛选、药理评价、临床研究、质量控制、药品注册、生产上市等多个步骤的工作。

一、药物研发的重点

根据医药发展的实际，在 21 世纪 10 ~ 20 年内中国新药研究开发的重点应该是心脑血管药物、老年人用药、手性对映体药物、生物技术药物和天然药物。

1. 心脑血管药物的研究　以高血压、冠心病和脑卒中为代表的心脑血管病是危害人民健康的严重疾病，在世界上研究治疗心脑血管疾病的药物一直为人们所重视，且在过去的 20 多年有了很大的发展，占有极重要的位置。心脑血管药物品种在世界 17 大类药物中一直名列前茅，在世界医药市场上，心脑血管药物名列首位。随着我国经济的发展、人民生活水平的提高、人口的老龄化，人民群众对心脑血管药物的需求将会增加，因此，应结合我国国情积极研究开发新的心脑血管药物。

2. 老年人用药的研究　老龄化是我国面临的现实问题，老年人由于衰老过程的发展，其生理功能、内分泌功能的变化是其对药物需求不同于一般人的基础，药学研究人员要根据老年人的生理变化研制开发适合老年人使用的新药。

3. 手性对映体药物的研究　近十几年来，手性对映体药物的研究开发引起了人们的极大兴趣，已成为医药工业研究的新领域。促使其发展的原因有：①手性合成、手性拆分分离技术的进展，对大多数手性药物可廉价地获得；②对映体药物与消旋体相比具有疗效优、副作用小、安全性大的特点，对发挥药物的临床疗效有益；③许多发达国家对手性药物的研究开发有了法规，如美国、英国、瑞士、瑞典等国都有手性药物方面的管理办法，有利于手性对映体药物的研究开发。

4. 生物技术药物的研究　现代生物技术的发展为新药的研究开发提供了基础，在今后的一二十年中从生物技术途径制备药物仍是热门，其中遗传工程技术、细胞工程技术、微生物发酵技术用于新药研究在国外已获得较大进展，我国有待于研究开发。

5. 天然药物的研究　中药是我国的国宝，它是我国劳动人民几千年与疾病作斗争的产物，也为我们研究开发新药提供了重要途径。从天然药物开发新药已成为世界医药学研究的热点之一。全世界中草药及其制剂的销售量每年以 10% 的速度增长。中国中药在国际传统药物市场中面临严重的挑战。

二、药物研发的途径

1. 创制新颖的化学结构模型　在最新的医学理论的指导下，根据现代新药设计的原理，应用构效关系、分析方法和计算机辅助药物设计合成一批新的化合物，从中筛选具有预期活性的先导化合物，然后进行结构最优化修饰，最后找出并开发成为一个具有突破性的新的化学结构药物。

2. 生物技术药物的研究开发 应用基因重组、细胞融合、细胞培养技术，生产在人体内仅仅微量存在，但具有高度活性的内源性物质作为治疗药物。

3. 天然药物的研究开发 从天然产物中提取有效成分，或将有效成分进行结构修饰，最终成为药物。

4. 靶向药物的研究开发 靶向药物通常是小分子化合物、蛋白质抑制剂或抗体等，可以通过多种方式干扰或抑制疾病相关的生物过程。定向设计各种靶向分子，如：阿霉素脂质体等。

5. 模仿性（Me-too）新药的研究开发 在不侵犯既有专利的情况下，对新出现的、很成功的突破性新药或者其他途径研究开发出来的新药进行分子改造，寻找作用机制相同或相似，并在治疗上具有某些特点的新药。模仿性创新是指利用已知药物的作用机制和构效关系的研究成果，在分析已知药物的化学结构基础上，设计合成该药物的衍生物、结构类似物和结构相关化合物，并通过系统的药理学研究，以产生新药为目的的一种新药研究与开发方式，且所产生的新药与已知药物相比，具有活性高或活性相似等特点。

第三节 药品注册管理立法

一、药品注册管理立法的意义

在新药的研究开发过程中，如何保证新药的质量是核心问题。回顾历史上严重的药害事件（表1-2），药学科研人员、注册人员、技术审评人员在新药研制与审评过程中必须引以为戒。因此，对新药研究开发与注册进行严格立法管理具有十分重大的意义。

表1-2 世界上重大的药害事件

序号	时间	国家	药品名称	用途	引起的疾病及后果
1	1922~1934	欧洲、美国	氨基比林 aminopyrine	退热	粒细胞缺乏症。美国死亡1981人；欧洲死亡200余人
2	1935~1937	美国	二硝基酚 dinitrophenol	减肥	白内障，骨髓抑制，死亡177人
3	1937~1938	美国	磺胺酏剂 elixr sulfanlamide	消炎	尿毒症，肾功能衰竭，中毒358人，死亡107人
4	1900~1940	欧洲、美国	蛋白银 argento protienum	尿道杀菌	银质沉淀，死亡100人以上
5	1939~1948	英威尔士	甘汞 calomel	泻剂、驱虫	肢端疼痛病，儿童死亡585人
6	1939~1950	美国	黄体酮 progesterone	先兆流产	女婴外生殖器男性化600余人
7	1953~	欧洲、美国	非那西丁 phenacetin	止痛退热	肾损害，肾功能衰竭2000会人
8	1954~1950	法国	二碘二乙基锡 stalinon	疮肿，葡萄球菌感染	神经毒，视力失明，中毒性脑炎，中毒270人
9	1959~1962	美国	三苯乙醇 triparanol	降低胆固醇	白内障，乳房增大，阳痿、脱发1000余人

续表

序号	时间	国家	药品名称	用途	引起的疾病及后果
10	1950～1962	欧洲	反应停 thalidomide	安眠，妊娠呕吐	畸胎，多发性神经炎12000人
11	1960～1966	澳大利亚、英国	异丙肾上腺素气雾剂 aerosol isoprenaline	哮喘	心律失常，心动过速，死亡3500人
12	1965～1972	日本	氯碘奎 vioform	肠道感染	SMON症7865人，死亡近1/20
13	1966～1972	美国	己烯雌酚 diethylstilbastrol	先兆流产	少女阴道腺癌300余例
14	1970～1979	英国	心得宁 practolol	心律失常	耳－皮肤－黏膜综合征

　　药害事件发生的根本原因是新药研制工作不严格，没有确证其安全性，便在临床应用于人体，以致人群受到毒害，甚至致人死亡；同时也因未确证其有效性，使大量无效药物充斥市场，虽没有明显毒副反应，却因无治疗作用而延误病情。因此世界各国政府制定或修订完善药品管理法律法规，加强对新药审批的立法管理，确保人群使用安全有效的药品。

二、药品注册管理立法的发展过程

　　世界各国的新药管理都在实践中走过了一条迂回曲折的道路。20世纪前，各国有关药品管理的法律法规多侧重于对假药、劣药和毒药的管理。20世纪初，大量化学药品问世后，新药品种大大增加，但对新药的管理多为事后管理。随着药害事件的监管与立法，从药品源头进行立法监控得到了许多国家的重视。

　　1. 药品注册管理立法过程　药品研发注册管理的发展大体经历了三个阶段。

　　（1）20世纪上半叶，美国立法新药应提交安全性资料。随着磺胺、青霉素先后问世，世界各国出现了研究开发化学治疗药物的热潮，但是各国的药品管理立法还很薄弱，这段时期出现了许多药害事件。例如，20世纪20年代，广泛使用含砷化合物治疗梅毒，导致许多人死亡，三氯甲烷（氯仿）用于分娩时许多产妇死亡，2，4－二硝基酚用于减肥出现了白内障和目盲等。1937年美国发生了磺胺酏剂事件，造成107人死亡，原因是所用辅料为有毒的工业用二甘醇。由于当时尚无明确的法律依据规定处罚，只有依据"掺假和贴假标签"的法条对药厂处以罚款。美国国会1938年修订《食品药品化妆品法》，着重提出了新药申请上市要有充分的科学数据证明新药安全性。但由于该法只强调药品应安全无毒，没有强调有效，后来又导致一大批疗效不确切的药品充斥市场。而其他国家尚未注意新药管理，药害事件仍层出不穷，20世纪50年代初，法国上市有机锡的胶囊制剂（stalinon），短时间内有千余人服用，造成217人中毒，102人死亡，事故发生主因是中枢神经毒性。

　　（2）20世纪60年代，药品注册纳入法制化管理。1956年上市的反应停（沙利度胺），因动物实验口服给药时测不到致死量，人服用过量也不致昏迷，因而被认为是安全的镇静安眠药，可不经医生处方直接在药店销售，还与镇痛、镇咳、退热药等配制成复方，以各种商品名出现在市场上。1960年，欧洲开始发现畸形婴儿的出生率明显上升，有四肢畸形、腭裂、盲儿、聋儿和内脏畸形。反应停造成1万多名畸形儿。美国因此在1938年修改法律，强调上市新药安全性要求，对一些药厂多次申请生产经营该药，均以"该药作用，人与动物有差异；该药能引起末梢神经炎的副作用；妊娠期安全性资料缺乏等理由"不予受理。所以，美国没有受到反应停的危害。

反应停事件震惊世界，促使许多国家重新修订了药品法律法规。新药注册管理开始更多地列入众多国家的药品相关法律之中。有关新药注册的法律法规内容主要有以下方面：对新药进行定义，明确药品注册范围；明确注册集中于中央卫生行政管理部门的专门机构负责审批注册；规定申请和审批程序，对申请进行临床试验要求进行审批，申请注册新药上市的审批以及上市后的监测；规定申请者必须提交的研究资料；制定各项实验研究指南，开始推行药物非临床安全性试验质量管理规范、临床试验质量管理规范；规定已在国外上市而未曾在本国上市的进口药品，按新药对待。

各国新药审批注册法规内容大体一致，但在具体的技术指标上有差别，最严格的是美国。1906 年美国国会颁布的《食品药品法》，对新药质量只是采取事后把关检验。1938 年发生了磺胺酏剂事件后，同年美国国会通过了《食品药品化妆品法》的修正案，明确规定新药上市前必须有充分的材料证明其安全性。1962 年又修订了《食品药品化妆品法》，要求新药在保证其安全性的同时要确证其有效性，明确规定了新药临床评价原则，以及新药、首次在美国上市的进口药品的审批手续和项目。1979 年美国国会通过了新药研制要符合《非临床安全性实验研究规范》（GLP）的规定，研究新药的实验室若未经美国 FDA 认证，其实验研究结果不予承认。1980 年美国国会再次通过了《食品药品化妆品法》的修正案，更加明确了新药申请所需的资料和审批程序。在加强对新药研制立法的同时，FDA 对新药的审批管理更加完善和严格。美国新药研制的一套法制化管理办法对各国影响较大。

（3）新药审评工作规范化发展。人用药品注册技术规范的国际协调会（International Conference on Harmonization of Technical Requirements for Registration of Pharmaceuticals for Human Use，ICH），于 1991 年由欧共体、日本和美国三方六个单位成立，每两年开一次会。ICH 的任务是：为药品管理部门和制药公司对药品注册技术要求有分歧时，提供一个建设性对话场所；在保证安全的前提下，合理地修订新的技术要求和研究开发程序，以节省人力、动物和资源；对新的主要注册技术规程和要求的解释及应用，创造切实可行的途径，使药品监督管理部门和制药公司达成共识；ICH 资料向世界公布，供各国药监部门参考。由于 ICH 参加国的制药工业占世界 80%，新药研发经费占世界 90%，并集中了一批国际上有经验的审评和研究开发专家，ICH 制定的指导原则，已被越来越多的国家和企业采用，ICH 对规范新药研究开发行为，保证新药安全有效，发挥了积极作用。

新药的经济学研究，开始列入注册规定范围。由于新药研究的投入、周期、风险日益增加，上市新药价格越来越贵，老百姓和医疗保险机构很难承受，甚至一些价格昂贵的新药药效还不如已上市的药品，为此澳大利亚、加拿大等国将药物经济学研究，列为新药申报必须提交的资料，其他国家许多制药公司开始药物经济学研究，作为申报开发市场的重要基础。

2. 我国药品注册管理立法过程　当前我国医药行业正处于由仿制药生产为主向"仿创结合"转变的新时期。药品注册管理经历了曲折的发展历程，正逐步从分散管理到集中统一管理，从粗放式行政规定过渡到科学化法制化管理。中华人民共和国成立以来先后制定了一系列管理规定、办法等，1985 年 7 月开始实施《药品管理法》。药品注册管理的分工为：新药由国务院卫生行政部门审批，生产地方标准药品、仿制药由省级卫生行政管理部门审批。1998 年国家药品监督管理局成立和 2001 年《药品管理法》的修订，强化了药品注册的监督管理，取消了药品的地方标准，集中统一了新药的审批程序，并逐步纳入与国际接轨的法制化管理轨道。

我国的新药审批与管理制度，是在多年药政管理的工作实践中不断总结经验，并借鉴国外先进的管理方式，结合我国国情，逐步发展完善的。

（1）初始阶段—1949 年后至 20 世纪 70 年代。1962 年，卫生部、化工部联合发出《有关药品新产品管理暂行办法》，是我国首次发布的对药品新产品进行审批管理的法规。1963 年卫生部、化工部、商业部联合下达了《关于加强药政管理的若干规定》，对药品新产品的定义、报批程序、临床试验、生产审批、药品审定委员会的设定以及卫生部审定药品的范围进行了明确的规定。

1978 年，国务院批准试行的《药政管理条例》明确规定，新药研制成功后，科研、生产单位应向省、市自治区卫生厅（局）报送新药的相关资料及样品，未经卫生行政部门同意不得安排临床使用。

1979 年，卫生部与国家医药管理总局共同制订颁发了《新药管理办法》，该办法对新药的定义、新药的分类、新药审批的有关资料及临床手续等均做了详细规定。

（2）形成阶段—20 世纪 80 年代至 90 年代。1984 年 9 月 20 日，第六届全国人民代表大会常务委员会第七次会议通过《药品管理法》，该法的颁布使我国的药品管理有了严格意义上的法律保障。根据该法规定，新药审批注册权限统一归国家卫生行政部门所有，申请注册新药必须严格按规定报送全部有关资料和样品，经省、直辖市、自治区以上卫生行政部门审评批准后，方可进行临床试验与验证。取得结果后，经专家审评委员会审评并由国务院卫生行政部门（卫生部）批准，发给批准文号，方可生产、经营和使用。此后，《药品管理法实施条例》等一系列与药品注册相关的法规、规章相继出台，使得我国药品注册管理制度日趋形成。

1985 年 7 月 1 日，卫生部颁布实施了《新药审批办法》和《新生物制品审批办法》。

1987 年对其中有关中药内容作了补充规定和说明，1988 年对审批管理补充了若干规定，1992 年对中药部分作了修订和补充规定。

1986 年在中国药品生物制品检验所内成立了药品审评办公室，成为了第一个正式的药品技术审评机构，也就是现在国家药品监督管理局药品审评中心的前身，该机构的诞生标志着我国的药品技术审评工作开始逐步走上规范化、科学化的道路。

1989 年卫生部发布《药品评审工作程序》，明确了药品评审工作的流程，使我国药品审批工作更加规范化、标准化。然而，当时采用的多次申报、二级审评的审评机制，由于缺乏具体的职责分工，审评尺度不一，反而助长了地方保护主义，最终损害了消费者的根本利益。

1995 年重新修订《新药审批办法》，结束了地方审批新药的历史，我国的新药审批开始采用法律手段进行统一管理，药品审评办公室更名为药品审评中心。

（3）发展阶段—国家药品监督管理局成立至 2001 年底。1998 年国家药品监督管理局成立，药品审评中心成为国家药品监督管理局的直属事业单位，不仅重整了组织结构，还梳理了有关药品注册的法规和规章。

1999 年 5 月 1 日再次修订《新药审批办法》，并尽量与国际技术指导原则接轨，为我国加入 WTO 做了准备工作。同年国家药品监督管理局发布了《关于新药研制记录的暂行规定》，提出了新药研制记录的基本要求，开始了对新药研制原始记录的核查工作。

2001 年 2 月 28 日，第九届全国人民代表大会常务委员会第二十次会议修订通过《药品管理法》，并于 12 月 1 日起实施。《药品管理法》（2001 年修订版）建立了药品集中审批制度，各类药品的上市许可及药品的包装、标签、说明书、质量标准、生产工艺等均由国家药品监督管理局审批，目的是统一审批标准和规范、提升药品的质量。该法还要求药品审评引入国际技术审评规则、竞争规则，引导企业新药的研究开发更具国际水平，为调整我国医药产业结构起到了积极的推动作用。

（4）逐步完善阶段—2002 年《药品注册管理办法》（试行）发布至今。2002 年 10 月 30 日，国家药品监督管理局发布《药品注册管理办法》（试行），于 2002 年 12 月 1 日起施行。该试行办法包括了原《新药审批办法》《新生物制品审批办法》《仿制药审批办法》《新药保护与技术转让规定》《进口药品管理办法》等内容。该试行办法是在 2001 年修改后的《药品管理法》及其《实施条例》基础上制订的，变更了药品注册的分类、调整了药品注册中的知识产权保护政策、强化了药品注册申请人的地位和责任、缩短了药品注册审批时限。该试行办法既参考了国外药品注册的方法和 WTO 的基本原则，也结合我国的实际国情，在一定程度上促进了药品注册工作的发展，标志着我国药品注册管理工作进入了逐步完善时期。

2005 年 5 月 1 日《药品注册管理办法》完善修订后，正式施行。2004 年 7 月 1 日我国开始施行《中华人民共和国行政许可法》，由于《药品注册管理办法》（试行）是在《行政许可法》颁布之前制订的，导致有部分内容不完全符合该法的要求，如申请的受理、审批的时限、批准证明文件的送达等。另外，针对药品注册管理出现的新情况、新问题，国家食品药品监督管理局陆续发布了一些规范性文件，有必要将这些文件纳入试行办法中。因此，国家食品药品监督管理局对《药品注册管理办法》（试行）进行了修订，并于 2005 年 5 月 1 日开始施行。修订后的《药品注册管理办法》进一步明确了国家和省级的两级分管职责，除进口药品注册申请外，均由省局受理和初审，并要完成现场核查、原始资料审查等工作。同时，为规范药品注册申请形式审查和现场核查工作，国家食品药品监督管理局依据该办法制订了《药品注册形式审查一般要求》（试行）和《药品注册现场核查及抽样程序与要求》（试行），使得药品注册工作更加规范、药品注册法规更有实际操作性。《药品注册管理办法》自施行以来，在保证药品安全有效、质量可控和规范药品注册行为方面发挥了十分重要的作用。

2006 年 4 月国家食品药品监督管理局行政受理服务中心成立之前，受理工作分散在不同相关业务司室办理，受理、审批、制证、送达等由各业务司室自行办理，自由裁量权较大，缺乏相互制约，影响工作效率，透明度也较低。比如，一个申请递交后，是否受理、审批进展程度等，行政相对人很难知道，也不清楚问题可能出在哪个环节，常常要为一个申请多次往返于相关司室。原国家食品药品监督管理局行政受理服务中心成立之后，行政审批工作初步实现"一个窗口受理、一次性告知、一条龙服务、一次性收费，限时办结"，体现了集中、透明、高效、便民的原则。这是国家局深化行政审批制度改革，推进政府职能转变和管理创新的又一有力举措。

2007 年 7 月再度重新修订《药品注册管理办法》。在 2006 年前后新药注册申请急剧增加，但真正意义上的新药很少，大多是将原药物简单改剂型、增加中药制剂中的可有可无成分，甚至随意增减药味夸大药效进行资料造假。为了保障人们用药安全、净化药品市场、打击和规范药品注册申报过程中的随意和造假行为，国家食品药品监督管理局（SFDA）药品注册司于 2007 年 7 月又重新修订《药品注册管理办法》，对新药概念进行了严格的界定，严格控制仿制改剂型药物的审批，自 2007 年 10 月 1 日起施行。

2008—2009 年间，SFDA 根据 2007 年修订的《药品注册管理办法》，颁布实施了《中药注册管理补充规定》《新药注册特殊审批管理规定》《药品注册现场核查管理规定》等配套文件。

2013—2016 年间，国家食品药品监督管理总局（CFDA）三次公布《征求＜药品注册管理办法＞修正案/修改草案/修订稿》，向社会公开征求意见，但均未出台正式修订文件。

2015 年《国务院关于改革药品医疗器械审评审批制度的意见》颁布实施，强调提高药品审批标准。将药品分为新药和仿制药。新药由原有的法定范围"未曾在中国境内上市销售的药品"调整为"未在中国境内外上市销售的药品"。根据物质基础的原创性和新颖性，将新药分为创新药和改良型新药。将仿制药由原有的"仿已有国家标准的药品"调整为"仿与原研药品质量和疗效一致的药品"。并根据上述原则，调整化学药品注册分类。仿制药审评审批要求以原研药品作为参比制剂，确保新批准的仿制药质量和疗效与原研药品一致。

2016 年 3 月 4 日，国家食品药品监督管理总局发布了《化学药品注册分类改革工作方案》。为鼓励新药创制，严格审评审批，提高药品质量，促进产业升级，对化学药品注册分类进行改革，化学药品注册分类调整为 5 个类别。

2016 年启动药品上市许可持有人制度试点，鼓励研究机构和人员开展药物研发；在优化审评机制方面，CFDA 发布新的优先审评审批的药品类别，鼓励和加快创新药以及有重大临床价值的药物研发。

2017 年 6 月初，我国正式加入国际人用药品注册技术协调会（ICH）。该组织旨在协调不同国家间药品质量、安全性和有效性的技术规范，推动药品注册要求的一致性和科学性。同时，CFDA 陆续发布多个"征求意见稿"，意图简化境外创新药物在国内上市的审批流程，降低国外新药进入中国的政策门槛，实现中国新药的研发和上市与全球同步。

目前，我国实行的一整套药品注册管理规定和各项注册技术指导原则，已逐渐与国际接轨，提高了我国新药研制水平和新药质量，提高了我国药品信誉和药物技术在国际交流中的地位，增强了我国药品的市场竞争力。

2017 年 10 月，《关于深化审评审批制度改革　鼓励药品医疗器械创新的意见》由中共中央办公厅、国务院办公厅印发实施。

2019 年 12 月 1 日《药品管理法》（2019 年 8 月 26 日新修订）正式施行，对药品上市许可持有人制度、药品研发注册等方面进行了立法和完善。2019 年 12 月 1 日《疫苗管理法》正式施行，对疫苗的研制和注册等进行了法律层面的规定。

2020 年 7 月 1 日《药品注册管理办法》（2020 年 3 月 30 日新公布）正式施行。该办法重新定义了药品注册分类，将药品上市许可持有人制度、临床试验默认许可制度、药品辅料和包装材料关联审评审批等改革措施纳入其中。并与一并公布的新《药品生产监督管理办法》相衔接对药品上市后变更做了进一步规范。作为《药品注册管理办法》的配套和细化，2020 年 4 月 26 日，国家药品监督管理局会同国家卫生健康委员会组织修订了《药物临床试验质量管理规范》；2020 年 6 月 29 日，国家药品监督管理局组织制定了《化学药品注册分类及申报资料要求》和《生物制品注册分类及申报资料要求》，深化药品审评审批制度改革，鼓励创新，进一步推动我国新药研发研究规范和质量提升。

从药品注册管理立法的发展沿革可以看出，我国药品注册管理日益向法制化、国际化、科学化迈进，这将有利于促进技术创新和药品质量进一步提升。

第四节　药品审评审批制度改革

近年来，我国医药产业快速发展，药品质量和标准不断提高，较好地满足了公众用药需要。与此同时，药品审评审批中存在的问题也日益突出：注册申请资料质量不高，审评过程中需要多次补充完善，严重影响审评审批效率；仿制药重复建设、重复申请，市场恶性竞争，部分仿制药质量与国际先进水平存在较大差距；临床急需的新药上市审批时间过长；药品研发机构和科研人员不能申请药品注册，影响药品创新的积极性。针对上述药品注册审评审批中存在的问题，2015 年 8 月，国务院发布《关于改革药品医疗器械审评审批制度的意见》，提出了 12 项改革任务；2017 年 10 月，中共中央办公厅、国务院办公厅发布《关于深化审评审批制度改革鼓励药品医疗器械创新的意见》，提出鼓励药品创新 36 条意见，标志着我国药品注册审评审批的改革力度正在加大、加快。我国近年来药品管理改革文件可见表 1－3。

表 1-3 我国近年来药品管理改革文件表

时间	内容	文号
2015 年 8 月 18 日	国务院关于改革药品医疗器械审评审批制度的意见	国发 （2015）44 号
2016 年 3 月 4 日	总局关于发布化学药品注册分类改革工作方案的公告	总局 （2016 年第 51 号）
2016 年 3 月 5 日	国务院办公厅关于开展仿制药质量和疗效一致性评价的意见	国办发〔2016〕8 号
2016 年 5 月 26 日	总局关于落实《国务院办公厅关于开展仿制药质量和疗效一致性评价的意见》有关事项的公告	总局 （2016 年第 106 号）
2016 年 6 月 6 日	国务院办公厅关于印发药品上市许可持有人制度试点方案的通知	国办发〔2016〕41 号
2017 年 10 月 8 日	中共中央办公厅、国务院办公厅印发《关于深化审评审批制度改革鼓励药品医疗器械创新的意见》	厅字〔2017〕42 号
2019 年 8 月 26 日	《中华人民共和国药品管理法》	主席令第 31 号
2020 年 1 月 22 日	《药品注册管理办法）》（2020 年修订）	总局令第 27 号

一、改革主要目标

我国于 2015 年 8 月 18 日，正式发布《国务院关于改革药品医疗器械审评审批制度的意见》（简称《意见》），提出了药品审评审批制度改革的五个目标，即：提高审评审批质量、解决注册申请积压、提高仿制药质量、鼓励研究和创制新药、提高审评审批透明度。该文件的实施为我国药审制度的改革奠定了基础。

1. 提高审评审批质量 建立更加科学、高效的药品审评审批体系，使批准上市药品的有效性、安全性、质量可控性达到或接近国际先进水平。

2. 解决注册申请积压 严格控制市场供大于求药品的审批。提出限时消化药品注册申请积压存量，实现注册申请和审评数量年度进出平衡，按规定时限审批的计划。推出"简化药品审批程序，完善药品再注册制度"的改革措施，推行药品与药用包装材料、药用辅料关联审批，将药用包装材料、药用辅料单独审批改为在审批药品注册申请时一并审评审批。在改革的过程中，借鉴欧美的 DMF（Drug Master File）管理制度，建立登记平台对原辅包产品进行管理，同时，强化制剂企业在关联审评中的主体地位，从根本上提高药品的质量。

3. 提高仿制药质量 我国是仿制药的大国，但不是仿制药的强国。为提高仿制药质量，开展仿制药的一致性评价本质上是药品质量的升级工程。即对已经批准上市的仿制药，按与原研药品质量和疗效一致的原则，分期分批进行质量一致性评价。随着一致性评价工作的开展，化药行业洗牌不可避免，大批老文号清理出市场，为新药进入市场减少市场竞争。

4. 鼓励研究和创制新药 鼓励以临床价值为导向的药物创新，优化创新药的审评审批程序，对临床急需的创新药加快审评。开展药品上市许可持有人制度试点，允许药品研发机构和科研人员申请注册新药，解决了药品研发机构和科研人员不能申请药品注册的弊端，鼓舞了药品研发工作者的热情。同时，强化申请人主体责任，严格要求申请人要按照规定条件和相关技术要求进行申请。

5. 提高审评审批透明度 全面公开药品注册的受理、技术审评、产品检验和现场检查条件与相关技术要求，公开受理和审批的相关信息，引导申请人有序研发和申请。提出"健全审评质量控制体系，全面公开药品审评审批信息"，向社会公开审评信息，提高审评审批透明度。同时，健全处罚机制，严肃查处注册申请中的弄虚作假行为，规范申请人的行为。尤其是存在多年的临床数据造假问题，逐步推行临床数据检查的常态化，助力注册管理体系的良性发展。

二、改革措施

要达到上述目标，《意见》同时确定了十一项具体措施，它们是：提高药品审批标准、推进仿制药质量一致性评价、加快创新药审评审批、开展药品上市许可持有人制度试点、落实申请人主体责任、及时发布药品供求和注册申请信息、改进药品临床试验审批、严肃查处注册申请弄虚作假行为、简化药品审批程序、完善药品再注册制度、健全审评质量控制体系以及全面公开药品审评审批信息。

1. 提高药品审批标准 将药品分为新药和仿制药。将新药法定概念由"未曾在中国境内上市销售的药品"调整为"未在中国境内外上市销售的药品"。根据物质基础的原创性和新颖性，将新药分为创新药和改良型新药。将仿制药概念由"仿已有国家标准的药品"调整为"仿与原研药品质量和疗效一致的药品"。根据上述原则，调整药品注册分类。仿制药审评审批要以原研药品作为参比制剂，确保新批准的仿制药质量和疗效与原研药品一致。设立绿色通道，如企业自愿申请按与原研药品质量和疗效一致的新标准审批，可以按新的药品注册申请收费标准收费，加快审评审批。上述改革在依照法定程序取得授权后，在化学药品中进行试点。

2. 推进仿制药质量一致性评价 对已经批准上市的仿制药，按与原研药品质量和疗效一致的原则，分期分批进行质量一致性评价。药品生产企业应将其产品按照规定的方法与参比制剂进行质量一致性评价，并向国家药品监督管理局报送评价结果。参比制剂由国家药品监督管理局征询专家意见后确定，可以选择原研药品，也可以选择国际公认的同种药品。无参比制剂的，由药品生产企业进行临床有效性试验。在规定期限内未通过质量一致性评价的仿制药，不予再注册；通过质量一致性评价的，允许其在说明书和标签上予以标注，并在临床应用、招标采购、医保报销等方面给予支持。在质量一致性评价工作中，需改变已批准工艺的，应按《药品注册管理办法》的相关规定提出补充申请，国家药品监督管理局设立绿色通道，加快审评审批。质量一致性评价工作首先在 2007 年修订的《药品注册管理办法》施行前批准上市的仿制药中进行。在国家药典中标注药品标准起草企业的名称，激励企业通过技术进步提高上市药品的标准和质量。提高中成药质量水平，积极推进中药注射剂安全性再评价工作。

3. 加快创新药审评审批 对创新药实行特殊审评审批制度。加快审评审批防治艾滋病、恶性肿瘤、重大传染病、罕见病等疾病的创新药，列入国家科技重大专项和国家重点研发计划的药品，转移到境内生产的创新药和儿童用药，以及使用先进制剂技术、创新治疗手段、具有明显治疗优势的创新药。加快临床急需新药的审评审批，申请注册新药的企业需承诺其产品在我国上市销售的价格不高于原产国或我国周边可比市场价格。

4. 开展推行药品上市许可持有人制度试点 药品上市许可持有人制度（Marketing Authorization Holder，MAH 制度）通常指拥有药品技术的研发机构、科研人员、药品生产企业等主体，通过提出药品上市许可申请，获得药品上市许可批件，并对药品质量在其整个生命周期内承担主要责任的制度。

改变以往只允许生产企业申请药品注册上市的情况，允许药品研发机构和科研人员申请注册新药，后者在转让给企业生产时，只进行生产企业现场工艺核查和产品检验，不再重复进行药品技术审评。试点工作在依照法定程序取得授权后开展。从 2015 年开始，药品上市许可持有人制度在北京、天津等 10 个省（市）开展了试点，在试点行政区域内，药品研发机构或者科研人员可以作为药品注册申请人，提交药物临床试验申请、药品上市申请，申请人取得药品上市许可及药品批准文号的，可以成为药品上市许可持有人。该制度允许药品上市许可持有人自行生产药品，或者委托其他生产企业生产药品。2019 年新修订的《药品管理法》对 MAH 制度确立法定地位。

5. 落实申请人主体责任 按照国际通用规则制定注册申请规范，申请人要严格按照规定条件和相关技术要求申请。将现由省级药品监管部门受理、国家药品监督管理局审评审批的药品注册申请，调整为国家药品监督管理局网上集中受理。对于不符合规定条件与相关技术要求的注册申请，由国家药品监督管理局一次性告知申请人需要补充的内容。进入技术审评程序后，除新药及首仿药品注册申请外，原则上不再要求申请人补充资料，只作出批准或不予批准的决定。

6. 及时发布药品供求和注册申请信息　根据国家产业结构调整方向，结合市场供求情况，及时调整国家药品产业政策，严格控制市场供大于求、低水平重复、生产工艺落后的仿制药的生产和审批，鼓励市场短缺药品的研发和生产，提高药品的可及性。国家药品监督管理局会同发展改革委、科技部、工业和信息化部、卫生健康委制定并定期公布限制类和鼓励类药品审批目录。国家药品监督管理局及时向社会公开药品注册申请信息，引导申请人有序研发和控制低水平申请。

7. 改进药品临床试验审批　允许境外未上市新药经批准后在境内同步开展临床试验。鼓励国内临床试验机构参与国际多中心临床试验，符合要求的试验数据可在注册申请中使用。对创新药临床试验申请，重点审查临床价值和受试者保护等内容。强化申请人、临床试验机构及伦理委员会保护受试者的责任。

8. 严肃查处注册申请弄虚作假行为　加强临床试验全过程监管，确保临床试验数据真实可靠。申请人、研究机构在注册申请中，如存在报送虚假研制方法、质量标准、药理及毒理试验数据、临床试验结果等情况，对其药品注册申请不予批准，已批准的予以撤销；对直接责任人依法从严处罚，对出具虚假试验结果的研究机构取消相关试验资格，处罚结果向社会公布。

9. 简化药品审批程序，完善药品再注册制度　实行药品与药用包装材料、药用辅料关联审批，将药用包装材料、药用辅料单独审批改为在审批药品注册申请时一并审评审批。简化来源于古代经典名方的复方制剂的审批。简化药品生产企业之间的药品技术转让程序。将仿制药生物等效性试验由审批改为备案。对批准文号（进口药品注册证/医药产品注册证）有效期内未上市，不能履行持续考察药品质量、疗效和不良反应责任的，不予再注册，批准文号到期后予以注销。

10. 健全审评质量控制体系　参照国际通用规则制定良好审评质量管理规范。组建专业化技术审评项目团队，明确主审人和审评员权责，完善集体审评机制，强化责任和时限管理。建立复审专家委员会，对有争议的审评结论进行复审，确保审评结果科学公正。加强技术审评过程中共性疑难问题研究，及时将研究成果转化为指导审评工作的技术标准，提高审评标准化水平，减少审评自由裁量权。

11. 全面公开药品审评审批信息　向社会公布药品审批清单及法律依据、审批要求和办理时限。向申请人公开药品审批进度和结果。在批准产品上市许可时，同步公布审评、检查、检验等技术性审评报告，接受社会监督。

第五节　《药品注册管理办法》的主要内容

药品注册管理是药品监管的重要组成部分。随着我国药品监管制度的发展，药品注册管理相关的法规，从 1999 年发布的《新药审批办法》、2002 年发布的《药品注册管理办法（试行）》，2005 年发布的《药品注册管理办法》在 2007 年的重大修订后，于 2020 年再次作出重大修订。新修订的《药品注册管理办法》于 2020 年 7 月 1 日起实施。

一、2007 年修订的《药品注册管理办法》

2007 年 10 月 1 日起施行的《药品注册管理办法》共十五章，一百七十七条和六个附件。与 2005 年发布的《药品注册管理办法》相比较，单从章节看，临床前研究不再单列一章，而将仿制药单列一章；另外，新药试行标准的转正和技术转让被删除，增加了药品说明书的内容。

六个附件如下。

附件1：中药、天然药物注册分类及申报资料要求

附件2：化学药品注册分类及申报资料要求

附件3：生物制品注册分类及申报资料要求

附件4：药品补充申请注册事项及申报资料要求

附件5：药品再注册申报资料项目

附件6：新药监测期期限表

《药品注册管理办法》2020

二、2020 年修订的《药品注册管理办法》

《疫苗管理法》、新修订的《药品管理法》于 2019 年 12 月 1 日实施后，根据两部法律最新要求，国家药品监督管理局抓紧推进《药品注册管理办法》和《药品生产监督管理办法》等配套规章的修订起草工作，2020 年 1 月 15 日，国家市场监管总局 2020 年第 1 次局务会议审议通过上述两部规章。2020 年 3 月 30 日，国家市场监督管理总局在官网发布了《药品注册管理办法》。与此同时，国家市场监督管理总局还发布了《药品生产监督管理办法》，两部规章于 2020 年 7 月 1 日起正式施行。

（一）2020 年修订的《药品注册管理办法》框架

2020 年修订的《药品注册管理办法》共十章一百二十六条，具体章节框架如表 1 – 4 所示。

表 1 – 4　2020 年修订的《药品注册管理办法》章节条款表

章	节	条款
第一章　总则		1—7 条
第二章　基本制度与要求		8—19 条
第三章　药品上市注册	第一节　药物临床试验	20—33 条
	第二节　药品上市许可	34—40 条
	第三节　关联审评审批	41—44 条
	第四节　药品注册核查	45—50 条
	第五节　药品注册检验	51—58 条
第四章　药品加快上市注册程序	第一节　突破性治疗药物程序	59—62 条
	第二节　附条件批准程序	63—67 条
	第三节　优先审评审批程序	68—71 条
	第四节　特别审批程序	72—75 条
第五章　药品上市后变更和再注册	第一节　药品上市后研究和变更	76—81 条
	第二节　药品再注册	82—84 条
第六章　受理、撤回申请、审批决定和争议解决		85—93 条
第七章　工作时限		94—103 条
第八章　监督管理		104—110 条
第九章　法律责任		111—119 条
第十章　附则		120—126 条

（二）《药品注册管理办法》修改的主要内容

新《药品注册管理办法》（以下简称《办法》）将 2007 年版中的第三章到第七章的内容（包括"药物的临床试验""新药申请的申报与审批""仿制药的申报与审批""进口药品的申报与审批""非处方药的申报"等内容）并到新设的"第三章（药品上市注册）"中，精简了结构；增设"药品加快上市注册程序"一章，结合我国实际，参考国际经验，设立突破性治疗药物、附条件批准、优先审评审批、特别审批四条快速通道，并明确每个通道的纳入范围、程序、支持政策、终止程序等要求，以鼓励创新和满足临床急需；另外，《药品管理法》《疫苗管理法》及国务院文件中列明的临床急需的短缺药、儿童用药、罕见病用药、重大传染病用药、疾病防控急需疫苗和创新疫苗等均纳入加快上市注册范围；将药品上市后变更和再注册整合为一章，细化相关要求，体现了新药品管理法下的全生命周期监管理念；将 2007 年版该办法第六章的内容（进口药品的申报与审批）全部删除，包括进口药品的注册、进口药品分包装的相关规定。

作为药品监管领域的核心配套规章，《药品注册管理办法》的修订将为强化药品质量安全风险控制，规范和加强药品监管，保障药品安全、有效和质量可控奠定法治基础。

（三）2020 年修订的《药品注册管理办法》的重大变化

1. 加快上市许可程序　　《药品注册管理办法》新增了"药品加快上市注册程序"一章，对于落实加快上市程序对于药品需求者和创新药企业都是一种激励，也有利于解决长期以来注册申请积压的问题、鼓励创新药物、临床急需药物的研发。

2007 年版《药品注册管理办法》仅允许对创制的新药、治疗疑难危重疾病的新药实行特殊审批。2020 年修订的《药品注册管理办法》除规定了治疗疑难危重疾病新药的突破性治疗药物程序以外，还增加了附条件批准程序、优先审评审批程序及特别审批程序进行加快上市注册。

（1）突破性治疗药物程序　　突破性治疗药物系指防治严重危及生命或者严重影响生存质量的疾病，且尚无有效防治手段或者与现有治疗手段相比有足够证据表明具有明显临床优势的创新药或者改良型新药。针对突破性治疗药物，申请人可以在临床试验阶段申请与药品审评中心审评人员交流或对阶段性研究资料提出意见。申请上市许可时，纳入突破性治疗药物程序的药品有权利申请附条件批准以及申请适用优先审评审批，从而达到加快上市的目的。

2019 年新修订的《药品管理法》中明确了临床试验阶段突破性治疗药物的拓展性使用（亦即同情用药），即在经过审批、符合伦理的情况下，在开展临床试验的机构内将上述突破性治疗药物用于其他病情相同的患者。对于药企而言，拓展性使用临床试验阶段的药物可以采集临床受试者以外的患者的数据，对于不满足入组条件或未能参加临床试验的患者而言，也是一次挽救生命的机会。

（2）附条件批准程序　　附条件批准程序可以适用突破性治疗药物、公共卫生方面急需的药品、应对重大突发公共卫生事件急需的疫苗或者国家卫生健康委员会认定急需的其他疫苗。其中，对于前两类药物均要求已有临床数据并能预测有效才可以申请附条件批准。对于急需的疫苗，只需经评估获益大于风险即可申请附条件批准上市。2019 年修订的《药品管理法》及《疫苗管理法》也明确规定了附条件批准。比如治疗阿尔兹海默症的 971 就是通过附条件批准程序上市的。此次修订是与《药品管理法》及实践保持一致，且进一步明确了附条件批准的适用情形。

附条件审批针对那些临床上亟需的、没有其他有效治疗手段的药品，经权衡可能的风险、可能的疗效以及批准相关药品上市带来的即时价值，给予先批准，再进一步观察的待遇。对于符合附条件批准要求的药物，可以在完成全部研究前上市，但是其在药品注册证书中载明附条件批准药品注册证书的有效期、上市后需要继续完成的研究工作及完成时限等相关事项。如果上市后，MAH 逾期未按照要求完成研究或者不能证明其获益大于风险的，国家药品监督管理局将依法处理，直至注销药品注册证书。

（3）特别审批程序　特别审批程序适用于发生突发公共卫生事件的威胁时以及突发公共卫生事件发生后。一旦国家药品监督管理局决定实施特别审批，可以组织加快并同步开展药品注册受理、审评、核查、检验工作。特别审批程序可以追溯到 2005 年国家食品药品监督管理局发布的《药品特别审批程序》，此次《药品注册管理办法》修订则在法规层面落实了此项审批程序。

（4）优先审评审批　优先审评审批适用于：①临床亟需的短缺药品、防治重大传染病和罕见病等疾病的新药；②儿童用药品新品种、剂型、规格；③疾病预防、控制急需的疫苗和创新疫苗；④纳入突破性治疗药物程序的药品；⑤符合附条件批准的药品；⑥药监局规定其他优先审评审批的情形。

纳入优先审评审批程序的药品上市许可申请人，在申请前同样可以与审评人员进行交流确认后再提出申请，上市审评时限也短于一般药品。相对于一般上市审评时限 200 日，优先审评审批药品上市审评时限为 130 日、境外已上市的临床急需罕见药审评时限为 70 日。

优先审评审批和附条件批准、突破性治疗药物并不冲突，可以同时适用。如果同时适用多个加快上市程序，可以大大缩短审批时间，以确保最快地将药品上市。

2. 推动仿制药的发展　在鼓励新药研发的大政策下，《药品注册管理办法》也体现了对高质量仿制药的支持。提高仿制药质量、鼓励用符合要求的仿制药替代一部分原研药，能够节省医疗成本，符合社会多元化需要。2020 年修订的《药品注册管理办法》，在很大程度上让原研药、仿制药采用同样的注册程序、适用同样的监管标准。

2007 年版《药品注册管理办法》将国产新上市药品注册申请分为新药申请和仿制药申请，两者申请流程不同，标准也不一致。对于仿制药仅要求与被仿制药具有同样的活性成分、给药途径、剂型、规格和相同的治疗作用。经过多年的仿制药发展，已经发现即使活性成分、给药途径、剂型、规格一致且可以满足"相同的治疗作用"，但仿制药与原研药质量差距仍然很大。且原有规定并未要求仿制药必须仿制原研药，因此出现了被仿制药也是仿制药的情况。参比仿制药做出的仿制药，在质量和疗效上也与原研药的差距越来越大。我国每年仿制药注册占比超过 90%，却因为质量、疗效与原研药存在差距，导致难以大规模替代原研药。

2020 年修订的《药品注册管理办法》，不再将新药、仿制药作为单独注册分类，而是按照药品类型进行注册分类，即中药、化学药（包括创新药、改良药、仿制药）和生物制品。将原研药、仿制药放在同一标准下监管。且不再对简单的"活性成分、给药途径、剂型、规格"进行规制，而是要求仿制药"应当与参比制剂质量和疗效一致"。不仅对仿制药的质量提出了更高的要求，更是明确了仿制药必须与符合要求的参比制剂对标，而非任意被仿制药。

2016 年发布的《化学药品注册分类改革工作方案》及《化学药品新注册分类申报资料要求》，就已经提出仿制药上市应提供充分的试验资料与文献资料，证明仿制药的质量与已上市原研产品的质量是一致的。在《关于开展仿制药质量和疗效一致性评价的意见》及相关仿制药质量和疗效一致性评价程序发布后，对参比制剂的选定、仿制药与原研药的一致性提出了更高的要求。新《药品注册管理办法》从药品上市阶段，对于仿制药的要求提高到了与原研药一致的标准，这样能够有效提高未来仿制药的标准，但是也对仿制药生产、研发企业提出了更高的要求。这次修订还参考一致性评价中豁免人体生物等效性试验，明确了符合条件的仿制药可以豁免药物临床试验直接申请药品上市。新上市仿制药豁免临床试验的标准尚未出台，可以参考一致性评价中《人体生物等效性试验豁免指导原则》。

3. 完善药物全生命周期监管制度　在 2017 年国家食品药品监督管理总局发布的《关于鼓励药品医疗器械创新实施药品医疗器械全生命周期管理的相关政策》首次提出了药品全生命周期管理的概念。此次《药品注册管理办法》的修订细化和落实了药品全生命周期管理。加强从药品研制上市、上市后管理到药品注册证书注销等各环节全过程、全链条的监管制度：一是增加 GLP 机构、GCP 机构监督检查相关内容，强化省级药品监督管理部门的日常监管事权，充分发挥省级药品监督管理部门监管作用，保障 GLP、GCP 持续合规和工作质量。二是明确附条件批准药品上市后必须完成相应工作的时限要求，对未按时限要求完成的，明确相应处理措施，直至撤销药品注册证书。三是增设药品上市后变更和再注册一章，充分体现新修订《药品管理法》的要求，强化药品上市后研究和变更管理相关要求，要求持有人主动开展药品上市后研究，对药品的安全性、有效性和质量可控性进行进一步确证，加强对已上市药品的持续管理，明确药品上市后变更分类及申报、备案和报告途径，体现药品全生命周期管理。四是采用信息化手段强化药品注册管理，建立药品品种档案，为实现药品全生命周期的日常监管和各监管环节信息无缝衔接奠定基础。增加对 GLP 机构、GCP 机构的监管以及药品安全信用档案的相关要求。增加信息公开内容，公开审评结论和依据，接受社会监督，促进社会共治；将药品说明书列为信息公开内容并适时更新，为公众查询使用提供方便。五是根据规章权限，对法律规定应予处罚情形予以适当细化，强化对监管人员的责任追究，严厉打击研制环节数据造假等违法违规行为，营造鼓励创新的良好环境。六是药品上市许可申请人（持有人）的质量管理、风险防控和责任赔偿等能力的建立和提升，贯穿于药品全生命周期各环节。在药品注册环节体现在其对药品的非临床研究、临床试验、药品试制和生产、上市前检查核查、上市后研究、不良反应报告与处理以及药品生产和上市许可等合规达标。申请人（持有人）应当持续加强管理，在药品全生命周期守法合规承担主体责任。

（1）落实 MAH 制度　MAH 制度在《药品管理法》中率先落地，药品注册作为药品质量监管重要的一环，此次《药品注册管理办法》的修订将 MAH 制度全面落实到药品注册环节。

在 2007 年的《药品注册管理办法》规定中，申请新药、仿制药注册的申请人都必须持有药品生产许可证。而在实际操作中，研发机构往往并不具备生产资质，不得不由另一家生产企业来申请注册批文。在新的 MAH 制度下，MAH 与生产企业可以分割。申请人不再需要生产许可证，只需要是能够承担相应法律责任的企业或者药品研制机构等，境外申请人应当指定中国境内的企业法人办理相关药品注册事项。新的药品注册制度允许不具有生产能力的研发机构以自身名义取得药品注册，以有利于研发机构积极研发新药。

与新的《药品管理法》及 MAH 制度接轨后，一旦申请人取得药品注册证书后，即成为 MAH，必须对药品的全生命周期负责。在原有的研发、生产、经营阶段不同主体分别负责的基础上，新制度增加了MAH 对药品研制、生产、经营、使用全过程中药品的安全性、有效性和质量可控性负责，便于药品的溯源与追责，但也对于 MAH 的管理能力提出了更高的要求。

（2）关联审评审批制度　原先的药品注册管理要求，原料药、辅料、包材及制剂分别注册申报、审批，虽然能确保每个材料的质量符合要求，却存在各个部分之间的衔接问题。而此次《药品注册管理办法》修订后新增的关联审评审批制度，要求申请注册时对药品制剂选用的化学原料药、辅料及直接接触药品的包装材料和容器进行关联审评。只有确保不同材料合理结合，对于组合进行系统性研究，才能确保最终的制剂符合要求。

同时，关联审评也给申请人更多的原辅包材料选择的可能。申请人可以采用已登记的材料，也可以采用未登记的材料。对于未登记的化学原料药、辅料及直接接触药品的包装材料和容器，申请人应在提交注册材料同时申报相关研究资料。

（3）加强药物临床试验机构监管　药品注册审批的主要依据是临床试验数据。临床试验数据造假会严重影响上市药品的质量和安全性。临床试验如果不符合伦理、操作不合规、存在安全问题等，则会损害受试者的利益。原《药品注册管理办法》的监管对象仅仅为申请人，而非临床试验机构。

此次针对临床试验中的问题，增加了对临床试验机构（包括药物非临床安全性评价研究机构）的监管。由省药监部门对临床试验机构进行日常监督检查，并建立临床试验机构药品安全信用档案，记录并公开日常监督检查结果、违法行为查处等情况。这些规定有助于提升临床试验机构的责任，促使其合规开展临床试验。药企也可以通过公开信息查询，避免与多次违规的临床试验机构合作，避免因违规导致双方受到处罚、影响临床试验的开展与正常进行。

《药品注册管理办法》的修订展现了我国药品注册管理上的新发展。我国的药品监管从生产者中心，转向产品中心，以药品的全生态视角出发，关注研发、临床试验、生产和上市的整个流程，对原料药、辅料、包装和成药的全方位整体性监管。新政策避免了不同参与者的分头监管的漏洞，也确保MAH对药品的整体负责。这在一方面强化了MAH的责任，另一方面也赋予了MAH在药品全生命周期的领衔地位。同时，我国药品注册制度的改革，鼓励在药品领域的研发，从审批上为那些临床亟需的、有重大价值的药品的申请注册提供便利，鼓励了在这些新药领域的研发投入。

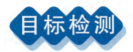

答案解析

一、单选题

1. 2020 年 3 月 30 日，国家市场监督管理总局发布的两部规章《药品注册管理办法》《药品生产监督管理办法》于（　）起正式施行。
   A. 2020 年 3 月 30 日　　　　　　　　　　B. 2019 年 12 月 1 日
   C. 2007 年 10 月 1 日　　　　　　　　　　D. 2020 年 7 月 1 日

2. 20 世纪以来，美国最先通过药品注册立法，制定和完善药品注册法律法规和技术标准，实施了（　）认证制度。
   A. GLP　　　　　　B. GCP　　　　　　C. GMP　　　　　　D. GSP

3. 根据医药发展的实际，中国新药研究开发的重点不包括（　）。
   A. 心脑血管药物　　　　　　　　　　　　B. 老年人用药
   C. 手性对映体药物　　　　　　　　　　　D. 心理疾病用药

4. 1937—1938 年美国的（　）事件导致尿毒症，肾功能衰竭，中毒 358 人，死亡 107 人。
   A. 磺胺酏剂　　　　　　B. 反应停　　　　　　C. 己烯雌酚　　　　　　D. 氯碘喹

5. 利用已知药物的作用机制和构效关系的研究成果，在分析已知药物的化学结构基础上，设计合成该药物的衍生物、结构类似物和结构相关化合物，并通过系统的药理学研究，以产生新药为目的的一种新药研究与开发方式叫作（　）。
   A. 化学性新药研究开发　　　　　　　　　B. 生物性新药研究开发
   C. 靶向性新药研究开发　　　　　　　　　D. 模仿性新药研究开发

6. 美国因磺胺酏剂事件而于 1938 年修订《食品药品化妆品法》，着重提出了新药申请上市要有充分的科学数据证明新药安全性。美国 1962 年修订的《食品药品化妆品法》，重点提出新药申请上，除需要证明是安全之外，还必须证明（　　）。

A. 均一性　　　　　　　B. 稳定性　　　　　　　C. 有效性　　　　　　　D. 经济性

二、多选题

7. 以下不是人用药品注册技术规范国际协调理事会英文简称的是（　　）。

A. ICH　　　　　　　　B. FDA　　　　　　　　C. NMPA

D. CFDA　　　　　　　E. WHO

8. 2015 年《国务院关于改革药品医疗器械审评审批制度的意见》颁布实施，强调提高药品审批标准。以下不是我国现行药品审批管理制度中新药概念的有（　　）。

A. 未曾在中国境内上市销售的药品　　　　　B. 未曾在中国境内生产的药品

C. 未曾在中国境内外上市销售的药品　　　　D. 未曾在中国境外上市销售的药品

E. 未曾在中国境内研发试验的药品

9. 2020 年修订的《药品注册管理办法》明确规定的加快上市注册程序包括（　　）。

A. 突破性治疗药物程序　　　　　　　　　　B. 附条件批准程序

C. 优先审评审批程序　　　　　　　　　　　D. 特别审批程序

E. 绿色通道审批程序

10. 《药品注册管理办法》修订后新增的关联审评审批制度，要求申请注册时对药品制剂选用的（　　）进行关联审评。

A. 化学原料药　　　　　　　　　　　　　　B. 药品包装、标签和说明书

C. 直接接触药品的包装材料　　　　　　　　D. 直接接触药品的容器

E. 辅料

三、简答题

11. 2020 年修订的《药品注册管理办法》有哪些重要变化？

12. 简述近年来我国药品注册法律法规及政策的制定概况。

书网融合……

本章小结

第二章　药品注册基本制度

PPT

岗位情景模拟

情景描述　某企业药品注册专员的岗位职责：①负责相关试验数据资料汇整，药品注册资料的撰写、整理和复核，执行国内外药品的申报工作；②跟踪药品注册进度，解决研究及申报过程中遇到的问题；③随时跟踪国内外发布的药事法规，并能给项目组提供专业的法规意见，为公司立项等提供法规建议；④与药监机构保持良好的沟通，建立良好关系，保证注册过程的顺利开展；⑤组织协调发补、药品检验和复核、现场核查、文件核准等申报后维护工作。如果您是药学类专业大学生，请思考您该如何胜任该岗位职责。

讨论　1. 您会如何确定正研发拟注册的药品注册类别？

　　　　2. 您会根据什么原则给新药命名？

药品史上出现的药害事件使各国逐步认识到药品市场准入与上市许可即药品注册管理的重要性。药品注册制度是世界大多数国家对药品上市进行事前管理的通行监管模式之一。我国在药品研发生产上市流通监管过程中不断改进与完善药品注册基本制度，逐渐实现了制度化、规范化、国际化，有力保障了药品质量，维护了人民群众用药安全。

第一节　药品注册相关概念

《药品注册管理办法（2020）》

2020 年修订颁布实施的《药品注册管理办法》对药品注册相关的概念进行了解释。

一、基本概念

（一）药品注册

药品注册，是指药品注册申请人依照法定程序和相关要求提出药物临床试验、药品上市许可、再注册等申请以及补充申请，药品监督管理部门基于法律法规和现有科学认知进行安全性、有效性、质量可控性等审查，决定是否同意其申请的活动。

（二）药品注册申请

药品注册申请包括药物临床试验、药品上市许可、再注册等申请以及补充申请。

补充申请，是指药品注册申请经批准后，改变、增加或者取消原批准事项或者内容的注册申请。

再注册申请，是指药品批准证明文件有效期满后申请人拟继续生产或者进口该药品的注册申请。

（三）药品注册申请人

药品注册申请人，是指提出药品注册申请并能够承担相应法律责任的企业或者药品研制机构等。

境内申请人应当是在中国境内合法登记并能独立承担法律责任的企业或药品研制机构。

境外申请人应当是境外合法制药厂商。境外申请人，应当指定中国境内的企业法人办理相关药品注册事项。

办理药品注册申请事务的人员应当具有相应的专业知识，熟悉药品注册的法律、法规及技术要求。

申请人取得药品注册证书后，为药品上市许可持有人（Marketing Authorization Holder，MAH）。药品上市许可持有人制度，通常指拥有药品技术的药品研发机构、药品生产企业等主体，通过提出药品上市许可申请并获得药品上市许可批件，并对药品质量在其整个生命周期内承担主要责任的制度。药品上市许可持有人对上市药品的安全性、有效性和质量可控性进行持续考察研究，履行药品的全生命周期管理，并承担法律责任。

二、药品注册管理机构

（一）国家药品监督管理局

国家药品监督管理局（英文简称 NMPA，亦可简称国家药监局、国家局）主管全国药品注册工作。国家局负责建立药品注册管理工作体系和制度，制定药品注册管理规范，依法组织药品注册审评审批以及相关的监督管理工作。

NMPA 制定药品注册管理制度，严格上市审评审批，完善审评审批服务便利化措施，并组织实施。其内设部门药品注册管理司具体组织拟订并监督实施国家药典等药品标准、技术指导原则，拟订并实施药品注册管理制度。监督实施药物非临床研究和临床试验质量管理规范、中药饮片炮制规范，实施中药品种保护制度。承担组织实施分类管理制度、检查研制现场、查处相关违法行为工作。负责对药物临床试验、药品生产和进口进行审批。依法行使许可权，审批新药、仿制药、进口药品、非处方药，发给相应的药品证明文件。国家药品监督管理局在药品注册管理中的具体职权如下。

1. 制定发布药品注册管理相关规章、规范性文件；各种技术标准；药物临床研究指导原则等。

2. 批准或备案临床药理基地；GLP 实验室检查。

3. 接受进口药品、新药、仿制药、非处方药注册申请、资料、样品。

4. 组织药学、医学和其他学科技术人员对资料进行技术审评。

5. 根据需要对研究情况进行核查，对样品的重复试验可组织对实验过程进行现场核查，也可委托省级药品监督管理部门进行现场核查；对临床试验进行监督检查。

6. 对临床试验中出现的严重不良反应，有权决定采取控制措施，可以责令修改临床试验方案，暂停或终止临床试验。

7. 决定是否特殊审批或优先审评。

8. 批准药物临床试验，发给药物临床试验批件；批准新药注册，发给药品批件和新药证书；批准进口药品注册，发给进口药品注册证或医药产品注册证；批准新药、仿制药生产，发给药品批准文号；批准药品说明书；批准药品注册标准。

国家药品监督管理局药品注册管理司具体负责药品注册管理工作，主要职责为组织拟订并监督实施国家药典等药品标准、技术指导原则，拟订并实施药品注册管理制度。监督实施药物非临床研究和临床试验质量管理规范、中药饮片炮制规范，实施中药品种保护制度。承担组织实施分类管理制度、检查研制现场、查处相关违法行为工作。参与制定国家基本药物目录，配合实施国家基本药物制度。具体分工见表 2-1。

表 2-1　药品注册管理司处室设置及工作分工

处室设置	工作分工
综合处（药品改革办公室）	承担司内综合事务。承担药品审评审批制度改革办公室日常工作。参与制定国家基本药物目录，配合实施国家基本药物制度
药物研究处	组织拟订并发布国家药品标准。组织拟订并监督实施药物非临床研究、药物临床试验质量管理规范
中药民族药处	负责中药民族药、天然药物的注册管理工作。组织实施中药品种保护制度。监督实施中药饮片炮制规范。组织开展中药民族药研制环节检查，组织查处相关违法行为
化学药品处	负责化学药品的注册管理工作。组织拟订处方药和非处方药分类管理制度。组织开展化学药品研制环节检查，组织查处相关违法行为
生物制品处	负责生物制品的注册管理工作。组织开展生物制品研制环节检查，组织查处相关违法行为

国家药品监督管理局药品审评中心（简称国家药品审评中心、药品审评中心、药审中心、CDE）负责药物临床试验申请、药品上市许可申请、补充申请和境外生产药品再注册申请等的技术审评。

中国食品药品检定研究院（简称中检院）、国家药典委员会（简称药典委）、国家药品监督管理局食品药品审核查验中心（简称药品核查中心）、国家药品监督管理局药品评价中心（简称药品评价中心）、国家药品监督管理局行政事项受理服务和投诉举报中心、国家药品监督管理局信息中心（简称信息中心）等药品专业技术机构，承担依法实施药品注册管理所需药品注册检验、通用名称核准、现场核查、监测与评价、制证送达以及相应的信息化建设与管理等相关工作。

国家药品监督管理局持续推进审评审批制度改革，优化审评审批程序，提高审评审批效率，建立以审评为主导，检验、核查、监测与评价等为支撑的药品注册管理体系。

国家药品监督管理部门可以将部分药品注册事项的技术审评或审批工作委托给省级药品监督管理部门。省级药品监督管理部门可以在被委托的范围内受理药品注册申报，依法对申报药物的研制情况及条件进行现场核查，对药品注册申报资料的完整性、规范性和真实性进行审核，并组织对试制的样品进行检验，对药品补充申请和再注册申请进行审批或备案。

（二）省级药品监督管理部门

省、自治区、直辖市药品监督管理部门负责本行政区域内以下药品注册相关管理工作。

1. 境内生产药品再注册申请的受理、审查和审批；

2. 药品上市后变更的备案、报告事项管理；

3. 组织对药物非临床安全性评价研究机构、药物临床试验机构的日常监管及违法行为的查处；

4. 参与国家药品监督管理局组织的药品注册核查、检验等工作；

5. 国家药品监督管理局委托实施的药品注册相关事项。

省、自治区、直辖市药品监督管理部门设置或者指定的药品专业技术机构，承担依法实施药品监督管理所需的审评、检验、核查、监测与评价等工作。

（三）国家药品审评中心

国家药品监督管理局药品审评中心（简称国家药品审评中心、药审中心、CDE）负责药品注册申请的技术审评以及国家药品监督管理部门委托的审批事项。国家药品审评中心建立临床主导的团队审评制度、项目管理人制度、与申请人会议沟通制度、专家咨询委员会公开论证重大分歧制度、审评结论和依据公开制度等。其主要职责以临床需求为目标，以法规为依据，按照科学、透明、一致和可预见性原则，建立审评质量管理体系，根据现有技术和科学认知水平对药品注册申请作出综合评价结论。

1. 发展历程

1985 年，《药品管理法》实施，成立卫生部药品审评委员会，下设药品审评办公室，主要对新药进行技术审评。审评模式为依靠外部专家进行外部审评。

1993 年，药品审评办公室更名为卫生部药品审评中心，编制 50 人。

1998 年，药品审评中心划归国家药品监督管理局，更名为国家药品监督管理局药品审评中心。职能增加了对仿制药、进口药进行技术审评。

2002 年，人员编制增至 120 人。审评模式由外部审评向内部审评转变。

2005 年，进行机构调整，全面推行以项目负责人制度为核心的审评机制。

2008 年，完成了"过渡期品种集中审评"任务，解决了一个时期以来遗留和积压的问题。

2010 年，主要职责和内设机构进行了调整，强化了制定我国药品技术审评规范并组织实施的职能，明确了对省级药品审评部门进行质量监督和技术指导的职能，新增了为基层药品监管机构提供技术信息支撑以及为公众用药安全有效提供技术信息服务的职能。

2011 年，进行了机构改革，建立良好的审评工作机制及管理制度，强化学科间的横向联系与制约，建立审评纠错、学术监督和质量评价机制，建立职业化、专业化的审评职务体系。

2013 年，药审中心疫苗技术审评质量管理体系通过 ISO9000 认证。

2014 年，更名为国家食品药品监督管理总局药品审评中心。

2015 年，人员编制增至 190 人，设立首席科学家岗位。全力推进解决药品审评积压，深化药品审评体制改革，启动三年审评质量管理体系建设工作。

2016 年，启动大规模人才招聘工作，基本消除药品审评积压。化学药和疫苗临床试验申请、中药各类注册申请已实现按时限审评，积极推进适应证团队、项目管理、优先审评、专家咨询委员会、沟通交流、信息公开等审评制度建设，初步建立了以临床疗效为核心，规范指导在前、沟通交流在中、审评决策在后的审评管理体系。

2017 年，内设机构及其职责任务进行了调整，增设合规处、临床试验管理处、数据管理处、党委办公室（纪检监察室）。

2018 年，更名为国家药品监督管理局药品审评中心。

2021 年，人员编制增至 350 名。

2022 年，内设机构及其职责任务进行了调整，将党委办公室（纪检监察室）分设为党委办公室、纪律检查室。

2. 主要职责

（1）负责药物临床试验、药品上市许可申请的受理和技术审评。

（2）负责仿制药质量和疗效一致性评价的技术审评。

（3）承担再生医学与组织工程等新兴医疗产品涉及药品的技术审评。

（4）参与拟订药品注册管理相关法律法规和规范性文件，组织拟订药品审评规范和技术指导原则并组织实施。

（5）协调药品审评相关检查、检验等工作。

（6）开展药品审评相关理论、技术、发展趋势及法律问题研究。

（7）组织开展相关业务咨询服务及学术交流，开展药品审评相关的国际（地区）交流与合作。

（8）承担国家局国际人用药品注册技术协调会议（ICH）相关技术工作。

3. CDE 组织架构　国家药品审评中心的部门设置具体详见图2-1。

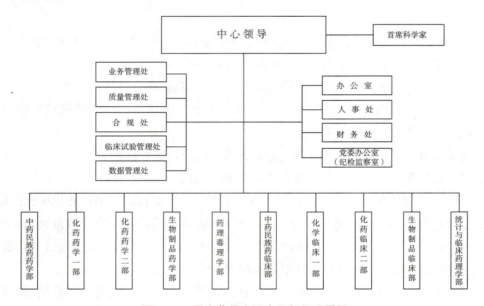

图2-1　国家药品审评中心部门设置图

（四）国家食品药品审核查验中心

国家药品监督管理局食品药品审核查验中心（简称国家药品核查中心）涉及药品注册方面的职责主要有：组织制定修订药品检查制度规范和技术文件；承担药物临床试验、非临床研究机构资格认定（认证）和研制现场检查；承担药品注册现场检查。其中，各处职责分工如下。

检查一处的职责分工为组织制（修）订药物临床研究相关检查制度规范和技术文件。组织开展药物临床研究机构检查。组织开展新药、生物制品临床试验研制现场检查、注册现场检查、有因检查。

检查二处的职责分工为组织制（修）订药物非临床研究相关检查制度规范和技术文件。组织开展药物研制、药品注册相关药理毒理研究、临床药理学及人体生物等效性试验的注册现场检查、有因检查。组织开展药物非临床研究质量管理规范认证检查。组织开展仿制药质量和疗效一致性评价临床试验检查工作。承担相关检查员的考核、使用等管理工作。

检查三处的职责分工为组织制（修）订中药、生物制品检查制度规范和技术文件。组织开展中药、生物制品注册现场检查及生产环节的有因检查。承担相关检查员的考核、使用等管理工作。

检查四处的职责分工为组织制（修）订化学药品检查制度规范和技术文件。组织开展化学药品注册现场检查及生产环节的有因检查。承担相关检查员的考核、使用等管理工作。

（五）国家药品监督管理局行政事项受理服务和投诉举报中心

国家药品监督管理局行政事项受理服务和投诉举报中心（简称国家局受理中心或受理中心）负责药品行政事项的受理服务和审批结果相关文书的制作、送达工作。

（六）中国食品药品检定研究院

中国食品药品检定研究院（简称中检院）与药品注册的相关职责有：承担药品注册审批检验及其技术复核工作，负责进口药品注册检验及其质量标准复核工作；承担生物制品批签发相关工作，承担药品标准、技术规范及要求、检测方法制修订的技术复核与验证工作；承担药用辅料、直接接触药品的包装材料及容器的注册检验、监督检验、委托检验、复验及技术检定工作以及承担相关国家标准制修订的技术复核与验证工作。

三、药品注册管理的原则与内容

（一）药品注册管理原则

药品注册管理遵循公开、公平、公正原则，以临床价值为导向，鼓励研究和创制新药，积极推动仿制药发展。

国家药品监督管理局对药品注册实行三审集体责任制、相关人员公示制、回避制、责任过错追究制，对受理、检验、审评、审批、送达等环节进行管理，并接受社会监督。除药品注册管理制度应体现世贸组织（WTO）非歧视性原则、市场开放原则、公平贸易原则、权利义务对等原则外，在药品注册工作中还应当坚持的原则主要有：①便民原则。在药品注册过程中，涉及公共利益的重大事项，应当向社会公告，并举行听证；涉及申请人与他人之间重大利益关系的，药品监督管理部门在作出决定前，应当告知申请人、利害关系人享有要求听证、陈述和申辩的权利。②信息公开原则。药品监督管理部门应当向申请人提供可查询的药品注册受理、检查、检验、审评、审批的进度和结论等信息。③保密原则。药品监督管理部门及相关单位和人员，对申请人在药品注册过程中提交的技术秘密和实验数据，负有保密责任。

（二）药品注册分类

药品注册按照中药、化学药和生物制品等进行分类注册管理。

中药注册按照中药创新药、中药改良型新药、古代经典名方中药复方制剂、同名同方药等进行分类。

化学药注册按照化学药创新药、化学药改良型新药、仿制药等进行分类。

生物制品注册按照生物制品创新药、生物制品改良型新药、已上市生物制品（含生物类似药）等进行分类。

中药、化学药和生物制品等药品的细化分类和相应的申报资料要求，由国家药品监督管理局根据注册药品的产品特性、创新程度和审评管理需要组织制定，并向社会公布。

境外生产药品的注册申请，按照药品的细化分类和相应的申报资料要求执行。

（三）药品注册阶段

药品的研发过程大体上可分为临床前研究、临床研究、生产上市和上市后监测等四个阶段。从药品监督管理的角度来讲，药品注册，特别是新药管理的主要内容，就是对一个申请新药的物质能否进入人体试验以及能否作为药品生产上市销售的审核批准。这一过程，可以概括为"两报两批"，即临床研究的申报与审批、药品生产上市的申报与审批。

1. 临床研究的申报与审批　在我国，除麻醉药品、精神药品等特殊管理的药品外，药品的临床前研究一般不需要经过审批即可进行，但进入临床试验，必须经过审批。为保护人类受试者的安全与权益，保证实验数据及结果的科学、准确、可靠，药物在进行以人为受试对象的临床研究前，对临床前研究的结果进行严格的综合评价，审查批准后方可合规开展临床试验。

2. 药品生产上市的申报与审批　临床试验结束后，在对临床试验结果和药学研究、药理毒理学研究结果、生产现场情况考察的综合评价的基础上，对药物的有效性、安全性进行系统审查和评价，才能确定药品是否可以合法地生产上市。

药品注册管理是一种行政许可行为，是行政监管主体基于当事人的申请，通过对申请事项的审查而决定是否准许或者认可当事人所申请的活动或资格的行政行为。药品注册管理的许可情形有：临床试验默示许可、药品临床研究批件、药品注册批件等。

（四）药品研发与注册申请合规要求

从事药物研制和药品注册活动，应当遵守有关法律、法规、规章、标准和规范；参照相关技术指导原则，采用其他评价方法和技术的，应当证明其科学性、适用性；应当保证全过程信息真实、准确、完整和可追溯。

药品应当符合国家药品标准和经国家药品监督管理局核准的药品质量标准。经国家药品监督管理局核准的药品质量标准，为药品注册标准。药品注册标准应当符合《中华人民共和国药典》通用技术要求，不得低于《中华人民共和国药典》的规定。申报注册品种的检测项目或者指标不适用《中华人民共和国药典》的，申请人应当提供充分的支持性数据。

申请人在申请药品上市注册前，应当完成药学、药理毒理学和药物临床试验等相关研究工作。药物非临床安全性评价研究应当在经过药物非临床研究质量管理规范认证的机构开展，并遵守药物非临床研究质量管理规范。药物临床试验应当经批准，其中生物等效性试验应当备案；药物临床试验应当在符合相关规定的药物临床试验机构开展，并遵守药物临床试验质量管理规范。

申请药品注册，应当提供真实、充分、可靠的数据、资料和样品，证明药品的安全性、有效性和质量可控性。使用境外研究资料和数据支持药品注册的，其来源、研究机构或者实验室条件、质量体系要求及其他管理条件等应当符合国际人用药品注册技术要求协调会通行原则，并符合我国药品注册管理的相关要求。

药品审评中心等专业技术机构，应当根据科学进展、行业发展实际和药品监督管理工作需要制定技术指导原则和程序，并向社会公布。

（五）药品注册管理制度

1. 药品加快上市注册制度　国家药品监督管理局建立药品加快上市注册制度，支持以临床价值为导向的药物创新。对符合条件的药品注册申请，申请人可以申请适用突破性治疗药物、附条件批准、优先审评审批及特别审批程序。在药品研制和注册过程中，药品监督管理部门及其专业技术机构给予必要的技术指导、沟通交流、优先配置资源、缩短审评时限等政策和技术支持。

2. 原辅包关联审评审批制度　国家药品监督管理局建立化学原料药、辅料及直接接触药品的包装材料和容器关联审评审批制度。在审批药品制剂时，对化学原料药一并审评审批，对相关辅料、直接接触药品的包装材料和容器一并审评。药品审评中心建立化学原料药、辅料及直接接触药品的包装材料和容器信息登记平台，对相关登记信息进行公示，供相关申请人或者持有人选择，并在相关药品制剂注册申请审评时关联审评。

3. 处方药和非处方药实行分类注册和转换管理制度　药品审评中心根据非处方药的特点，制定非处方药上市注册相关技术指导原则和程序，并向社会公布。药品评价中心制定处方药和非处方药上市后转换相关技术要求和程序，并向社会公布。

4. 沟通交流、专家咨询制度 申请人在药物临床试验申请前、药物临床试验过程中以及药品上市许可申请前等关键阶段，可以就重大问题与药品审评中心等专业技术机构进行沟通交流。药品注册过程中，药品审评中心等专业技术机构可以根据工作需要组织与申请人进行沟通交流。沟通交流的程序、要求和时限，由药品审评中心等专业技术机构依照职能分别制定，并向社会公布。

药品审评中心等专业技术机构根据工作需要建立专家咨询制度，成立专家咨询委员会，在审评、核查、检验、通用名称核准等过程中就重大问题听取专家意见，充分发挥专家的技术支撑作用。

5. 符合中药特点的注册管理制度 国家药品监督管理局支持中药传承和创新，建立和完善符合中药特点的注册管理制度和技术评价体系，鼓励运用现代科学技术和传统研究方法研制中药，加强中药质量控制，提高中药临床试验水平。中药注册申请，申请人应当进行临床价值和资源评估，突出以临床价值为导向，促进资源可持续利用。

6. 化学药品目录集制度 国家药品监督管理局建立收载新批准上市以及通过仿制药质量和疗效一致性评价的化学药品目录集，载明药品名称、活性成分、剂型、规格、是否为参比制剂、持有人等相关信息，及时更新并向社会公开。化学药品目录集收载程序和要求，由药品审评中心制定，并向社会公布。

7. 药品注册批件管理制度 药品注册证书有效期为五年，药品注册证书有效期内持有人应当持续保证上市药品的安全性、有效性和质量可控性，并在有效期届满前六个月申请药品再注册。

变更原药品注册批准证明文件及其附件所载明的事项或者内容的，申请人应当按照规定，参照相关技术指导原则，对药品变更进行充分研究和验证，充分评估变更可能对药品安全性、有效性和质量可控性的影响，按照变更程序提出补充申请、备案或者报告。

四、药品注册中知识产权方面的规定

随着我国加入 WTO 后对知识产权等有关承诺的履行以及知识产权保护意识的提高，药品注册申报过程中的知识产权问题日益受到重视。为预防和解决药品注册过程中的知识产权问题，引导我国药品研发机构、药品生产企业，转变观念、合理利用知识产权有关制度进行药品研发，保护自身合法权益，《药品注册管理办法》对知识产权做了明确的规定。

2021 年国家药监局发布了关于实施《药品专利纠纷早期解决机制实施办法（试行）》相关事宜的通告，自 2021 年 7 月 1 日起，中国上市药品专利信息登记平台正式运行，供药品上市许可持有人登记在中国境内注册上市的药品相关专利信息。申请人提交化学仿制药、中药同名同方药、生物类似药上市注册申请时，应当对照已在中国上市药品专利信息登记平台公开的相关药品专利信息，按该《办法》要求提交专利声明，并将声明及声明依据通知上市许可持有人。未提交专利声明的，补正后方予以受理。

《中华人民共和国专利法》第七十六条规定，药品上市审评审批过程中，药品上市许可申请人与有关专利权人或者利害关系人，因申请注册的药品相关的专利权产生纠纷的，可以向人民法院起诉，也可以向国务院专利行政部门请求行政裁决。

对他人已经获得中国专利权的药品，申请人可以在该药品专利期届满前两年内提出注册申请，国家药品监督管理局按照相关办法予以审查，符合规定的，在专利期满后核发药品注册批件。

对获得生产或者销售含有新型化学成分的药品许可的生产者或者销售者提交的自行取得且未披露的实验数据和其他数据，国家药品监督管理局自批准该许可之日起 6 年内，对未经已获得许可的申请人同意，使用其未披露数据的申请不予批准。但是申请人提交自行取得数据的除外。

五、新药生产和上市许可

根据《国务院关于深化"证照分离"改革进一步激发市场主体发展活力的通知》（国发〔2021〕7号），对"新药生产和上市许可"由国家药监局优化审批服务：①实现申、审批全程网上办理。②将审批时限由 20 个工作日压减至 14 个工作日。

法律依据为：《中华人民共和国药品管理法》《中华人民共和国药品管理法实施条例》《中华人民共和国疫苗管理法》《药品注册管理办法》。

（一）许可条件

《中华人民共和国药品管理法》第二十四条　在中国境内上市的药品，应当经国务院药品监督管理部门批准，取得药品注册证书；但是，未实施审批管理的中药材和中药饮片除外。实施审批管理的中药材、中药饮片品种目录由国务院药品监督管理部门会同国务院中医药主管部门制定。

申请药品注册，应当提供真实、充分、可靠的数据、资料和样品，证明药品的安全性、有效性和质量可控性。

《中华人民共和国药品管理法实施条例》第三十五条　进口药品，应当按照国务院药品监督管理部门的规定申请注册。国外企业生产的药品取得《进口药品注册证》，中国香港、澳门和台湾地区企业生产的药品取得《医药产品注册证》后，方可进口。

《中华人民共和国疫苗管理法》第十九条　在中国境内上市的疫苗应当经国务院药品监督管理部门批准，取得药品注册证书；申请疫苗注册，应当提供真实、充分、可靠的数据、资料和样品。

（二）材料要求

《中药注册分类及申报资料要求》《化学药品注册分类及申报资料要求》《生物制品注册分类及申报资料要求》。

（三）程序环节

1. 受理　《药品注册管理办法》第三十四条　申请人在完成支持药品上市注册的药学、药理毒理和药物临床试验的研究，确定质量标准，完成商业规模生产工艺验证，并做好接受药品注册核查检验的准备后，提出药品上市许可申请，按照申报资料要求提交相关研究资料。经对申报资料进行形式审查，符合要求的，予以受理。

2. 审评　《药品注册管理办法》第三十八条　药品审评中心应当组织药学、医学和其他技术人员，按要求对已受理的药品上市许可申请进行审评。

审评过程中基于风险启动药品注册核查、检验，相关技术机构应当在规定时限内完成核查、检验工作。

《药品注册管理办法》第三十九条　综合审评结论通过的，批准药品上市，发给药品注册证书。综合审评结论不通过的，作出不予批准的决定。

3. 药品注册核查　《药品注册管理办法》第四十七条　药品审评中心根据申报注册的品种、工艺、设施、既往接受核查情况等因素，基于风险决定是否启动药品注册生产现场核查。

4. 药品注册检验　《药品注册管理办法》第五十四条　申请人完成支持药品上市的药学相关研究，确定质量标准，并完成商业规模生产工艺验证后，可以在药品注册申请受理前向中检院或者省、自治区、直辖市药品监督管理部门提出药品注册检验；申请人未在药品注册申请受理前提出药品注册检验的，在药品注册申请受理后四十日内由药品审评中心启动药品注册检验。

5. 审批　国家药监局在十四日内做出行政审批决定。

6. 送达　《药品注册管理办法》第一百零一条　药品监督管理部门应当自作出药品注册审批决定之日起十日内颁发、送达有关行政许可证件。

六、医疗机构配制制剂许可

根据《国务院关于深化"证照分离"改革进一步激发市场主体发展活力的通知》（国发〔2021〕7号），对"医疗机构配制制剂许可"由省级药品监管部门优化审批服务，将审批时限由 30 个工作日压减至 25 个工作日。

法律依据为《中华人民共和国药品管理法》《医疗机构制剂配制监督管理办法（试行）》。

（一）许可条件

医疗机构配制制剂，必须具有能够保证制剂质量的人员、设施、检验仪器、卫生条件和管理制度。

（二）材料要求

1. "医疗机构制剂许可证申请表"。

2. 实施《医疗机构制剂配制质量管理规范》自查报告。

3. 医疗机构的基本情况及《医疗机构执业许可证》副本复印件。

4. 所在地省、自治区、直辖市卫生行政部门的审核同意意见。

5. 拟办制剂室的基本情况，包括制剂室的投资规模、占地面积、周围环境、基础设施等条件说明，并提供医疗机构总平面布局图、制剂室总平面布局图（标明空气洁净度等级）。

制剂室负责人、药检室负责人、制剂质量管理组织负责人简历（包括姓名、年龄、性别、学历、所学专业、职务、职称、原从事药学工作年限等）及专业技术人员占制剂室工作人员的比例；

制剂室负责人、药检室负责人、制剂质量管理组织负责人应当为本单位在职专业人员，且制剂室负责人和药检室负责人不得互相兼任。

6. 拟配制剂型、配制能力、品种、规格。

7. 配制剂型的工艺流程图、质量标准（或草案）。

8. 主要配制设备、检测仪器目录。

9. 制剂配制管理、质量管理文件目录。

（三）程序环节

医疗机构设立制剂室，应当向所在地省、自治区、直辖市药品监督管理部门提交上述材料。

省、自治区、直辖市药品监督管理部门应当自收到申请之日起 25 个工作日内，按照国家药品监督管理局制定的《医疗机构制剂许可证验收标准》组织验收。验收合格的，予以批准，并自批准决定作出之日起 10 个工作日内向申请人核发《医疗机构制剂许可证》；验收不合格的，作出不予批准的决定，书面通知申请人并说明理由，同时告知申请人享有依法申请行政复议或者提起行政诉讼的权利。

省、自治区、直辖市药品监督管理部门验收合格后，应当自颁发《医疗机构制剂许可证》之日起 20 个工作日内，将有关情况报国家药品监督管理局备案。

七、国产药品再注册审批

根据《国务院关于深化"证照分离"改革进一步激发市场主体发展活力的通知》（国发〔2021〕7

号），对"国产药品再注册审批"由省级药品监管部门优化审批服务：①实现申请、审批全程网上办理。②公布审批程序、受理条件和办理标准，公开办理进度。③整合药品生产经营许可等审批事项中相关联的现场检查，提高审批效率。

法律依据为《中华人民共和国药品管理法实施条例》《药品注册管理办法》。

（一）许可条件

《中华人民共和国药品管理法实施条例》第四十一条　国务院药品监督管理部门核发的药品批准文号、《进口药品注册证》《医药产品注册证》的有效期为 5 年。有效期届满，需要继续生产或者进口的，应当在有效期届满前 6 个月申请再注册。药品再注册时，应当按照国务院药品监督管理部门的规定报送相关资料。有效期届满，未申请再注册或者经审查不符合国务院药品监督管理部门关于再注册的规定的，注销其药品批准证明文件。

（二）材料要求

1. 证明性文件，主要包括以下几种。

（1）药品批准证明文件及药品监督管理部门批准变更的文件；

（2）《药品生产许可证》复印件；

（3）营业执照复印件；

（4）《药品生产质量管理规范》符合性检查证明性文件。

2. 五年内生产、销售、抽验情况总结，对产品不合格情况应当作出说明。

3. 五年内药品临床使用情况及不良反应情况总结。

4. 有下列情形之一的，应当提供相应资料或者说明。

（1）药品批准证明文件或者再注册批准文件中要求继续完成工作的，应当提供工作完成后的总结报告，并附相应资料；

（2）首次申请再注册药品需要进行Ⅳ期临床试验的，应当提供Ⅳ期临床试验总结报告；

（3）首次申请再注册药品有新药监测期的，应当提供监测情况报告。

5. 提供药品处方、生产工艺、药品标准。凡药品处方、生产工艺、药品标准与上次注册内容有改变的，应当注明具体改变内容，并提供批准证明文件。

6. 生产药品制剂所用原料药来源。改变原料药来源的，应当提供批准证明文件。

7. 药品最小销售单元的现行包装、标签和说明书实样。

（三）程序环节

1. 受理　持有人应当在药品注册证书有效期届满前六个月申请再注册。境内生产药品再注册申请由持有人向其所在地省、自治区、直辖市药品监督管理部门提出。

2. 审评　药品再注册申请受理后，省、自治区、直辖市药品监督管理部门对持有人开展药品上市后评价和不良反应监测情况，按照药品批准证明文件和药品监督管理部门要求开展相关工作情况以及药品批准证明文件载明信息变化情况等进行审查，符合规定的予以再注册，发给药品再注册批准通知书。不符合规定的，不予再注册，并报国家药品监督管理局注销药品注册证书。

3. 审批　药品批准文号的再注册由省、自治区、直辖市人民政府药品监督管理部门审批，并报国务院药品监督管理部门备案。

《药品注册管理办法》第九十九条　药品再注册审查审批时限为一百二十日。

第二节 药品注册的分类

2015 年 8 月 9 日，国务院发布《关于改革药品医疗器械审评审批制度的意见》，明确调整药品注册分类，将药品分为新药和仿制药。新药由现行的"未曾在中国境内上市销售的药品"调整为"未在中国境内外上市销售的药品"。根据物质基础的原创性和新颖性，将新药分为创新药和改良型新药。将仿制药由现行的"仿已有国家标准的药品"调整为"仿与原研药品质量和疗效一致的药品"。2020 年修订《药品注册管理办法》的配套文件《化学药品注册分类及申报资料要求》《中药注册分类及申报资料要求》《生物制品注册分类及申报资料要求》中对药品注册分类进行了详细阐述。

一、化学药品注册分类

为配合《药品注册管理办法》实施，国家药品监督管理局组织制定了《化学药品注册分类及申报资料要求》。其中关于化学药品注册分类做了一些完善，自 2020 年 7 月 1 日起实施。

1. 化学药品注册类别情形 化学药品注册分类分为创新药、改良型新药、仿制药、境外已上市境内未上市化学药品，分为以下 5 个类别。

1 类：境内外均未上市的创新药。指含有新的结构明确的、具有药理作用的化合物，且具有临床价值的药品。

2 类：境内外均未上市的改良型新药。指在已知活性成分的基础上，对其结构、剂型、处方工艺、给药途径、适应证等进行优化，且具有明显临床优势的药品。

2.1 含有用拆分或者合成等方法制得的已知活性成分的光学异构体，或者对已知活性成分成酯，或者对已知活性成分成盐（包括含有氢键或配位键的盐），或者改变已知盐类活性成分的酸根、碱基或金属元素，或者形成其他非共价键衍生物（如络合物、螯合物或包合物），且具有明显临床优势的药品。

2.2 含有已知活性成分的新剂型（包括新的给药系统）、新处方工艺、新给药途径，且具有明显临床优势的药品。

2.3 含有已知活性成分的新复方制剂，且具有明显临床优势。

2.4 含有已知活性成分的新适应证的药品。

3 类：境内申请人仿制境外上市但境内未上市原研药品的药品。该类药品应与参比制剂的质量和疗效一致。

4 类：境内申请人仿制已在境内上市原研药品的药品。该类药品应与参比制剂的质量和疗效一致。

5 类：境外上市的药品申请在境内上市。

5.1 境外上市的原研药品和改良型药品申请在境内上市。改良型药品应具有明显临床优势。

5.2 境外上市的仿制药申请在境内上市。

原研药品是指境内外首个获准上市，且具有完整和充分的安全性、有效性数据作为上市依据的药品。参比制剂是指经国家药品监管部门评估确认的仿制药研制使用的对照药品。参比制剂的遴选与公布按照国家药品监管部门相关规定执行。

修改完善后的变化主要体现在以下方面：①化学药品 1 类和 2 类维持原描述，但化学药品 3 类和 4 类由要求与原研药品的质量和疗效一致，变为与参比制剂的质量和疗效一致。需要注意的是，有充分研究数据证明合理性的情况下，规格和用法用量与原研可不一致。②化学药品 5.1 类明确为境外已上市的新药和改良型药品，并增加对改良型药品的"有明显临床优势"要求。化学药品 5.2 类，允许境内外同步研发的境外生产仿制药在境外没批准前可以在中国开展临床，但根据化学药品 5.2 类定义，申请上市时仍需在国外先获批准。

2. 相关注册管理要求

（1）化学药品 1 类为创新药，应含有新的结构明确的、具有药理作用的化合物，且具有临床价值，不包括改良型新药中 2.1 类的药品。含有新的结构明确的、具有药理作用的化合物的新复方制剂，应按照化学药品 1 类申报。

（2）化学药品 2 类为改良型新药，在已知活性成分基础上进行优化，应比改良前具有明显临床优势。已知活性成分指境内或境外已上市药品的活性成分。该类药品同时符合多个情形要求的，须在申报时一并予以说明。

（3）化学药品 3 类为境内生产的仿制境外已上市境内未上市原研药品的药品，具有与参比制剂相同的活性成分、剂型、规格、适应证、给药途径和用法用量，并证明质量和疗效与参比制剂一致。

有充分研究数据证明合理性的情况下，规格和用法用量可以与参比制剂不一致。

（4）化学药品 4 类为境内生产的仿制境内已上市原研药品的药品，具有与参比制剂相同的活性成分、剂型、规格、适应证、给药途径和用法用量，并证明质量和疗效与参比制剂一致。

（5）化学药品 5 类为境外上市的药品申请在境内上市，包括境内外生产的药品。其中化学药品 5.1 类为原研药品和改良型药品，改良型药品在已知活性成分基础上进行优化，应比改良前具有明显临床优势；化学药品 5.2 类为仿制药，应证明与参比制剂质量和疗效一致，技术要求与化学药品 3 类、4 类相同。境内外同步研发的境外生产仿制药，应按照化学药品 5.2 类申报，如申报临床试验，不要求提供允许药品上市销售证明文件。

（6）已上市药品增加境外已批准境内未批准的适应证按照药物临床试验和上市许可申请通道进行申报。

（7）药品上市申请审评审批期间，药品注册分类和技术要求不因相同活性成分的制剂在境内外获准上市而发生变化。药品注册分类在提出上市申请时确定。

二、中药注册分类

中药是指在我国中医药理论指导下使用的药用物质及其制剂。根据《中药注册分类及申报资料要求》，中药注册分类的编号、名称及说明如下。

1. 中药创新药　中药创新药指处方未在国家药品标准、药品注册标准及国家中医药主管部门发布的《古代经典名方目录》中收载，具有临床价值，且未在境外上市的中药新处方制剂。一般包含以下情形。

1.1 中药复方制剂，系指由多味饮片、提取物等在中医药理论指导下组方而成的制剂。

1.2 从单一植物、动物、矿物等物质中提取得到的提取物及其制剂。

1.3 新药材及其制剂，即未被国家药品标准、药品注册标准以及省、自治区、直辖市药材标准收载的药材及其制剂，以及具有上述标准药材的原动、植物新的药用部位及其制剂。

2. 中药改良型新药　中药改良型新药指改变已上市中药的给药途径、剂型，且具有临床应用优势和特点，或增加功能主治等的制剂。一般包含以下情形。

2.1 改变已上市中药给药途径的制剂，即不同给药途径或不同吸收部位之间相互改变的制剂。

2.2 改变已上市中药剂型的制剂，即在给药途径不变的情况下改变剂型的制剂。

2.3 中药增加功能主治。

2.4 已上市中药生产工艺或辅料等改变引起药用物质基础或药物吸收、利用明显改变的。

3. 古代经典名方中药复方制剂　古代经典名方是指符合《中华人民共和国中医药法》规定的，至今仍广泛应用、疗效确切、具有明显特色与优势的古代中医典籍所记载的方剂。古代经典名方中药复方制剂是指来源于古代经典名方的中药复方制剂。包含以下情形。

3.1 按古代经典名方目录管理的中药复方制剂。

3.2 其他来源于古代经典名方的中药复方制剂。包括未按古代经典名方目录管理的古代经典名方中药复方制剂和基于古代经典名方加减化裁的中药复方制剂。

4. 同名同方药　指通用名称、处方、剂型、功能主治、用法及日用饮片量与已上市中药相同，且在安全性、有效性、质量可控性方面不低于该已上市中药的制剂。

天然药物是指在现代医药理论指导下使用的天然药用物质及其制剂。天然药物参照中药注册分类。

其他情形，主要指境外已上市境内未上市的中药、天然药物制剂。

三、生物制品注册分类

生物制品是指以微生物、细胞、动物或人源组织和体液等为起始原材料，用生物学技术制成，用于预防、治疗和诊断人类疾病的制剂。为规范生物制品注册申报和管理，将生物制品分为预防用生物制品、治疗用生物制品和按生物制品管理的体外诊断试剂。

预防用生物制品是指为预防、控制疾病的发生、流行，用于人体免疫接种的疫苗类生物制品，包括免疫规划疫苗和非免疫规划疫苗。

治疗用生物制品是指用于人类疾病治疗的生物制品，如采用不同表达系统的工程细胞（如细菌、酵母、昆虫、植物和哺乳动物细胞）所制备的蛋白质、多肽及其衍生物；细胞治疗和基因治疗产品；变态反应原制品；微生态制品；人或者动物组织或者体液提取或者通过发酵制备的具有生物活性的制品等。生物制品类体内诊断试剂按照治疗用生物制品管理。

按照生物制品管理的体外诊断试剂包括用于血源筛查的体外诊断试剂、采用放射性核素标记的体外诊断试剂等。

药品注册分类在提出上市申请时确定，审评过程中不因其他药品在境内外上市而变更。根据《生物制品注册分类及申报资料要求》，生物制品注册分类编号、名称及说明如下。

1. 预防用生物制品注册分类

1 类：创新型疫苗：境内外均未上市的疫苗。

1.1 无有效预防手段疾病的疫苗。

1.2 在已上市疫苗基础上开发的新抗原形式，如新基因重组疫苗、新核酸疫苗、已上市多糖疫苗基础上制备的新的结合疫苗等。

1.3 含新佐剂或新佐剂系统的疫苗。

1.4 含新抗原或新抗原形式的多联/多价疫苗。

2 类：改良型疫苗：对境内或境外已上市疫苗产品进行改良，使新产品的安全性、有效性、质量可控性有改进，且具有明显优势的疫苗。包括：

2.1 在境内或境外已上市产品基础上改变抗原谱或型别，且具有明显临床优势的疫苗。

2.2 具有重大技术改进的疫苗，包括对疫苗菌毒种/细胞基质/生产工艺/剂型等的改进。（如更换为其他表达体系或细胞基质的疫苗；更换菌毒株或对已上市菌毒株进行改造；对已上市细胞基质或目的基因进行改造；非纯化疫苗改进为纯化疫苗；全细胞疫苗改进为组分疫苗等）。

2.3 已有同类产品上市的疫苗组成的新的多联/多价疫苗。

2.4 改变给药途径，且具有明显临床优势的疫苗。

2.5 改变免疫剂量或免疫程序，且新免疫剂量或免疫程序具有明显临床优势的疫苗。

2.6 改变适用人群的疫苗。

3 类：境内或境外已上市的疫苗。

3.1 境外生产的境外已上市、境内未上市的疫苗申报上市。

3.2 境外已上市、境内未上市的疫苗申报在境内生产上市。

3.3 境内已上市疫苗。

2. 治疗用生物制品注册分类

1 类：创新型生物制品：境内外均未上市的治疗用生物制品。

2 类：改良型生物制品：对境内或境外已上市制品进行改良，使新产品的安全性、有效性、质量可控性有改进，且具有明显优势的治疗用生物制品。

2.1 在已上市制品基础上，对其剂型、给药途径等进行优化，且具有明显临床优势的生物制品。

2.2 增加境内外均未获批的新适应证和（或）改变用药人群。

2.3 已有同类制品上市的生物制品组成新的复方制品。

2.4 在已上市制品基础上，具有重大技术改进的生物制品，如重组技术替代生物组织提取技术；较已上市制品改变氨基酸位点或表达系统、宿主细胞后具有明显临床优势等。

3 类：境内或境外已上市生物制品。

3.1 境外生产的境外已上市、境内未上市的生物制品申报上市。

3.2 境外已上市、境内未上市的生物制品申报在境内生产上市。

3.3 生物类似药。

3.4 其他生物制品。

3. 按生物制品管理的体外诊断试剂注册分类

1 类：创新型体外诊断试剂。

2 类：境内外已上市的体外诊断试剂。

第三节　新药的命名

药品的名称和命名依据是药品注册的内容之一。但是，药品命名的法制化管理是近几十年才建立和发展的。20 世纪 50 年代以来，世界上有大批新药问世，药品名称常常出现同药异名、异药同名，或者一种药品有多种名称，或者药品名称揭示医疗作用、夸大医疗效果与其治疗作用相联系而造成错觉等混乱现象，给药品的处方、配方、使用造成许多困难，极易发生差错事故。因此，新药的命名引起了世界各国的极大关注，纷纷将新药命名列为新药注册管理的重要内容之一。我国药典委员会也设立了药品名称小组，制定了药名命名原则，使药品名称符合明确、简短、科学、系统化的要求。

一、药品的命名原则

（一）世界卫生组织专家委员会统一药名的原则

1981 年世界卫生组织专家委员会重新审定出版了单一药物通用名《国际非专利药名》（International

Nonproprietary Names for Pharmaceutical Substances，INN）手册。该手册的主要原则是：①药品名称发音应清晰易辨，全词不宜过长，且应避免与目前已经使用的药品名称混淆；②属于同一药效类别的药品，其名称应力求采用适当方法使之显示这一关系；③凡是容易引起患者从解剖学、生理学、病理学和治疗学的角度猜测药效的药品名称，一般不宜采用。另外，还有八条辅助原则。其中最重要的一条是要求对同一药效结构相似的药物，应尽可能采用常用字节即几个字母的特定组合来表示药效关系。

（二）我国药典委员会和《药品注册管理办法》规定的原则

《药品注册管理办法》规定，申报药品拟使用的药品通用名称，未列入国家药品标准或者药品注册标准的，申请人应当在提出药品上市许可申请时同时提出通用名称核准申请。药品上市许可申请受理后，通用名称核准相关资料转药典委，药典委核准后反馈药品审评中心。申报药品拟使用的药品通用名称，已列入国家药品标准或者药品注册标准，药品审评中心在审评过程中认为需要核准药品通用名称的，应当通知药典委核准通用名称并提供相关资料，药典委核准后反馈药品审评中心。药典委在核准药品通用名称时，应当与申请人做好沟通交流，并将核准结果告知申请人。

药品命名原则主要有：①药品的名称包括中文名、汉语拼音名、英文名（1995年版以前的《中国药典》无英文名，而采用拉丁名）。②药品的名称应明确、简短、科学，不得使用代号、政治性名词，以免混淆或夸大疗效。③凡国内其他系统亦采用的名称，能统一的尽可能统一；与世界卫生组织拟定的《国际非专利药名》能统一的，应尽量采用统一的名称，以便于交流。④外国的专利名或商品名，除中外合资企业外，无论是外文名或中文名音译，均不得采用。⑤力争避免采用可能给患者暗示有关病理学、治疗学、生理学方面信息的药名。⑥对于过去已经习惯的药品名称，一般不要轻易变动；新药要按照这些基本原则命名。

（三）我国药品名称的类型

中国药典委员会于1996年修订了药品命名原则，并改称"中国药品通用名称命名原则"，出版了《中国药品通用名称》（Chinese approved drug names）一书。药品命名方式主要有以学名或来源命名；以简化的化学名命名；以译音命名；以译音、译意混合命名；将药品与疗效相联系命名等五种类型。一般来说，药品名称包括通用名称和商品名称。

中国药品通用名称命名原则

药品通用名称（generic name）指列入国家药品标准的药品名称，又称为药品法定名称（official name）。已经作为药品通用名称的，该名称不得作为药品商标使用。

药品商品名称（brand name）指经有关监督管理部门批准注册成为该药品的专用商品名称，受到保护，故又称专利名称（proprietary name）。

化学药品的名称包括通用名、化学名、英文名、汉语拼音。

中药材的名称包括中文名、汉语拼音、拉丁名。

中药制剂的名称包括中文名、汉语拼音。

《中国药典》（2020年版）收载的中文药品名称均为法定名称；英文名除另有规定外，均采用国际非专利药名（INN）。

二、化学药品的命名

（一）有机化学药物的命名

1. 有统一的通俗名称的，尽可能采用通俗名称。如：用"甘油"而不用"丙三醇"。

2. 化学名称比较短的，一般采用化学名称。如：苯甲酸、乙醚等。

3. 化学名称比较长的，可根据实际情况采用下述命名方法：①采用化学基团简缩命名方法。简缩时应考虑与外文名尽量对应，并注意防止所定的名称得出和该药品不同的化学结构。②采用化学基团与音译结合命名方法。如苯巴比妥、苯妥英钠等。③采用化学基团与意译相结合的命名方法。如己烯雌酚等。④采用音译命名方法，在命名时尽量采用较为通俗的文字。如：地塞米松、可待因等。

4. 同类药品应考虑其命名的系统性。如：磺胺类药物，一般用"磺胺××"；抗生素类药物，常用"××霉素"；头孢菌素类药物往往用"头孢××"等。

5. 盐类或酯类药物，将酸名放在前面，碱或醇名放在后面。

6. 季铵类药品命名，除已习用者外，一般应将氯、溴、碘置于"铵"之前。

7. 放射性药品的命名，不必在名称前面加"放射性"三个字，但在其化学名后必须注明放射符号。如：碘 $\left[^{131}\text{I}\right]$ 化钠。

（二）无机化学药物的命名

1. 如化学名常用，应尽量采用化学名称。

2. 如化学名不常用，则用通用名称。

3. 酸式盐以"氢"表示，不用"重"字。

4. 碱式盐避免用"次"字，因"次"字在化学中另有含义。

5. 新的无机化学药品，根据化学命名原则命名。

（三）各类药物制剂的命名

1. 制剂药名列于前，制剂名列于后。

2. 注明剂型或用途等情况的列于药名前。如灭菌注射用水等。

3. 单一制剂命名，应尽可能与原料药名一致。

4. 复方制剂的命名应以主药前加"复方"二字命名或以几种药简缩命名。前者如复方草珊瑚，其主药为草珊瑚；后者如氨酚待因片，主要成分为对乙酰氨基酚和磷酸可待因。

三、中成药的命名

为规范中成药命名，体现中医药特色，国家食品药品监督管理总局于2017年11月制定颁布了《中成药通用名称命名技术指导原则》。该原则制定的目的是加强注册管理，规范中成药的命名，体现中医药特色，尊重文化，继承传统。该指导原则是在既往中药通用名命名的技术要求、原则的基础上，根据中成药命名现状，结合近年来有关中成药命名的研究新进展而制定。

（一）基本原则

1. "科学简明，避免重名"原则

（1）中成药通用名称应科学、明确、简短、不易产生歧义和误导，避免使用生涩用语。一般字数不超过8个字（民族药除外，可采用约定俗成的汉译名）。

（2）不应采用低俗、迷信用语。

（3）名称中应明确剂型，且剂型应放在名称最后。

（4）名称中除剂型外，不应与已有中成药通用名重复，避免同名异方、同方异名的产生。

2. "规范命名，避免夸大疗效"原则

（1）一般不应采用人名、地名、企业名称或濒危受保护动、植物名称命名。

（2）不应采用代号、固有特定含义名词的谐音命名。如：×0×、名人名字的谐音等。

（3）不应采用现代医学药理学、解剖学、生理学、病理学或治疗学的相关用语命名。如：癌、消炎、降糖、降压、降脂等。

（4）不应采用夸大、自诩、不切实际的用语。如：强力、速效、御制、秘制以及灵、宝、精等（名称中含药材名全称及中医术语的除外）。

3. "体现传统文化特色"原则　将传统文化特色赋予中药方剂命名是中医药的文化特色之一，因此，中成药命名可借鉴古方命名充分结合美学观念的优点，使中成药的名称既科学规范，又体现一定的中华传统文化底蕴。但是，名称中所采用的具有文化特色的用语应当具有明确的文献依据或公认的文化渊源，并避免夸大疗效。

（二）单味制剂命名

1. 一般应采用中药材、中药饮片、中药有效成分、中药有效部位加剂型命名。如：花蕊石散、丹参口服液、巴戟天寡糖胶囊等。

2. 可采用中药有效成分、中药有效部位与功能结合剂型命名。

3. 中药材人工制成品的名称应与天然品的名称有所区别，一般不应以"人工××"加剂型命名。

（三）复方制剂命名

中成药复方制剂根据处方组成的不同情况可酌情采用下列方法命名。

1. 采用处方主要药材名称的缩写加剂型命名，但其缩写不能组合成违反其他命名要求的含义。如：香连丸，由木香、黄连组成；桂附地黄丸，由肉桂、附子、熟地黄、山药、山茱萸、茯苓、丹皮、泽泻组成；葛根芩连片，由葛根、黄芩、黄连、甘草组成。

2. 采用主要功能（只能采用中医术语表述功能，下同）加剂型命名。该类型命名中，可直接以功能命名，如：补中益气合剂、除痰止嗽丸、补心丹、定志丸等；也可采用比喻、双关、借代、对偶等各种修辞手法来表示方剂功能，如：交泰丸、玉女煎、月华丸、玉屏风散等。示例如下。

（1）采用比喻修辞命名，即根据事物的相似点，用具体的、浅显的、熟知的事物来说明抽象的、深奥的、生疏的事物的修辞手法。如：玉屏风散、月华丸等。

玉屏风散："屏风"二字，取其固卫肌表，抵御外邪（风）之义。"玉屏风"之名，以屏风指代人体抵御外界的屏障，具浓郁的传统文化气息，体现了中医形象思维的特质。

月华丸："月华"，古人指月亮或月亮周围的光环。本方能滋阴润肺，治疗肺痨之病。因肺属阴，为五藏之华盖，犹如月亮之光彩华美，故名"月华丸"。

（2）采用双关修辞命名，即在一定的语言环境中，利用词的多义或同音的条件，有意使语句具有双重意义，言在此而意在彼。如：抵当汤等。

抵当汤，由水蛭、虻虫、桃仁、大黄组成。用于下焦蓄血所致之少腹满痛，小便自利，身黄如疸，精神发狂等症。有攻逐蓄血之功。"抵当"可能是主药水蛭之别名，但更多意义上是通"涤荡"，意指此方具有涤荡攻逐瘀血之力。

（3）采用借代修辞命名，即借一物来代替另一物出现，如：更衣丸等。

更衣丸，由朱砂、芦荟组成，取酒和丸，用黄酒冲服，有泻火通便之功，用于治疗肠胃燥结，大便不通，心烦易怒，睡眠不安诸证。"更衣"，古时称大、小便之婉辞。方名更衣，以更衣代如厕，既不失文雅，又明了方义。

（4）采用对偶修辞，即用两个结构相同、字数相等、意义对称的词组或句子来表达相反、相似或相关意思的一种修辞方式。如：泻心导赤散等。

泻心导赤散，功能泻心脾积热，临床常用于治疗心脾积热的口舌生疮。"泻心"与"导赤"是属于对偶中的"正对偶"，前后表达的意思同类或相近，互为补充。

3. 采用药物味数加剂型命名。如：四物汤等。

四物汤，由当归、川芎、白芍、熟地组成，为补血剂的代表方。

4. 采用剂量（入药剂量、方中药物剂量比例、单次剂量）加剂型命名。如：七厘散、六一散等。

七厘散，具有散瘀消肿，定痛止血的功能。本方过服易耗伤正气，不宜大量久服，一般每次只服"七厘"，即以每次用量来命名。

六一散，则由滑石粉、甘草组成，两药剂量比例为6∶1，故名。

5. 以药物颜色加剂型命名。以颜色来命名的方剂大多因成品颜色有一定的特征性，给人留下深刻的印象，故据此命名，便于推广与应用，如：桃花汤等。

桃花汤，方中药物组成为赤石脂一斤，干姜一两，粳米一斤，因赤石脂色赤白相间，别名桃花石，煎煮成汤后，其色淡红，鲜艳犹若桃花，故称桃花汤。

6. 以服用时间加剂型命名。如：鸡鸣散等。

鸡鸣散，所谓"鸡鸣"，是指鸡鸣时分，此方须在清晨空腹时服下，故名"鸡鸣散"。

7. 可采用君药或主要药材名称加功能及剂型命名。如：龙胆泻肝丸、当归补血汤等。

龙胆泻肝丸，具有泻肝胆经实火，除下焦湿热之功效。方中君药龙胆草，有泻肝胆实火作用。

当归补血汤，具有补气生血之功效。方中主药当归，有益血和营作用。

8. 可采用药味数与主要药材名称，或者药味数与功能或用法加剂型命名。如：五苓散、三生饮等。

五苓散，方中有猪苓、泽泻、白术、茯苓、桂枝，同时含两个"苓"，故名。

三生饮，方中草乌、厚朴、甘草均生用，不需炮制，甘草生用较为常见，但草乌多炮制后入药，有别于其他方，强调诸药生用，是其特征。

9. 可采用处方来源（不包括朝代）与功能或药名加剂型命名。如：指迷茯苓丸等。

名称中含"茯苓丸"的方剂数量较多。指迷茯苓丸，是指来自于《全生指迷方》的茯苓丸，缀以"指迷"，意在从方剂来源区分之。

10. 可采用功能与药物作用的病位（中医术语）加剂型命名。如：温胆汤、养阴清肺丸、清热泻脾散、清胃散、少腹逐瘀汤、化滞柔肝胶囊等。

11. 可采用主要药材和药引结合并加剂型命名。如：川芎茶调散，以茶水调服，故名。

12. 儿科用药可加该药临床所用的科名，如：小儿消食片等。

13. 可在命名中加该药的用法，如：小儿敷脐止泻散、含化上清片、外用紫金锭等。

14. 在遵照命名原则条件下，命名可体现阴阳五行、古代学术派别思想、古代物品的名称等，以突出中国传统文化特色，如：左金丸、玉泉丸等。

左金丸，有清泻肝火，降逆止呕之功。心属火，肝属木，肺属金，肝位于右而行气于左，肝木得肺金所制则生化正常。清心火以佐肺金而制肝于左，所以名曰"左金丸"。

玉泉丸，有益气养阴，清热生津之效。"玉泉"为泉水之美称，亦指口中舌下两脉之津液。用数味滋阴润燥、益气生津之品组方，服之可使阴津得充，津液自回，口中津津常润，犹如玉泉之水，源源不断，故名"玉泉丸"。

（四）中成药通用名称规范范围

按照《关于发布中成药通用名称命名技术指导原则的通告》（2017年第188号）的要求，对已上市的药品违反命名原则的要进行规范。《总局关于规范已上市中成药通用名称命名的通知》（食药监药化管〔2017〕105 号）就已上市中成药通用名称命名规范工作有关要求如下。

1. 下列情形的中成药名称必须更名。

（1）明显夸大疗效，误导医生和患者的；

（2）名称不正确、不科学，有低俗用语和迷信色彩的；

（3）处方相同而药品名称不同，药品名称相同或相似而处方不同的。

2. 来源于古代经典名方的各种中成药制剂不予更名。

3. 下列情形的中成药名称尽管与技术指导原则不符，但是这些品种有一定的使用历史，已经形成品牌，公众普遍接受，可不更名。

（1）药品名称有地名、人名、姓氏的，如云南白药。

（2）药品名称中有"宝""精""灵"等的，如风油精。

四、中药材的命名

1. 根据全国多数地区习用的名称命名；

2. 无论药材是全草入药还是某一部位入药，除特殊情况外，一般不写药用部位；

3. 除已习惯采用外，避免使用和药材不一致的名称；

4. 涉及剂型的药材名称，在药名后应加上药用部位；

5. 地区用药习惯不同，品种来源比较复杂的药材，应在命名时使其互相间保持一定联系又相互区别；

6. 新发现的或从国外移植的药材，可结合植物名称命名，尽量使药材名称和植物有所联系。

五、药品商品名称的命名

为了加强药品监督管理，维护公众健康利益，NMPA 针对当前社会药品名称混乱、一药多名等问题，专门明确了规范药品名称的事项和药品商品名称命名原则。

（一）药品商品名称和通用名称的概念

1. 药品的通用名称　列入国家药品标准的药品名称为药品的通用名称。已经作为药品通用名称的，该名称不得作为药品商标或商品名使用。

2. 药品的商品名称　一种药品常有多个厂家生产，许多药品生产企业为了树立自己的品牌，往往给自己的药品注册独特的商品名以示区别，因此，同一药品可以有多个商品名，例如对乙酰氨基酚复方制剂的商品名就有百服宁、泰诺林、必理通等。

患者在用药时，不论商品名称是什么，都要认准通用名，即药品的法定名称，也就是国家标准规定的药品名称。依据《商标法》规定，通用名不能作为商标或商品名注册，因此通用名可以帮助识别药品，避免重复用药。《药品管理法》和《药品说明书和标签管理规定》（原国家食品药品监督管理局局令第24号）规定，在药品包装上或药品说明书上应标有药品通用名。药品商品名称不得与通用名称同行书写，其字体和颜色不得比通用名称更突出和显著，其字体以单字面积计不得大于通用名称所用字体的二分之一。

（二）药品名称规范事项

1. 药品必须使用通用名称，其命名应当符合《药品通用名称命名原则》的规定。

2. 药品商品名称不得有夸大宣传、暗示疗效作用。应当符合《药品商品名称命名原则》的规定，并得到国家药品监督管理局批准后方可使用。

3. 药品商品名称的使用范围应严格按照《药品注册管理办法》的规定，除新的化学结构、新的活性成分的药物，以及持有化合物专利的药品外，其他品种一律不得使用商品名称。

同一药品生产企业生产的同一药品，成分相同但剂型或规格不同的，应当使用同一商品名称。

4. 药品广告宣传中不得单独使用商品名称，也不得使用未经批准作为商品名称使用的文字型商标。

5. 自 2006 年 6 月 1 日起，新注册的药品，其名称和商标的使用应当符合《药品说明书和标签管理规定》的要求。对已受理但不符合要求的商品名称的申请将不予批准。药品商品名称的使用范围应严格按照《药品注册管理办法》的规定。

（三）药品商品名称命名原则

1. 由汉字组成，不得使用图形、字母、数字、符号等标志。

2. 不得使用《商标法》规定不得使用的文字。

3. 不得使用以下文字。

（1）扩大或者暗示药品疗效的；

（2）表示治疗部位的；

（3）直接表示药品的剂型、质量、原料、功能、用途及其他特点的；

（4）直接表示使用对象特点的；

（5）涉及药理学、解剖学、生理学、病理学或者治疗学的；

（6）使用国际非专利药名（INN）的中文译名及其主要字词的；

（7）引用与药品通用名称音似或者形似的；

（8）引用药品习用名称或者曾用名称的；

（9）与他人使用的商品名称相同或者相似的；

（10）人名、地名、药品生产企业名称或者其他有特定含义的词汇。

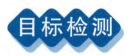

答案解析

一、单选题

1. 药品注册申请人依照法定程序和相关要求提出药物临床试验、药品上市许可、再注册等申请以及补充申请，药品监督管理部门基于法律法规和现有科学认知进行安全性、有效性、质量可控性等审查，决定是否同意其申请的活动，为（　　）。

    A. 药物临床试验   B. 药品生产

    C. 药品检验   D. 药品注册

2. 下列与药品注册管理无关的药品监督管理部门或技术机构是（　　）。

    A. 国家药品监督管理局   B. 省级药品监督管理部门

    C. 药品评价中心   D. 药品审评中心

3. 对上市药品的安全性、有效性和质量可控性进行持续考察研究，履行药品的全生命周期管理，并承担法律责任的药品研发机构、药品生产企业等主体，为（　　）。

A. 药物临床前研究机构　　　　　　　　B. 药物临床试验机构

C. 药品生产企业　　　　　　　　　　　D. 药品上市许可持有人

4. 2016年3月4日，国家食品药品监管总局发布了《化学药品注册分类改革工作方案》。为鼓励新药创制，严格审评审批，提高药品质量，促进产业升级，对化学药品注册分类进行改革。化学药品注册分类调整为（　　）个类别。

A. 3　　　　　　　　　B. 4　　　　　　　　　C. 5　　　　　　　　　D. 6

5. 药品注册申请包括药物临床试验、药品上市许可、再注册等申请以及（　　）。

A. 新药申请　　　　　　B. 仿制药申请　　　　　C. 进口药品申请　　　　D. 补充申请

6. 药物非临床安全性评价研究应当在经过药物非临床研究质量管理规范认证的机构开展，并遵守（　　）。

A. GLP　　　　　　　　B. GCP　　　　　　　　C. GMP　　　　　　　　D. GSP

7. 国家药品监督管理局食品药品审核查验中心具体负责组织开展中药、生物制品注册现场检查及生产环节的有因检查的是（　　）。

A. 检查一处　　　　　　B. 检查二处　　　　　　C. 检查三处　　　　　　D. 检查四处

二、多选题

8. 化学药注册按照（　　）等进行分类。

A. 化学创新药　　　　　　　　B. 化学改良型新药　　　　　　C. 生物类似药

D. 同名同方药　　　　　　　　E. 仿制药

9. 生物制品注册按照（　　）等进行分类。

A. 生物制品创新药　　　　　　B. 同名同方药　　　　　　　　C. 仿制药

D. 已上市生物制品（含生物类似药）　　　　　　　　　　　　E. 生物制品改良型新药

10. 中药注册按照（　　）等进行分类。

A. 中药创新药　　　　　　　　B. 古代经典名方中药复方制剂　　　C. 仿制药

D. 同名同方药　　　　　　　　E. 生物类似药

三、简答题

11. 简述我国药品注册管理制度。

12. 简述药品研发与注册申请合规要求。

书网融合⋯⋯

本章小结

PPT

第三章　药物非临床研究

学习目标

【知识要求】

1. 掌握新药临床前研究的内容、GLP 认证的概念。

2. 熟悉药物非临床研究质量管理规范的重要条款。

3. 了解 GLP 的合规检查要点。

【技能要求】

4. 学会填写 GLP 认证申请表；具有 GLP 合规操作与合规管理的能力；能够明了 GLP 检查的要点所在。

【素质要求】

5. 培养药品非临床安全性评价研究合规意识。

岗位情景模拟

情景描述　某药物化学科技有限公司业务涵盖药物发现、药学研究、临床试验、定制研发生产、注册申请等药物研发及生产全链条环节，建有新药研发中心、药学研究中心、中药天然药物中心、API 研究中心、杂质研究中心、分析测试研究中心、药理毒理研究中心等技术平台。公司按 NMPA、FDA 的 GLP（非临床研究质量管理规范）开展医药产品的临床前研究服务工作，专注医药研发，致力提供一站式医药服务的 CRO 企业。如果您是药物药理毒理研究中心安全性评价试验的工作人员，请思考您该如何依法合规地开展工作。

讨论　1. 您首先会熟悉和了解哪些药品研发方面的规章制度？

　　　　2. 您所在的实验室应当取得什么认证？如何通过该认证？

《药品管理法》规定，从事药品研制活动，应当遵守药物非临床研究质量管理规范、药物临床试验质量管理规范，保证药品研制全过程持续符合法定要求。药品研制活动通常包括临床前研究、临床研究和生产上市后续工作三阶段（图 3-1）。药物的上市前研究包括临床前研究和临床试验。

第一节　药物临床前研究

为申请药品注册而进行的药物临床前研究，包括药物的合成工艺、提取方法、理化性质及纯度、剂型选择、处方筛选、制备工艺、检验方法、质量指标、稳定性、药理、毒理、动物药代动力学研究等。中药制剂还包括原药材的来源、加工及炮制等的研究；生物制品还包括菌毒种、细胞株、生物组织等起始原材料的来源、质量标准、保存条件、生物学特征、遗传稳定性及免疫学的研究等。

临床前研究内容主要包括以下几项。

1. 文献研究　包括药品名称和命名依据，立题目的与依据。

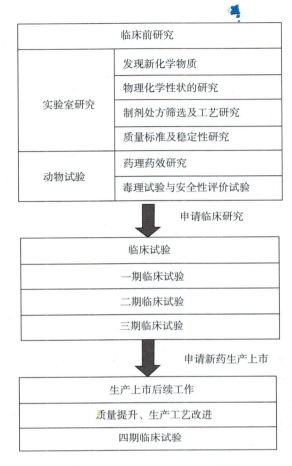

图 3 – 1　药物研究开发的主要阶段

2. 药学研究　包括原料药工艺研究，制剂处方及工艺研究，确证化学结构或组分的试验，药品质量试验，药品标准起草及说明，样品检验，辅料，稳定性试验，包装材料和容器有关试验等。

3. 药理毒理研究　包括一般药理试验，主要药效学试验，急性毒性试验，长期毒性试验，过敏性、溶血性和局部刺激性试验，致突变试验，生殖毒性试验，致癌毒性试验，依赖性试验，动物药代动力学试验等。

药物临床前研究中的安全性评价研究必须执行《药物非临床研究质量管理规范》（Good Laboratory Practice，GLP）。非临床安全性评价研究，系指为评价药物安全性，在实验室条件下用实验系统进行的试验，包括安全药理学试验、单次给药毒性试验、重复给药毒性试验、生殖毒性试验、遗传毒性试验、致癌性试验、局部毒性试验、免疫原性试验、依赖性试验、毒代动力学试验以及与评价药物安全性有关的其他试验。

一、药学研究

1. 选题立项　药品研发选题应是在国内用药需求的社会调研与国外有关文献及信息调研的基础上，参照下列原则选择新药品种：①市场前景好，在疗效、安全性或使用方法及用药覆盖面等方面有独特之处，并具备开发前景。②所用原料及化学试剂国内均能自给，临床用药剂量小，销售时附加值高，提取、合成技术水平高。③专利或行政保护过期或即将到期，或是未在我国申请专利保护，不侵犯知识产权。④适合企业产品结构，能够为形成系列产品发挥合力。

2. 药物化学研究　药物化学研究是药品研究开发的首要任务，包括药物的理化性质、工艺流程等项研究。

（1）理化性质　①性状，包含药物的色、味、嗅、外观等。药品的颜色、味道、气味、呈现的几何形状，往往与其化学结构有一定关系。②分子式、结构式或组分的确定。在报批新原料药时，要确定新药的分子结构式，有些还要确定同分异构体、立体构型、同构异晶等情况。③理化常数，如溶解度、解离度、pH 等。药物的理化性质在一定程度上决定着药物的吸收、分布，影响着药物的使用和疗效。

（2）工艺流程　新药的制备应尽可能选择工艺简单、原材料易得、设备要求不高且经济实惠、产品安全性和有效性好、获利较大的工艺流程；尽可能避免使用有毒物质和高温高压的工艺流程。改变生产工艺时，必须重新报批，并提供确切的理由和实验数据。报审工艺流程的要求包括：化学原料的规格、制备路线、反应条件、生产工艺、精制方法；抗生素的菌种、培养基；动植物原料来源、药品或提取部位；制剂的处方、工艺条件和精制过程；复方制剂处方的依据，辅料规格、标准、来源，有关文献及参考资料等。

3. 药品质量标准的研究　药品质量的内涵包括三个方面：真伪、纯度、品质优良度。三者的集中表现，是使用过程中的有效性和安全性。

药品质量的优劣会直接影响临床用药的安全和有效。但如何判断某一药品质量的高低优劣，这就要靠药品的质量标准。药品质量标准应力求确保药品安全有效，应结合实验研究、临床实践和生产实际制定或修订。要从生产流程中摸清影响质量的因素，当生产工艺路线改变，或所用试剂、原辅材料改变时，则药品质量标准必须重新修订，按补充资料重新申报。

4. 药物剂型研究　药物效用不仅取决于其化学结构，药物的剂型也能影响药物的疗效。药物剂型的确立，取决于药物的作用部位、药物性质、生物利用度、药物作用和持续时间、给药途径等因素。①作用部位：选用何种剂型，关键要看它作用于什么部位，应尽可能采取便于用药部位吸收的剂型。②药物性质：根据药物性质制定合适的剂型。③生物利用度：当药物生物利用度发生改变，导致药理效应和毒性反应差异较大时，应适当考虑控制剂型。④给药途径：最好是患者乐于接受的给药途径。

（1）剂型与疗效的关系　药品的剂型不仅对药效有所影响，某些剂型甚至能完全改变该药的作用。剂型与疗效的关系表现为：①同一种药物的剂型不同，其药效、药效作用的强度和速度、不良反应都会不同；②同一药物制成同一剂型，若其制备工艺不同，疗效也会出现差别。

（2）药物剂型的安全性试验　安全性试验也就是制剂质量检查，制剂的安全性包括刺激性试验、溶血试验、过敏试验等。①刺激性试验主要考察制剂对组织是否引发红肿、充血、变性、坏死等刺激性症状，并视其刺激症状程度来判断局部毒性的大小，为选择合理给药方法提供参考；②溶血试验主要用来检查注射剂中化学物质如胆酸盐、皂式等对血液中红细胞的破坏溶解程度，以便在制剂制备中对这些化学物质的含量加以限制，从而保证用药安全；③过敏试验主要观测生物制剂中的脏器制剂、某些中草药注射剂、生化制品中某些抗生素的致敏性。

（3）制剂的稳定性试验　药物制剂的稳定性是药物质量的主要指标之一。制剂稳定性主要分为化学稳定性、物理稳定性和生物稳定性三种。化学稳定性是指药物由于水解、氧化等化学降解反应，使药物含量（或效价）、色泽发生变化，如片剂糖衣褪色、注射剂颜色变黄等；物理稳定性方面，如乳剂分层、粉剂固结、胶体制剂老化等，主要是制剂的物理性能发生变化；生物稳定性是指制剂由于受微生物的污染而变质、腐败。制剂稳定性试验常用方法是在接近药品实际贮存条件下留样观察，定期观测其色泽、含量变化等，得出失效时间。

二、药理、毒理学研究

1. 药理学研究　药理学研究包括药物效应动力学研究和药物代谢动力学研究。

（1）药物效应动力学（Pharmacodynamics，简称药效学）　药效学研究的主要内容是指对该药基本药理作用的观测和对其作用机制的探讨。它包括主要药效研究、一般药理研究和有关复方制剂的研究三个方面。

①主要药效学研究：是指主要研究药物对机体（病原体）的作用，以阐明药物的治疗作用和构效关系。其目的是为确定药物的临床适应证提供依据。

主要药效学研究应根据药物的不同药理作用，按该类型药物评价药效的研究方法和判断标准进行。其具体原则是：主要药效作用应当根据体内外两种以上试验方法获得证明，其中一种必须是整体的正常动物或动物病理模型（根据被试药物可能具有的药效作用而定）；各项试验均应有空白对照和已知药品对照，药理试验结果需经统计学处理；应有两种以上剂量及给药方法，溶于水的药物应作静脉注射。

②一般药理研究：具有各种药理作用的药物，都要用产生主要药效作用的剂量与给药途径（溶于水的物质应作静脉注射），对清醒或麻醉动物进行神经系统、心血管系统、呼吸系统做一般药理研究。

③复方制剂中多种组分对药效或毒副影响的研究：西药复方制剂及中西药复方制剂应与该制剂中起主要作用的组分进行对比试验，以发现组分间的任何协同或拮抗作用，要有资料证明复方制剂在药效或毒副作用等方面具有一定的优点。

药效学研究的基本方法概括起来分为综合法和分析法。随着科学技术的发展，现已发展到细胞水平和分子水平的研究阶段。

（2）药物代谢动力学（Pharmacokinetics，简称药动学）　主要研究机体（病原体）对药物的反作用，即药物在体内的量变规律，包括机体对药物的吸收速率、吸收程度，药物在体内重要器官的分布、维持情况以及代谢、排泄的速率和程度等。它包括：①药物的吸收部位和速度；②药物在主要器官和组织的分布及其持续时间；③药物的生物转化类型；④药物的排泄途径和速度；⑤药动学数学模型及主要参数，包括：数学模型、清除率、表面分布容积、血药浓度、吸收速率常数和清除速率常数等。

药动学研究的目的在于为临床药代动力学研究提供药品的生物利用度、体内半衰期、血药浓度、特殊亲和作用、蓄积作用等资料。

2. 毒理学研究　毒理学研究主要包括以下内容。

（1）全身用药的毒性试验　①急性毒性试验：观察一次给药后动物所产生的毒性反应，并测定其半数致死量（LD_{50}）。要用两种以上给药途径（包括推荐临床研究的给药途径，溶于水的药物应当测定静脉注射的LD_{50}）。给药后至少观察7天，观察到动物有毒性反应并进行肉眼尸检，记录所有病变。存活24小时或更长时间的处理动物，当尸检发现有病变组织时，对该组织应进行镜检。②长期毒性试验：观察动物因连续用药而产生的毒性反应、中毒时首先出现的症状及停药后组织和功能损害的发展和恢复情况。

（2）局部用药的毒性试验　局部用药（如呼吸道吸入药以及黏膜、皮肤用药等），大都可以被吸收。因此，局部用药应先进行局部吸收试验，根据药物从局部吸收的程度，考虑进行全身性用药的各项试验。根据用药方法，对用药部位要进行局部刺激性试验，用肉眼观察及组织切片的镜检，测试刺激性（即炎症）的发展和恢复情况。①皮肤用药：进行完整和破损皮肤的毒性试验以及皮肤致敏试验，除婴儿皮肤用药应当用刚成年动物外，其余均用成年动物。②滴鼻剂和吸入剂：进行呼吸道（包括肺部）的局部刺激性和毒性试验。③滴眼剂：观察对眼结膜和眼球的刺激作用。④局部作用于直肠、阴道的制剂：进行作用部位的刺激及局部毒性试验。

（3）特殊毒理研究　①致突变试验。根据受试品的化学结构、理化性质及对遗传物质作用终点（基因突变和染色体畸变）的不同。新药必须做微生物回复突变试验、哺乳动物培养细胞染色体畸变试验和体内试验。②生殖毒性试验。所用药物至少应有 2～3 种剂量并设对照组，高剂量可产生轻度毒性反应，低剂量应为拟议中的治疗量的某些倍量。给药途径原则上与推荐临床应用的给药途径相同，口服制剂应用灌胃法。③致癌试验。在选择动物的种和系时，应考虑其对感染疾患的抵抗性、寿命、自发肿瘤的频度及对致癌物的敏感性。同一药物的致癌性预备试验及致癌试验应该用同一饲养场饲养的同一种和系的动物。啮齿动物的给药时间，最好在断奶后尽早开始。

（4）药物依赖性试验　新药研究中属于下列情况之一者需要做药物依赖性试验：①与已知人体对其有依赖性作用的药物的化学结构有关的新药；②作用于中枢神经系统的新药如镇痛药、抑制药、兴奋药。

3. 药物评价　药物评价主要是对药物的安全性和有效性进行评价，是药品注册审批的基础和依据。

（1）安全性评价　药品的安全性至今还没有一个法定的绝对标准。较有参考价值的是：①按照最敏感动物半数致死量（LD_{50}）的 1/6～1/12 量作为安全剂量；②按照动物半数致死量与动物半数有效量的比率即治疗比率作为安全指标；③按照基本无害量（LD_5）与基本有效量（ED_{95}）的比率作为安全治疗指数；④按照狗的最小有效量（ED_{95}）作为人用参考剂量（按公斤计算）。这些参考指标，决不能当作计算药物安全性的固定公式。因为人与动物种属不同，对药物的反应也不相同。一种新药，只有经过毒理学的全面试验、严格的临床试验，甚至上市后观察，才能肯定其安全性。

（2）有效性评价　主要是通过药效学与药代动力学的研究进行评价。

第二节　药物非临床研究质量管理规范

为了确保新药的安全性，并和国际上新药管理接轨，国家依法推进药品非临床研究质量管理规范和药品临床试验质量管理规范。这是推动我国新药研究与开发走向规范化、科学化、国际化的重要举措。

一、GLP 概述

"药物非临床研究质量管理规范"的英文是 Good Laboratory Practice for non – clinical Laboratory studies，简称 GLP。

（一）实施 GLP 的国内外现状及其重要意义

自 20 世纪 60 年代发生"反应停"等多起药害事件以后，人们对新药的安全性日益重视，世界各国都广泛开展药物毒理学研究。大家从药害事件惨痛的教训中认识到，药物毒性试验的质量是保证新药安全性的关键。20 世纪 70 年代初，在对新药临床前毒性试验情况全面调查的基础上，为了制止毒性试验中存在的严重缺陷和不良后果，美国国会于 1979 年通过了 GLP；并规定 FDA 负责对毒性试验研究机构进行认证。新药临床前毒性试验研究必须在经过认证的 GLP 实验机构进行，所有申报新药的资料必须来自符合 GLP 规范的实验室，由质控单位签字保证，否则不予受理。

美国颁布 GLP 后引起许多国家的高度重视，为了确保新药的安全性，增强本国新药在药品国际贸易中的竞争力，加强新药研究开发方面的国际合作，北欧、西欧、日本及联合国的经济合作与发展组织（OECD），先后制定了该国或该组织的 GLP 规范，其内容基本一致。GLP 成为国与国之间相互认可新药的一种规范，同时它也成为少数实力较强国家垄断新药研究开发的手段和体系。GLP 在各地区的发布时间分别是：OECD 1981 年；日本 1982 年；瑞士 1983 年；瑞典 1985 年；挪威 1988 年。

我国原国家科委 1993 年发布了《药品非临床研究质量管理规定（试行）》，自 1994 年 1 月 1 日起施行。1994 年，原国家科委经过论证后，启动了由军事医学科学院药物毒物研究所、上海医药工业研究院、卫生部药品生物制品研究所三个单位筹建 GLP 中心。1997 年，又启动了由广州医工所承担的以大动物安全评价为主的 GLP 实验室、由浙江省医学科学院承担的以皮肤毒理、缓释制剂毒理、毒代动力学为主的 GLP 实验室和以沈阳药科大学和之工研究院联合承担的以小动物为主的 GLP 实验室。迄今为止，各中心都参照国家 GLP 的规定相继建立起自己的一套管理规范，如质量保证部门的建立、标准操作规程（standard operation procedures，SOPs）的制定、相关人员的培训等，加强了实验动物的规范化管理和使用，使新药安全性评价工作的质量和水平有了较大提高，但距国际标准尚有较大差距。

我国自 2003 年组建国家食品药品监督管理局以后，为了提高药品非临床研究质量，确保实验材料的真实性和可靠性，确保受试者用药安全，原国家食品药品监督管理局对试行的《药品非临床研究质量管理规范》（1999 年 11 月 1 日起试行），进一步修订为《药物非临床研究质量管理规范》，自 2003 年 9 月 1 日起施行。

随着我国药物非临床安全性评价研究能力的不断提升和评价数量的快速增长，以及药物非临床研究领域新概念的产生和新技术的应用，药物非临床研究质量管理规范的内容需要进一步调整和细化，以适应行业发展和监管工作的需要。为进一步贯彻落实《国务院关于改革药品医疗器械审评审批制度的意见》（国发〔2015〕44 号），满足药物非临床安全性评价研究发展的需要，参考国际通行做法，原国家食品药品监督管理总局组织修订了《药物非临床研究质量管理规范》（简称 GLP），自 2017 年 9 月 1 日起施行。

（二）我国 GLP（2017 年修订）的主要内容

1. 总则 GLP 制定依据为《中华人民共和国药品管理法》《中华人民共和国药品管理法实施条例》；制定目的是保证药物非临床安全性评价研究的质量，保障公众用药安全。GLP 适用范围是为申请药品注册而进行的药物非临床安全性评价研究。药物非临床安全性评价研究的相关活动应当遵守 GLP 规范。以注册为目的的其他药物临床前相关研究活动参照 GLP 规范执行。

GLP2017

2. 术语

（1）非临床研究质量管理规范，指有关非临床安全性评价研究机构运行管理和非临床安全性评价研究项目试验方案设计、组织实施、执行、检查、记录、存档和报告等全过程的质量管理要求。

（2）非临床安全性评价研究，指为评价药物安全性，在实验室条件下用实验系统进行的试验，包括安全药理学试验、单次给药毒性试验、重复给药毒性试验、生殖毒性试验、遗传毒性试验、致癌性试验、局部毒性试验、免疫原性试验、依赖性试验、毒代动力学试验以及与评价药物安全性有关的其他试验。

3. 组织机构和人员 研究机构应当建立完善的组织管理体系，配备机构负责人、质量保证部门和相应的工作人员。并明确规定：研究机构的工作人员的合规要求，机构负责人全面负责本研究机构的运行管理及应当履行的职责。研究机构应当设立独立的质量保证部门负责检查本规范的执行情况，以保证研究的运行管理符合 GLP 规范要求。详细规定了质量保证人员的职责，并强调负责研究的执行和总结报告的把关。

4. 设施 研究机构应当根据所从事的非临床安全性评价研究的需要建立相应的设施，并确保设施的环境条件满足工作的需要。各种设施应当布局合理、运转正常，并具有必要的功能划分和区隔，有效地避免可能对研究造成的干扰。具备能够满足研究需要的动物设施，并能根据需要调控温度、湿度、空气洁净度、通风和照明等环境条件。动物设施的条件应当与所使用的实验动物级别相符，其布局应当合理，避免实验系统、受试物、废弃物等之间发生相互污染。研究机构应当具备收集和处置实验废弃物的设施；对不在研究机构内处置的废弃物，应当具备暂存或者转运的条件。

GLP 明确了与受试物和对照品相关的设施应当符合的要求，档案保管的设施应当符合的要求。

5. 仪器设备和实验材料　研究机构应当根据研究工作的需要配备相应的仪器设备，其性能应当满足使用目的，放置地点合理，并定期进行清洁、保养、测试、校准、确认或者验证等，以确保其性能符合要求。

用于数据采集、传输、储存、处理、归档等的计算机化系统（或者包含有计算机系统的设备）应当进行验证。计算机化系统所产生的电子数据应当有保存完整的稽查轨迹和电子签名，以确保数据的完整性和有效性。

对于仪器设备，应当有标准操作规程详细说明各仪器设备的使用与管理要求，对仪器设备的使用、清洁、保养、测试、校准、确认或者验证以及维修等应当予以详细记录并归档保存。

实验室的试剂和溶液等均应当贴有标签，标明品名、浓度、贮存条件、配制日期及有效期等。研究中不得使用变质或者过期的试剂和溶液。

GLP 还规定了受试物和对照品的使用和管理应当符合的要求。

6. 实验系统　GLP 详细规定了实验动物的管理应当符合的要求。

实验动物以外的其他实验系统的来源、数量（体积）、质量属性、接收日期等应当予以详细记录，并在合适的环境条件下保存和操作使用；使用前应当开展适用性评估，如出现质量问题应当给予适当的处理并重新评估其适用性。

7. 标准操作规程　研究机构应当制定与其业务相适应的标准操作规程，以确保数据的可靠性。公开出版的教科书、文献、生产商制定的用户手册等技术资料可以作为标准操作规程的补充说明加以使用。需要制定的标准操作规程通常包括但不限于以下几方面。

（1）标准操作规程的制定、修订和管理；

（2）质量保证程序；

（3）受试物和对照品的接收、标识、保存、处理、配制、领用及取样分析；

（4）动物房和实验室的准备及环境因素的调控；

（5）实验设施和仪器设备的维护、保养、校正、使用和管理等；

（6）计算机化系统的安全、验证、使用、管理、变更控制和备份；

（7）实验动物的接收、检疫、编号及饲养管理；

（8）实验动物的观察记录及试验操作；

（9）各种试验样品的采集、各种指标的检查和测定等操作技术；

（10）濒死或者死亡实验动物的检查、处理；

（11）实验动物的解剖、组织病理学检查；

（12）标本的采集、编号和检验；

（13）各种试验数据的管理和处理；

（14）工作人员的健康管理制度；

（15）实验动物尸体及其他废弃物的处理。

标准操作规程及其修订版应当经过质量保证人员审查、机构负责人批准后方可生效。失效的标准操作规程除其原始文件归档保存之外，其余副本均应当及时销毁。标准操作规程的制定、修订、批准、生效的日期及分发、销毁的情况均应当予以记录并归档保存。标准操作规程的分发和存放应当确保工作人员使用方便。

8. 研究工作的实施　每个试验均应当有名称或者代号，并在研究相关的文件资料及试验记录中统一使用该名称或者代号。试验中所采集的各种样本均应当标明该名称或者代号、样本编号和采集日期。

每项研究开始前，均应当起草一份试验方案，由质量保证部门对其符合本规范要求的情况进行审查并经专题负责人批准之后方可生效，专题负责人批准的日期作为研究的开始日期。接受委托的研究，试验方案应当经委托方认可。

需要修改试验方案时应当进行试验方案变更，并经质量保证部门审查，专题负责人批准。试验方案变更应当包含变更的内容、理由及日期，并与原试验方案一起保存。研究被取消或者终止时，试验方案变更应当说明取消或者终止的原因和终止的方法。

试验方案的主要内容应当包括：①研究的名称或者代号，研究目的；②所有参与研究的研究机构和委托方的名称、地址和联系方式；③专题负责人和参加试验的主要工作人员姓名，多场所研究的情况下应当明确负责各部分试验工作的研究场所、主要研究者姓名及其所承担的工作内容；④研究所依据的试验标准、技术指南或者文献以及研究遵守的非临床研究质量管理规范；⑤受试物和对照品的名称、缩写名、代号、批号、稳定性、浓度或者含量、纯度、组分等有关理化性质及生物特性；⑥研究用的溶媒、乳化剂及其他介质的名称、批号、有关的理化性质或者生物特性；⑦实验系统及选择理由；⑧实验系统的种、系、数量、年龄、性别、体重范围、来源、等级以及其他相关信息；⑨实验系统的识别方法；⑩试验的环境条件；⑪饲料、垫料、饮用水等的名称或者代号、来源、批号以及主要控制指标；⑫受试物和对照品的给药途径、方法、剂量、频率和用药期限及选择的理由；⑬各种指标的检测方法和频率；⑭数据统计处理方法；⑮档案的保存地点。

参加研究的工作人员应当严格执行试验方案和相应的标准操作规程，记录试验产生的所有数据，并做到及时、直接、准确、清楚和不易消除，同时需注明记录日期、记录者签名。记录的数据需要修改时，应当保持原记录清楚可辨，并注明修改的理由及修改日期、修改者签名。电子数据的生成、修改应当符合以上要求。

研究过程中发生的任何偏离试验方案和标准操作规程的情况，都应当及时记录并报告给专题负责人，在多场所研究的情况下还应当报告给负责相关试验的主要研究者。专题负责人或者主要研究者应当评估对研究数据的可靠性造成的影响，必要时采取纠正措施。

GLP 规定：进行病理学同行评议工作时，同行评议的计划、管理、记录和报告应当符合的要求。

所有研究均应当有总结报告。总结报告应当经质量保证部门审查，最终由专题负责人签字批准，批准日期作为研究完成的日期。研究被取消或者终止时，专题负责人应当撰写简要试验报告。GLP 规定了总结报告主要内容应当包括的具体项目。总结报告被批准后，需要修改或者补充时，应当以修订文件的形式予以修改或者补充，详细说明修改或者补充的内容、理由，并经质量保证部门审查，由专题负责人签署姓名和日期予以批准。为了满足注册申报要求修改总结报告格式的情况不属于总结报告的修订。

9. 质量保证　研究机构应当确保质量保证工作的独立性。质量保证人员不能参与具体研究的实施，或者承担可能影响其质量保证工作独立性的其他工作。质量保证部门应当制定书面的质量保证计划，并指定执行人员，以确保研究机构的研究工作符合 GLP 规范的要求。

质量保证部门应当对质量保证活动制定相应的标准操作规程，包括质量保证部门的运行、质量保证计划及检查计划的制定、实施、记录和报告，以及相关资料的归档保存等。

质量保证检查可分为三种检查类型：①基于研究的检查，该类检查一般基于特定研究项目的进度和关键阶段进行；②基于设施的检查，该类检查一般基于研究机构内某个通用设施和活动（安装、支持服务、计算机系统、培训、环境监测、维护和校准等）进行；③基于过程的检查，该类检查一般不基于特定研究项目，而是基于某个具有重复性质的程序或者过程来进行。质量保证检查应当有过程记录和报告，必要时应当提供给监管部门检查。

质量保证部门应当对所有遵照 GLP 规范实施的研究项目进行审核并出具质量保证声明。质量保证声明应当包含完整的研究识别信息、相关质量保证检查活动以及报告的日期和阶段。任何对已完成总结报告的修改或者补充应当重新进行审核并签署质量保证声明。质量保证人员在签署质量保证声明前，应当确认试验符合 GLP 规范的要求，遵照试验方案和标准操作规程执行，确认总结报告准确、可靠地反映原始数据。

10. 资料档案　专题负责人应当确保研究所有的资料，包括试验方案的原件、原始数据、标本、相关检测报告、留样受试物和对照品、总结报告的原件以及研究有关的各种文件，在研究实施过程中或者研究完成后及时归档，最长不超过两周，按标准操作规程的要求整理后，作为研究档案予以保存。研究被取消或者终止时，专题负责人应当将已经生成的上述研究资料作为研究档案予以保存归档。

其他不属于研究档案范畴的资料，包括质量保证部门所有的检查记录及报告、主计划表、工作人员的教育背景、工作经历、培训情况、获准资质、岗位描述的资料、仪器设备及计算机化系统的相关资料、研究机构的人员组织结构文件、所有标准操作规程的历史版本文件、环境条件监测数据等，均应当定期归档保存。应当在标准操作规程中对具体的归档时限、负责人员提出明确要求。

档案应当由机构负责人指定的专人按标准操作规程的要求进行管理，并对其完整性负责，同时应当建立档案索引以便于检索。进入档案设施的人员需获得授权。档案设施中放入或者取出材料应当准确记录。

档案的保存期限应当满足以下要求：①用于注册申报材料的研究，其档案保存期应当在药物上市后至少五年；②未用于注册申报材料的研究（如终止的研究），其档案保存期为总结报告批准日后至少五年；③其他不属于研究档案范畴的资料应当在其生成后保存至少十年。

档案保管期满时，可对档案采取包括销毁在内的必要处理，所采取的处理措施和过程应当按照标准操作规程进行，并有准确的记录。在可能的情况下，研究档案的处理应当得到委托方的同意。

对于质量容易变化的档案，如组织器官、电镜标本、血液涂片、受试物和对照品留样样品等，应当以能够进行有效评价为保存期限。对于电子数据，应当建立数据备份与恢复的标准操作规程，以确保其安全性、完整性和可读性，其保存期限应当符合 GLP 规范第四十五条的要求。

研究机构出于停业等原因不再执行 GLP 规范的要求且没有合法的继承者时，其保管的档案应当转移到委托方的档案设施或者委托方指定的档案设施中进行保管，直至档案最终的保管期限。接收转移档案的档案设施应当严格执行 GLP 规范的要求，对其接收的档案进行有效的管理并接受监管部门的监督。

11. 委托方　委托方作为研究工作的发起者和研究结果的申报者，对用于申报注册的研究资料负责，并承担以下责任。

（1）理解 GLP 规范的要求，尤其是机构负责人、专题负责人、主要研究者的职责要求；

（2）委托非临床安全性评价研究前，通过考察等方式对研究机构进行评估，以确认其能够遵守 GLP 规范的要求进行研究；

（3）在研究开始之前，试验方案应当得到委托方的认可；

（4）告知研究机构受试物和对照品的相关安全信息，以确保研究机构采取必要的防护措施，避免人身健康和环境安全的潜在风险；

（5）对受试物和对照品的特性进行检测的工作可由委托方、其委托的研究机构或者实验室完成，委托方应当确保其提供的受试物、对照品的特性信息真实、准确；

（6）确保研究按照 GLP 规范的要求实施。

（三）GLP 修订情况

1. 条款增删　从原 45 条增加到 50 条，删除了原《规范》中"监督检查"章节，新增"术语及其定义""实验系统""质量保证"和"委托方"章节。

2. 内容删削　取消了原《规范》中对于工作人员的工作作风和职业道德的要求；取消了对于机构负责人学历和教育背景的限制。

3. 内容调整

（1）将原《规范》对于质量保证负责人的职责要求调整为对于质量保证人员和质量保证部门的职责要求，明确质量保证部门负责检查本规范的执行情况，以保证研究的运行管理符合本规范要求。

（2）将资料档案的保存期限由原《规范》的"药物上市后至少五年"调整为"用于注册申报材料的研究，其档案保存期应当在药物上市后至少五年；未用于注册申报材料的研究（如终止的研究），其档案保存期为总结报告批准日后至少五年；其他不属于研究档案范畴的资料应当在其生成后保存至少十年"。

（3）将资料档案的归档时间由原《规范》的"研究结束后"调整为"在研究实施过程中或者研究完成后及时归档，最长不超过两周"。

4. 内容增补

（1）增加了药物非临床安全性评价研究应当确保行为规范，数据真实、准确、完整的要求。

（2）增加了非临床研究质量管理规范、多场所研究、机构负责人、主要研究者、标准操作规程、主计划表、试验方案、试验方案变更、偏离、溶媒、研究开始日期、研究完成日期、计算机化系统、验证、电子数据、电子签名、稽查轨迹、同行评议的术语定义。

（3）增加了工作人员要对原始数据的质量负责并根据工作岗位的需要采取必要防护措施的要求。

（4）增加了机构负责人（包含多场所研究中分研究场所机构负责人）应当确保研究机构的运行管理符合本规范的要求；确保研究机构根据研究需要参加必要的检测实验室能力验证和比对活动等职责。

（5）增加了专题负责人对研究的执行和总结报告负责，包括以签署姓名和日期的方式批准试验方案和总结报告等；在多场所研究中，要确保主要研究者所承担部分的试验工作符合本规范要求等职责。

（6）增加了试验持续时间超过四周的研究，每一个批号的受试物和对照品均应当留取足够的样本，以备重新分析的需要，并在研究完成后作为档案予以归档保存。

（7）增加了实验动物的使用应关注动物福利，遵循"减少、替代、优化"的原则，试验方案实施前应获得动物伦理委员会批准。

（8）增加了实验动物以外的其他实验系统的来源、数量（体积）、质量属性、接收日期等应当予以详细记录，并在合适的环境条件下保存和操作使用；使用前应当开展适用性评估，如出现质量问题应当给予适当的处理并重新评估其适用性。

（9）增加了研究被取消或者终止时，试验方案变更应当说明取消或者终止的原因和终止的方法。

（10）增加了电子数据的生成、修改应当符合的相关要求。

（11）增加了在进行病理学同行评议工作时，同行评议的计划、管理、记录和报告的相关要求。

（12）增加了对计算机化系统的要求：用于数据采集、传输、储存、处理、归档等的计算机化系统（或包含有计算机系统的设备）应当进行验证。计算机化系统所产生的电子数据应当有保存完整的稽查轨迹和电子签名。机构负责人要确保计算机化系统适用于其使用目的，并且按照本规范的要求进行验证、使用和维护。专题负责人要确保计算机化系统得到确认或者验证，且处于适用状态。

（13）增加了研究过程中发生偏离试验方案和标准操作规程的情况，参加研究的工作人员都应当及时记录并报告给专题负责人，在多场所研究的情况下还应当报告给负责相关试验的主要研究者。专题负责人或者主要研究者应评估对研究数据的可靠性造成的影响，必要时采取纠正措施。

（14）增加了质量保证章节，对质量保证工作的独立性及实施作了明确规定；要求质量保证部门应当对审核的项目出具质量保证声明；明确了质量保证检查分为基于研究、基于设施和基于过程等三个类型。

（15）增加了研究被取消或者终止时，专题负责人应当将已经生成的研究资料作为研究档案予以保存归档。

（16）增加了档案保管期满或研究机构停业情况下档案应当转移到委托方的档案设施或者委托方指定的档案设施中进行保管，直至档案最终的保管期限。

（17）增加了委托方作为研究工作的发起者和研究结果的申报者，对用于申报注册的研究资料负责，并承担相应的责任。

二、与 GLP 相关的法律规定

1.《药品管理法》（2019 年 8 月 26 日第十三届全国人民代表大会常务委员会第十二次会议第二次修订）

第十七条　从事药品研制活动，应当遵守药物非临床研究质量管理规范、药物临床试验质量管理规范，保证药品研制全过程持续符合法定要求。药物非临床研究质量管理规范、药物临床试验质量管理规范由国务院药品监督管理部门会同国务院有关部门制定。

第十八条　开展药物非临床研究，应当符合国家有关规定，有与研究项目相适应的人员、场地、设备、仪器和管理制度，保证有关数据、资料和样品的真实性。

第一百一十五条　……药物非临床安全性评价研究机构、药物临床试验机构未按照规定实施……药物非临床研究质量管理规范、药物临床试验质量管理规范的，给予警告，责令限期改正，处二万元以上二十万元以下的罚款；……药物非临床安全性评价研究机构、药物临床试验机构等五年内不得开展药物非临床安全性评价研究、药物临床试验，对单位的法定代表人、主要负责人、直接负责的主管人员和其他责任人员，没收违法行为发生期间其从单位所获收入，并处所获收入百分之十以上百分之五十以下的罚款，禁止其十年直至终身从事药品生产、经营活动；构成犯罪的，依法追究刑事责任。

2.《药物非临床研究质量管理规范认证管理办法》（2023 年 1 月 19 日国家药品监督管理局 2023 年第 15 号公告）

第四条　在中华人民共和国境内拟开展用于药品注册申请的药物非临床安全性评价研究的机构，应当申请 GLP 认证。

第五条　申请 GLP 认证的机构（以下简称申请机构）应当是法人。

申请机构可以根据本机构的研究条件，申请单个或者多个试验项目的 GLP 认证。

申请机构应当按照 GLP 的要求和国家药品监督管理局公布的相关技术指导原则开展药物非临床安全性评价研究。申请 GLP 认证前，每个试验项目应当完成至少一项研究工作。

第六条　申请机构应当按照规定向受理和举报中心报送《药物非临床研究质量管理规范认证申请表》和其他申请资料。申请资料中申请机构主体资格证明文件复印件应当加盖申请机构公章。申请资料的具体要求由核查中心制定。

第三节 GLP 合规检查

《药品管理法》（2019 年修订）第一八条规定，开展药物非临床研究，应当符合国家有关规定，有与研究项目相适应的人员、场地、设备、仪器和管理制度，保证有关数据、资料和样品的真实性。为贯彻实施《药品管理法》，规范《药物非临床研究质量管理规范》认证管理工作，国家食品药品监督管理局在 2007 年制定的《药物非临床研究质量管理规范认证管理办法》基础上，组织修订了《GLP 认证管理办法》，自 2023 年 7 月 1 日起施行。

GLP 认证是指国家药品监督管理局依申请组织对药物非临床安全性评价研究机构实施 GLP 的情况进行检查、评定的过程。

GLP 认证程序包括申请与受理、资料审查与现场检查、审核与决定、发证与送达。

拟申请 GLP 认证的药物非临床安全性评价研究机构可根据本机构的研究条件，申请单项或多项药物安全性评价试验项目的认证。机构申请 GLP 认证前，每个试验项目应当完成至少一项研究工作。

药物非临床安全性评价研究机构必须严格遵循《药物非临床研究质量管理规范》（GLP）的要求开展相关工作。

一、GLP 认证申请材料清单

1. 药物非临床研究质量管理规范认证申请表。
2. 申请机构法人资格证明文件。
3. 机构概要。
4. 组织机构的设置与职责。
5. 机构人员构成情况、人员基本情况以及参加培训情况。
6. 机构主要人员情况。
7. 动物饲养区域及动物试验区域情况。
8. 检验仪器、仪表、量具、衡器等校验和分析仪器验证情况。
9. 机构主要仪器设备一览表。
10. 标准操作规程目录。
11. 计算机系统运行和管理情况。
12. 药物安全性评价研究实施情况。
13. 既往接受 GLP 和相关检查及整改情况。
14. 实施《药物非临床研究质量管理规范》的自查报告。

二、对申报资料的一般要求

1. 申报资料首页为申报资料项目目录，目录中申报资料项目按照《药物非临床研究质量管理规范认证管理办法》中需要的资料顺序排列，并标明资料的名称或该资料所在目录中的序号。

2. 按照《药物非临床研究质量管理规范认证管理办法》附件 2 要求，以下申报资料应齐全。

（1）《药物非临床研究质量管理规范认证申请表》。

（2）申请机构法人资格证明文件。企业单位提交企业法人登记证复印件和企业法人营业执照复印件；事业单位提交事业单位法人登记证复印件和上级主管部门签发的有效证明文件原件或复印件；其他依法成立的机构提交上级主管部门或具有法人资格的挂靠单位签发的有效证明文件等复印件；以上机构均应提交组织机构代码证（副本）复印件。

（3）机构概要。

①机构发展概况（包括历史沿革，开展药物安全性评价试验和按 GLP 开展药物安全性评价试验的基本情况等）。

②组织机构框架图（说明各部门名称、相互关系、各部门负责人等）。

③实验设施平面图（包括整体平面图和外观照片，GLP 与非 GLP 区域平面图，实验室、动物饲养室、管理区域等平面图及各区域的面积等）。

（4）组织机构的设置与职责（包括机构管理部门的设置情况，供试品保管、动物饲养与管理、病理检查及质量保证等部门职能概要）。

（5）机构人员构成情况、人员基本情况以及参加培训情况。

（6）机构主要人员情况（包括机构负责人、质量保证部门负责人、专题负责人、动物饲养管理负责人、组织病理学检查部门负责人、资料保管负责人、供试品管理负责人及其他负责人）。

（7）动物饲养区域及动物试验区域情况。

①动物设施面积和动物收容能力情况。

②各动物饲养区的平面图（包括动物饲养设施、动物用品供给设施、试验操作区、污物处理区域等）。

③动物饲养区人流、动物流、物品流、污物流、空气流等流向图（可结合平面图绘制），空气净化系统的送风、回风和排气平面布局图。

④环境条件，包括动物饲养室的温度、湿度、压力差、照度、噪音、洁净度、氨浓度等环境条件的控制方法、监控程序或方法以及发生异常时的应急预案；实验动物设施温度、湿度、压力梯度、微生物等环境条件的年度检查报告和检测数据等。

⑤饲料、饮水、垫料等动物用品的来源与检测频次（包括饲料生产厂家、营养学分析、有害物质的分析、卫生学等检测结果以及饮水的检测结果等）。

⑥功能实验室、化学及生物污染特殊区域的环境控制状况。

⑦清洁剂、消毒剂、杀虫剂使用情况。

⑧实验动物的来源、质量合格证明和检疫情况。用于药物非临床安全性评价研究的实验动物应说明来自具有国家统一核发实验动物生产许可证的具体单位名称并提供相关证明资料，检疫情况包括动物种群的近期健康及病原微生物检测结果等。

（8）仪器、仪表、量具、衡器等计量检定情况和分析仪器验证情况。

（9）机构主要仪器设备一览表。

（10）标准操作规程（SOP）目录（包括 SOP 的制订、修改及废弃的 SOP 和 SOP 标题）。

（11）计算机系统运行和管理情况。

（12）药物安全性评价研究实施情况。

①药物安全性评价试验实施程序（安全性评价试验流程图）。

②列表说明近三年来开展药物安全性评价试验工作情况（包括按照 GLP 要求或非 GLP 条件开展的研究项目的名称、专题负责人姓名、试验起止时间、通过新药审评情况等）。

③列表说明整改后按照 GLP 要求开展药物非临床安全性评价工作的情况（仅要求申请整改后复查

的机构提供）。

（13）既往接受 GLP 和相关检查的情况。对于申请整改后复查的机构，应包含前次认证发现问题的整改报告和相关资料，具体说明发现的问题，采取的整改措施和整改结果等。

（14）实施《药物非临床研究质量管理规范》的自查报告。报告内容应包括自查时间、参加人员、自查依据、自查内容、自查结果、发现的问题及整改情况等。

3. 申报资料应使用 A4 纸打印或复印，内容完整、规范、清楚，不得涂改。

4. 资料份数：书面资料及电子版本各一份。

5. 上述各类复印件均应加盖原件持有单位公章。

三、对申报资料的具体要求

《药物非临床研究质量管理规范认证申请表》是申请人提出药物非临床研究质量管理规范认证的基本文件，应按照填表说明，准确、规范填写。

1. 申请表的封面应加盖法人机构公章。

2. 非临床研究机构（实验室）名称：应填写法人机构名称，如果需要体现实验室的名称，可将实验室的名称填写在括号内，放置法人机构名称的后面。

3. 申请安评试验项目：可在申请表中设置的对应项目中打"√"。

四、《药物非临床研究质量管理规范认证申请表》的填写

《药物非临床研究质量管理规范认证申请表》的格式见表 3 – 1。

表 3 – 1 药物非临床研究质量管理规范认证申请表

申请机构名称	中文：					
	英文（如有）：					
机构地址						
社会信用代码						
具体开展药物非临床安全性评价研究的机构名称	中文：					
	英文（如有）：					
试验设施地址						
申请机构类型	□事业单位　□企业　□其他 _____					
申请类别	□首次认证		□延续申请		□注销申请	
	变更申请	□新增试验项目		□新增试验设施地址		
		□其他变更申请（变更事项 _____）				
法定代表人	姓名		学历/学位		所学专业	
机构负责人	姓名		学历/学位		所学专业	
	电话		电子邮箱			
QAU 负责人	姓名		学历/学位		所学专业	
	电话		电子邮箱			

续表

联系人	姓名		学历/学位		传真	
	电话			电子邮箱		
	通讯地址					

申请安全性评价研究试验项目	□单次和重复给药毒性试验（□啮齿类） □单次和重复给药毒性试验（□非啮齿类　□非啮齿类，不含灵长类） □生殖毒性试验（□Ⅰ段　□Ⅱ段　□Ⅱ段，啮齿类　□Ⅲ段） □遗传毒性试验（□Ames　□微核　□染色体畸变 □小鼠淋巴瘤试验） □致癌性试验 □局部毒性试验 □免疫原性试验 □安全药理学试验 □依赖性试验 □毒代动力学试验 □其他试验：＿＿＿＿＿＿＿＿＿＿
申请资料目录	□1. 申请机构主体资格证明文件 □2. 机构概要 □3. 组织机构和人员情况 □4. 设施管理 □5. 仪器设备（含计算机化系统）和实验材料管理 □6. 实验系统管理 □7. 标准操作规程管理 □8. 药物非临床安全性评价研究实施情况 □9. 质量保证情况 □10. 既往接受 GLP 认证和 GLP 相关检查情况 □11. 实施《药物非临床研究质量管理规范》的自查报告 □12. 其他有关资料：＿＿＿＿＿＿＿＿＿＿＿＿＿
备注	

填表说明

1. 本表是国家药品监督管理局实施 GLP 认证的重要资料，申请机构应当准确、规范填报，并按照规定提交申请资料，保证内容真实。

2. 申请机构名称和机构地址：申请机构应当是法人，具体开展药物非临床安全性评价研究的机构是法人设立的分公司或者其直属下级机构的，由法人申请 GLP 认证。申请机构应当按照有关登记部门颁发的证书填写申请机构名称（法人名称）、机构地址（注册地址或者住所）。

3. 具体开展药物安全性评价研究的机构：申请机构直接从事药物非临床安全性评价研究工作的，在申请表对应栏目中填写"同上"。如是法人机构设立的分公司或者其直属下级机构开展研究工作，应当将具体机构的全称填写在申请表对应栏目中。

4. 申请安全性评价研究试验项目：在对应试验项目名称"□"内打"√"。如选择"其他试验"，需要填写具体内容。

5. 申请资料目录：在对应资料目录"□"内打"√"。申请首次认证需提供资料 1～9。延续申请需提供资料 1～11。申请新增试验项目、新增试验设施地址需提供资料 1～11，并对变化情况进行重点说明。其他变更申请（不含按照《药物非临床研究质量管理规范认证管理办法》的规定，需要向省局报告的事项）应明确申请变更的事项和理由，并提交证明相应变更的支持材料。注销申请应明确申请注销的事项和理由，并提交有关材料。如需要提供"其他有关资料"，要填写资料具体名称。

五、实施程序

GLP 认证申请审批程序可登录国家药品监督管理局食品药品审核查验中心网站查询。具体步骤如下。

1. GLP 认证申请 申请机构应当按照规定向受理和举报中心报送《药物非临床研究质量管理规范认证申请表》和其他申请资料。申请资料中申请机构主体资格证明文件复印件应当加盖申请机构公章。申请资料的具体要求由核查中心制定。

2. 受理 NMPA 受理和举报中心在收到申请资料之日起 5 日内作出是否受理的决定，并书面告知申请机构和申请机构所在地省级药品监督管理部门。受理和举报中心应当自受理之日起 3 日内，将申请资料转交核查中心。

3. 资料审查 NMPA 核查中心收到申请资料后，应当在 10 日内完成资料审查。需要补充资料的，核查中心应当一次性书面通知申请机构要求补充的内容。申请机构应当在 20 日内按照要求提交全部补充资料。

核查中心认为申请资料存在实质性缺陷无法补正的，不再要求申请机构补充资料，基于已有申请资料作出不予批准的审核结论并说明理由，报国家药品监督管理局审批。

4. 现场检查 资料审查符合要求的，NMPA 核查中心在 20 日内制订检查方案，并组织实施现场检查。NMPA 核查中心应当提前 5 日将现场检查安排通知申请机构和申请机构所在地省级药品监督管理部门。现场检查时间一般为 3 至 5 日，根据检查工作的需要可适当调整。

现场检查实行组长负责制，检查组应当由 2 名以上具备 GLP 检查员资格的人员组成。检查员应当熟悉和了解相关专业知识，必要时可以聘请有关专家参加现场检查。检查员和检查专家应当签署无利益冲突声明和保密协议。与被检查机构存在利益关系或者有其他可能影响现场检查结果公正性的情况时，应当主动申明并回避。对被检查机构的商业秘密、未披露信息或者保密商务信息应当保密。

申请机构所在地省级药品监督管理部门应当派观察员参加现场检查，并负责协调和联络与 GLP 现场检查有关的工作。申请机构应当积极配合检查组工作，按照检查组要求，明确检查现场负责人，开放相关场所或者区域，配合对相关设施设备的检查，提供检查所需的相关资料，如实回答检查组的询问。

现场检查开始前，检查组应当向申请机构出示授权证明文件，通报检查人员组成，宣布检查纪律，提出检查要求，明确检查范围、检查方式和检查日程安排。检查组应当按照检查方案、GLP 检查要点和判定原则进行检查，详细记录检查的情况，对检查中发现的问题如实记录，必要时应予取证。GLP 检查要点和判定原则由核查中心制定。对申请机构申请的每个试验项目，检查组应当选取至少一项研究进行检查。

检查组应当对检查中发现的问题进行评议汇总，撰写现场检查报告。检查组评议期间，申请机构人员应当回避。

现场检查结束前，检查组应当向申请机构反馈现场检查情况，通报检查发现的问题。申请机构应当对检查组反馈的情况进行确认，有异议的，可以提出不同意见、作出解释和说明。检查组应当进一步核实，并结合核实情况对现场检查发现问题、现场检查报告相关内容进行必要的调整。现场检查发现问题应当由检查组全体成员、观察员、申请机构负责人签名，并加盖申请机构公章。检查组、观察员、申请机构各执一份。申请机构拒绝签字盖章的，检查组应当在现场检查报告中注明。申请机构应当就拒绝签字盖章情况另行书面说明，由申请机构负责人签字，并加盖申请机构公章交检查组。现场检查报告应当由检查组全体成员、观察员签名。现场检查结束后，除需提交核查中心的支持性证据材料，检查组应当将其他材料退还申请机构。现场检查结束后 5 日内，检查组应当将现场检查发现问题、现场检查报告、检查员记录及相关资料报送核查中心。

对现场检查发现问题，申请机构应当在现场检查结束后 20 日内向核查中心提交整改报告或者整改计划。逾期未提交的，视为未通过 GLP 认证，按照不予批准办理。申请机构按照整改计划完成整改后，应当及时将整改情况报告核查中心。

核查中心结合申请机构整改报告或者整改计划对现场检查结果进行综合评定。必要时，可以组织对申请机构整改情况进行现场检查。核查中心应当在收到整改报告或者整改计划后 20 日内完成综合评定，作出审核结论，报国家药品监督管理局审批。需要对整改情况进行现场检查的，综合评定时限可以延长 10 日。

📎 知识链接

药物 GLP 检查要点

（一）组织机构和人员

1. 组织机构设置是否合理

2. 人员是否经过 GLP 和专业培训

3. 机构负责人

3.1 是否有具备医学、药学或其他相关专业本科以上学历；

3.2 能够全面负责本机构的建设和管理；

3.3 是否能确保有足够数量的合格人员，并按规定履行各自职责；

3.4 制订主计划表，掌握各项研究工作的进展；

3.5 在每项研究工作开始前，聘任专题负责人；

3.6 组织制订、修订、废弃 SOP；

3.7 审查批准试验方案，审查批准总结报告；

3.8 确保供试品、对照品的质量和稳定性符合要求。

4. 质量保证部门（QAU）

4.1 负责人具有相应的学历、专业；

4.2 能够独立履行质量保证职责，具备相应的能力和工作经验；

4.3 审核试验方案，审核试验记录，审核总结报告；

4.4 对每项研究项目实施检查，并制订检查计划；

4.5 检查记录完整，包括检查的内容、发现的问题、采取的措施、跟踪复查情况等；

4.6 向机构负责人和（或）专题负责人书面报告检查发现的问题及建议。

5. 专题负责人（SD）

5.1 全面负责所承担专题的运行、质量和管理；

5.2 保证实验人员掌握并严格执行 SOP。

（二）实验设施与管理

1. 实验设施

1.1 具有与申报的安全性试验项目相适应的实验设施；

1.2 实验设备设施运转正常，实验设施布局合理，防止交叉污染。

2. 实验动物饲养管理设施

2.1 饲养设施设计合理、配置适当；

2.2 具有监测温度、湿度和压差等环境条件的设备设施；

2.3 饲养设施能够根据需要调控温度、湿度、空气洁净度、氨浓度、通风和照明等环境条件；

2.4 具备不同实验系统的饲养和管理设施，具备不同种属动物的饲养和管理设施；

2.5 动物设施与所使用的实验动物级别相符合；

2.6 具备饲料、垫料、笼具及其他动物用品的存放设施，各类设施的配置合理，防止与实验系统相互污染。

3. 供试品和对照品的处置设施

3.1 具备接收和贮藏供试品和对照品的设施；

3.2 具备供试品和对照品的配制设施和配制物贮存设施；

3.3 具有对供试品的浓度、稳定性、均匀性等质量参数的分析测定的仪器设备或措施。

（三）仪器设备和实验材料

1. 仪器设备

1.1 配备与研究工作相适应的仪器设备；

1.2 定期进行检查、维护保养；定期进行校正或自检；需要进行计量检定的仪器，有计量检定证明；

1.3 具有仪器的状态标识和编号；

1.4 仪器设备具有购置、安装、验收、使用、保养、校正、维修的详细记录并存档。

2. 供试品和对照品

2.1 专人保管。

2.2 有完善的接收、登记、分发和返还记录。

2.3 有批号、稳定性、含量或浓度、纯度和其他理化性质的记录。

2.4 贮存的容器贴有标签，标示品名、缩写名、代号、批号、有效期和贮存条件。

2.5 有分发过程中避免污染或变质的措施；分发时应贴有准确的标签；记录分发、归还的日期和数量。

2.6 特殊药品的贮存、保管和使用符合有关规定。

3. 实验室的试剂和溶液　均贴有标签，标明品名、浓度、贮存条件、配制人、配制日期及有效期等。

4. 动物的饲养和使用

4.1 动物的饲料和饮水定期检验，确保其符合营养和卫生标准。

4.2 动物的饲料和饮水污染物质的含量符合国家相关规定。

4.3 动物的垫料污染物质的含量符合规定；动物饲料和垫料应贴有标签，标明来源、购入日期、效期等。

4.4 使用健康无病、无人畜共患疾病病原体的动物。

（四）标准操作规程（SOP）

1. 制订有与试验工作相适应的 SOP

2. SOP 的管理和实施

（五）研究工作的实施

1. 制定的试验方案是否经专题负责人签名、经质量保证部门负责人审查签名、经机构负责人批准并签名；接受他人委托的研究，试验方案经委托单位认可。

2. 试验方案的内容是否完整。

3. 试验方案的修改经质量保证部门审查，经过机构负责人批准，有变更的内容、理由及日期的记录。

4. 实验的操作是否执行了相应的试验方案，是否执行相应的 SOP，偏离 SOP 的操作是否经专题负责人批准。

5. 记录是否及时、准确、清晰并不易消除，数据修改是否符合要求。

6. 出现与供试品无关的异常反应是否及时报告专题负责人并采取措施；需要用药物治疗时，治疗措施不得干扰研究结果的可靠性，并经专题负责人批准；详细记录治疗的理由、检查情况、药物处方、治疗日期和结果等。

7. 总结报告的内容是否完整。

8. 总结报告是否经专题负责人签名，经质量保证部门负责人审查和签署质量保证声明，经机构负责人批准。

（六）资料档案

1. 试验项目归档材料完整

2. 档案管理符合要求

（七）申请的试验项目

1. 单次和多次给药毒性试验（啮齿类）

1.1 专题负责人人数和能力能够满足试验项目的需要；

1.2 专业人员的数量和能力能够满足该试验项目的需要 [一般毒性试验（□人）、病理（□人）、临床检验（□人）、动物试验（□人）、其他（□人）]；

1.3 具有相适应的实验设施（□屏障系统 □灭菌设备 □饲料和饮水 □样品配制与贮存区域 □动物解剖室 □病理室 □临床检验室 □其他）；

1.4 仪器设备能够满足该试验项目的需要（□血球计数仪 □生化分析仪 □血液凝固测定仪 □尿分析仪 □电解质分析仪 □酶标仪 □离心机 □电子天平 □显微镜 □切片机 □标本脱水机 □冰箱 □检眼镜 □其他）。

2. 单次和多次给药毒性试验（非啮齿类）

2.1 专题负责人数和能力能够满足试验项目的需要；

2.2 专业人员的数量和能力能够满足该试验项目的需要 [从事该试验项目的专业人员情况（一般毒性、病理、临床检验等）]；

2.3 具有相适应的实验设施（□动物饲养室 □样品配制与贮存区域 □动物解剖室 □病理室 □临床检验室）；

2.4 仪器设备满足试验项目的需要（□血球计数仪 □生化分析仪 □血液凝固测定仪 □尿分析仪 □检眼镜 □心电图仪 □离心机 □电子天平 □显微镜 □切片机 □标本脱水机 □冰箱 □其他）。

3. 生殖毒性试验

3.1 专题负责人人数和能力能够满足试验项目的需要；

3.2 专业人员的数量和能力能够满足试验项目的需要；

3.3 具有相适应的实验设备设施（□屏障系统 □普通级动物设施 □样品配制与贮存区域 □动物解剖室 □标本制作室 □其他）；

3.4 仪器设备满足试验项目的需要［□实体显微镜/放大镜 □行为、学习记忆检测装置（3段试验须配备）□其他］。

4. 遗传毒性试验

4.1 专题负责人人数和能力能够满足试验项目的需要；

4.2 专业人员的数量和能力能够满足试验项目的需要；

4.3 具有相适应的实验设备设施（□屏障系统 □细胞培养室 □微生物实验室 □样品配制与贮存区域 □其他）；

4.4 仪器设备满足试验项目的需要（□净化工作台 □二氧化碳培养箱 □倒置显微镜 □生物显微镜 □低温冰箱 □液氮罐 □离心机 □培养箱 □烤箱 □恒温水浴锅 □消毒、灭菌设备 □其他）。

5. 致癌试验

5.1 专题负责人人数和能力能够满足试验项目的需要；

5.2 专业人员的数量和能力能够满足试验项目的需要；

5.3 具有相适应的实验设备设施（□屏障系统 □样品配制与贮存区域 □药物与饲料混合设备 □其他）；

5.4 仪器设备满足试验项目的需要（□血球计数仪 □生化分析仪 □尿分析仪 □血液凝固测定仪 □离心机 □电子天平 □显微镜 □切片机 □冰冻切片机 □标本脱水机 □冰箱 □其他）。

6. 局部毒性试验

6.1 专题负责人人数和能力能够满足试验项目的需要；

6.2 专业人员的数量和能力能够满足试验项目的需要；

6.3 具有相适应的实验设备设施（□屏障系统 □普通级动物设施 □样品配制与贮存区域 □其他）；

6.4 仪器设备满足试验的需要（□检眼镜 □裂隙灯显微镜 □显微镜 □切片机 □标本脱水机 □其他）。

7. 免疫原性试验

7.1 专题负责人人数和能力能够满足试验项目的需要；

7.2 专业人员的数量和能力能够满足试验项目的需要；

7.3 具有相适应的实验设备设施（□屏障系统 □普通级动物设施 □样品配制与贮存区域 □其他）；

7.4 仪器设备满足试验的需要（□酶联免疫仪 □其他）。

8. 安全性药理试验

8.1 专题负责人人数和能力能够满足试验项目的需要；

8.2 专业人员的数量和能力能够满足试验项目的需要；

8.3 具有相适应的实验设备设施（□屏障系统 □普通级动物设施 □样品配制与贮存区域 □其他）；

8.4 仪器设备满足试验的需要（□生理记录仪 □自发活动记录仪 □其他）。

9. 依赖性试验

9.1 专题负责人人数和能力能够满足试验项目的需要；

9.2 专业人员的数量和能力能够满足试验项目的需要；

9.3 具有相适应的实验设备设施（□屏障系统 □普通级动物设施 □样品配制与贮存区域 □其他）；

9.4 仪器设备满足试验的需要（□生理记录仪 □自发活动记录仪 □迷宫 □其他）。

10. 毒代动力学试验

10.1 专题负责人人数和能力能够满足试验项目的需要；

10.2 专业人员的数量和能力能够满足试验项目的需要；

10.3 具有相适应的实验设备设施（□屏障系统 □普通级动物设施 □样品配制与贮存区域 □其他）；

10.4 仪器设备满足试验的需要（□HPLC □其他）。

11. 放射性或生物危害性药物毒性试验

11.1 专题负责人人数和能力能够满足试验项目的需要；

11.2 从事放射性同位素试验或生物危害性试验技术人员的专业知识、防护知识、教育培训、健康条件和上岗考核等符合国家有关规定，专业人员数量能够满足试验项目的需要；

11.3 放射性同位素的使用、射线装置的安全、防护设施和其他生物安全防护设施等符合国家有关规定；

11.4 具有相适应的实验设备设施，实验场所、设施和设备符合相关国家标准、职业卫生标准和安全防护等要求；

11.5 仪器设备满足试验项目的需要（□β射线计数仪 □γ射线计数仪 □辐射水平监测仪或固定式报警仪 □其他）。

5. 审核与决定 国家药品监督管理局应当自收到核查中心审核结论起 20 日内作出审批决定。符合 GLP 要求的，予以批准，发给药物 GLP 认证证书。不符合 GLP 要求的，作出不予批准的书面决定，并说明理由。

六、监管管理

1. GLP 证书效期　GLP 证书有效期为 5 年。GLP 机构应当在证书有效期届满前 6 个月，按照 GLP 认证办法第六条要求提出延续申请，资料审查、现场检查和审批的程序和时限参照 GLP 认证办法有关规定执行。未在规定时限内提出延续申请的，证书到期后不得继续开展用于药品注册申请的药物非临床安全性评价研究。

2. 变更管理　GLP 证书载明的事项和内容发生变化的，GLP 机构应当向国家药品监督管理局提出变更申请。新增试验项目和新增试验设施地址的，应当按照 GLP 认证办法第六条要求提出申请，资料审查、现场检查和审批的程序和时限按照本办法有关规定执行。未经批准，不得擅自变更。机构名称、机构地址名称和具体开展药物非临床安全性评价研究的机构名称、试验设施地址名称发生变更，应当在变更后 30 日内，按照 GLP 认证办法第六条要求提出变更申请。国家药品监督管理局应当在收到申请后 30 日内办理变更手续。

国家药品监督管理局按照变更后的内容重新核发 GLP 证书，变更后的证书有效期不变。

3. GLP 证书注销情形　具有下列情形之一的，国家药品监督管理局依规定注销 GLP 证书。

（1）GLP 机构主动申请注销；

（2）不予重新核发 GLP 证书或者 GLF 证书有效期届满未申请重新发证；

（3）GLP 机构依法终止；

（4）GLP 证书依法被吊销或者撤销；

（5）法律、法规规定的应当注销 GLP 证书的其他情形。

GLP 机构主动申请或经检查发现部分试验项目不具备研究条件、能力，需核减相应试验项目的，国家药品监督管理局重新核发 GLP 证书，证书有效期不变。

4. 监督管理　GLP 机构发生与质量管理体系相关的组织机构、机构负责人或质量保证部门负责人、试验设施变更，或者出现影响质量管理体系运行的其他变更时，应当自发生变更之日起 20 日内向省级药品监督管理部门提交书面报告。省级药品监督管理部门对报告进行审查，必要时组织现场检查。经审查不符合要求的，应当要求机构限期改正。出现可能严重影响 GLP 实施的情况时，省级药品监督管理部门应当及时将检查结果报送国家药品监督管理局。

GLP 机构应当于每年 1 月向所在地省级药品监督管理部门报送上一年度执行 GLP 的报告。报告的内容应包括机构基本情况、质量管理体系运行情况、研究工作实施情况、实施 GLP 过程中存在的问题以及采取的措施等。

省级药品监督管理部门应当结合本行政区域内 GLP 机构实际情况，制定 GLP 机构年度检查计划并开展日常监督检查，对既往检查核查中发现的问题进行跟踪检查，依法查处违法违规行为。省级药品监督管理部门每年至少对 GLP 机构开展 1 次日常监督检查，可以结合其他检查工作一并开展。

省级药品监督管理部门应当于每年 1 月将上一年度开展日常监督检查的情况报告国家药品监督管理局并抄送核查中心。

NMPA 核查中心根据风险管理原则制定 GLP 机构年度检查计划并组织开展检查。在 GLP 证书有效期内对 GLP 机构至少开展 1 次监督检查，可以结合有因检查、注册核查等一并开展。检查发现的问题现场告知被检查机构及所在地省级药品监督管理部门。

GLP 机构年度检查计划包括拟检查的 GLP 机构名称、检查时间、检查内容等。检查流程可以参照本办法第十条至第十九条现场检查程序，可以提前通知被检查机构，根据需要也可以预先不告知被检查机构；可以对 GLP 机构质量管理体系的特定部分进行检查，或者对特定的试验项目、研究进行核查，必要时可以开展全面检查。

GLP 机构应当对检查发现问题进行整改，及时将整改情况报告检查部门以及所在地省级药品监督管理部门。省级药品监督管理部门应当结合日常监管情况对机构存在的问题及其整改情况进行审核，必要时进行现场检查，依法依规处理。

GLP 机构应当严格执行 GLP，接受和配合药品监督管理部门依法进行的检查，不得以任何理由拒绝、逃避、拖延或者阻碍检查。拒绝或者不配合检查的，相关检查按照不符合 GLP 要求处理。

检查发现 GLP 机构质量管理体系运行存在安全隐患的，按照《中华人民共和国药品管理法》第九十九条规定，采取告诫、约谈、限期整改以及暂停开展新的药物非临床安全性评价研究等措施。检查发现 GLP 机构未遵守药物非临床研究质量管理规范的，按照《中华人民共和国药品管理法》第一百二十六条处理。

隐瞒有关情况或者提供虚假材料申请 GLP 认证的，不予批准，依法处理。

药品监督管理部门按照相关规定公开 GLP 认证情况以及对 GLP 机构的监督检查结果、违法行为查处等情况。

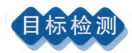

答案解析

一、单选题

1. 药物的合成工艺、提取方法、理化性质及纯度、剂型选择、处方筛选、制备工艺、检验方法、质量指标、稳定性、药理、毒理、动物药代动力学研究，属于（　　）。

　　A. 药动学研究　　　　　　　　　　　　　　B. 药效学研究

　　C. 药物临床前研究　　　　　　　　　　　　D. 药物临床研究

2. 原料药工艺研究，制剂处方及工艺研究，确证化学结构或组分的试验，药品质量试验，药品标准起草及说明，样品检验，辅料，稳定性试验，包装材料和容器有关试验等，属于（　　）。

　　A. 药动学研究　　　　B. 药效学研究　　　　C. 药理学研究　　　　D. 药学研究

3. 下列有关毒理学研究，表述正确的是（　　）。

　　A. 长期毒性试验是指观察一次给药后动物所产生的毒性反应，并测定其半数致死量（LD50）

　　B. 急性毒性试验是指观察动物因连续用药而产生的毒性反应、中毒时首先出现的症状及停药后组织和功能损害的发展和恢复情况

　　C. 特殊毒理研究包括致突变试验、生殖毒性试验、致癌试验、急性毒性试验、长期毒性试验等

　　D. 局部用药应先进行局部吸收试验，根据药物从局部吸收的程度，考虑进行全身性用药的各项试验

4. 现行 GLP 的实施时间为（　　）。

　　A. 2017 年 9 月 1 日　　　　　　　　　　　B. 2003 年 9 月 1 日

　　C. 1999 年 11 月 1 日　　　　　　　　　　　D. 2019 年 12 月 1 日

5. 国家药品监督管理局依申请组织对药物非临床安全性评价研究机构实施 GLP 的情况进行检查、评定的过程，称为（　　）。

　　A. GLP 认证　　　　　　　　　　　　　　　B. GLP 验证

C. GLP 飞行检查   D. GLP 符合性检查

6. 检查组由（ ）名以上经 NMPA 确认人的检查人员组成；实施现场检查前，检查组应制定检查方案，并提前（ ）个工作日通知被检查单位和所在地省级药品监督管理部门现场检查的时间、检查内容和日程安排。

    A. 2；3   B. 2；5   C. 3；3   D. 3；5

二、多选题

7. 下列研究中属于药物临床前研究的是（ ）。

    A. 文献研究   B. 药学研究   C. 药理毒理研究

    D. 一般药理试验   E. 动物药代动力学试验

8. 药物剂型与疗效的关系表现为（ ）。

    A. 同一种药物的剂型不同，其药效会不同

    B. 同一种药物的剂型不同，其药效作用的强度会不同

    C. 同一种药物的剂型不同，其药效作用的速度会不同

    D. 同一种药物的剂型不同，其不良反应会不同

    E. 同一药物制成同一剂型，若其制备工艺不同，疗效也会出现差别

9. 下列有关 GLP 认证申报资料的要求，正确的是（ ）。

    A. 申报资料首页为申报资料项目目录，目录中申报资料项目按照《药物非临床研究质量管理规范认证管理办法》中需要的资料顺序排列，并标明资料的名称或该资料所在目录中的序号

    B. 各类复印件均应加盖原件持有单位公章

    C. 申请表中"非临床研究机构（实验室）名称"应填写法人机构名称，不得出现实验室的名称

    D. 申请表的封面应加盖法人机构公章。

    E. "申请安全性评价研究试验项目"可在申请表中设置的对应项目中打"√"

10. 下列有关 GLP 认证检查的表述，错误的是（ ）

    A. 实施现场检查，被检查单位所在地省级药品监督管理部门应派一名分管 GLP 工作的人员作为检查组人员参加现场检查

    B. 现场检查时间一般为 3～5 天，根据检查工作的需要可适当调整

    C. NMPA 在 20 个工作日内完成对申报资料的审查

    D. NMPA 一般应在完成资料审查后 20 个工作日内组织检查组实施现场检查

    E. 受理认证申请时，对需要补充资料的，NMPA 将一次性书面通知申请单位，申请单位须在 3 个月内完成补充报送

三、简答题

11. GLP 认证申请可选择的安全性试验项目有哪些？

12. 请列出 GLP 认证申请材料清单。

书网融合……

本章小结

第四章　药物临床试验

PPT

岗位情景模拟

情景描述　某企业临床监查员（CRA）岗位职责：①根据 GCP 和相关法规以及公司的 SOP 启动、监查和结束临床试验；②对临床试验管理的相关活动进行记录并存档；③核查病例观察表（CRF）中数据的合法性、准确性和完整性；④发放和回收药品及临床试验的相关资料；⑤参与对试验中心（医院）和研究者的选择和资格评估；⑥在研究中充当研究者和申办者的沟通桥梁；⑦在项目经理的指导下开展工作，并向项目经理进行工作汇报。如果您是药学类专业大学生，请思考您该如何胜任该岗位职责。

讨论　1. 您会熟悉和了解哪些药物临床试验的知识与技能？

　　　　2. 您该如何合规地履行临床监查员的工作职责？

临床试验，指以人体（患者或健康受试者）为对象的试验，意在发现或验证某种试验药物的临床医学、药理学以及其他药效学作用、不良反应，或者试验药物的吸收、分布、代谢和排泄，以确定药物的疗效与安全性的系统性试验。

为保证药物临床试验过程规范，数据和结果的科学、真实、可靠，保护受试者的权益和安全，根据《中华人民共和国药品管理法》《中华人民共和国疫苗管理法》《中华人民共和国药品管理法实施条例》，国家药品监督管理局制定了药物临床试验质量管理规范（Good Clinic Practice，GCP）。GCP 适用于为申请药品注册而进行的药物临床试验。药物临床试验的相关活动应当遵守 GCP。

药物临床试验质量管理规范是药物临床试验全过程的质量标准，包括方案设计、组织实施、监查、稽查、记录、分析、总结和报告。

第一节　药物的临床试验

药物的临床试验（clinical trial），指任何在人体（患者或健康志愿者）进行药物的系统性研究，以证实或揭示试验药物的作用、不良反应及（或）试验药物的吸收、分布、代谢和排泄，目的是确定试验药物的疗效与安全性。也包括药物的生物等效性试验。

一、药物临床试验分期

药物的临床试验分为Ⅰ、Ⅱ、Ⅲ、Ⅳ期进行。新药在批准上市前，应当进行Ⅰ、Ⅱ、Ⅲ期临床试验。经批准后，有些情况下可仅进行Ⅱ、Ⅲ期临床试验，或者仅进行Ⅲ期临床试验。

1. 临床试验的分期

Ⅰ期临床试验：初步的临床药理学及人体安全性评价试验。观察人体对于新药的耐受程度和药物代谢动力学，为制定给药方案提供依据。

Ⅱ期临床试验：治疗作用初步评价阶段。其目的是初步评价药物对目标适应证患者的治疗作用和安全性，也包括为Ⅲ期临床试验研究设计和给药剂量方案的确定提供依据。此阶段的研究设计可以根据具体的研究目的，采用多种形式，包括随机盲法对照临床试验。

Ⅲ期临床试验：治疗作用确证阶段。其目的是进一步验证药物对目标适应证患者的治疗作用和安全性，评价利益与风险关系，最终为药物注册申请的审查提供充分的依据。试验一般应为具有足够样本量的随机盲法对照试验。

Ⅳ期临床试验：新药上市后应用研究阶段。其目的是考察在广泛使用条件下的药物的疗效和不良反应，评价在普通或者特殊人群中使用的利益与风险关系以及改进给药剂量等。

2. 申请新药注册的临床试验要求

申请新药注册，应当进行临床试验。药物临床试验的受试例数应当符合临床试验的目的和相关统计学的要求，并不得少于药品注册相应的技术指导原则中要求与所规定的最低临床试验病例数。罕见病、特殊病种等情况，要求减少临床试验病例数或者免做临床试验的，应当在申请临床试验时提出，并经国家药品监督管理局审查批准。

（1）中药、天然药物临床试验的最低病例数（试验组）要求为　Ⅰ期为 20～30 例，Ⅱ期为 100 例，Ⅲ期为 300 例，Ⅳ期为 2000 例。生物利用度试验一般为 18～24 例。

（2）化学药品临床试验的最低病例数（试验组）要求为　Ⅰ期为 20～30 例，Ⅱ期为 100 例，Ⅲ期为 300 例，Ⅳ期为 2000 例。生物等效性试验一般为 18～24 例。

（3）治疗用生物制品临床试验的最低病例数（试验组）要求为　Ⅰ期为 20 例，Ⅱ期为 100 例，Ⅲ期为 300 例。

（4）预防用生物制品临床试验的最低受试者（病例）数（试验组）要求为　Ⅰ期为 20 例，Ⅱ期为 300 例，Ⅲ期为 500 例。

3. 申请已有国家标准的药品（仿制药）注册的临床试验要求

仿制药申请和补充申请根据药品注册相应的技术指导原则中要求与规定进行临床试验。

（1）中药、天然药物仿制药视情况需要，进行不少于 100 对的临床试验。

（2）化学药品已有国家标准的药品应当进行生物等效性试验；需要用工艺和标准控制药品质量的，应当进行临床试验，临床试验的病例数至少为 100 对。

（3）治疗用生物制品已有国家标准的药品一般仅需进行Ⅲ期临床试验。

（4）预防用生物制品已有国家标准的疫苗一般仅需进行Ⅲ期临床试验。

4. 药物的生物等效性试验

生物等效性试验（bioequivalence trial）是指用生物利用度研究的方法，

以药代动力学参数为指标，比较同一种药物的相同或者不同剂型的制剂，在相同的试验条件下，其活性成分吸收程度和速度有无统计学差异的人体试验。

新药的生物等效性试验是评价同一药物不同剂型临床药效的方法。同一药物，不同厂家生产的两种药物制剂产品，如果生物利用度相等，称为生物等效，可认为这两种药物制剂将产生相似的治疗效果；否则，生物利用度不等，即生物不等效，其产生治疗效果也就不同。

（1）生物利用度是指某种药剂在经血管外途径给药后被吸收的程度，可用制剂中主药进入体循环的数量和速率来衡量。生物利用度是药物制剂质量的重要指标，对临床疗效提供直接的证明。新药物制剂应明确地表示出该药物制剂的生物利用度。

（2）药物颗粒的大小、赋形剂不同都可能影响生物利用度。

（3）通常需要做生物利用度或生物等效性的药物主要有：治疗指数窄的药物（治疗指数是指毒性浓度与有效浓度的比）、水溶性低的药物、溶解速度慢的药物、在胃肠道中转化或在胃肠中不稳定的药物、有特殊理化性质的药物等。

二、药物临床试验的基本要求

《药品管理法》第十九条～第二十三条规定，开展药物临床试验，应当按照国务院药品监督管理部门的规定如实报送研制方法、质量指标、药理及毒理试验结果等有关数据、资料和样品，经国务院药品监督管理部门批准。国务院药品监督管理部门应当自受理临床试验申请之日起六十个工作日内决定是否同意并通知临床试验申办者，逾期未通知的，视为同意。其中，开展生物等效性试验的，报国务院药品监督管理部门备案。开展药物临床试验，应当在具备相应条件的临床试验机构进行。药物临床试验机构实行备案管理，具体办法由国务院药品监督管理部门、国务院卫生健康主管部门共同制定。

开展药物临床试验，应当符合伦理原则，制定临床试验方案，经伦理委员会审查同意。伦理委员会应当建立伦理审查工作制度，保证伦理审查过程独立、客观、公正，监督规范开展药物临床试验，保障受试者合法权益，维护社会公共利益。

实施药物临床试验，应当向受试者或者其监护人如实说明和解释临床试验的目的和风险等详细情况，取得受试者或者其监护人自愿签署的知情同意书，并采取有效措施保护受试者合法权益。

药物临床试验期间，发现存在安全性问题或者其他风险的，临床试验申办者应当及时调整临床试验方案、暂停或者终止临床试验，并向国务院药品监督管理部门报告。必要时，国务院药品监督管理部门可以责令调整临床试验方案、暂停或者终止临床试验。

对正在开展临床试验的用于治疗严重危及生命且尚无有效治疗手段的疾病的药物，经医学观察可能获益，并且符合伦理原则的，经审查、知情同意后可以在开展临床试验的机构内用于其他病情相同的患者。

药物的临床试验，应当经国家药品监督管理部门批准，且必须执行《药物临床试验质量管理规范》（GCP），保证药品研制全过程持续符合法定要求。药品监督管理部门应当对批准的药物临床试验进行监督检查。

药物临床试验应当符合《世界医学大会赫尔辛基宣言》原则及相关伦理要求，受试者的权益和安全是考虑的首要因素，优先于对科学和社会的获益。伦理审查与知情同意是保障受试者权益的重要措施。

药物临床试验应当有充分的科学依据。临床试验应当权衡受试者和社会的预期风险和获益，只有当预期的获益大于风险时，方可实施或者继续临床试验。

试验方案应当清晰、详细、可操作。试验方案在获得伦理委员会同意后方可执行。

研究者在临床试验过程中应当遵守试验方案，凡涉及医学判断或临床决策应当由临床医生做出。参加临床试验实施的研究人员，应当具有能够承担临床试验工作相应的教育、培训和经验。

所有临床试验的纸质或电子资料应当被妥善地记录、处理和保存，能够准确地报告、解释和确认。应当保护受试者的隐私和其相关信息的保密性。

试验药物的制备应当符合临床试验用药品生产质量管理相关要求。试验药物的使用应当符合试验方案。

临床试验的质量管理体系应当覆盖临床试验的全过程，重点是受试者保护、试验结果可靠以及遵守相关法律法规。

临床试验的实施应当遵守利益冲突回避原则。

三、临床试验用药物

临床试验用药物应当是在符合 GMP 的车间，并严格按照 GMP 要求制备的药品。申请人应对临床试验用药物的质量负责。

申请人可以按照其拟定的临床试验用样品标准自行检验临床试验用药物，也可以委托《药品注册管理办法》确定的药品检验所进行检验；疫苗类制品、血液制品、国家药品监督管理局规定的其他生物制品，应当由国家药品监督管理局指定的药品检验所进行检验。临床试验用药物检验合格后方可用于临床试验。

药品监督管理部门可以对临床试验用药物抽查检验。

四、药物临床试验的实施

药物临床试验注册申请被批准后应当在 3 年内实施，逾期未实施的原批准证明文件自行废止；仍需进行临床试验的，应当重新申请。2017 年为鼓励创新，加快新药创制，满足公众用药需求，落实申请人研发主体责任，依据中共中央办公厅、国务院办公厅《关于深化审评审批制度改革鼓励药品医疗器械创新的意见》（厅字〔2017〕42 号），对药物临床试验审评审批的有关事项作出调整：在我国申报药物临床试验的，自申请受理并缴费之日起 60 日内，申请人未收到国家药品监督管理局药品审评中心否定或质疑意见的，可按照提交的方案开展药物临床试验。

申请人对临床试验用药的质量负责，应确保临床试验用药制备过程执行有关生产质量管理规范并检验合格，确保临床试验用药的质量在运输、储存和使用过程中可控。申请人应将临床试验用药已知的理化性质、药理毒理、药物代谢及安全性评价信息，以及基于前期研究基础预测的药物潜在的安全性风险和药物临床试验中应重点关注的安全性问题等相关资料通过研究者手册告知研究者。申请人负责对临床试验全过程进行监督管理，确保药物临床试验的实施符合法规、方案和标准操作程序等要求。申请人发现研究者偏离药物临床试验方案，应当督促其改正；情节严重或者违反有关规定的可以暂停或者终止该机构或研究者进行该药物临床试验，并向国家药品监督管理部门和该机构或研究者所在的省级药品监督管理部门报告。申请人负责组织收集、分析评估不良事件，提前制定并及时采取风险控制措施。

研究者应熟悉药物临床试验相关法律法规、质量管理规范及操作规程等，熟悉药物临床试验方案、研究者手册和试验药物相关信息。研究者应遵循药物临床试验方案，确保按照药物临床试验质量管理规范等规定和相关操作规程开展药物临床试验。对任何偏离试验方案的行为都应记录并给予合理解释，及时告知申请人和伦理委员会。

伦理委员会负责药物临床试验的伦理审查与跟踪审查，受理受试者投诉。按照伦理审查有关要求和操作规程进行伦理审查，确保受试者安全与权益得到保护。跟踪审查每年至少进行一次。

申请人应当定期向药品审评机构报告新药临床试验进展情况，并汇总药学研究、非临床研究和药物临床试验等方面涉及药物安全性、有效性和质量可控性等变化的信息，接受药品监督管理部门监管的信息。定期报告至少每年一次，于药物临床试验获批每满1年后的2个月内提交。药品审评机构可以根据审查需要，要求申请人调整报告周期。重要信息应当及时报告。

申请人应当在药物临床试验结束后将完整的药物临床试验报告以及数据库和统计分析报告报送药品审评机构，包括提前终止或失败的药物临床试验。申请人应当将药物临床试验的启动、暂停、恢复、提前终止、结束等相关信息按要求在国家药品监督管理部门药物临床试验信息管理平台进行登记。申请人完成临床试验后，应当向国家药品监督管理局提交临床试验总结报告、统计分析报告以及数据库。

申请人、研究者以及伦理委员会应能够根据药品监督管理部门的要求，及时提供药物临床试验有关资料、文件，配合监督检查工作。

药品审评机构可以在药物临床试验过程中启动监督检查。重点检查药物临床试验中申请人、研究者、伦理委员会及受委托的机构和人员在药物临床试验中操作的规范性、试验数据的可靠性以及受试者的保护。药品审评机构应建立审查体系，对申请人提交的首次药物临床试验方案、后续药物临床试验方案和方案变更、药物临床试验期间的各类报告、沟通交流中提及的科学问题等进行审查。根据需要，药品审评机构可启动现场检查、样品抽验，并进行综合审查。

对于正在开展临床试验的用于治疗严重危及生命且尚无有效治疗手段疾病的药物，经临床试验初步观察可能获益，且符合伦理要求的，由主要研究者提出，经患者知情同意后，可在开展临床试验的机构内用于其他患者，其安全性数据可用于支持药品注册申请。

五、保障受试者安全

申请人提出药物临床试验申请前，应将药物临床试验方案交由拟开展药物临床试验的组长单位的机构伦理委员会或委托区域伦理委员会审查批准。

临床试验过程中发生严重不良事件的，研究者应当在24小时内报告有关省级药品监督管理部门和国家药品监督管理局，通知申请人，并及时向伦理委员会报告。

临床试验有下列情形之一的，国家药品监督管理局可以责令申请人修改临床试验方案、暂停或终止临床试验：①伦理委员会未履行职责的；②不能有效保证受试者安全的；③未按照规定时限报告严重不良事件的；④有证据证明临床试验用药物无效的；⑤临床试验用药物出现质量问题的；⑥临床试验中弄虚作假的；⑦其他违反《药物临床试验质量管理规范》的情形。

临床试验中出现大范围、非预期的药物不良反应或者严重不良事件，或者有证据证明临床试验用药物存在严重质量问题时，国家药品监督管理局或者省级药品监督管理部门可以采取紧急控制措施，责令暂停或者终止临床试验。

六、国际多中心药物临床试验

境外申请人在中国进行国际多中心药物临床试验，临床试验用药物应当是已在境外注册的药品或者已进入Ⅱ期或者Ⅲ期临床试验的药物。

国家药品监督管理局在批准进行国际多中心药物临床试验的同时，可以要求申请人在中国首先进行Ⅰ期临床试验。

在中国进行国际多中心药物临床试验时，该药物发生在任何国家的严重不良反应和非预期不良反应，申请人都应按照规定及时报告国家药品监督管理局。

临床试验结束后，申请人应当将完整的临床试验报告报送国家药品监督管理局。

国际多中心药物临床试验取得的数据用于在中国进行药品注册申请的，应当符合《药品注册管理办法》的规定，并同时提交国际多中心药物临床试验的全部研究资料。

第二节 药物临床试验质量管理规范

药物临床试验质量管理规范的英文是 Good Clinical Practice，简称 GCP。

药物临床试验质量管理规范是新药研究开发中所推行的一系列标准化管理规范之一，是被国际公认的临床试验的标准。以人体为对象的临床试验均以此标准进行设计、实施、试验以及总结报告，以确保其在科学与伦理道德两个方面都合格。药物临床试验质量管理规范是临床试验全过程的标准规定，包括方案设计、组织、实施、监查、稽查、记录、分析总结和报告。制定 GCP 的目的在于保证临床试验过程的规范，结果科学可靠，保护受试者的权益并保障其安全。

一、GCP 的由来和发展

20 世纪 60 年代的"反应停事件"使得人们对新药临床试验管理有了进一步的认识，同时也促使各国政府开始重视对新药临床试验的监管。1964 年在芬兰赫尔辛基召开的第 18 届世界医学大会（World Medical Assembly，WMA）上宣读的指导医生进行人体生物医学研究的建议，即赫尔辛基宣言，被大会采纳，1975 年在日本东京举行的第 29 届世界医学大会上赫尔辛基宣言被正式通过，此后于 1983 年、1989 年和 1996 年分别经第 35、41 和 48 届世界医学大会修订。

世界医学大会发表"赫尔辛基宣言"，对以人体作为生物医学研究的医务人员，提出了伦理和科学标准方面的要求。宣言引起世界广泛注意。1975 年世界卫生组织发表了"评价人用药物的指导原则"，同年《临床药理学》杂志发表了"人体试验中伦理道德的考虑"，对人体试验中道德标准提出了要求。部分研究开发新药较多的国家对新药临床研究管理制定了指南或规范。美国最先把该原则采纳于国家药品管理法规之中，1981 年 7 月美国首先实施了临床研究者指导原则，规定了对受试者利益的保护，后来经过多次修改，逐渐形成了美国的 GCP。日本于 1989 年 10 月颁布了《药品临床试验规范》，对经批准进入临床研究的新药（investigational new drugs）的临床研究做出了全面明确的法律性规定。北欧国家、欧共体国家、澳大利亚、法国、加拿大、韩国等国家也先后制定颁布了 GCP。

我国 GCP 从引入、推进到实施阶段经过了近十年的时间。1986 年开始了解各国 GCP 的信息，1995 年起草了《药品临床试验质量管理规范》并开始在全国范围内组织 GCP 知识培训，1998 年 3 月卫生部颁布了《药品临床试验质量管理规范》（试行）。国家药品监督管理局成立后，于 1999 年对该规范进行了修订。2003 年国家食品药品监督管理局对该试行的规范进一步修订为《药物临床试验质量管理规范》，自 2003 年 9 月 1 日起施行。2020 年 4 月 23 日国家药品监督管理局印发了新修订的《药物临床试验质量管理规范》（2020 年第 57 号），自 2020 年 7 月 1 日起施行。

二、我国 GCP 的主要内容

（一）《药物临床试验质量管理规范》2003 年版

《药物临床试验质量管理规范》（2003 年版）共十三章七十条，并有二个附录：①世界医学大会赫尔辛基宣言 人体医学研究的伦理准则；②临床试验保存文件。

第一章　总则。明确了制定该规范的目的、依据和该规范的适应范围以及包括的内容。要求所有以人为对象的研究必须符合《世界医学大会赫尔辛基宣言》，做到公正、尊重人格，力求使受试者最大程度受益和尽可能避免伤害。

第二章　临床试验前的准备与必要条件。明确规定进行药物临床试验必须有充分的科学依据，并对临床试验用药品的提供、所提供资料的要求和开展临床试验机构应具备的设施与条件等作了要求。

第三章　受试者的权益保障。规定：①在药物临床试验过程中，必须将受试者的权益、安全和健康放在高于科学和社会利益的考虑，对受试者的个人权益，通过伦理委员会与知情同意书给予充分的保障；②对伦理委员会的组成、工作程序都作了要求；③对知情同意书的获得和作用等都有具体要求。

第四章　试验方案。要求在临床试验开始前，应制定临床试验方案。同时，对临床试验方案包括的 23 项内容作了明确规定。

第五章　研究者的职责。规定了负责临床试验的研究者应具备的条件、职责和工作程序。

第六章　申办者的职责。对申办者的职责作了明确规定。

第七章　监查员的职责。明确了监查的目的和监查员应具备的素质以及监查员的职责。

第八章　记录与报告。对病历报告表的记录作了规范化的要求；对临床试验总结报告的内容和临床试验资料的保存年限作了规定。

第九章　数据管理与统计分析。对临床试验的统计分析的方法、人员、工作过程与数据处理都作了规范化规定。

第十章　试验用药品的管理。对试验用药品的使用、试验记录内容以及管理都作了明确规定，比如：临床试验用药品不得销售；试验用药品的使用由研究者负责，研究者不得把试验用药品转交任何非临床试验参加者等。

第十一章　质量保证。规定了申办者及研究者均应履行各自职责；临床试验中所有观察结果和发现都应加以核实，以保证数据完整、准确、真实、可靠。

第十二章　多中心试验。对多中心试验的概念作了解释，并列出了多中心试验在计划和组织实施中应该考虑的诸项问题。

第十三章　附则。明确了该规范所用术语的含义、解释权以及施行期为 2003 年 9 月 1 日。

（二）临床试验保存文件

1. 临床试验准备阶段

表4-1 临床试验准备阶段保存文件

	临床试验保存文件	研究者	申办者
1	研究者手册	保存	保存
2	试验方案及其修正案（已签名）	保存原件	保存
3	病例报告表（样表）	保存	保存
4	知情同意书	保存原件	保存
5	财务规定	保存	保存
6	多方协议（已签名）（研究者、申办者、合同研究组织）	保存	保存
7	伦理委员会批件	保存原件	保存
8	伦理委员会成员表	保存原件	保存
9	临床试验申请表		保存原件
10	临床前实验室资料		保存原件
11	国家药品监督管理局批件		保存原件
12	研究者履历及相关文件	保存	保存原件
13	临床试验有关的实验室检测正常值范围	保存	保存
14	医学或实验室操作的质控证明	保存原件	保存
15	试验用药品的标签		保存原件
16	试验用药品与试验相关物资的运货单	保存	保存
17	试验药物的药检证明		保存原件
18	设盲试验的破盲规程		保存原件
19	总随机表		保存原件
20	监查报告		保存原件

2. 临床试验进行阶段

表4-2 临床试验进行阶段保存文件

	临床试验保存文件	研究者	申办者
21	研究者手册更新件	保存	保存
22	其他文件（方案、病例报告表、知情同意书、书面情况通知）的更新	保存	保存
23	新研究者的履历	保存	保存原件
24	医学、实验室检查的正常值范围更新	保存	保存
25	试验用药品与试验相关物资的运货单	保存	保存
26	新批号试验药物的药检证明		保存原件
27	监查员访视报告		保存原件
28	已签名的知情同意书	保存原件	
29	原始医疗文件	保存原件	
30	病例报告表（已填写，签名，注明日期）	保存副本	保存原件
31	研究者致申办者的严重不良事件报告	保存原件	保存
32	申办者致药品监督管理局、伦理委员会的严重不良事件报告	保存	保存原件
33	中期或年度报告	保存	保存
34	受试者鉴认代码表	保存原件	
35	受试者筛选表与入选表	保存	保存
36	试验用药品登记表	保存	保存
37	研究者签名样张	保存	保存

3. 临床试验完成后

表 4 – 3　临床试验完成后保存文件

	临床试验保存文件	研究者	申办者
38	试验药物销毁证明	保存	保存
39	完成试验受试者编码目录	保存	保存
40	稽查证明件		保存原件
41	最终监查报告		保存原件
42	治疗分配与破盲证明		保存原件
43	试验完成报告（致伦理委员会、国家药品监督管理局）		保存原件
44	总结报告	保存	保存原件

（三）《药物临床试验质量管理规范》（2020 年版）

GCP2020 版

随着我国药品研发的快速发展和药品审评审批制度改革的深化，《GCP》（2003 年版）中一些规定内容已经不再适用，药物临床试验领域新概念的产生和新技术的应用，如基于风险的质量管理、电子数据等，尚未纳入原《GCP》中；近年药物临床试验数据核查中发现比较集中的问题，如申办者、研究者、伦理委员会等各方的责任理解不清晰，试验操作不够规范，对于受试者的权益、安全保障不足，需要在《GCP》中明确和细化要求；国家药品监管部门加入人用药品注册技术管理国际协调会（ICH）并成为管委会成员，应当遵循和实施相关指导原则，《GCP》与 ICH 的 GCP 指导原则在体例上存在较大差异，需要对《规范》做出相应的修改和增补，以适应药品监管工作的需要。为深化药品审评审批制度改革，鼓励创新，进一步推动我国药物临床试验规范研究和提升质量，国家药品监督管理局会同国家卫生健康委员会组织修订了《药物临床试验质量管理规范》，于 2020 年 4 月 23 日发布，自 2020 年 7 月 1 日起施行。

1.《GCP》修订的主要思路　《GCP》是药物临床试验全过程的技术要求，也是药品监管部门、卫生健康主管部门对药物临床试验监督管理的主要依据。《GCP》的修订贯彻落实中办国办《关于深化审评审批制度改革鼓励药品医疗器械创新的意见》（厅字〔2017〕42 号），根据新修订《药品管理法》，参照国际通行做法，突出以问题为导向，细化明确药物临床试验各方职责要求，并与 ICH 技术指导原则基本要求相一致。

2.《GCP》修订的主要内容　《GCP》修订从原 9000 余字增加到 24000 余字，从原十三章七十条调整为九章八十三条。《GCP》修订保留了总则、研究者、申办者、试验方案、附则 5 个章节；增加了术语及其定义、伦理委员会、研究者手册、必备文件管理等 4 个章节；删除了临床试验前的准备与必要条件、受试者的权益保障、监查员的职责、记录与报告、数据管理与统计分析、试验用药品的管理、质量保证、多中心试验 8 个章节，将其章节涉及内容按照责任主体和试验环节调整到相应的章节；《世界医学大会赫尔辛基宣言》作为总的原则性要求纳入"总则"中，不再附全文；临床试验保存文件作为指导原则单独另行发布。具体特点有如下几项。

（1）细化明确参与方责任。伦理委员会作为单独章节，明确其组成和运行、伦理审查、程序文件等要求。突出申办者主体责任，明确申办者是临床试验数据质量和可靠性的最终责任人，加强对外包工作的监管。合同研究组织应当实施质量保证和质量控制。研究者具有临床试验分工授权及监督职责。临床试验机构应当设立相应的内部管理部门，承担临床试验相应的管理工作。

（2）强化受试者保护。伦理委员会应当特别关注弱势受试者，审查受试者是否受到不正当影响，受理并处理受试者的相关诉求。申办者制定方案时明确保护受试者的关键环节和数据，制定监查计划应强调保护受试者权益。研究者应当关注受试者的其他疾病及合并用药，收到申办者提供的安全性信息后应考虑受试者的治疗是否需要调整等。

（3）建立质量管理体系。申办者应当建立临床试验的质量管理体系，基于风险进行质量管理，加强质量保证和质量控制，可以建立独立数据监查委员会，开展基于风险评估的监查。研究者应当监管所有研究人员执行试验方案，并实施临床试验质量管理，确保源数据真实可靠。

（4）优化安全性信息报告。明确了研究者、申办者在临床试验期间安全性信息报告的标准、路径以及要求。研究者向申办者报告所有严重不良事件。伦理委员会要求研究者及时报告所有可疑且非预期严重不良反应。申办者对收集到的各类安全性信息进行分析评估，将可疑且非预期严重不良反应快速报告给所有参加临床试验的相关方。

（5）规范新技术的应用。电子数据管理系统应当通过可靠的系统验证，保证试验数据的完整、准确、可靠。临床试验机构的信息化系统具备建立临床试验电子病历条件时，研究者应首选使用，相应的计算机化系统应当具有完善的权限管理和稽查轨迹。

（6）参考国际临床监管经验。临床试验的实施应当遵守利益冲突回避原则；生物等效性试验的临床试验用药品应当进行抽样、保存等；病史记录中应该记录受试者知情同意的具体时间和人员；若违反试验方案或《GCP》的问题严重时，申办者可追究相关人员的责任，并报告药品监督管理部门。

（7）体现卫生健康主管部门医疗管理的要求。伦理委员会的组成、备案管理应当符合卫生健康主管部门的要求；申办者应当向药品监管部门和卫生健康主管部门报告可疑且非预期严重不良反应。

三、GCP 所用术语及其含义

1. 临床试验 指以人体（患者或健康受试者）为对象的试验，意在发现或验证某种试验药物的临床医学、药理学以及其他药效学作用、不良反应，或者试验药物的吸收、分布、代谢和排泄，以确定药物的疗效与安全性的系统性试验。

2. 临床试验的依从性 指临床试验参与各方遵守与临床试验有关要求、GCP 和相关法律法规。

3. 非临床研究 指不在人体上进行的生物医学研究。

4. 独立的数据监查委员会（数据和安全监查委员会，监查委员会，数据监查委员会） 指由申办者设立的独立的数据监查委员会，定期对临床试验的进展、安全性数据和重要的有效性终点进行评估，并向申办者建议是否继续、调整或者停止试验。

5. 伦理委员会 指由医学、药学及其他背景人员组成的委员会，其职责是通过独立地审查、同意、跟踪审查试验方案及相关文件、获得和记录受试者知情同意所用的方法和材料等，确保受试者的权益、安全受到保护。

6. 研究者 指实施临床试验并对临床试验质量及受试者权益和安全负责的试验现场的负责人。

7. 申办者 指负责临床试验的发起、管理和提供临床试验经费的个人、组织或者机构。

8. 合同研究组织 指通过签订合同授权，执行申办者或者研究者在临床试验中的某些职责和任务的单位。

9. 受试者 指参加一项临床试验，并作为试验用药品的接受者，包括患者、健康受试者。

10. 弱势受试者 指维护自身意愿和权利的能力不足或者丧失的受试者，其自愿参加临床试验的意愿，有可能被试验的预期获益或者拒绝参加可能被报复而受到不正当影响。包括：研究者的学生和下级、申办者的员工、军人、犯人、无药可救疾病的患者、处于危急状况的患者、入住福利院的人、流浪者、未成年人和无能力知情同意的人等。

11. 知情同意　指受试者被告知可影响其做出参加临床试验决定的各方面情况后，确认同意自愿参加临床试验的过程。该过程应当以书面的、签署姓名和日期的知情同意书作为文件证明。

12. 公正见证人　指与临床试验无关，不受临床试验相关人员不公正影响的个人，在受试者或者其监护人无阅读能力时，作为公正的见证人，阅读知情同意书和其他书面资料，并见证知情同意。

13. 监查　指监督临床试验的进展，并保证临床试验按照试验方案、标准操作规程和相关法律法规要求实施、记录和报告的行动。

14. 监查计划　指描述监查策略、方法、职责和要求的文件。

15. 监查报告　指监查员根据申办者的标准操作规程规定，在每次进行现场访视或者其他临床试验相关的沟通后，向申办者提交的书面报告。

16. 稽查　指对临床试验相关活动和文件进行系统的、独立的检查，以评估确定临床试验相关活动的实施、试验数据的记录、分析和报告是否符合试验方案、标准操作规程和相关法律法规的要求。

17. 稽查报告　指由申办者委派的稽查员撰写的，关于稽查结果的书面评估报告。

18. 检查　指药品监督管理部门对临床试验的有关文件、设施、记录和其他方面进行审核检查的行为，检查可以在试验现场、申办者或者合同研究组织所在地以及药品监督管理部门认为必要的其他场所进行。

19. 直接查阅　指对评估药物临床试验重要的记录和报告直接进行检查、分析、核实或者复制等。直接查阅的任何一方应当按照相关法律法规，采取合理的措施保护受试者隐私以及避免泄露申办者的权属信息和其他需要保密的信息。

20. 试验方案　指说明临床试验目的、设计、方法学、统计学考虑和组织实施的文件。试验方案通常还应当包括临床试验的背景和理论基础，该内容也可以在其他参考文件中给出。试验方案包括方案及其修订版。

21. 研究者手册　指与开展临床试验相关的试验用药品的临床和非临床研究资料汇编。

22. 病例报告表　指按照试验方案要求设计，向申办者报告的记录受试者相关信息的纸质或者电子文件。

23. 标准操作规程　指为保证某项特定操作的一致性而制定的详细的书面要求。

24. 试验用药品　指用于临床试验的试验药物、对照药品。

25. 对照药品　指临床试验中用于与试验药物参比对照的其他研究药物、已上市药品或者安慰剂。

26. 不良事件　指受试者接受试验用药品后出现的所有不良医学事件，可以表现为症状体征、疾病或者实验室检查异常，但不一定与试验用药品有因果关系。

27. 严重不良事件　指受试者接受试验用药品后出现死亡、危及生命、永久或者严重的残疾或者功能丧失、受试者需要住院治疗或者延长住院时间以及先天性异常或者出生缺陷等不良医学事件。

28. 药物不良反应　指临床试验中发生的任何与试验用药品可能有关的对人体有害或者非期望的反应。试验用药品与不良事件之间的因果关系至少有一个合理的可能性，即不能排除相关性。

29. 可疑且非预期严重不良反应　指临床表现的性质和严重程度超出了试验药物研究者手册、已上市药品的说明书或者产品特性摘要等已有资料信息的可疑并且非预期的严重不良反应。

30. 受试者鉴认代码　指临床试验中分配给受试者以辨识其身份的唯一代码。研究者在报告受试者出现的不良事件和其他与试验有关的数据时，用该代码代替受试者姓名以保护其隐私。

31. 源文件　指临床试验中产生的原始记录、文件和数据，如医院病历、医学图像、实验室记录、备忘录、受试者日记或者评估表、发药记录、仪器自动记录的数据、缩微胶片、照相底片、磁介质、X

光片、受试者文件，药房、实验室和医技部门保存的临床试验相关的文件和记录，包括核证副本等。源文件包括了源数据，可以以纸质或者电子等形式的载体存在。

32. 源数据　指临床试验中的原始记录或者核证副本上记载的所有信息，包括临床发现、观测结果以及用于重建和评价临床试验所需要的其他相关活动记录。

33. 必备文件　指能够单独或者汇集后用于评价临床试验的实施过程和试验数据质量的文件。

34. 核证副本　指经过审核验证，确认与原件的内容和结构等均相同的复制件，该复制件是经审核人签署姓名和日期，或者是由已验证过的系统直接生成，可以以纸质或者电子等形式的载体存在。

35. 质量保证　指在临床试验中建立的有计划的系统性措施，以保证临床试验的实施和数据的生成、记录和报告均遵守试验方案和相关法律法规。

36. 质量控制　指在临床试验质量保证系统中，为确证临床试验所有相关活动是否符合质量要求而实施的技术和活动。

37. 试验现场　指实施临床试验相关活动的场所。

38. 设盲　指临床试验中使一方或者多方不知道受试者治疗分配的程序。单盲一般指受试者不知道，双盲一般指受试者、研究者、监查员以及数据分析人员均不知道治疗分配。

39. 计算机化系统验证　指为建立和记录计算机化系统从设计到停止使用，或者转换至其他系统的全生命周期均能够符合特定要求的过程。验证方案应当基于考虑系统的预计用途、系统对受试者保护和临床试验结果可靠性的潜在影响等因素的风险评估而制定。

40. 稽查轨迹　指能够追溯还原事件发生过程的记录。

四、世界医学大会赫尔辛基宣言

赫尔辛基宣言于 1964 年 6 月在芬兰的赫尔辛基召开的第 18 届世界医学大会上通过；并于 1975 年 10 月、1983 年 10 月、1989 年 9 月、1996 年 10 月、2000 年 10 月分别在日本的东京、意大利的威尼斯、香港、南非和苏格兰的爱丁堡召开的第 29、35、41、48、52 届世界医学大会上进行修订。

赫尔辛基宣言是人体医学研究伦理准则的声明，它可用以指导医生及其他参与者进行人体医学研究。其主要内容如下：医学研究应遵从伦理标准，对所有的人加以尊重并保护他们的健康和权益。研究者必须知道所在国关于人体研究方面的伦理、法律和法规的要求，并且要符合国际的要求。

每项人体试验的设计和实施均应在试验方案中明确说明，并应将试验方案提交给伦理审批委员会进行审核、评论、指导，适当情况下，进行审核批准。该伦理委员会必须独立于研究者和申办者，并且不受任何其他方面的影响。研究方案必须有关于伦理方面考虑的说明。

人体医学研究只能由有专业资格的人员并在临床医学专家的指导监督下进行。必须始终是医学上有资格的人员对受试者负责，而绝不是由受试者本人负责。每项人体医学研究开始之前，应首先认真评价受试者或其他人员的预期风险、负担与受益比。医生只有当确信能够充分地预见试验中的风险并能够较好地处理的时候才能进行该项人体研究。

在任何人体研究中都应向每位受试候选者充分地告知研究的目的、方法、资金来源、可能的利益冲突、研究者所在的研究附属机构、研究的预期的受益和潜在的风险以及可能出现的不适。在取得研究项目的知情同意时，应特别注意受试者与医生是否存在依赖性关系或可能被迫同意参加。

医生应当充分告知病人其接受的治疗中的那一部分与研究有关。病人拒绝参加研究绝不应该影响该病人与医生的关系。人体医学研究的伦理准则，具体内容如下。

（一）前言

1. 世界医学大会起草的赫尔辛基宣言，是人体医学研究伦理准则的声明，用以指导医生及其他参与者进行人体医学研究。人体医学研究包括对人体本身和相关数据或资料的研究。

2. 促进和保护人类健康是医生的职责。医生的知识和道德正是为了履行这一职责。

3. 世界医学大会的日内瓦宣言用"病人的健康必须是我们首先考虑的事"这样的语言对医生加以约束。医学伦理的国际准则宣告："只有在符合病人的利益时，医生才可提供可能对病人的生理和心理产生不利影响的医疗措施"。

4. 医学的进步是以研究为基础的，这些研究在一定程度上最终有赖于以人作为受试者的试验。

5. 在人体医学研究中，对受试者健康的考虑应优先于科学和社会的兴趣。

6. 人体医学研究的主要目的是改进预防、诊断和治疗方法，提高对疾病病因学和发病机制的认识。即使是已被证实了的最好的预防、诊断和治疗方法都应不断地通过研究来检验其有效性、效率、可行性和质量。

7. 在目前的医学实践和医学研究中，大多数的预防、诊断和治疗都包含有风险和负担。

8. 医学研究应遵从伦理标准，对所有的人加以尊重并保护他们的健康和权益。有些受试人群是弱势群体需加以特别保护。必须认清经济和医疗上处于不利地位的人的特殊需要。要特别关注那些不能做出知情同意或拒绝知情同意的受试者、可能在胁迫下才做出知情同意的受试者、从研究中本人得不到受益的受试者及同时接受治疗的受试者。

9. 研究者必须知道所在国关于人体研究方面的伦理、法律和法规的要求，并且要符合国际的要求。任何国家的伦理、法律和法规都不允许减少或取消本宣言中对受试者所规定的保护。

（二）医学研究的基本原则

10. 在医学研究中，保护受试者的生命和健康，维护他们的隐私和尊严是医生的职责。

11. 人体医学研究必须遵从普遍接受的科学原则，并基于对科学文献和相关资料的全面了解及充分的实验室试验和动物试验（如有必要）。

12. 必须适当谨慎地实施可能影响环境的研究，并要尊重用于研究的实验动物的权利。

13. 每项人体试验的设计和实施均应在试验方案中明确说明，并应将试验方案提交给伦理审批委员会进行审核、评论、指导，适当情况下，进行审核批准。该伦理委员会必须独立于研究者和申办者，并且不受任何其他方面的影响。该伦理委员会应遵从试验所在国的法律和制度。委员会有权监督进行中的试验。研究人员有责任向委员会提交监查资料，尤其是所有的严重不良事件的资料。研究人员还应向委员会提交其他资料以备审批，包括有关资金、申办者、研究机构以及其他对受试者潜在的利益冲突或鼓励的资料。

14. 研究方案必须有关于伦理方面的考虑的说明，并表明该方案符合本宣言中所陈述的原则。

15. 人体医学研究只能由有专业资格的人员并在临床医学专家的指导监督下进行。必须始终是医学上有资格的人员对受试者负责，而决不是由受试者本人负责，即使受试者已经知情同意参加该项研究。

16. 每项人体医学研究开始之前，应首先认真评价受试者或其他人员的预期风险、负担与受益比。这并不排除健康受试者参加医学研究。所有研究设计都应公开可以获得。

17. 医生只有当确信能够充分地预见试验中的风险并能够较好地处理的时候才能进行该项人体研究。如果发现风险超过可能的受益或已经得出阳性的结论和有利的结果时医生应当停止研究。

18. 人体医学研究只有试验目的的重要性超过了受试者本身的风险和负担时才可进行。这对受试者是健康志愿者时尤为重要。

19. 医学研究只有在受试人群能够从研究的结果中受益时才能进行。

20. 受试者必须是自愿参加并且对研究项目有充分的了解。

21. 必须始终尊重受试者保护自身的权利。尽可能采取措施以尊重受试者的隐私、患者资料的保密并将对受试者身体和精神以及人格的影响减至最小。

22. 在任何人体研究中都应向每位受试候选者充分地告知研究的目的、方法、资金来源、可能的利益冲突、研究者所在的研究附属机构、研究的预期的受益和潜在的风险以及可能出现的不适。应告知受试者有权拒绝参加试验或在任何时间退出试验并且不会受到任何报复。当确认受试者理解了这些信息后，医生应获得受试者自愿给出的知情同意，以书面形式为宜。如果不能得到书面的同意书，则必须正规记录非书面同意的获得过程并要有见证。

23. 在取得研究项目的知情同意时，应特别注意受试者与医生是否存在依赖性关系或可能被迫同意参加。在这种情况下，知情同意的获得应由充分了解但不参加此研究与并受试者也完全无依赖关系的医生来进行。

24. 对于在法律上没有资格，身体或精神状况不允许给出知情同意，或未成年人的研究受试者，研究者必须遵照相关法律，从其法定全权代表处获得知情同意。只有该研究对促进他们所代表的群体的健康存在必需的意义，或不能在法律上有资格的人群中进行时，这些人才能被纳入研究。

25. 当无法定资格的受试者，如未成年儿童，实际上能作出参加研究的决定时，研究者除得到法定授权代表人的同意，还必须征得本人的同意。

26. 有些研究不能从受试者处得到同意，包括委托人或先前的同意，只有当受试者身体/精神状况不允许获得知情同意是这个人群的必要特征时，这项研究才可进行。应当在试验方案中阐明致使参加研究的受试者不能作出知情同意的特殊原因，并提交伦理委员会审查和批准。方案中还需说明在继续的研究中应尽快从受试者本人或法定授权代理人处得到知情同意。

27. 作者和出版商都要承担伦理责任。在发表研究结果时，研究者有责任保证结果的准确性。与阳性结果一样，阴性结果也应发表或以其他方式公之于众。出版物中应说明资金来源、研究附属机构和任何可能的利益冲突。与本宣言中公布的原则不符的研究报告不能被接受与发表。

（三）医学研究与医疗相结合的附加原则

28. 医生可以将医学研究与医疗措施相结合，但仅限于该研究已被证实具有潜在的预防、诊断和治疗价值的情况下。当医学研究与医疗措施相结合时，患者作为研究的受试者要有附加条例加以保护。

29. 新方法的益处、风险、负担和有效性都应当与现有最佳的预防、诊断和治疗方法作对比。这并不排除在目前没有有效的预防、诊断和治疗方法存在的研究中，使用安慰剂或无治疗作为对照。

30. 在研究结束时，每个入组患者都应当确保得到经该研究证实的最有效的预防、诊断和治疗方法。

31. 医生应当充分告知患者其接受的治疗中的哪一部分与研究有关。患者拒绝参加研究绝不应该影响该患者与医生的关系。

32. 在对患者的治疗中，对于没有已被证明的预防、诊断和治疗方法，或在使用无效的情况下，若医生判定一种未经证实或新的预防、诊断和治疗方法有望挽救生命、恢复健康和减轻痛苦，在获得患者的知情同意的前提下，应不受限制地应用这种方法。在可能的情况下，这些方法应被作为研究对象，并有计划地评价其安全性和有效性。记录从所有相关病例中得到的新资料，适当时予以发表。同时要遵循本宣言的其他相关原则。

第三节　药物临床试验合规要求

一、伦理委员会

伦理委员会，是指由医学、药学及其他背景人员组成的委员会。其职责是通过独立地审查、同意、跟踪审查试验方案及相关文件、获得和记录受试者知情同意所用的方法和材料等，确保受试者的权益、安全受到保护。

（一）伦理委员会的职责

伦理委员会的职责是保护受试者的权益和安全，应当特别关注弱势受试者。

（1）伦理委员会应当审查的文件包括：试验方案和试验方案修订版；知情同意书及其更新件；招募受试者的方式和信息；提供给受试者的其他书面资料；研究者手册；现有的安全性资料；包含受试者补偿信息的文件；研究者资格的证明文件；伦理委员会履行其职责所需要的其他文件。

（2）伦理委员会应当对临床试验的科学性和伦理性进行审查。

（3）伦理委员会应当对研究者的资格进行审查。

（4）为了更好地判断在临床试验中能否确保受试者的权益和安全以及基本医疗，伦理委员会可以要求提供知情同意书内容以外的资料和信息。

（5）实施非治疗性临床试验（即对受试者没有预期的直接临床获益的试验）时，若受试者的知情同意是由其监护人替代实施，伦理委员会应当特别关注试验方案中是否充分考虑了相应的伦理学问题以及法律法规。

（6）若试验方案中明确说明紧急情况下受试者或者其监护人无法在试验前签署知情同意书，伦理委员会应当审查试验方案中是否充分考虑了相应的伦理学问题以及法律法规。

（7）伦理委员会应当审查是否存在受试者被强迫、利诱等不正当的影响而参加临床试验。伦理委员会应当审查知情同意书中不能采用使受试者或者其监护人放弃其合法权益的内容，也不能含有为研究者和临床试验机构、申办者及其代理机构免除其应当负责任的内容。

（8）伦理委员会应当确保知情同意书、提供给受试者的其他书面资料说明了给受试者补偿的信息，包括补偿方式、数额和计划。

（9）伦理委员会应当在合理的时限内完成临床试验相关资料的审查或者备案流程，并给出明确的书面审查意见。审查意见应当包括审查的临床试验名称、文件（含版本号）和日期。

（10）伦理委员会的审查意见有：同意；必要的修改后同意；不同意；终止或者暂停已同意的研究。审查意见应当说明要求修改的内容，或者否定的理由。

（11）伦理委员会应当关注并明确要求研究者及时报告：临床试验实施中为消除对受试者紧急危害的试验方案的偏离或者修改；增加受试者风险或者显著影响临床试验实施的改变；所有可疑且非预期严重不良反应；可能对受试者的安全或者临床试验的实施产生不利影响的新信息。

（12）伦理委员会有权暂停、终止未按照相关要求实施，或者受试者出现非预期严重损害的临床试验。

（13）伦理委员会应当对正在实施的临床试验定期跟踪审查，审查的频率应当根据受试者的风险程度而定，但至少一年审查一次。

（14）伦理委员会应当受理并妥善处理受试者的相关诉求。

（二）伦理委员会组成和运行的合规要求

（1）伦理委员会的委员组成、备案管理应当符合卫生健康主管部门的要求。

（2）伦理委员会的委员均应当接受伦理审查的培训，能够审查临床试验相关的伦理学和科学等方面的问题。

（3）伦理委员会应当按照其制度和标准操作规程履行工作职责，审查应当有书面记录，并注明会议时间及讨论内容。

（4）伦理委员会会议审查意见的投票委员应当参与会议的审查和讨论，包括了各类别委员，具有不同性别组成，并满足其规定的人数。会议审查意见应当形成书面文件。

（5）投票或者提出审查意见的委员应当独立于被审查临床试验项目。

（6）伦理委员会应当有其委员的详细信息，并保证其委员具备伦理审查的资格。

（7）伦理委员会应当要求研究者提供伦理审查所需的各类资料，并回答伦理委员会提出的问题。

（8）伦理委员会可以根据需要邀请委员以外的相关专家参与审查，但不能参与投票。

（三）伦理委员会文件与记录的合规要求

伦理委员会应当建立以下书面文件并执行。

（1）伦理委员会的组成、组建和备案的规定。

（2）伦理委员会会议日程安排、会议通知和会议审查的程序。

（3）伦理委员会初始审查和跟踪审查的程序。

（4）对伦理委员会同意的试验方案的较小修正，采用快速审查并同意的程序。

（5）向研究者及时通知审查意见的程序。

（6）对伦理审查意见有不同意见的复审程序。

伦理委员会应当保留伦理审查的全部记录，包括伦理审查的书面记录、委员信息、递交的文件、会议记录和相关往来记录等。所有记录应当至少保存至临床试验结束后 5 年。研究者、申办者或者药品监督管理部门可以要求伦理委员会提供其标准操作规程和伦理审查委员名单。

二、研究者

研究者，是指实施临床试验并对临床试验质量及受试者权益和安全负责的试验现场的负责人。

（一）研究者和临床试验机构资格的合规要求

研究者和临床试验机构应当具备的资格和要求包括以下几项。

（1）具有在临床试验机构的执业资格；具备临床试验所需的专业知识、培训经历和能力；能够根据申办者、伦理委员会和药品监督管理部门的要求提供最新的工作履历和相关资格文件。

（2）熟悉申办者提供的试验方案、研究者手册、试验药物相关资料信息。

（3）熟悉并遵守 GCP 和临床试验相关的法律法规。

（4）保存一份由研究者签署的职责分工授权表。

（5）研究者和临床试验机构应当接受申办者组织的监查和稽查，以及药品监督管理部门的检查。

（6）研究者和临床试验机构授权个人或者单位承担临床试验相关的职责和功能，应当确保其具备相应资质，应当建立完整的程序以确保其执行临床试验相关职责和功能，产生可靠的数据。研究者和临床试验机构授权临床试验机构以外的单位承担试验相关的职责和功能应当获得申办者同意。

（二）研究者和临床试验机构条件的合规要求

研究者和临床试验机构应当具有完成临床试验所需的必要条件，包括以下几项。

（1）研究者在临床试验约定的期限内有按照试验方案入组足够数量受试者的能力。

（2）研究者在临床试验约定的期限内有足够的时间实施和完成临床试验。

（3）研究者在临床试验期间有权支配参与临床试验的人员，具有使用临床试验所需医疗设施的权限，正确、安全地实施临床试验。

（4）研究者在临床试验期间确保所有参加临床试验的人员充分了解试验方案及试验用药品，明确各自在试验中的分工和职责，确保临床试验数据的真实、完整和准确。

（5）研究者监管所有研究人员执行试验方案，并采取措施实施临床试验的质量管理。

（6）临床试验机构应当设立相应的内部管理部门，承担临床试验的管理工作。

（三）研究者医疗处理的合规要求

研究者应当给予受试者适合的医疗处理，包括以下几项。

（1）研究者为临床医生或者授权临床医生需要承担所有与临床试验有关的医学决策责任。

（2）在临床试验和随访期间，对于受试者出现与试验相关的不良事件，包括有临床意义的实验室异常时，研究者和临床试验机构应当保证受试者得到妥善的医疗处理，并将相关情况如实告知受试者。研究者意识到受试者存在合并疾病需要治疗时，应当告知受试者，并关注可能干扰临床试验结果或者受试者安全的合并用药。

（3）在受试者同意的情况下，研究者可以将受试者参加试验的情况告知相关的临床医生。

（4）受试者可以无理由退出临床试验。研究者在尊重受试者个人权利的同时，应当尽量了解其退出理由。

（四）研究者与伦理委员会的沟通

研究者与伦理委员会的沟通包括：①临床试验实施前，研究者应当获得伦理委员会的书面同意；未获得伦理委员会书面同意前，不能筛选受试者。②临床试验实施前和临床试验过程中，研究者应当向伦理委员会提供伦理审查需要的所有文件。

（五）研究者应当遵守试验方案

研究者应当按照伦理委员会同意的试验方案实施临床试验。未经申办者和伦理委员会的同意，研究者不得修改或者偏离试验方案，但不包括为了及时消除对受试者的紧急危害或者更换监查员、电话号码等仅涉及临床试验管理方面的改动。研究者或者其指定的研究人员应当对偏离试验方案予以记录和解释。为了消除对受试者的紧急危害，在未获得伦理委员会同意的情况下，研究者修改或者偏离试验方案，应当及时向伦理委员会、申办者报告，并说明理由，必要时报告药品监督管理部门。研究者应当采取措施，避免使用试验方案禁用的合并用药。

（六）研究者和临床试验机构对申办者提供的试验用药品有管理责任

研究者和临床试验机构应当指派有资格的药师或者其他人员管理试验用药品。试验用药品在临床试验机构的接收、贮存、分发、回收、退还及未使用的处置等管理应当遵守相应的规定并保存记录。试验用药品管理的记录应当包括日期、数量、批号/序列号、有效期、分配编码、签名等。研究者应当保存每位受试者使用试验用药品数量和剂量的记录。试验用药品的使用数量和剩余数量应当与申办者提供的数量一致。

　　试验用药品的贮存应当符合相应的贮存条件。研究者应当确保试验用药品按照试验方案使用，应当向受试者说明试验用药品的正确使用方法。研究者应当对生物等效性试验的临床试验用药品进行随机抽取留样。临床试验机构至少保存留样至药品上市后 2 年。临床试验机构可将留存样品委托具备条件的独立的第三方保存，但不得返还申办者或者与其利益相关的第三方。

（七）　研究者应当遵守临床试验的随机化程序

　　盲法试验应当按照试验方案的要求实施揭盲。若意外破盲或者因严重不良事件等情况紧急揭盲时，研究者应当向申办者书面说明原因。

（八）　研究者实施知情同意，应当遵守赫尔辛基宣言的伦理原则

　　研究者实施知情同意，应当遵守赫尔辛基宣言的伦理原则，并符合以下要求。

　　（1）研究者应当使用经伦理委员会同意的最新版的知情同意书和其他提供给受试者的信息。如有必要，临床试验过程中的受试者应当再次签署知情同意书。

　　（2）研究者获得可能影响受试者继续参加试验的新信息时，应当及时告知受试者或者其监护人，并作相应记录。

　　（3）研究人员不得采用强迫、利诱等不正当的方式影响受试者参加或者继续临床试验。

　　（4）研究者或者指定研究人员应当充分告知受试者有关临床试验的所有相关事宜，包括书面信息和伦理委员会的同意意见。

　　（5）知情同意书等提供给受试者的口头和书面资料均应当采用通俗易懂的语言和表达方式，使受试者或者其监护人、见证人易于理解。

　　（6）签署知情同意书之前，研究者或者指定研究人员应当给予受试者或者其监护人充分的时间和机会了解临床试验的详细情况，并详尽回答受试者或者其监护人提出的与临床试验相关的问题。

　　（7）受试者或者其监护人以及执行知情同意的研究者应当在知情同意书上分别签名并注明日期，如非受试者本人签署，应当注明关系。

　　（8）若受试者或者其监护人缺乏阅读能力，应当有一位公正的见证人见证整个知情同意过程。研究者应当向受试者或者其监护人、见证人详细说明知情同意书和其他文字资料的内容。如受试者或者其监护人口头同意参加试验，在有能力情况下应当尽量签署知情同意书，见证人还应当在知情同意书上签字并注明日期，以证明受试者或者其监护人就知情同意书和其他文字资料得到了研究者准确的解释，并理解了相关内容，同意参加临床试验。

　　（9）受试者或者其监护人应当得到已签署姓名和日期的知情同意书原件或者副本和其他提供给受试者的书面资料，包括更新版知情同意书原件或者副本和其他提供给受试者的书面资料的修订文本。

　　（10）受试者为无民事行为能力的，应当取得其监护人的书面知情同意；受试者为限制民事行为能力的，应当取得本人及其监护人的书面知情同意。当监护人代表受试者知情同意时，应当在受试者可理解的范围内告知受试者临床试验的相关信息，并尽量让受试者亲自签署知情同意书和注明日期。

　　（11）紧急情况下，参加临床试验前不能获得受试者的知情同意时，其监护人可以代表受试者知情同意，若其监护人也不在场时，受试者的入选方式应当在试验方案以及其他文件中清楚表述，并获得伦理委员会的书面同意；同时应当尽快得到受试者或者其监护人可以继续参加临床试验的知情同意。

　　（12）当受试者参加非治疗性临床试验，应当由受试者本人在知情同意书上签字同意和注明日期。

　　只有符合下列条件，非治疗临床试验可由监护人代表受试者知情同意：临床试验只能在无知情同意能力的受试者中实施；受试者的预期风险低；受试者健康的负面影响已减至最低，且法律法规不禁止该

类临床试验的实施；该类受试者的入选已经得到伦理委员会审查同意。该类临床试验原则上只能在患有试验药物适用的疾病或者状况的患者中实施。在临床试验中应当严密观察受试者，若受试者出现过度痛苦或者不适的表现，应当让其退出试验，还应当给以必要的处置以保证受试者的安全。

（13）病史记录中应当记录受试者知情同意的具体时间和人员。

（14）儿童作为受试者，应当征得其监护人的知情同意并签署知情同意书。当儿童有能力做出同意参加临床试验的决定时，还应当征得其本人同意，如果儿童受试者本人不同意参加临床试验或者中途决定退出临床试验时，即使监护人已经同意参加或者愿意继续参加，也应当以儿童受试者本人的决定为准，除非在严重或者危及生命疾病的治疗性临床试验中，研究者、其监护人认为儿童受试者若不参加研究其生命会受到危害，这时其监护人的同意即可使患者继续参与研究。在临床试验过程中，儿童受试者达到了签署知情同意的条件，则需要由本人签署知情同意之后方可继续实施。

（九）知情同意书和提供给受试者的其他资料的合规要求

知情同意书应当包括：①临床试验概况。②试验目的。③试验治疗和随机分配至各组的可能性。④受试者需要遵守的试验步骤，包括创伤性医疗操作。⑤受试者的义务。⑥临床试验所涉及试验性的内容。⑦试验可能致受试者的风险或者不便，尤其是存在影响胚胎、胎儿或者哺乳婴儿的风险时。⑧试验预期的获益，以及不能获益的可能性。⑨其他可选的药物和治疗方法，及其重要的潜在获益和风险。⑩受试者发生与试验相关的损害时，可获得补偿以及治疗。⑪受试者参加临床试验可能获得的补偿。⑫受试者参加临床试验预期的花费。

提供给受试者的其他资料还有：⑬受试者参加试验是自愿的，可以拒绝参加或者有权在试验任何阶段随时退出试验而不会遭到歧视或者报复，其医疗待遇与权益不会受到影响。⑭在不违反保密原则和相关法规的情况下，监查员、稽查员、伦理委员会和药品监督管理部门检查人员可以查阅受试者的原始医学记录，以核实临床试验的过程和数据。⑮受试者相关身份鉴别记录的保密事宜，不公开使用。如果发布临床试验结果，受试者的身份信息仍保密。⑯有新的可能影响受试者继续参加试验的信息时，将及时告知受试者或者其监护人。⑰当存在有关试验信息和受试者权益的问题以及发生试验相关损害时，受试者可联系的研究者和伦理委员会及其联系方式。⑱受试者可能被终止试验的情况以及理由。⑲受试者参加试验的预期持续时间。⑳参加该试验的预计受试者人数。

（十）试验记录和报告的合规要求

试验的记录和报告应当符合以下要求。

（1）研究者应当监督试验现场的数据采集、各研究人员履行其工作职责的情况。

（2）研究者应当确保所有临床试验数据是从临床试验的源文件和试验记录中获得的，是准确、完整、可读和及时的。源数据应当具有可归因性、易读性、同时性、原始性、准确性、完整性、一致性和持久性。源数据的修改应当留痕，不能掩盖初始数据，并记录修改的理由。以患者为受试者的临床试验，相关的医疗记录应当载入门诊或者住院病历系统。临床试验机构的信息化系统具备建立临床试验电子病历条件时，研究者应当首选使用，相应的计算机化系统应当具有完善的权限管理和稽查轨迹，可以追溯至记录的创建者或者修改者，保障所采集的源数据可以溯源。

（3）研究者应当按照申办者提供的指导说明填写和修改病例报告表，确保各类病例报告表及其他报告中的数据准确、完整、清晰和及时。病例报告表中数据应当与源文件一致，若存在不一致应当做出合理的解释。病例报告表中数据的修改，应当使初始记录清晰可辨，保留修改轨迹，必要时解释理由，修改者签名并注明日期。

申办者应当有书面程序确保其对病例报告表的改动是必要的、被记录的，并得到研究者的同意。研究者应当保留修改和更正的相关记录。

（4）研究者和临床试验机构应当按"临床试验必备文件"和药品监督管理部门的相关要求，妥善保存试验文档。

（5）在临床试验的信息和受试者信息处理过程中应当注意避免信息的非法或者未授权的查阅、公开、散播、修改、损毁、丢失。临床试验数据的记录、处理和保存应当确保记录和受试者信息的保密性。

（6）申办者应当与研究者和临床试验机构就必备文件保存时间、费用和到期后的处理在合同中予以明确。

（7）根据监查员、稽查员、伦理委员会或者药品监督管理部门的要求，研究者和临床试验机构应当配合并提供所需的与试验有关的记录。

（十一）研究者的安全性报告合规要求

研究者的安全性报告应当符合以下要求：除试验方案或者其他文件（如研究者手册）中规定不需立即报告的严重不良事件外，研究者应当立即向申办者书面报告所有严重不良事件，随后应当及时提供详尽、书面的随访报告。严重不良事件报告和随访报告应当注明受试者在临床试验中的鉴认代码，而不是受试者的真实姓名、公民身份号码和住址等身份信息。试验方案中规定的、对安全性评价重要的不良事件和实验室异常值，应当按照试验方案的要求和时限向申办者报告。涉及死亡事件的报告，研究者应当向申办者和伦理委员会提供其他所需要的资料，如尸检报告和最终医学报告。

研究者收到申办者提供的临床试验的相关安全性信息后应当及时签收阅读，并考虑受试者的治疗，是否进行相应调整，必要时尽早与受试者沟通，并应当向伦理委员会报告由申办方提供的可疑且非预期严重不良反应。

（十二）提前终止或者暂停临床试验时研究者的合规要求

提前终止或者暂停临床试验时，研究者应当及时通知受试者，并给予受试者适当的治疗和随访。此外：①研究者未与申办者商议而终止或者暂停临床试验，研究者应当立即向临床试验机构、申办者和伦理委员会报告，并提供详细的书面说明。②申办者终止或者暂停临床试验，研究者应当立即向临床试验机构、伦理委员会报告，并提供详细书面说明。③伦理委员会终止或者暂停已经同意的临床试验，研究者应当立即向临床试验机构、申办者报告，并提供详细书面说明。

（十三）研究者提供试验进展报告的合规要求

研究者应当提供试验进展报告。①研究者应当向伦理委员会提交临床试验的年度报告，或者应当按照伦理委员会的要求提供进展报告。②出现可能显著影响临床试验的实施或者增加受试者风险的情况，研究者应当尽快向申办者、伦理委员会和临床试验机构书面报告。③临床试验完成后，研究者应当向临床试验机构报告；研究者应当向伦理委员会提供临床试验结果的摘要，向申办者提供药品监督管理部门所需要的临床试验相关报告。

三、申办者

申办者，指负责临床试验的发起、管理和提供临床试验经费的个人、组织或者机构。其合规要求如下。

（一）申办者临床试验的基本考虑

申办者应当把保护受试者的权益和安全以及临床试验结果的真实、可靠作为临床试验的基本考虑。

（二）申办者临床试验质量管理的合规要求

1. 申办者应当建立临床试验的质量管理体系　申办者的临床试验的质量管理体系应当涵盖临床试验的全过程，包括临床试验的设计、实施、记录、评估、结果报告和文件归档。质量管理包括有效的试验方案设计、收集数据的方法及流程、对于临床试验中做出决策所必需的信息采集。

临床试验质量保证和质量控制的方法应当与临床试验内在的风险和所采集信息的重要性相符。申办者应当保证临床试验各个环节的可操作性，试验流程和数据采集避免过于复杂。试验方案、病例报告表及其他相关文件应当清晰、简洁和前后一致。

申办者应当履行管理职责。根据临床试验需要可建立临床试验的研究和管理团队，以指导、监督临床试验实施。研究和管理团队内部的工作应当及时沟通。在药品监督管理部门检查时，研究和管理团队均应当派员参加。

2. 申办者基于风险进行质量管理

（1）试验方案制定时应当明确保护受试者权益和安全以及保证临床试验结果可靠的关键环节和数据。

（2）应当识别影响到临床试验关键环节和数据的风险。该风险应当从两个层面考虑：系统层面，如设施设备、标准操作规程、计算机化系统、人员、供应商；临床试验层面，如试验药物、试验设计、数据收集和记录、知情同意过程。

（3）风险评估应当考虑在现有风险控制下发生差错的可能性；该差错对保护受试者权益和安全以及数据可靠性的影响；该差错被监测到的程度。

（4）应当识别可减少或者可被接受的风险。减少风险的控制措施应当体现在试验方案的设计和实施、监查计划、各方职责明确的合同、标准操作规程的依从性以及各类培训。

预先设定质量风险的容忍度时，应当考虑变量的医学和统计学特点及统计设计，以鉴别影响受试者安全和数据可靠的系统性问题。出现超出质量风险的容忍度的情况时，应当评估是否需要采取进一步的措施。

（5）临床试验期间，质量管理应当有记录，并及时与相关各方沟通，促使风险评估和质量持续改进。

（6）申办者应当结合临床试验期间的新知识和经验，定期评估风险控制措施，以确保现行的质量管理的有效性和适用性。

（7）申办者应当在临床试验报告中说明所采用的质量管理方法，并概述严重偏离质量风险容忍度的事件和补救措施。

3. 申办者的质量保证和质量控制　申办者的质量保证和质量控制应当符合以下要求。

（1）申办者负责制定、实施和及时更新有关临床试验质量保证和质量控制系统的标准操作规程，确保临床试验的实施、数据的产生、记录和报告均遵守试验方案、GCP 和相关法律法规的要求。

（2）临床试验和实验室检测的全过程均需严格按照质量管理标准操作规程进行。数据处理的每个阶段均有质量控制，以保证所有数据是可靠的，数据处理过程是正确的。

（3）申办者应当与研究者和临床试验机构等所有参加临床试验的相关单位签订合同，明确各方职责。

（4）申办者与各相关单位签订的合同中应当注明申办者的监查和稽查、药品监督管理部门的检查可直接去到试验现场，查阅源数据、源文件和报告。

（三）申办者委托合同研究组织等的合规要求

1. 申办者委托合同研究组织应当符合以下要求

（1）申办者可以将其临床试验的部分或者全部工作和任务委托给合同研究组织，但申办者仍然是临床试验数据质量和可靠性的最终责任人，应当监督合同研究组织承担的各项工作。合同研究组织应当实施质量保证和质量控制。

（2）申办者委托给合同研究组织的工作应当签订合同。合同中应当明确以下内容：委托的具体工作以及相应的标准操作规程；申办者有权确认被委托工作执行标准操作规程的情况；对被委托方的书面要求；被委托方需要提交给申办者的报告要求；与受试者的损害赔偿措施相关的事项；其他与委托工作有关的事项。合同研究组织如存在任务转包，应当获得申办者的书面批准。

（3）未明确委托给合同研究组织的工作和任务，其职责仍由申办者负责。

（4）GCP中对申办者的要求，适用于承担申办者相关工作和任务的合同研究组织。

2. 指定专家咨询 申办者应当指定有能力的医学专家及时对临床试验的相关医学问题进行咨询。

3. 选用专业人员参与试验 申办者应当选用有资质的生物统计学家、临床药理学家和临床医生等参与试验，包括设计试验方案和病例报告表、制定统计分析计划、分析数据、撰写中期和最终的试验总结报告。

（四）申办者在试验管理、数据处理与记录保存方面的合规要求

申办者在试验管理、数据处理与记录保存中应当符合以下要求。

（1）申办者应当选用有资质的人员监督临床试验的实施、数据处理、数据核对、统计分析和试验总结报告的撰写。

（2）申办者可以建立独立的数据监查委员会，以定期评价临床试验的进展情况，包括安全性数据和重要的有效性终点数据。独立的数据监查委员会可以建议申办者是否可以继续实施、修改或者停止正在实施的临床试验。独立的数据监查委员会应当有书面的工作流程，应当保存所有相关会议记录。

（3）申办者使用的电子数据管理系统，应当通过可靠的系统验证，符合预先设置的技术性能，以保证试验数据的完整、准确、可靠，并保证在整个试验过程中系统始终处于验证有效的状态。

（4）电子数据管理系统应当具有完整的使用标准操作规程，覆盖电子数据管理的设置、安装和使用；标准操作规程应当说明该系统的验证、功能测试、数据采集和处理、系统维护、系统安全性测试、变更控制、数据备份、恢复、系统的应急预案和软件报废；标准操作规程应当明确使用计算机化系统时，申办者、研究者和临床试验机构的职责。所有使用计算机化系统的人员应当经过培训。

（5）计算机化系统数据修改的方式应当预先规定，其修改过程应当完整记录，原数据（如保留电子数据稽查轨迹、数据轨迹和编辑轨迹）应当保留；电子数据的整合、内容和结构应当有明确规定，以确保电子数据的完整性；当计算机化系统出现变更时，如软件升级或者数据转移等，确保电子数据的完整性更为重要。

若数据处理过程中发生数据转换，确保转换后的数据与原数据一致，和该数据转化过程的可见性。

（6）保证电子数据管理系统的安全性，未经授权的人员不能访问；保存被授权修改数据人员的名单；电子数据应当及时备份；盲法设计的临床试验，应当始终保持盲法状态，包括数据录入和处理。

（7）申办者应当使用受试者鉴认代码，鉴别每一位受试者所有临床试验数据。盲法试验揭盲以后，申办者应当及时把受试者的试验用药品情况书面告知研究者。

（8）申办者应当保存与申办者相关的临床试验数据，有些参加临床试验的相关单位获得的其他数

据，也应当作为申办者的特定数据保留在临床试验必备文件内。

（9）申办者暂停或者提前终止实施中的临床试验，应当通知所有相关的研究者和临床试验机构和药品监督管理部门。

（10）试验数据所有权的转移，需符合相关法律法规的要求。

（11）申办者应当书面告知研究者和临床试验机构对试验记录保存的要求；当试验相关记录不再需要时，申办者也应当书面告知研究者和临床试验机构。

（五）申办者选择研究者的合规要求

申办者选择研究者应当符合以下要求。

（1）申办者负责选择研究者和临床试验机构。研究者均应当经过临床试验的培训、有临床试验的经验，有足够的医疗资源完成临床试验。多个临床试验机构参加的临床试验，如需选择组长单位由申办者负责。

（2）涉及医学判断的样本检测实验室，应当符合相关规定并具备相应资质。临床试验中采集标本的管理、检测、运输和储存应当保证质量。禁止实施与伦理委员会同意的试验方案无关的生物样本检测（如基因等）。临床试验结束后，剩余标本的继续保存或者将来可能被使用等情况，应当由受试者签署知情同意书，并说明保存的时间和数据的保密性问题，以及在何种情况下数据和样本可以和其他研究者共享等。

（3）申办者应当向研究者和临床试验机构提供试验方案和最新的研究者手册，并应当提供足够的时间让研究者和临床试验机构审议试验方案和相关资料。

临床试验各方参与临床试验前，申办者应当明确其职责，并在签订的合同中注明。

（六）申办者经济补偿或者赔偿的合规要求

申办者应当采取适当方式保证可以给予受试者和研究者补偿或者赔偿。

（1）申办者应当向研究者和临床试验机构提供与临床试验相关的法律上、经济上的保险或者保证，并与临床试验的风险性质和风险程度相适应。但不包括研究者和临床试验机构自身的过失所致的损害。

（2）申办者应当承担受试者与临床试验相关的损害或者死亡的诊疗费用，以及相应的补偿。申办者和研究者应当及时兑付给予受试者的补偿或者赔偿。

（3）申办者提供给受试者补偿的方式方法，应当符合相关的法律法规。

（4）申办者应当免费向受试者提供试验用药品，支付与临床试验相关的医学检测费用。

（七）临床试验合同的合规要求

申办者与研究者和临床试验机构签订的合同，应当明确试验各方的责任、权利和利益，以及各方应当避免的、可能的利益冲突。合同的试验经费应当合理，符合市场规律。申办者、研究者和临床试验机构应当在合同上签字确认。合同内容中应当包括：临床试验的实施过程中遵守 GCP 及相关的临床试验的法律法规；执行经过申办者和研究者协商确定的、伦理委员会同意的试验方案；遵守数据记录和报告程序；同意监查、稽查和检查；临床试验相关必备文件的保存及其期限；发表文章、知识产权等的约定。

（八）临床试验许可或备案的合规要求

临床试验开始前，申办者应当向药品监督管理部门提交相关的临床试验资料，并获得临床试验的许可或者完成备案。递交的文件资料应当注明版本号及版本日期。

申办者应当从研究者和临床试验机构获取伦理委员会的名称和地址、参与项目审查的伦理委员会委员名单、符合 GCP 及相关法律法规的审查声明以及伦理委员会审查同意的文件和其他相关资料。

申办者在拟定临床试验方案时，应当有足够的安全性和有效性数据支持其给药途径、给药剂量和持续用药时间。当获得重要的新信息时，申办者应当及时更新研究者手册。

（九）试验用药品的合规要求

1. 试验用药品的制备、包装、标签和编码应当符合以下要求。

（1）试验药物制备应当符合临床试验用药品生产质量管理相关要求；试验用药品的包装标签上应当标明仅用于临床试验、临床试验信息和临床试验用药品信息；在盲法试验中能够保持盲态。

（2）申办者应当明确规定试验用药品的贮存温度、运输条件（是否需要避光）、贮存时限、药物溶液的配制方法和过程及药物输注的装置要求等。试验用药品的使用方法应当告知试验的所有相关人员，包括监查员、研究者、药剂师、药物保管人员等。

（3）试验用药品的包装，应当能确保药物在运输和贮存期间不被污染或者变质。

（4）在盲法试验中，试验用药品的编码系统应当包括紧急揭盲程序，以便在紧急医学状态时能够迅速识别何种试验用药品，而不破坏临床试验的盲态。

2. 试验用药品的供给和管理应当符合以下要求。

（1）申办者负责向研究者和临床试验机构提供试验用药品。

（2）申办者在临床试验获得伦理委员会同意和药品监督管理部门许可或者备案之前，不得向研究者和临床试验机构提供试验用药品。

（3）申办者应当向研究者和临床试验机构提供试验用药品的书面说明，说明应当明确试验用药品的使用、贮存和相关记录。申办者制定试验用药品的供给和管理规程，包括试验用药品的接收、贮存、分发、使用及回收等。从受试者处回收以及研究人员未使用试验用药品应当返还申办者，或者经申办者授权后由临床试验机构进行销毁。

（4）申办者应当确保试验用药品及时送达研究者和临床试验机构，保证受试者及时使用；保存试验用药品的运输、接收、分发、回收和销毁记录；建立试验用药品回收管理制度，保证缺陷产品的召回、试验结束后的回收、过期后回收；建立未使用试验用药品的销毁制度。所有试验用药品的管理过程应当有书面记录，全过程计数准确。

（5）申办者应当采取措施确保试验期间试验用药品的稳定性。试验用药品的留存样品保存期限，在试验用药品贮存时限内，应当保存至临床试验数据分析结束或者相关法规要求的时限，两者不一致时取其中较长的时限。

3. 申办者负责药物试验期间试验用药品的安全性评估。申办者应当将临床试验中发现的可能影响受试者安全、可能影响临床试验实施、可能改变伦理委员会同意意见的问题，及时通知研究者和临床试验机构、药品监督管理部门。

4. 申办者应当按照要求和时限报告药物不良反应。

（1）申办者收到任何来源的安全性相关信息后，均应当立即分析评估，包括严重性、与试验药物的相关性以及是否为预期事件等。申办者应当将可疑且非预期严重不良反应快速报告给所有参加临床试验的研究者及临床试验机构、伦理委员会；申办者应当向药品监督管理部门和卫生健康主管部门报告可疑且非预期严重不良反应。

（2）申办者提供的药物研发期间安全性更新报告应当包括临床试验风险与获益的评估，有关信息通报给所有参加临床试验的研究者及临床试验机构、伦理委员会。

（十）试验记录查阅权限的合规要求

申办者应当明确试验记录的查阅权限。

（1）申办者应当在试验方案或者合同中明确研究者和临床试验机构允许监查员、稽查员、伦理委员会的审查者及药品监督管理部门的检查人员，能够直接查阅临床试验相关的源数据和源文件。

（2）申办者应当确认每位受试者均以书面形式同意监查员、稽查员、伦理委员会的审查者及药品监督管理部门的检查人员直接查阅其与临床试验有关的原始医学记录。

（十一）临床试验监查的合规要求

监查，指监督临床试验的进展，并保证临床试验按照试验方案、标准操作规程和相关法律法规要求实施、记录和报告的行动。

1. 临床试验监查的要求

（1）监查的目的是为了保证临床试验中受试者的权益，保证试验记录与报告的数据准确、完整，保证试验遵守已同意的方案、GCP和相关法规。

（2）申办者委派的监查员应当受过相应的培训，具备医学、药学等临床试验监查所需的知识，能够有效履行监查职责。

（3）申办者应当建立系统的、有优先顺序的、基于风险评估的方法，对临床试验实施监查。监查的范围和性质可具有灵活性，允许采用不同的监查方法以提高监查的效率和有效性。申办者应当将选择监查策略的理由写在监查计划中。

（4）申办者制定监查计划。监查计划应当特别强调保护受试者的权益，保证数据的真实性，保证应对临床试验中的各类风险。监查计划应当描述监查的策略、对试验各方的监查职责、监查的方法以及应用不同监查方法的原因。监查计划应当强调对关键数据和流程的监查。监查计划应当遵守相关法律法规。

（5）申办者应当制定监查标准操作规程，监查员在监查工作中应当执行标准操作规程。

（6）申办者应当实施临床试验监查，监查的范围和性质取决于临床试验的目的、设计、复杂性、盲法、样本大小和临床试验终点等。

（7）现场监查和中心化监查应当基于临床试验的风险结合进行。现场监查是在临床试验现场进行监查，通常应当在临床试验开始前、实施中和结束后进行。中心化监查是及时的对正在实施的临床试验进行远程评估，以及汇总不同的临床试验机构采集的数据进行远程评估。中心化监查的过程有助于提高临床试验的监查效果，是对现场监查的补充。

中心化监查中应用统计分析可确定数据的趋势，包括不同的临床试验机构内部和临床试验机构间的数据范围及一致性，并能分析数据的特点和质量，有助于选择监查现场和监查程序。

（8）特殊情况下，申办者可以将监查与其他的试验工作结合进行，如研究人员培训和会议。监查时，可采用统计学抽样调查的方法核对数据。

2. 监查员的职责

（1）监查员应当熟悉试验用药品的相关知识，熟悉试验方案、知情同意书及其他提供给受试者的书面资料的内容，熟悉临床试验标准操作规程和GCP等相关法规。

（2）监查员应当按照申办者的要求认真履行监查职责，确保临床试验按照试验方案正确地实施和记录。

（3）监查员是申办者和研究者之间的主要联系人。在临床试验前确认研究者具备足够的资质和资源来完成试验，临床试验机构具备完成试验的适当条件，包括人员配备与培训情况，实验室设备齐全、运转良好，具备各种与试验有关的检查条件。

（4）监查员应当核实临床试验过程中试验用药品在有效期内、保存条件可接受、供应充足；试验用药品是按照试验方案规定的剂量只提供给合适的受试者；受试者收到正确使用、处理、贮存和归还试验用药品的说明；临床试验机构接收、使用和返还试验用药品有适当的管控和记录；临床试验机构对未使用的试验用药品的处置符合相关法律法规和申办者的要求。

（5）监查员核实研究者在临床试验实施中对试验方案的执行情况；确认在试验前所有受试者或者其监护人均签署了知情同意书；确保研究者收到最新版的研究者手册、所有试验相关文件、试验必须用品，并按照相关法律法规的要求实施；保证研究人员对临床试验有充分的了解。

（6）监查员核实研究人员履行试验方案和合同中规定的职责，以及这些职责是否委派给未经授权的人员；确认入选的受试者合格并汇报入组率及临床试验的进展情况；确认数据的记录与报告正确完整，试验记录和文件实时更新、保存完好；核实研究者提供的所有医学报告、记录和文件都是可溯源的、清晰的、同步记录的、原始的、准确的和完整的、注明日期和试验编号的。

（7）监查员核对病例报告表录入的准确性和完整性，并与源文件比对。监查员应当注意核对试验方案规定的数据在病例报告表中有准确记录，并与源文件一致；确认受试者的剂量改变、治疗变更、不良事件、合并用药、并发症、失访、检查遗漏等在病例报告表中均有记录；确认研究者未能做到的随访、未实施的试验、未做的检查，以及是否对错误、遗漏做出纠正等在病例报告表中均有记录；核实入选受试者的退出与失访在病例报告表中均有记录并说明。

（8）监查员对病例报告表的填写错误、遗漏或者字迹不清楚应当通知研究者；监查员应当确保所作的更正、添加或者删除是由研究者或者被授权人操作，并且有修改人签名、注明日期，必要时说明修改理由。

（9）监查员确认不良事件按照相关法律法规、试验方案、伦理委员会、申办者的要求，在规定的期限内进行了报告。

（10）监查员确认研究者是否按照GCP保存了必备文件。

（11）监查员对偏离试验方案、标准操作规程、相关法律法规要求的情况，应当及时与研究者沟通，并采取适当措施防止再次发生。

3. 其他 监查员在每次监查后，应当及时书面报告申办者；报告应当包括监查日期、地点、监查员姓名、监查员接触的研究者和其他人员的姓名等；报告应当包括监查工作的摘要、发现临床试验中问题和事实陈述、与试验方案的偏离和缺陷以及监查结论；报告应当说明对监查中发现的问题已采取的或者拟采用的纠正措施，为确保试验遵守试验方案实施的建议；报告应该提供足够的细节，以便审核是否符合监查计划。中心化监查报告可以与现场监查报告分别提交。申办者应当对监查报告中的问题审核和跟进，并形成文件保存。

（十二）临床试验稽查的合规要求

稽查，指对临床试验相关活动和文件进行系统的、独立的检查，以评估确定临床试验相关活动的实施、试验数据的记录、分析和报告是否符合试验方案、标准操作规程和相关法律法规的要求。临床试验的稽查应当符合以下要求。

（1）申办者为评估临床试验的实施和对法律法规的依从性，可以在常规监查之外开展稽查。

（2）申办者选定独立于临床试验的人员担任稽查员，不能是监查人员兼任。稽查员应当经过相应的培训和具有稽查经验，能够有效履行稽查职责。

（3）申办者应当制定临床试验和试验质量管理体系的稽查规程，确保临床试验中稽查规程的实施。该规程应当拟定稽查目的、稽查方法、稽查次数和稽查报告的格式内容。稽查员在稽查过程中观察和发现的问题均应当有书面记录。

（4）申办者制定稽查计划和规程，应当依据向药品监督管理部门提交的资料内容、临床试验中受试者的例数、临床试验的类型和复杂程度、影响受试者的风险水平和其他已知的相关问题。

（5）药品监督管理部门根据工作需要，可以要求申办者提供稽查报告。

（6）必要时申办者应当提供稽查证明。

（十三）保证临床试验依从性的合规要求

申办者应当保证临床试验的依从性。

（1）发现研究者、临床试验机构、申办者的人员在临床试验中不遵守试验方案、标准操作规程、GCP、相关法律法规时，申办者应当立即采取措施予以纠正，保证临床试验的良好依从性。

（2）发现重要的依从性问题时，可能对受试者安全和权益，或者对临床试验数据可靠性产生重大影响的，申办者应当及时进行根本原因分析，采取适当的纠正和预防措施。若违反试验方案或者 GCP 的问题严重时，申办者可追究相关人员的责任，并报告药品监督管理部门。

（3）发现研究者、临床试验机构有严重的或者劝阻不改的不依从问题时，申办者应当终止该研究者、临床试验机构继续参加临床试验，并及时书面报告药品监督管理部门。同时，申办者和研究者应当采取相应的紧急安全性措施，以保护受试者的安全和权益。

（十四）提前终止或者暂停临床试验的合规要求

申办者提前终止或者暂停临床试验，应当立即告知研究者和临床试验机构、药品监督管理部门，并说明理由。

临床试验完成或者提前终止，申办者应当按照相关法律法规要求向药品监督管理部门提交临床试验报告。临床试验总结报告应当全面、完整、准确反映临床试验结果，临床试验总结报告安全性、有效性数据应当与临床试验源数据一致。

（十五）开展多中心试验的合规要求

申办者开展多中心试验应当符合以下要求。

（1）申办者应当确保参加临床试验的各中心均能遵守试验方案。

（2）申办者应当向各中心提供相同的试验方案。各中心按照方案遵守相同的临床和实验室数据的统一评价标准和病例报告表的填写指导说明。

（3）各中心应当使用相同的病例报告表，以记录在临床试验中获得的试验数据。申办者若需要研究者增加收集试验数据，在试验方案中应当表明此内容，申办者向研究者提供附加的病例报告表。

（4）在临床试验开始前，应当有书面文件明确参加临床试验的各中心研究者的职责。

（5）申办者应当确保各中心研究者之间的沟通。

四、试验方案

试验方案，指说明临床试验目的、设计、方法学、统计学考虑和组织实施的文件。试验方案通常还应当包括临床试验的背景和理论基础，该内容也可以在其他参考文件中给出。试验方案包括方案及其修订版。

试验方案通常包括基本信息、研究背景资料、试验目的、试验设计、实施方式（方法、内容、步骤）等内容。

1. 基本信息　一般包含：①试验方案标题、编号、版本号和日期。②申办者的名称和地址。③申办者授权签署、修改试验方案的人员姓名、职务和单位。④申办者的医学专家姓名、职务、所在单位地址和电话。⑤研究者姓名、职称、职务，临床试验机构的地址和电话。⑥参与临床试验的单位及相关部门名称、地址。

2. 研究背景资料　通常包含：①试验月药品名称与介绍。②试验药物在非临床研究和临床研究中与临床试验相关、具有潜在临床意义的发现。③对受试人群的已知和潜在的风险和获益。④试验用药品的给药途径、给药剂量、给药方法及治疗时程的描述，并说明理由。⑤强调临床试验需要按照试验方案、GCP及相关法律法规实施。⑥临床试验的目标人群。⑦临床试验相关的研究背景资料、参考文献和数据来源。

3. 试验目的　试验方案中应当详细描述临床试验的目的。

4. 试验设计　临床试验的科学性和试验数据的可靠性，主要取决于试验设计。试验设计通常包括：①明确临床试验的主要终点和次要终点。②对照组选择的理由和试验设计的描述（如双盲、安慰剂对照、平行组设计），并对研究设计、流程和不同阶段以流程图形式表示。③减少或者控制偏倚所采取的措施，包括随机化和盲法的方法和过程。采用单盲或者开放性试验需要说明理由和控制偏倚的措施。④治疗方法、试验用药品的剂量、给药方案；试验用药品的剂型、包装、标签。⑤受试者参与临床试验的预期时长和具体安排，包括随访等。⑥受试者、部分临床试验及全部临床试验的"暂停试验标准""终止试验标准"。⑦试验用药品管理流程。⑧盲底保存和揭盲的程序。⑨明确何种试验数据可作为源数据直接记录在病例报告表中。

5. 实施方式（方法、内容、步骤）　试验方案中通常包括临床和实验室检查的项目内容。具体内容如下。

受试者的选择和退出　通常包括：①受试者的入选标准。②受试者的排除标准。③受试者退出临床试验的标准和程序。

受试者的治疗　通常包括：①受试者在临床试验各组应用的所有试验用药品名称、给药剂量、给药方案、给药途径和治疗时间以及随访期限。②临床试验前和临床试验中允许的合并用药（包括急救治疗用药）或者治疗和禁止使用的药物或者治疗。③评价受试者依从性的方法。

制定明确的访视和随访计划　通常包括临床试验期间、临床试验终点、不良事件评估及试验结束后的随访和医疗处理。

有效性评价　通常包括：①详细描述临床试验的有效性指标。②详细描述有效性指标的评价、记录、分析方法和时间点。

安全性评价　通常包括：①详细描述临床试验的安全性指标。②详细描述安全性指标的评价、记录、分析方法和时间点。③不良事件和伴随疾病的记录和报告程序。④不良事件的随访方式与期限。

6. 统计　通常包括：①确定受试者样本量，并根据前期试验或者文献数据说明理由。②显著性水平，如有调整说明原因。③说明主要评价指标的统计假设，包括原假设和备择假设，简要描述拟采用的具体统计方法和统计分析软件。若需要进行期中分析，应当说明理由、分析时点及操作规程。④缺失数据、未用数据和不合逻辑数据的处理方法。⑤明确偏离原定统计分析计划的修改程序。⑥明确定义用于统计分析的受试者数据集，包括所有参加随机化的受试者、所有服用过试验用药品的受试者、所有符合入选的受试者和可用于临床试验结果评价的受试者。

7. 质量控制和质量保证　试验方案中应当包括实施临床试验质量控制和质量保证。

8. 伦理学问题的考虑　试验方案中通常包括该试验相关的伦理学问题的考虑。

9. 试验数据的管理　试验方案中通常说明试验数据的采集与管理流程、数据管理与采集所使用的系统、数据管理各步骤及任务，以及数据管理的质量保障措施。

如果合同或者协议没有规定，试验方案中通常包括临床试验相关的直接查阅源文件、数据处理和记录保存、财务和保险。

五、研究者手册

（一）研究者手册的概念

1. 概念　申办者提供的《研究者手册》是关于试验药物的药学、非临床和临床资料的汇编。

2. 研究者手册的内容　其内容包括试验药物的化学、药学、毒理学、药理学和临床的资料和数据。

（1）扉页　研究者手册的扉页写明申办者的名称、试验药物的编号或者名称、版本号、发布日期、替换版本号、替换日期。

（2）目录　目录条目包括：保密性说明、签字页、目录、摘要、前言、试验药物的物理学、化学、药学特性和结构式、非临床研究（非临床药理学、动物体内药代动力学、毒理学）、人体内作用（人体内的药代动力学、安全性和有效性、上市使用情况）、数据概要和研究者指南、注意事项、参考资料（已发表文献、报告，在每一章节末列出）。

（3）摘要　重点说明试验药物研发过程中具重要意义的物理学、化学、药学、药理学、毒理学、药代动力学和临床等信息内容。

（4）前言　简要说明试验药物的化学名称或者已批准的通用名称、批准的商品名；试验药物的所有活性成分、药理学分类及其在同类药品中的预期地位（如优势）；试验药物实施临床试验的立题依据；拟定的试验药物用于疾病的预防、诊断和治疗。前言中应当说明评价试验药物的常规方法。

（5）试验药物的物理学、化学、药学特性和结构式　在研究者手册中应当清楚说明试验用药品的化学式、结构式，简要描述其理化和药学特性。说明试验药物的贮存方法和使用方法。试验药物的制剂信息可能影响临床试验时，应当说明辅料成分及配方理由，以便确保临床试验采取必要的安全性措施。

若试验药物与其他已知药物的结构相似，应当予以说明。

（6）非临床研究介绍　简要描述试验药物非临床研究的药理学、毒理学、药代动力学研究发现的相关结果。说明这些非临床研究的方法学、研究结果，讨论这些发现对人体临床治疗意义的提示、对人体可能的不利作用和对人体非预期效应的相关性。

研究者手册应当提供非临床研究中的信息：试验动物的种属、每组动物的数目和性别、给药剂量单位、给药剂量间隔、给药途径、给药持续时间、系统分布资料、暴露后随访期限。研究结果应当包括试验药物药理效应、毒性效应的特性和频度；药理效应、毒性效应的严重性或者强度；起效时间；药效的可逆性；药物作用持续时间和剂量反应。应当讨论非临床研究中最重要的发现，如量效反应、与人体可能的相关性及可能实施人体研究的多方面问题。若同一种属动物的有效剂量、非毒性剂量的结果可以进行比较研究，则该结果可用于治疗指数的讨论，并说明研究结果与拟定的人用剂量的相关性。比较研究尽可能基于血液或者器官组织水平。

非临床的药理学研究介绍：应当包括试验药物的药理学方面的摘要，如可能，还应当包括试验药物在动物体内的重要代谢研究。摘要中应当包括评价试验药物潜在治疗活性（如有效性模型，受体结合和特异性）的研究，以及评价试验药物安全性的研究（如不同于评价治疗作用的评价药理学作用的专门研究）。

动物的药代动力学介绍：应当包括试验药物在所研究种属动物中的药代动力学、生物转化以及分布的摘要。对发现的讨论应当说明试验药物的吸收、局部以及系统的生物利用度及其代谢，以及它们与动物种属药理学和毒理学发现的关系。

毒理学介绍：在不同动物种属中相关研究所发现的毒理学作用摘要应当包括单剂量给药、重复给药、致癌性、特殊毒理研究（如刺激性和致敏性）、生殖毒性、遗传毒性（致突变性）等方面。

（7）人体内作用　应当充分讨论试验药物在人体的已知作用，包括药代动力学、药效学、剂量反应、安全性、有效性和其他药理学领域的信息。应当尽可能提供已完成的所有试验药物临床试验的摘要。还应当提供临床试验以外的试验药物的使用情况，如上市期间的经验。

试验药物在人体的药代动力学信息摘要，包括药代动力学（吸收和代谢，血浆蛋白结合，分布和消除）；试验药物的一个参考剂型的生物利用度（绝对、相对生物利用度）；人群亚组（如性别、年龄和脏器功能受损）；相互作用（如药物－药物相互作用和食物的作用）；其他药代动力学数据（如在临床试验期间完成的群体研究结果）。

试验药物安全性和有效性：应当提供从前期人体试验中得到的关于试验药物（包括代谢物）的安全性、药效学、有效性和剂量反应信息的摘要及讨论。如果已经完成多项临床试验，应当将多个研究和亚组人群的安全性和有效性数据汇总。可考虑将所有临床试验的药物不良反应（包括所有被研究的适应证）以表格等形式清晰概述。应当讨论适应证或者亚组之间药物不良反应类型及发生率的重要差异。

上市使用情况：应当说明试验药物已经上市或者已获批准的主要国家和地区。从上市使用中得到的重要信息（如处方、剂量、给药途径和药物不良反应）应当予以概述。应当说明试验用药品没有获得批准上市或者退出上市的主要国家和地区。

（8）数据概要和研究者指南　应当对非临床和临床数据进行全面分析讨论，就各种来源的有关试验药物不同方面的信息进行概述，帮助研究者预见到药物不良反应或者临床试验中的其他问题。

3. 中药民族药研究者手册的内容　中药民族药研究者手册的内容参考以上要求制定。还应当注明组方理论依据、筛选信息、配伍、功能、主治、已有的人用药经验、药材基原和产地等；来源于古代经典名方的中药复方制剂，注明其出处；相关药材及处方等资料。

（二）研究者手册的目的

研究者手册目的是帮助研究者和参与试验的其他人员更好地理解和遵守试验方案，帮助研究者理解试验方案中诸多关键的基本要素，包括临床试验的给药剂量、给药次数、给药间隔时间、给药方式等，主要和次要疗效指标和安全性的观察和监测。

（三）研究者手册的合规要求

已上市药品实施临床试验，研究者已充分了解其药理学等相关知识时，可以简化研究者手册。可应用药品说明书等形式替代研究者手册的部分内容，只需要向研究者提供临床试验相关的、重要的以及试验药物最近的、综合性的、详细的信息。

申办者应当制定研究者手册修订的书面程序。在临床试验期间至少一年审阅研究者手册一次。申办者根据临床试验的研发步骤和临床试验过程中获得的相关药物安全性和有效性的新信息，在研究者手册更新之前，应当先告知研究者，必要时与伦理委员会、药品监督管理部门沟通。申办者负责更新研究者手册并及时送达研究者，研究者负责将更新的手册递交伦理委员会。

研究者手册应当让研究者清楚地理解临床试验可能的风险和不良反应，以及可能需要的特殊检查、观察项目和防范措施；这种理解是基于从研究者手册获得的关于试验药物的物理、化学、药学、药理、毒理和临床资料。根据前期人体应用的经验和试验药物的药理学，也应当向研究者提供可能的过量服药和药物不良反应的识别和处理措施的指导。

六、必备文件管理

1. 概念 临床试验必备文件是指评估临床试验实施和数据质量的文件，用于证明研究者、申办者和监查员在临床试验过程中遵守了 GCP 和相关药物临床试验的法律法规要求。

必备文件是申办者稽查、药品监督管理部门检查临床试验的重要内容，并作为确认临床试验实施的真实性和所收集数据完整性的依据。

2. 必备文件保管的合规要求 申办者、研究者和临床试验机构应当确认均有保存临床试验必备文件的场所和条件。保存文件的设备条件应当具备防止光线直接照射、防水、防火等条件，有利于文件的长期保存。应当制定文件管理的标准操作规程。被保存的文件需要易于识别、查找、调阅和归位。用于保存临床试验资料的介质应当确保源数据或者其核证副本在留存期内保存完整和可读取，并定期测试或者检查恢复读取的能力，免于被故意或者无意地更改或者丢失。

临床试验实施中产生的一些文件，如果未列在临床试验必备文件管理目录中，申办者、研究者及临床试验机构也可以根据必要性和关联性将其列入各自的必备文件档案中保存。

申办者应当确保研究者始终可以查阅和在试验过程中可以录入、更正报告给申办者的病例报告表中的数据，该数据不应该只由申办者控制。申办者应当确保研究者能保留已递交给申办者的病例报告表数据。用作源文件的复印件应当满足核证副本的要求。

临床试验开始时，研究者及临床试验机构、申办者双方均应当建立必备文件的档案管理。临床试验结束时，监查员应当审核确认研究者及临床试验机构、申办者的必备文件，这些文件应当被妥善地保存在各自的临床试验档案卷宗内。

3. 必备文件的保存时限 用于申请药品注册的临床试验，必备文件应当至少保存至试验药物被批准上市后 5 年；未用于申请药品注册的临床试验，必备文件应当至少保存至临床试验终止后 5 年。

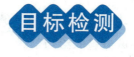
目标检测

答案解析

一、单选题

1. GCP 的中文全称是（　　）。

   A. 药品生产质量管理规范

   B. 药品经营质量管理规范

   C. 药物临床试验质量管理规范

   D. 药物非临床研究质量管理规范

2. 保障受试者权益的主要措施是（　　）。

   A. 有充分的临床试验依据

   B. 试验用药品的正确使用方法

   C. 伦理审查和知情同意

   D. 保障受试者身体状况良好

3. 实施临床试验并对临床试验质量及受试者权益和安全负责的试验现场的负责人，是（　　）。

　　A. 研究者　　　　　　　　　B. 协调研究者　　　　　　C. 申办者　　　　　　　　D. 监查员

4. 不适用《药物临床试验质量管理规范》的，为（　　）。

　　A. 新药Ⅰ、Ⅱ、Ⅲ期临床试验　　　　　　　B. 新药临床试验前研究

　　C. 人体生物等效性研究　　　　　　　　　　D. 药品上市后Ⅳ期临床试验

5. GCP适用于临床试验全过程，包括（　　）。

　　A. 方案设计、批准、实施、监查、稽查、记录、分析、总结和报告

　　B. 方案设计、组织、实施、监查、分析、总结和报告

　　C. 方案设计、组织、实施、记录、分析、总结和报告

　　D. 方案设计、组织、实施、监查、稽查、记录、分析、总结和报告

6. 下列有关药物临床试验机构的表述，不正确的是（　　）。

　　A. 药物临床试验机构的设施与条件立满足安全有效地进行临床试验的需要

　　B. 所有研究者都应具备承担该项临床试验的专业特长、资格和能力，并经过培训

　　C. 我国对药物临床试验机构实行资格准入制度

　　D. 临床试验结束后，研究者和申办者应就试验方案、试验的监查、稽查和标准操作规程以及试验中的职责分工等达成书面协议

7. 以人体（患者或健康受试者）为对象的试验，意在发现或验证某种试验药物的临床医学、药理学以及其他药效学作用、不良反应，或者试验药物的吸收、分布、代谢和排泄，以确定药物的疗效与安全性的系统性试验，为（　　）。

　　A. 临床试验　　　　　　　　B. 非临床研究　　　　　　C. 临床前研究　　　　　　D. 药学研究

8. 新修订的《药物临床试验质量管理规范》（2020年第57号）的施行时间为（　　）。

　　A. 2019年12月1日　　　　　　　　　　　B. 2020年4月23日

　　C. 2003年9月1日　　　　　　　　　　　　D. 2020年7月1日

二、多选题

9. 新药在批准上市前，应当进行的临床试验包括（　　）。

　　A. Ⅰ期临床试验　　　　　　B. Ⅱ期临床试验　　　　　　C. Ⅲ期临床试验

　　D. Ⅳ期临床试验　　　　　　E. 药学研究

10. 下列有关临床研究的术语，表述正确的是（　　）。

　　A. 试验方案，是有关试验药物在进行人体研究时已有的临床与非临床研究资料

　　B. 临床试验的依从性，指临床试验参与各方遵守与临床试验有关要求、GCP和相关法律法规

　　C. 伦理委员会，指由医学、药学及其他背景人员组成的委员会，其职责是通过独立地审查、同意、跟踪审查试验方案及相关文件、获得和记录受试者知情同意所用的方法和材料等，确保受试者的权益、安全受到保护

　　D. 合同研究组织，指通过签订合同授权，执行申办者或者研究者在临床试验中的某些职责和任务的单位

　　E. 设盲，指临床试验中使一方或者多方不知道受试者治疗分配的程序。单盲一般指受试者不知道，双盲一般指受试者、研究者、监查员以及数据分析人员均不知道治疗分配

三、简答题

11. 简述 GCP 关于试验记录和报告的合规要求。

12. 简述 GCP 关于临床试验监查的合规要求。

书网融合……

本章小结

第五章　药品注册申报

PPT

岗位情景模拟

情景描述　某企业药品注册总监岗位职责：①全面负责公司注册申报业务，包括注册策略的制定、资料撰写及申报，按照既定时限获得批准；②负责公司整体注册工作的计划执行与开展，遇到关键问题及时反馈并提供解决方案，就重大的对公司相关业务有影响的政策变化，予以分析并上报公司管理团队；③负责对项目注册等相关工作提供必要的指导，及时掌握药品注册政策的变化，解决药品注册过程中的合规性问题，有效提升团队能力和专业水平；④负责与国家监督管理部门开展有效的沟通与交流，跟踪已申报项目的审评进度，保证注册过程顺利进行；⑤负责药品注册政策法规宣传和公司培训。如果您是药学类专业大学生，请以此岗位为目标模拟进行您的职业生涯规划。

讨论　1. 您熟悉药品注册申报程序、资料撰写要求吗？

　　　　2. 您了解药品注册总监岗位的任职要求吗？

国内药品研发呈现由开发药品到开发"好"药，再到开发高质量的"好"药的竞争态势。原研要"新"，注重其临床价值；仿制要"同"，强调质量一致、临床可替代；改剂型要"优"，改规格要"便"，方便患者服用；研究要"实"，确保研发出的药品临床疗效佳。药品研发到药品上市，需要经过药品注册申请，获得药品注册批件。药品注册申请包括药物临床试验申请、药品上市许可注册申请及变更事项补充申请和再注册申请等过程。

第一节　药物临床试验申报

药物临床试验是指以药品上市注册为目的，为确定药物安全性与有效性在人体开展的药物研究。药物临床试验分为Ⅰ期临床试验、Ⅱ期临床试验、Ⅲ期临床试验、Ⅳ期临床试验以及生物等效性试验。根据药物特点和研究目的，研究内容包括临床药理学研究、探索性临床试验、确证性临床试验和上市后研究。

　　药物临床试验应当在具备相应条件并按规定备案的药物临床试验机构开展。其中，疫苗临床试验应当由符合国家药品监督管理局和国家卫生健康委员会规定条件的三级医疗机构或者省级以上疾病预防控制机构实施或者组织实施。

一、药物临床试验申请

（一）药物临床试验申请与默示许可

　　申请人完成支持药物临床试验的药学、药理毒理学等研究后，提出药物临床试验申请的，应当按照申报资料要求提交相关研究资料。经形式审查，申报资料符合要求的，予以受理。药品审评中心应当组织药学、医学和其他技术人员对已受理的药物临床试验申请进行审评。对药物临床试验申请应当自受理之日起六十日内决定是否同意开展，并通过药品审评中心网站通知申请人审批结果；逾期未通知的，视为同意，申请人可以按照提交的方案开展药物临床试验。

　　申请人获准开展药物临床试验的为药物临床试验申办者（简称申办者）。

（二）生物等效性试验备案

　　申请人拟开展生物等效性试验的，应当按照要求在药品审评中心网站完成生物等效性试验备案后，按照备案的方案开展相关研究工作。

二、药物临床试验的合规要求

（一）药物临床试验的基本要求

　　开展药物临床试验，应当经伦理委员会审查同意。

　　药物临床试验用药品的管理应当符合药物临床试验质量管理规范的有关要求。

　　获准开展药物临床试验的，申办者在开展后续分期药物临床试验前，应当制定相应的药物临床试验方案，经伦理委员会审查同意后开展，并在药品审评中心网站提交相应的药物临床试验方案和支持性资料。

　　获准开展药物临床试验的药物拟增加适应证（或者功能主治）以及增加与其他药物联合用药的，申请人应当提出新的药物临床试验申请，经批准后方可开展新的药物临床试验。

　　获准上市的药物增加适应证（或者功能主治）需要开展药物临床试验的，应当提出新的药物临床试验申请。

　　申办者应当定期在药品审评中心网站提交研发期间安全性更新报告。研发期间安全性更新报告应当每年提交一次，于药物临床试验获准后每满一年后的两个月内提交。药品审评中心可以根据审查情况，要求申办者调整报告周期。对于药物临床试验期间出现的可疑且非预期严重不良反应和其他潜在的严重安全性风险信息，申办者应当按照相关要求及时向药品审评中心报告。根据安全性风险严重程度，可以要求申办者采取调整药物临床试验方案、知情同意书、研究者手册等加强风险控制的措施，必要时可以要求申办者暂停或者终止药物临床试验。研发期间安全性更新报告的具体要求由药品审评中心制定公布。

（二）药物临床试验的变更管理

　　药物临床试验期间，发生药物临床试验方案变更、非临床或者药学的变化或者有新发现的，申办者应当按照规定，参照相关技术指导原则，充分评估对受试者安全的影响。申办者评估认为不影响受试者安全的，可以直接实施并在研发期间安全性更新报告中报告。可能增加受试者安全性风险的，应当提出补充申请。对补充申请应当自受理之日起六十日内决定是否同意，并通过药品审评中心网站通知申请人审批结果；逾期未通知的，视为同意。申办者发生变更的，由变更后的申办者承担药物临床试验的相关责任和义务。

（三）药物临床试验方案调整、暂停或者终止

药物临床试验期间，发现存在安全性问题或者其他风险的，申办者应当及时调整临床试验方案、暂停或者终止临床试验，并向药品审评中心报告。有下列情形之一的，可以要求申办者调整药物临床试验方案、暂停或者终止药物临床试验：①伦理委员会未履行职责的；②不能有效保证受试者安全的；③申办者未按照要求提交研发期间安全性更新报告的；④申办者未及时处置并报告可疑且非预期严重不良反应的；⑤有证据证明研究药物无效的；⑥临床试验用药品出现质量问题的；⑦药物临床试验过程中弄虚作假的；⑧其他违反药物临床试验质量管理规范的情形。

知识链接

责令终止临床试验案例

申请人（申办者）是药物临床试验安全风险管理的主体责任人。申请人（申办者）在临床试验过程中应严格遵守相关法律法规，确实承担起主体责任。

中药新药临床试验过程也有出现严重安全性风险的情况，如某年5月原国家食品药品监督管理总局收到正在进行的6类复方制剂"仙牛健骨颗粒"Ⅲ期临床试验期间发生的严重不良事件"急性肝损伤"的报告。原国家食品药品监督管理总局立即启动了全面调查。4批临床用样品急性毒性试验结果表明，动物死亡率分别为60%（1次·天$^{-1}$）、95%、80%和75%（2次·天$^{-1}$），但该药在申请临床时的研究中尚未见任何急性毒性数据支持。但仅根据急性毒性试验结果尚无法判断该药是否具有肝毒性，尚需进行重复给药毒性试验。

临床试验检查发现主要问题如下：①临床试验方案在安全性方面存在严重缺陷，6个月的疗程仅设计了用药前后各1次的安全性检查，且肝功能指标不全面，如缺胆红素指标；在Ⅱ期临床试验已有1例发生严重肝损伤的情况下，Ⅲ期方案在安全性方面并未作任何修改。②Ⅲ期临床试验的知情同意书内容过于简单，未告知受试者任何可能的不良反应，未描述Ⅱ期试验中出现肝损伤的情况。③伦理委员会也未要求申办者和研究者修改Ⅲ期方案，增加反映肝功能损害的相应指标。且在Ⅲ期试验发生多起严重肝损伤的严重不良事件后，也未采取有力的干预措施，如召回受试者进行安全性检查和及时暂停临床试验等。

原国家食品药品监督管理总局根据检查结果综合考虑，认为发生的严重不良事件与药物自身毒性有明确相关性，最终责令终止了该临床试验。经调查，该严重不良事件系药物所致，该药处方由淫羊藿、补骨脂和杜仲等7味药组成，但尚无更多数据支持可找到与肝毒性直接相关的原因，需要深入研究。此外，在研究中发现对照药也出现了明显的不良反应，因此建议应对已上市对照药物进行再评价。该案例说明中药临床试验期间的安全性不容忽视。

药物临床试验中出现大范围、非预期的严重不良反应，或者有证据证明临床试验用药品存在严重质量问题时，申办者和药物临床试验机构应当立即停止药物临床试验。药品监督管理部门依职责可以责令调整临床试验方案、暂停或者终止药物临床试验。药物临床试验被责令暂停后，申办者拟继续开展药物

临床试验的，应当在完成整改后提出恢复药物临床试验的补充申请，经审查同意后方可继续开展药物临床试验。药物临床试验暂停时间满三年且未申请并获准恢复药物临床试验的，该药物临床试验许可自行失效。药物临床试验终止后，拟继续开展药物临床试验的，应当重新提出药物临床试验申请。

（四）药物临床试验实施期限

药物临床试验应当在批准后三年内实施。药物临床试验申请自获准之日起，三年内未有受试者签署知情同意书的，该药物临床试验许可自行失效。仍需实施药物临床试验的，应当重新申请。

（五）药物临床试验登记与信息公示

申办者应当在开展药物临床试验前在药物临床试验登记与信息公示平台登记药物临床试验方案等信息。药物临床试验期间，申办者应当持续更新登记信息，并在药物临床试验结束后登记药物临床试验结果等信息。登记信息在平台进行公示，申办者对药物临床试验登记信息的真实性负责。药物临床试验登记和信息公示的具体要求，由药品审评中心制定公布。

第二节　药品上市许可申请

一、药品上市许可

依据《行政许可法》，行政许可是指行政机关根据公民、法人或者其他组织的申请，经依法审查，准予其从事特定活动的行为。不同时期的药品许可，有不同的定义，对获得许可后准予从事活动的表述也不同。药品上市许可持有人对药品从研制到使用以及上市后的药品安全性、有效性和质量可控性负责，对药品生产持续合规和变更管理等持续改进依法承担责任。2019 年修订前的《药品管理法》，药品许可包括境内生产药品的生产许可和境外生产药品的进口许可。原《药品管理法》第三十一条规定，生产新药或者已有国家标准的药品的，须经国务院药品监督管理部门批准，并发给药品批准文号；药品生产企业在取得药品批准文号后，方可生产该药品。该条款明确是对"生产"药品活动的许可，许可的标志是"药品批准文号"，"药品生产企业"才能取得药品批准文号。我国对药品市场准入实行批准文号管理制度，批准文号只发给药品生产企业，研发机构只能通过兴建厂房自行生产或转让技术两种方式获利。原《药品管理法》第三十九条规定，药品进口，须经国务院药品监督管理部门组织审查，经审查确认符合质量标准、安全有效的，方可批准进口，并发给进口药品注册证书。

2019 年修订的《药品管理法》中与药品上市许可持有人（MAH）制度相关的规定共计近 40 条，对药品质量、生产经营、不良反应监测等问题作出了较为全面的规定，第六条将 MAH 制度确定为药品基本管理制度。《药品管理法》禁止未取得药品批准证明文件生产药品，药品注册证书作为允许药品上市和允许生产该药品的药品批准证明文件，载明药品批准文号、持有人、生产企业等信息，并附有药品的质量标准、生产工艺、标签和说明书。

二、药品上市许可申请的情形

药品上市许可申请情形可分为全程申请、直接申请两种情形。

（一）全程申请

申请人在完成支持药品上市注册的药学、药理毒理学和药物临床试验等研究，确定质量标准，完成商业规模生产工艺验证，并做好接受药品注册核查检验的准备后，提出药品上市许可申请，按照申报资料要求提交相关研究资料。经对申报资料进行形式审查，符合要求的，予以受理。

（二）直接申请

1. 符合豁免药物临床试验条件的，可以直接提出药品上市许可申请。仿制药、按照药品管理的体外诊断试剂以及其他符合条件的情形，经申请人评估，认为无需或者不能开展药物临床试验，符合豁免药物临床试验条件的，申请人可以直接提出药品上市许可申请。豁免药物临床试验的技术指导原则和有关具体要求，由药品审评中心制定公布。仿制药应当与参比制剂质量和疗效一致。申请人应当参照相关技术指导原则选择合理的参比制剂。

2. 可以直接提出非处方药上市许可申请的情形。符合以下情形之一的，可以直接提出非处方药上市许可申请：①境内已有相同活性成分、适应证（或者功能主治）、剂型、规格的非处方药上市的药品；②经国家药品监督管理局确定的非处方药改变剂型或者规格，但不改变适应证（或者功能主治）、给药剂量以及给药途径的药品；③使用国家药品监督管理局确定的非处方药的活性成分组成的新的复方制剂；④其他直接申报非处方药上市许可的情形。

三、药品注册申请电子申报

按照《国家药监局关于实施药品注册申请电子申报的公告》（2022 年第 110 号）要求，自 2023 年 1 月 1 日起，申请人提交的国家药监局审评审批药品注册申请以及审评过程中补充资料等，调整为以电子形式提交申报资料。电子申报的具体要求如下。

（一）电子申报资料准备

申请人应当按照现行法规、申报资料电子光盘技术要求及药品注册申请电子文档结构等相关要求准备电子申报资料（含承诺书），并将光盘提交至国家药审中心提出药品注册申请。申请人或注册代理机构需对电子申报资料进行电子签章，电子签章的申领和使用详见药审中心网站"申请人之窗"栏目"CA 直通车"。

光盘盒封面及档案袋封面要求详见《国家药监局关于实施药品注册申请电子申报的公告》（2022 年第 110 号）附件 1 申报资料电子光盘技术要求。

1. 版面要求　对于电子注册申报资料的文字体例及页面设置等版面要求，参考《国家药监局药审中心关于发布〈药品注册申报资料格式体例与整理规范〉的通告》（2020 年第 12 号）的相关要求。

（1）文件格式要求　PDF 格式的文件版本应为 1.4、1.5、1.6、1.7 或 PDF/A－1、PDF/A－2。PDF 文件中的内容需要符合可复制、可搜索的要求，建议申请人使用由源文件（如 Word 文件）转化形成的 PDF 文件，不使用扫描后创建的 PDF 文件。如申报资料包含无法访问电子来源的文件或需要第三方签章的文件，该部分资料可以是扫描后创建的 PDF 文件。扫描后创建的 PDF 文件属于纸质文件的数字转化，建议参考中华人民共和国档案行业标准《纸质档案数字化规范》（DA/T 31—2017）有关要求。对于上述需要扫描后创建的 PDF 文件（图谱文件、批生产记录、检验记录除外），应启动光学字符识别（OCR）功能，确保内容可复制、可搜索。

申请人可通过以下操作检查确认内容已正确转换：一是突出显示某一文本区域；二是检索某个词或短语。若未能突出显示文本区域或检索结果中未能显示词或短语，则证明 OCR 并未识别该文本。

临床试验数据文件相关格式要求详见国家药监局药审中心网站《药物临床试验数据递交指导原则（试行）》。

（2）文件名称要求　电子申报资料文件及文件夹命名仅允许使用下列字符：汉字、英文字母"a"至"z"、数字"0"至"9"、中划线"－"和下划线"_"。对于申报资料中的任一文件，由根目录文件夹开始的所有文件夹和文件名（含扩展名）路径长度不应超过180个字符，单一文件夹或文件名称（含扩展名）长度不应超过64个字符（32个汉字）。

（3）文件大小　申请人需控制申报资料中单个PDF文件在200MB以内。针对大于200MB的文件，建议申请人按照内容进行拆分，并通过标题名称来反映原文件被拆分，例如：文件标题－1、文件标题－2等。单个临床数据库文件（xpt格式）最大可允许4GB。

申报资料内容较多、容量需求较大时，申请人应使用一张DVD光盘而不是多张CD光盘进行提交。如果无法只提供一张光盘，或者大型提交不得不使用多张光盘，可按照模块进行拆分，除非单个模块大小超过光盘容量限制，否则不建议将单个模块的提交文档拆分到多张光盘上。

申请人应对中文申报资料在文件内部和文件之间建立书签和适当的超文本链接。

（4）页码编制　页码编制要求请参考《国家药监局药审中心关于发布〈药品注册申报资料格式体例与整理规范〉的通告》（2020年第12号）的相关要求。

2. 文件压缩、加密　申请人不得对提交的申报资料中的文件进行任何压缩处理，不得对提交的媒体介质以及申报资料中任何级别的单个文件（文件夹）进行安全设置或密码保护。文件设置应允许打印及文本和图形选择。

3. 电子签章要求　申请人需对申报资料中的所有PDF文件使用申请人或注册代理机构的电子签章。电子签章的申领和使用详见药审中心网站"申请人之窗"栏目"CA直通车"。

药审中心将对申报资料中"申请表"章节及《承诺书》的所有PDF文件进行电子签章校验，校验不通过的申报资料将无法进入后续申报流程。

4. 光盘要求　申请人准备的电子申报资料，需通过物理电子媒介提交。目前只接受一次写入型光盘作为存储介质，包括CD－R、DVD＋R、DVD－R这三类。不得使用双面DVD或对提交的申报资料设置密码保护。

申请人应将光盘装入光盘硬盒中，光盘盒封面一般包括：申请事项、资料类型、注册分类、药品名称、规格、申报单位、数据核对码、受理号（如适用）等内容，本套光盘共＊张、本盘为第＊张、联系人及电话等信息，加盖申请人或注册代理机构公章或电子签章。光盘盒应封装于档案袋中，档案袋封面内容应与光盘盒封面保持一致。

申报资料光盘及档案袋应使用"药品业务应用系统""药品eCTD注册系统"打印的封面；临床试验数据库光盘封面要求请参照药审中心网站《关于提交临床试验统计数据库和人体药代动力学全部图谱的通知》及《关于补交"临床试验数据库"资料的通知》相关要求执行；审评过程中的补充资料、稳定性研究资料和证明性文件光盘及档案袋封面见附件。

申请人应对提交的存储介质承担全部责任，直至该存储介质交付至监管机构。在运输过程中，承载申报资料的存储介质的安全性和完整性由申请人负责。申报资料存储介质交付至监管机构之后，其安全性和完整性由监管机构负责。

5. 计算机病毒检查　申请人需对提交的电子申报资料提前进行计算机病毒检查，并在《承诺书》

中提供计算机病毒检查声明。监管机构接收到申报资料后将进行计算机病毒检查，如发现计算机病毒将导致申报资料无法进入后续申报流程。

6. 封面模板

（1）附件 1　审评过程中电子资料光盘盒封面模板（图 5 - 1）。

本光盘为第 _____ 个（共计 _____ 个）

光盘内容容量：_____

申请号：_____

受理号：_____

药品名称：_____

资料类型：(补充资料/稳定性研究资料等)

申请事项：_____ 规格：_____

申请人/注册代理机构：_____

联系人：_____ 联系电话：_____

图 5 - 1　审评过程中电子资料光盘盒封面模板

（2）附 2　审评过程中电子资料光盘的档案袋封面模板（图 5 - 2）。

本档案袋含光盘 _____ 个

审评过程中电子资料光盘档案袋

药品名称

受理号

申请号：_____

受理号：_____

药品名称：_____

资料类型：(补充资料/稳定性研究资料等)

申请事项：_____

规格：_____

申请人/注册代理机构：_____

联系人：_____ 联系电话：_____

申请人/注册代理机构：

图 5 - 2　审评过程中电子资料光盘的档案袋封面模板

（二）电子申报资料接收与受理

1. 国家药审中心收到申请人提交的光盘后，对可正常读取、通过电子签章校验且未发现计算机病毒的光盘进行接收；如光盘损坏、光盘数据无法读取、电子签章校验不通过或发现计算机病毒的，国家药审中心将及时与申请人进行沟通并提醒重新递交，原光盘将按照销毁程序处理。

2. 国家药审中心在 5 个工作日内对接收的申报资料进行受理形式审查。受理行政许可电子文书均由"药品业务应用系统""药品 eCTD 注册系统"推送并以短信提醒，申请人可即时查询和打印，药审中心不再邮寄受理行政许可纸质文书。

3. 对于申请材料不齐全或者不符合法定形式需要补正的，或不符合要求需要不予受理的，或审评过程中补充资料等不符合《药品审评中心补充资料工作程序（试行）》等相关接收要求的，申报资料光盘由药审中心按程序进行销毁处理，不再退回申请人，申请人需要留好备份。

（三）其他要求

凡采用邮递方式寄送给国家药审中心的材料，文件和资料请勿直接寄送给个人，务必正确填写收件人。其中，药品注册申请资料收件人为"国家药监局药审中心业务管理处"，公函类文件收件人为"国家药监局药审中心办公室"。

1. 关于光盘整理　申请人需按要求提交 1 套完整的电子申报资料光盘（含临床试验数据库，如适用）供审评使用。

同时，除药物临床试验申请、境外生产药品再注册申请及直接行政审批的补充申请等不涉及核查的申请外，申请人还需同时提交 1 套完整的电子申报资料光盘（含临床试验数据库，如适用）供核查使用。涉及通用名称核准资料、临床试验数据库资料、需非处方药适宜性审查和说明书审核的等，相关资料需另外再单独准备 1 套光盘。

后续随着信息化工作逐步推进，国家药审中心将及时调整相关要求。

2. 关于审评过程中资料提交要求　实施电子申报前，申请人已提交药品注册申请且已受理的，审评过程中补充资料等仍采用纸质申报资料形式进行递交。

实施电子申报后受理的药品注册申请，审评过程中补充资料等采用电子申报资料形式进行递交。

3. 关于"申请人之窗"提交资料要求　药品注册申请受理后 5 个工作日内，申请人需通过国家药审中心网站"申请人之窗"栏目上传药学、非临床及临床综述等申报资料 Word 文档并确保文档内容独立完整，满足复制、检索等要求。

4. 关于原料药、药用辅料和药包材登记资料　原料药登记资料应采用 PDF 格式文件进行整理，电子签章等相关要求应符合申报资料电子光盘技术要求。鼓励药用辅料和药包材登记资料参照执行。

（四）药品注册申请电子文档结构

药品注册申请电子文档结构具体情况详见表 5-1。

表 5-1　药品注册申请电子文档结构

申请类型	文件夹名称	文件内容
化学药品、生物制品临床试验及上市许可申请	申请信息	申请表、自查表及承诺书等
	模块 1　行政文件和药品信息	模块 1　行政文件和药品信息
	模块 2　通用技术文档总结	模块 2　通用技术文档总结
	模块 3　质量	模块 3　质量
	模块 4　非临床试验报告	模块 4　非临床试验报告
	模块 5　临床研究报告	模块 5　临床研究报告
中药临床试验及上市许可申请	申请信息	申请表、自查表及承诺书等
	1 行政文件和药品信息	（一）行政文件和药品信息
	2 概要	（二）概要
	3 药学研究资料	（三）药学研究资料
	4 药理毒理研究资料	（四）药理毒理研究资料
	5 临床研究资料	（五）临床研究资料

续表

申请类型		文件夹名称	文件内容
化学药品一致性评价申请	口服固体制剂	申请信息	申请表、承诺书等
		1 概要	（一）概要
		2 药学研究资料	（二）药学研究资料
		3 体外评价	（三）体外评价
		4 体内评价	（四）体内评价
	注射剂	申请信息	申请表、承诺书等
		1 概要	（一）概要
		2 药学研究资料	（二）药学研究资料
		3 非临床研究资料	（三）非临床研究资料
		4 临床试验资料	（四）临床试验资料
审评过程中资料（补充资料、稳定性研究资料等）		证明性文件	含承诺书
		1 质量	/
		2 非临床试验报告	/
		3 临床研究报告	/

备注：根据《国家药监局关于取消 36 项证明事项的公告》（2019 年第 34 号）、《国家药监局关于取消 16 项证明事项的公告（第二批）》（2019 年第 55 号）以及《国家药监局关于取消 68 项证明事项的公告（第三批）》（2019 年第 102 号）要求，相关证明文件不再要求申请人提交，由国家药品监督管理局内部核查。

（五）承诺书

承诺书样式如下。

承诺书

我公司递交×××（药品名称）的×××（申请事项），申请表数据核对码：×××（药品注册申请适用），受理号：×××（审评过程中的补充资料、稳定性研究资料、证明性文件等情形适用），现承诺：

1. 已按《申报资料电子光盘技术要求》对所提交的全套电子申报资料进行了电子签章。所提交的核查用资料光盘与电子申报资料光盘内容完全一致（如适用）。

2. 我公司将及时在药审中心门户网站"申请人之窗"如实填写、邮寄或现场提交信息。

3. 我公司已使用××查毒软件（软件版本号××，病毒库版本号××），对本次提交的电子申报资料进行计算机病毒检查，检查未发现计算机病毒。如因计算机病毒检查结果异常导致申报资料无法进入后续申报流程，相关责任与风险由我公司承担。

4. 我公司承诺知悉以上事项的内容，确认承诺自愿、真实，如有虚假，我公司愿意承担相应法律责任。

申请人/注册代理机构名称：（加盖公章）

日期：

第三节　中药注册申报资料要求

随着《药品管理法》《中医药法》的修订颁布，《中共中央 国务院关于促进中医药传承创新发展的意见》《国务院办公厅关于加快中医药特色发展的若干政策措施》陆续发布，我国中医药传承创新发展迈进新时代。国家药监局组织制定了《中药注册管理专门规定》，2023 年 2 月 10 日发布，自 2023 年 7 月 1 日起施行。

《中药注册管理专门规定》共十一章，共八十二条。主要内容分为总则、中药注册分类与上市审批、人用经验证据的合理应用、中药创新药、中药改良型新药、古代经典名方中药复方制剂、同名同方药、上市后变更、中药注册标准、药品名称和说明书、附则等。该规定将药品的基本要求与中药特殊性有机结合，辩证处理中药传承与创新的关系，充分尊重中药人用经验，阐释了中药注册分类研制原则要求、明确了中药疗效评价指标的多元性。

中药与其他药品的共同点是以临床价值为导向，用于人体疾病的预防、治疗、诊断，而不同点在于中药具有丰富的临床人用经验，中药的人用经验蕴含着重要的有效性和安全性信息，"临床 – 实验室 – 临床"是中药新药研发的主要路径和特点。因此，遵循中药研制规律和特点，不断强化"以临床价值为导向、重视人用经验、全过程质量控制"等研制理念，将中药的生产工艺、质量标准、药效学、毒理学、临床研究等各研制内容有机结合，结合药品安全性、有效性、质量可控性的基本要求，建立起兼顾药品基本要求，具有中药特点的审评审批体系。

中药注册申报资料项目及要求适用于中药创新药、改良型新药、古代经典名方中药复方制剂以及同名同方药。申请人需要基于不同注册分类、不同申报阶段以及中药注册受理审查指南的要求提供相应资料。申报资料应按照项目编号提供，对应项目无相关信息或研究资料，项目编号和名称也应保留，可在项下注明"无相关研究内容"或"不适用"。如果申请人要求减免资料，应当充分说明理由。申报资料的撰写还应参考相关法规、技术要求及技术指导原则的相关规定。境外生产药品提供的境外药品管理机构证明文件及全部技术资料应当是中文翻译文本并附原文。

天然药物制剂申报资料项目按照本文件要求，技术要求按照天然药物研究技术要求。天然药物的用途以适应证表述。境外已上市境内未上市的中药、天然药物制剂参照中药创新药提供相关研究资料。中药注册申报资料项目包括行政文件和药品信息、概要、药学研究资料、药理毒理研究资料、临床研究资料等部分。

一、行政文件和药品信息

根据《中药注册分类及申报资料要求》，该部分资料序号及项目名称如下。

1.0 说明函

主要对于本次申请关键信息的概括与说明。

> 🔗 **知识链接**
>
> **说明函样本**
>
> **关于 XX 公司申报的 XX 产品的 XX 申请**
>
> 1. 简要说明
>
> 包括但不限于：产品名称（拟定）、功能主治、用法用量、剂型、规格。
>
> 2. 背景信息
>
> 简要说明该产品注册分类及依据、申请事项及相关支持性研究。
>
> 加快上市注册程序申请（包括突破性治疗药物程序、附条件批准程序、优先审评审批程序及特别审批程序等）及其依据（如适用）。
>
> 附加申请事项，如减免临床、非处方药或儿童用药等（如适用）。
>
> 3. 其他重要需特别说明的相关信息

1.1 目录

按照不同章节分别提交申报资料目录。

1.2 申请表

主要包括产品名称、剂型、规格、注册类别、申请事项等产品基本信息。

1.3 产品信息相关材料

1.3.1 说明书

1.3.1.1 研究药物说明书及修订说明（适用于临床试验申请）

1.3.1.2 上市药品说明书及修订说明（适用于上市许可申请）

应按照有关规定起草药品说明书样稿，撰写说明书各项内容的起草说明，并提供有关安全性和有效性等方面的最新文献。

境外已上市药品尚需提供境外上市国家或地区药品管理机构核准的原文说明书，并附中文译文。

1.3.2 包装标签

1.3.2.1 研究药物包装标签（适用于临床试验申请）

1.3.2.2 上市药品包装标签（适用于上市许可申请）

境外已上市药品尚需提供境外上市国家或地区使用的包装标签实样。

1.3.3 产品质量标准和生产工艺

产品质量标准参照《中国药典》格式和内容撰写。

生产工艺资料（适用于上市许可申请）参照相关格式和内容撰写要求撰写。

1.3.4 古代经典名方关键信息

古代经典名方中药复方制剂应提供古代经典名方的处方、药材基原、药用部位、炮制方法、剂量、用法用量、功能主治等关键信息。按古代经典名方目录管理的中药复方制剂应与国家发布的相关信息一致。

1.3.5 药品通用名称核准申请材料

未列入国家药品标准或者药品注册标准的，申请上市许可时应提交药品通用名称核准申请材料。

1.3.6 检查相关信息（适用于上市许可申请）

包括药品研制情况信息表、药品生产情况信息表、现场主文件清单、药品注册临床试验研究信息表、临床试验信息表以及检验报告。

1.3.7 产品相关证明性文件

1.3.7.1 药材/饮片、提取物等处方药味，药用辅料及药包材证明文件

药材/饮片、提取物等处方药味来源证明文件。

药用辅料及药包材合法来源证明文件，包括供货协议、发票等（适用于制剂未选用已登记原辅包情形）。

药用辅料及药包材的授权使用书（适用于制剂选用已登记原辅包情形）。

1.3.7.2 专利信息及证明文件

申请的药物或者使用的处方、工艺、用途等专利情况及其权属状态说明，以及对他人的专利不构成侵权的声明，并提供相关证明性资料和文件。

1.3.7.3 特殊药品研制立项批准文件

麻醉药品和精神药品需提供研制立项批复文件复印件。

1.3.7.4 对照药来源证明文件

1.3.7.5 药物临床试验相关证明文件（适用于上市许可申请）

《药物临床试验批件》/临床试验通知书、临床试验用药质量标准及临床试验登记号（内部核查）。

1.3.7.6 研究机构资质证明文件

非临床研究安全性评价机构应提供药品监督管理部门出具的符合《药物非临床研究质量管理规范》（简称GLP）的批准证明或检查报告等证明性文件。临床研究机构应提供备案证明。

1.3.7.7 允许药品上市销售证明文件（适用于境外已上市的药品）

境外药品管理机构出具的允许药品上市销售证明文件、公证认证文书及中文译文。出口国或地区物种主管当局同意出口的证明。

1.3.8 其他产品信息相关材料

1.4 申请状态（如适用）

1.4.1 既往批准情况

提供该品种相关的历次申请情况说明及批准/未批准证明文件（内部核查）。

1.4.2 申请调整临床试验方案、暂停或者终止临床试验

1.4.3 暂停后申请恢复临床试验

1.4.4 终止后重新申请临床试验

1.4.5 申请撤回尚未批准的药物临床试验申请、上市注册许可申请

1.4.6 申请上市注册审评期间变更仅包括申请人更名、变更注册地址名称等不涉及技术审评内容的变更

1.4.7 申请注销药品注册证书

1.5 加快上市注册程序申请（如适用）

1.5.1 加快上市注册程序申请

包括突破性治疗药物程序、附条件批准程序、优先审评审批程序及特别审批程序

1.5.2 加快上市注册程序终止申请

1.5.3 其他加快注册程序申请

1.6 沟通交流会议（如适用）

1.6.1 会议申请

1.6.2 会议背景资料

1.6.3 会议相关信函、会议纪要以及答复

1.7 临床试验过程管理信息（如适用）

1.7.1 临床试验期间增加功能主治

1.7.2 临床试验方案变更、非临床或者药学的变化或者新发现等可能增加受试者安全性风险的

1.7.3 要求申办者调整临床试验方案、暂停或终止药物临床试验

1.8 药物警戒与风险管理（如适用）

1.8.1 研发期间安全性更新报告及附件

1.8.1.1 研发期间安全性更新报告

1.8.1.2 严重不良反应累计汇总表

1.8.1.3 报告周期内境内死亡受试者列表

1.8.1.4 报告周期内境内因任何不良事件而退出临床试验的受试者列表

1.8.1.5 报告周期内发生的药物临床试验方案变更或者临床方面的新发现、非临床或者药学的变化

或者新发现总结表

1.8.1.6 下一报告周期内总体研究计划概要

1.8.2 其他潜在的严重安全性风险信息

1.8.3 风险管理计划

包括药物警戒活动计划和风险最小化措施等。

1.9 上市后研究（如适用）

包括Ⅳ期和有特定研究目的的研究等。

1.10 申请人/生产企业证明性文件

1.10.1 境内生产药品申请人/生产企业资质证明文件

申请人/生产企业机构合法登记证明文件（营业执照等）。申请上市许可时，申请人和生产企业应当已取得相应的《药品生产许可证》及变更记录页（内部核查）。

申请临床试验的，应提供临床试验用药物在符合药品生产质量管理规范的条件下制备的情况说明。

1.10.2 境外生产药品申请人/生产企业资质证明文件

生产厂和包装厂符合药品生产质量管理规范的证明文件、公证认证文书及中文译文。

申请临床试验的，应提供临床试验用药物在符合药品生产质量管理规范的条件下制备的情况说明。

1.10.3 注册代理机构证明文件

境外申请人指定中国境内的企业法人办理相关药品注册事项的，应当提供委托文书、公证文书及其中文译文，以及注册代理机构的营业执照复印件。

1.11 小微企业证明文件（如适用）

说明：①标注"如适用"的文件是申请人按照所申报药品特点、所申报的申请事项并结合药品全生命周期管理要求选择适用的文件提交。②标注"内部核查"的文件是指监管部门需要审核的文件，不强制申请人提交。③境外生产的药品所提交的境外药品监督管理机构或地区出具的证明文件（包括允许药品上市销售证明文件、GMP证明文件以及允许药品变更证明文件等）符合世界卫生组织推荐的统一格式原件的，可不经所在国公证机构公证及驻所在国中国使领馆认证。

二、概要

根据《中药注册分类及申报资料要求》，该部分资料序号、项目名称及说明如下。

2.1 品种概况

简述药品名称和注册分类，申请阶段。

简述处方、辅料、制成总量、规格、申请的功能主治、拟定用法用量（包括剂量和持续用药时间信息），人日用量（需明确制剂量、饮片量）。

简述立题依据、处方来源、人用经验等。改良型新药应提供原制剂的相关信息（如上市许可持有人、药品批准文号、执行标准等），简述与原制剂在处方、工艺以及质量标准等方面的异同。同名同方药应提供同名同方的已上市中药的相关信息（如上市许可持有人、药品批准文号、执行标准等）以及选择依据，简述与同名同方的已上市中药在处方、工艺以及质量控制等方面的对比情况，并说明是否一致。

申请临床试验时，应简要介绍申请临床试验前沟通交流情况。

申请上市许可时，应简要介绍与国家药品监督管理局药品审评中心的沟通交流情况；说明临床试验批件/临床试验通知书情况，并简述临床试验批件/临床试验通知书中要求完成的研究内容及相关工作完成情况；临床试验期间发生改变的，应说明改变的情况，是否按照有关法规要求进行了申报及批准情况。

申请古代经典名方中药复方制剂，应简述古代经典名方的处方、药材基原、药用部位、炮制方法、剂量、用法用量、功能主治等关键信息。按古代经典名方目录管理的中药复方制剂，应说明与国家发布信息的一致性。

2.2 药学研究资料总结报告

药学研究资料总结报告是申请人对所进行的药学研究结果的总结、分析与评价，各项内容和数据应与相应的药学研究资料保持一致，并基于不同申报阶段撰写相应的药学研究资料总结报告。

2.2.1 药学主要研究结果总结

（1）临床试验期间补充完善的药学研究（适用于上市许可申请）

简述临床试验期间补充完善的药学研究情况及结果。

（2）处方药味及药材资源评估

说明处方药味质量标准出处。简述处方药味新建立的质量控制方法及限度。未被国家药品标准、药品注册标准以及省、自治区、直辖市药材标准收载的处方药味，应说明是否按照相关技术要求进行了研究或申报，简述结果。

简述药材资源评估情况。

（3）饮片炮制

简述饮片炮制方法。申请上市许可时，应明确药物研发各阶段饮片炮制方法的一致性。若有改变，应说明相关情况。

（4）生产工艺

简述处方和制法。若为改良型新药或同名同方药，还需简述工艺的变化情况。

简述剂型选择及规格确定的依据。

简述制备工艺路线、工艺参数及确定依据。说明是否建立了中间体的相关质量控制方法，简述检测结果。

申请临床试验时，应简述中试研究结果和质量检测结果，评价工艺的合理性，分析工艺的可行性。申请上市许可时，应简述放大生产样品及商业化生产的批次、规模、质量检测结果等，说明工艺是否稳定、可行。

说明辅料执行标准情况。申请上市许可时，还应说明辅料与药品关联审评审批情况。

（5）质量标准

简述质量标准的主要内容及其制定依据、对照品来源、样品的自检结果。

申请上市许可时，简述质量标准变化情况。

（6）稳定性研究

简述稳定性考察条件及结果，评价样品的稳定性，拟定有效期及贮藏条件。

明确直接接触药品的包装材料和容器及其执行标准情况。申请上市许可时，还应说明包材与药品关联审评审批情况。

2.2.2 药学研究结果分析与评价

对处方药味研究、药材资源评估、剂型选择、工艺研究、质量控制研究、稳定性考察的结果进行总结，综合分析、评价产品质量控制情况。申请临床试验时，应结合临床应用背景、药理毒理研究结果及相关文献等，分析药学研究结果与药品的安全性、有效性之间的相关性，评价工艺合理性、质量可控性，初步判断稳定性。申请上市许可时，应结合临床试验结果等，分析药学研究结果与药品的安全性、有效性之间的相关性，评价工艺可行性、质量可控性和药品稳定性。

按古代经典名方目录管理的中药复方制剂应说明药材、饮片、按照国家发布的古代经典名方关键信息及古籍记载制备的样品、中间体、制剂之间质量的相关性。

2.2.3 参考文献

提供有关的参考文献，必要时应提供全文。

2.3 药理毒理研究资料总结报告

药理毒理研究资料总结报告应是对药理学、药代动力学、毒理学研究的综合性和关键性评价。应对药理毒理试验策略进行讨论并说明理由。应说明所提交试验的 GLP 依从性。

对于申请临床试验的药物，需综合现有药理毒理研究资料，分析说明是否支持所申请进行的临床试验。在临床试验过程中，若为支持相应临床试验阶段或开发进程进行了药理毒理研究，需及时更新药理毒理研究资料，提供相关研究试验报告。临床试验期间若进行了变更（如工艺变更），需根据变更情况确定所需要进行的药理毒理研究，并提供相关试验报告。对于申请上市许可的药物，需说明临床试验期间进行的药理毒理研究，并综合分析现有药理毒理研究资料是否支持本品上市申请。

撰写按照以下顺序：药理毒理试验策略概述、药理学研究总结、药代动力学研究总结、毒理学研究总结、综合评估和结论、参考文献。

对于申请上市许可的药物，说明书样稿中【药理毒理】项应根据所进行的药理毒理研究资料进行撰写，并提供撰写说明及支持依据。

2.3.1 药理毒理试验策略概述

结合申请类别、处方来源或人用经验资料、所申请的功能主治等，介绍药理毒理试验的研究思路及策略。

2.3.2 药理学研究总结

简要概括药理学研究内容。按以下顺序进行撰写：概要、主要药效学、次要药效学、安全药理学、药效学药物相互作用、讨论和结论，并附列表总结。

应对主要药效学试验进行总结和评价。如果进行了次要药效学研究，应按照器官系统/试验类型进行总结并评价。应对安全药理学试验进行总结和评价。如果进行了药效学药物相互作用研究，则在此部分进行简要总结。

2.3.3 药代动力学研究总结

简要概括药代动力学研究内容，按以下顺序进行撰写：概要、分析方法、吸收、分布、代谢、排泄、药代动力学药物相互作用、其他药代动力学试验、讨论和结论，并附列表总结。

2.3.4 毒理学研究总结

简要概括毒理学试验结果，并说明试验的 GLP 依从性，说明毒理学试验受试物情况。

按以下顺序进行撰写：概要、单次给药毒性试验、重复给药毒性试验、遗传毒性试验、致癌性试验、生殖毒性试验、制剂安全性试验（刺激性、溶血性、过敏性试验等）、其他毒性试验、讨论和结论，并附列表总结。

2.3.5 综合分析与评价

对药理学、药代动力学、毒理学研究进行综合分析与评价。

分析主要药效学试验的量效关系（如起效剂量、有效剂量范围等）及时效关系（如起效时间、药效持续时间或最佳作用时间等），并对药理作用特点及其与拟定功能主治的相关性和支持程度进行综合评价。

安全药理学试验属于非临床安全性评价的一部分，可结合毒理学部分的毒理学试验结果进行综合评价。

综合各项药代动力学试验，分析其吸收、分布、代谢、排泄、药物相互作用特征。包括受试物和/或其活性代谢物的药代动力学特征，如吸收程度和速率、动力学参数、分布的主要组织、与血浆蛋白的结合程度、代谢产物和可能的代谢途径、排泄途径和程度等。需关注药代研究结果是否支持毒理学试验动物种属的选择。分析各项毒理学试验结果，综合分析及评价各项试验结果之间的相关性，种属和性别之间的差异性等。

分析药理学、药代动力学与毒理学结果之间的相关性。

结合药学、临床资料进行综合分析与评价。

2.3.6 参考文献

提供有关的参考文献，必要时应提供全文。

2.4 临床研究资料总结报告

2.4.1 中医药理论或研究背景

根据注册分类提供相应的简要中医药理论或研究背景。如为古代经典名方中药复方制剂的，还应简要说明处方来源、功能主治、用法用量等关键信息及其依据等。

2.4.2 人用经验

如有人用经验的，需提供简要人用经验概述，并分析说明人用经验对于拟定功能主治或后续所需开展临床试验的支持情况。

2.4.3 临床试验资料综述

可参照《中药、天然药物综述资料撰写的格式和内容的技术指导原则——临床试验资料综述》的相关要求撰写。

2.4.4 临床价值评估

基于风险获益评估，结合注册分类，对临床价值进行简要评估。

2.4.5 参考文献

提供有关的参考文献，必要时应提供全文。

2.5 综合分析与评价

根据研究结果，结合立题依据，对安全性、有效性、质量可控性及研究工作的科学性、规范性和完整性进行综合分析与评价。

申请临床试验时，应根据研究结果评估申报品种对拟选适应病症的有效性和临床应用的安全性，综合分析研究结果之间的相互关联，权衡临床试验的风险获益情况，为是否或如何进行临床试验提供支持和依据。

申请上市许可时，应在完整地了解药品研究结果的基础上，对所选适用人群的获益情况及临床应用后可能存在的问题或风险作出综合评估。

三、药学研究资料

申请人应基于不同申报阶段的要求提供相应药学研究资料。相应技术要求见相关中药药学研究技术指导原则。根据《中药注册分类及申报资料要求》，该部分资料序号、项目名称及说明如下。

3.1 处方药味及药材资源评估

3.1.1 处方药味

中药处方药味包括饮片、提取物等。

3.1.1.1 处方药味的相关信息

提供处方中各药味的来源（包括生产商/供货商等）、执行标准以及相关证明性信息。

饮片：应提供药材的基原（包括科名、中文名、拉丁学名）、药用部位（矿物药注明类、族、矿石名或岩石名、主要成分）、药材产地、采收期、饮片炮制方法、药材是否种植养殖（人工生产）或来源于野生资源等信息。对于药材基原易混淆品种，需提供药材基原鉴定报告。多基原的药材除必须符合质量标准的要求外，必须固定基原，并提供基原选用的依据。药材应固定产地。涉及濒危物种的药材应符合国家的有关规定，应保证可持续利用，并特别注意来源的合法性。

按古代经典名方目录管理的中药复方制剂所用饮片的药材基原、药用部位、炮制方法等应与国家发布的古代经典名方关键信息一致。应提供产地选择的依据，尽可能选择道地药材和/或主产区的药材。

提取物：外购提取物应提供其相关批准（备案）情况、制备方法及生产商/供应商等信息。自制提取物应提供所用饮片的相关信息，提供详细制备工艺及其工艺研究资料（具体要求同"3.3 制备工艺"部分）。

3.1.1.2 处方药味的质量研究

提供处方药味的检验报告。

自拟质量标准或在原质量标准基础上进行完善的，应提供相关研究资料（相关要求参照"3.4 制剂质量与质量标准研究"），提供质量标准草案及起草说明、药品标准物质及有关资料等。

按古代经典名方目录管理的中药复方制剂还应提供多批药材/饮片的质量研究资料。

3.1.1.3 药材生态环境、形态描述、生长特征、种植养殖（人工生产）技术等

申报新药材的需提供。

3.1.1.4 植物、动物、矿物标本，植物标本应当包括全部器官，如花、果实、种子等

申报新药材的需提供。

3.1.2 药材资源评估

药材资源评估内容及其评估结论的有关要求见相关技术指导原则。

3.1.3 参考文献

提供有关的参考文献，必要时应提供全文。

3.2 饮片炮制

3.2.1 饮片炮制方法

明确饮片炮制方法，提供饮片炮制加工依据及详细工艺参数。按古代经典名方目录管理的中药复方制剂所用饮片的炮制方法应与国家发布的古代经典名方关键信息一致。

申请上市许可时，应说明药物研发各阶段饮片炮制方法的一致性，必要时提供相关研究资料。

3.2.2 参考文献

提供有关的参考文献，必要时应提供全文。

3.3 制备工艺

3.3.1 处方

提供1000个制剂单位的处方组成。

3.3.2 制法

3.3.2.1 制备工艺流程图

按照制备工艺步骤提供完整、直观、简洁的工艺流程图，应涵盖所有的工艺步骤，标明主要工艺参数和所用提取溶剂等。

3.3.2.2 详细描述制备方法

对工艺过程进行规范描述（包括包装步骤），明确操作流程、工艺参数和范围。

3.3.3 剂型及原辅料情况（表5-2）

表5-2　剂型及原辅料情况

药味及辅料	用量	作用	执行标准

制剂工艺中使用到并最终去除的溶剂

（1）说明具体的剂型和规格。以表格的方式列出单位剂量产品的处方组成，列明各药味（如饮片、提取物）及辅料在处方中的作用，执行的标准。对于制剂工艺中使用到但最终去除的溶剂也应列出。

（2）说明产品所使用的包装材料及容器。

3.3.4 制备工艺研究资料

3.3.4.1 制备工艺路线筛选

提供制备工艺路线筛选研究资料，说明制备工艺路线选择的合理性。处方来源于医院制剂、临床验方或具有人用经验的，应详细说明在临床应用时的具体使用情况（如工艺、剂型、用量、规格等）。

改良型新药还应说明与原制剂生产工艺的异同及参数的变化情况。

按古代经典名方目录管理的中药复方制剂应提供按照国家发布的古代经典名方关键信息及古籍记载进行研究的工艺资料。

同名同方药还应说明与同名同方的已上市中药生产工艺的对比情况，并说明是否一致。

3.3.4.2 剂型选择

提供剂型选择依据。

按古代经典名方目录管理的中药复方制剂应提供剂型（汤剂可制成颗粒剂）与古籍记载一致性的说明资料。

3.3.4.3 处方药味前处理工艺

提供处方药味的前处理工艺及具体工艺参数。申请上市许可时，还应明确关键工艺参数控制点。

3.3.4.4 提取、纯化工艺研究

描述提取纯化工艺流程、主要工艺参数及范围等。

提供提取纯化工艺方法、主要工艺参数的确定依据。生产工艺参数范围的确定应有相关研究数据支持。申请上市许可时，还应明确关键工艺参数控制点。

3.3.4.5 浓缩工艺

描述浓缩工艺方法、主要工艺参数及范围、生产设备等。

提供浓缩工艺方法、主要工艺参数的确定依据。生产工艺参数范围的确定应有相关研究数据支持。申请上市许可时，还应明确关键工艺参数控制点。

3.3.4.6 干燥工艺

描述干燥工艺方法、主要工艺参数及范围、生产设备等。

提供干燥工艺方法以及主要工艺参数的确定依据。生产工艺参数范围的确定应有相关研究数据支持。申请上市许可时，还应明确关键工艺参数控制点。

3.3.4.7 制剂成型工艺

描述制剂成型工艺流程、主要工艺参数及范围等。

提供中间体、辅料研究以及制剂处方筛选研究资料，明确所用辅料的种类、级别、用量等。

提供成型工艺方法、主要工艺参数的确定依据。生产工艺参数范围的确定应有相关研究数据支持。对与制剂性能相关的理化性质进行分析。申请上市许可时，还应明确关键工艺参数控制点。

3.3.5 中试和生产工艺验证

3.3.5.1 样品生产企业信息

申请临床试验时，根据实际情况填写。如不适用，可不填。

申请上市许可时，需提供样品生产企业的名称、生产场所的地址等。提供样品生产企业合法登记证明文件、《药品生产许可证》复印件。

3.3.5.2 批处方

以表格的方式列出（申请临床试验时，以中试放大规模；申请上市许可时，以商业规模）产品的批处方组成，列明各药味（如饮片、提取物）及辅料执行的标准，对于制剂工艺中使用到但最终去除的溶剂也应列出（表5-3）。

表5-3　批处方

药味及辅料	用量	作用	执行标准

制剂工艺中使用到并最终去除的溶剂

3.3.5.3 工艺描述

按单元操作过程描述（申请临床试验时，以中试批次；申请上市许可时，以商业规模生产工艺验证批次）样品的工艺（包括包装步骤），明确操作流程、工艺参数和范围。

3.3.5.4 辅料、生产过程中所用材料

提供所用辅料、生产过程中所用材料的级别、生产商/供应商、执行的标准以及相关证明文件等。如对辅料建立了内控标准，应提供。提供辅料、生产过程中所用材料的检验报告。

如所用辅料需要精制的，提供精制工艺研究资料、内控标准及其起草说明。

申请上市许可时，应说明辅料与药品关联审评审批情况。

3.3.5.5 主要生产设备

提供中试（适用临床试验申请）或工艺验证（适用上市许可申请）过程中所用主要生产设备的信息。申请上市许可时，需关注生产设备的选择应符合生产工艺的要求。

3.3.5.6 关键步骤和中间体的控制

列出所有关键步骤及其工艺参数控制范围。提供研究结果支持关键步骤确定的合理性以及工艺参数控制范围的合理性。申请上市许可时，还应明确关键工艺参数控制点。

列出中间体的质量控制标准，包括项目、方法和限度，必要时提供方法学验证资料。明确中间体（如浸膏等）的得率范围。

3.3.5.7 生产数据和工艺验证资料

提供研发过程中代表性批次（申请临床试验时，包括但不限于中试放大批等；申请上市许可时，应包括但不限于中试放大批、临床试验批、商业规模生产工艺验证批等）的样品情况汇总资料，包括：批

号、生产时间及地点、生产数据、批规模、用途（如用于稳定性试验等）、质量检测结果（例如含量及其他主要质量指标）。申请上市许可时，提供商业规模生产工艺验证资料，包括工艺验证方案和验证报告，工艺必须在预定的参数范围内进行。

生产工艺研究应注意实验室条件与中试和生产的衔接，考虑大生产设备的可行性、适应性。生产工艺进行优化的，应重点描述工艺研究的主要变更（包括批量、设备、工艺参数等的变化）及相关的支持性验证研究。

按古代经典名方目录管理的中药复方制剂应提供按照国家发布的古代经典名方关键信息及古籍记载制备的样品、中试样品和商业规模样品的相关性研究资料。

临床试验期间，如药品规格、制备工艺等发生改变的，应根据实际变化情况，参照相关技术指导原则开展研究工作，属重大变更以及引起药用物质或制剂吸收、利用明显改变的，应提出补充申请。申请上市许可时，应详细描述改变情况（包括设备、工艺参数等的变化）、改变原因、改变时间以及相关改变是否获得国家药品监督管理部门的批准等内容，并提供相关研究资料。

3.3.6　试验用样品制备情况

3.3.6.1　毒理试验用样品

应提供毒理试验用样品制备信息。一般应包括：

（1）毒理试验用样品的生产数据汇总，包括批号、投料量、样品量、用途等。毒理学试验样品应采用中试及中试以上规模的样品。

（2）制备毒理试验用样品所用处方药味的来源、批号以及自检报告等。

（3）制备毒理试验用样品用主要生产设备的信息。

（4）毒理试验用样品的质量标准、自检报告及相关图谱等。

3.3.6.2　临床试验用药品（适用于上市许可申请）

申请上市许可时，应提供用于临床试验的试验药物和安慰剂（如适用）的制备信息。

（1）用于临床试验的试验药物

提供用于临床试验的试验药物的批生产记录复印件。批生产记录中需明确生产厂房/车间和生产线。

提供用于临床试验的试验药物所用处方药味的基原、产地信息及自检报告。

提供生产过程中使用的主要设备等情况。

提供用于临床试验的试验药物的自检报告及相关图谱。

（2）安慰剂

提供临床试验用安慰剂的批生产记录复印件。

提供临床试验用安慰剂的配方，以及配方组成成分的来源、执行标准等信息。

提供安慰剂与试验样品的性味对比研究资料，说明安慰剂与试验样品在外观、大小、色泽、重量、味道和气味等方面的一致性情况。

3.3.7　"生产工艺"资料（适用于上市许可申请）

申请上市许可的药物，应参照中药相关生产工艺格式和内容撰写要求提供"生产工艺"资料。

3.3.8　参考文献

提供有关的参考文献，必要时应提供全文。

3.4　制剂质量与质量标准研究

3.4.1　化学成分研究

提供化学成分研究的文献资料或试验资料。

3.4.2 质量研究

提供质量研究工作的试验资料及文献资料。

按古代经典名方目录管理的中药复方制剂应提供药材、饮片按照国家发布的古代经典名方关键信息及古籍记载制备的样品、中间体、制剂的质量相关性研究资料。

同名同方药应提供与同名同方的已上市中药的质量对比研究结果。

3.4.3 质量标准

提供药品质量标准草案及起草说明，并提供药品标准物质及有关资料。对于药品研制过程中使用的对照品，应说明其来源并提供说明书和批号。对于非法定来源的对照品，申请临床试验时，应说明是否按照相关技术要求进行研究，提供相关研究资料；申请上市许可时，应说明非法定来源的对照品是否经法定部门进行标定，提供相关证明性文件。

境外生产药品提供的质量标准的中文版本须按照中国国家药品标准或药品注册标准的格式整理报送。

3.4.4 样品检验报告

申请临床试验时，提供至少1批样品的自检报告。

申请上市许可时，提供连续3批样品的自检及复核检验报告。

3.4.5 参考文献

提供有关的参考文献，必要时应提供全文。

3.5 稳定性

3.5.1 稳定性总结

总结稳定性研究的样品情况、考察条件、考察指标和考察结果，并拟定贮存条件和有效期。

3.5.2 稳定性研究数据

提供稳定性研究数据及图谱。

3.5.3 直接接触药品的包装材料和容器的选择

阐述选择依据。提供包装材料和容器执行标准、检验报告、生产商/供货商及相关证明文件等。提供针对所选用包装材料和容器进行的相容性等研究资料（如适用）。

申请上市许可时，应说明包装材料和容器与药品关联审评审批情况。

3.5.4 上市后的稳定性研究方案及承诺（适用于上市许可申请）

申请药品上市许可时，应承诺对上市后生产的前三批产品进行长期稳定性考察，并对每年生产的至少一批产品进行长期稳定性考察，如有异常情况应及时通知药品监督管理部门。

提供后续稳定性研究方案。

3.5.5 参考文献

提供有关的参考文献，必要时应提供全文。

四、药理毒理研究资料

申请人应基于不同申报阶段的要求提供相应药理毒理研究资料。相应要求详见相关技术指导原则。

非临床安全性评价研究应当在经过 GLP 认证的机构开展。天然药物的药理毒理研究参考相应研究技术要求进行。根据《中药注册分类及申报资料要求》，该部分资料序号、项目名称及说明如下。

4.1 药理学研究资料

药理学研究是通过动物或体外、离体试验来获得非临床有效性信息，包括药效学作用及其特点、药物作用机制等。药理学申报资料应列出试验设计思路、试验实施过程、试验结果及评价。

中药创新药，应提供主要药效学试验资料，为进入临床试验提供试验证据。药物进入临床试验的有效性证据包括中医药理论、临床人用经验和药效学研究。根据处方来源及制备工艺等不同，以上证据所占有权重不同，进行试验时应予综合考虑。

药效学试验设计时应考虑中医药特点，根据受试物拟定的功能主治，选择合适的试验项目。

提取物及其制剂，提取物纯化的程度应经筛选研究确定，筛选试验应与拟定的功能主治具有相关性，筛选过程中所进行的药理毒理研究应体现在药理毒理申报资料中。如有同类成分的提取物及其制剂上市，则应当与其进行药效学及其他方面的比较，以证明其优势和特点。

中药复方制剂，根据处方来源和组成、临床人用经验及制备工艺情况等可适当减免药效学试验。

具有人用经验的中药复方制剂，可根据人用经验对药物有效性的支持程度，适当减免药效学试验；若人用经验对有效性具有一定支撑作用，处方组成、工艺路线、临床定位、用法用量等与既往临床应用基本一致的，则可不提供药效学试验资料。

依据现代药理研究组方的中药复方制剂，需采用试验研究的方式来说明组方的合理性，并通过药效学试验来提供非临床有效性信息。

中药改良型新药，应根据其改良目的、变更的具体内容来确定药效学资料的要求。若改良目的在于或包含提高有效性，应提供相应的对比性药效学研究资料，以说明改良的优势。中药增加功能主治，应提供支持新功能主治的药效学试验资料，可根据人用经验对药物有效性的支持程度，适当减免药效学试验。

安全药理学试验属于非临床安全性评价的一部分，其要求见"4.3 毒理学研究资料"。

药理学研究报告应按照以下顺序提交：

4.1.1 主要药效学

4.1.2 次要药效学

4.1.3 安全药理学

4.1.4 药效学药物相互作用

4.2 药代动力学研究资料

非临床药代动力学研究是通过体外和动物体内的研究方法，揭示药物在体内的动态变化规律，获得药物的基本药代动力学参数，阐明药物的吸收、分布、代谢和排泄的过程和特征。

对于提取的单一成分制剂，参考化学药物非临床药代动力学研究要求。

其他制剂，视情况（如安全性风险程度）进行药代动力学研究或药代动力学探索性研究。

缓、控释制剂，临床前应进行非临床药代动力学研究，以说明其缓、控释特征；若为改剂型品种，还应与原剂型进行药代动力学比较研究；若为同名同方药的缓、控释制剂，应进行非临床药代动力学比较研究。

在进行中药非临床药代动力学研究时，应充分考虑其成分的复杂性，结合其特点选择适宜的方法开展体内过程或活性代谢产物的研究，为后续研发提供参考。

若拟进行的临床试验中涉及到与其他药物（特别是化学药）联合应用，应考虑通过体外、体内试验来考察可能的药物相互作用。

药代动力学研究报告应按照以下顺序提交。

4.2.1 分析方法及验证报告

4.2.2 吸收

4.2.3 分布（血浆蛋白结合率、组织分布等）

4.2.4 代谢（体外代谢、体内代谢、可能的代谢途径、药物代谢酶的诱导或抑制等）

4.2.5 排泄

4.2.6 药代动力学药物相互作用（非临床）

4.2.7 其他药代试验

4.3 毒理学研究资料

毒理学研究包括：单次给药毒性试验，重复给药毒性试验，遗传毒性试验，生殖毒性试验，致癌性试验，依赖性试验，刺激性、过敏性、溶血性等与局部、全身给药相关的制剂安全性试验，其他毒性试验等。

中药创新药，应尽可能获取更多的安全性信息，以便于对其安全性风险进行评价。根据其品种特点，对其安全性的认知不同，毒理学试验要求会有所差异。

新药材及其制剂，应进行全面的毒理学研究，包括安全药理学试验、单次给药毒性试验、重复给药毒性试验、遗传毒性试验、生殖毒性试验等，根据给药途径、制剂情况可能需要进行相应的制剂安全性试验，其余试验根据品种具体情况确定。

提取物及其制剂，根据其临床应用情况，以及可获取的安全性信息情况，确定其毒理学试验要求。如提取物立题来自于试验研究，缺乏对其安全性的认知，应进行全面的毒理学试验。如提取物立题来自于传统应用，生产工艺与传统应用基本一致，一般应进行安全药理学试验、单次给药毒性试验、重复给药毒性试验以及必要时其他可能需要进行的试验。

中药复方制剂，根据其处方来源及组成、人用安全性经验、安全性风险程度的不同，提供相应的毒理学试验资料，若减免部分试验项目，应提供充分的理由。

对于采用传统工艺，具有人用经验的，一般应提供单次给药毒性试验、重复给药毒性试验资料。

对于采用非传统工艺，但具有可参考与临床应用资料的，一般应提供安全药理学、单次给药毒性试验、重复给药毒性试验资料。

对于采用非传统工艺，且无人用经验的，一般应进行全面的毒理学试验。

临床试验中发现非预期不良反应时，或毒理学试验中发现非预期毒性时，应考虑进行追加试验。

中药改良型新药，根据变更情况提供相应的毒理学试验资料。若改良目的在于或包含提高安全性的，应进行毒理学对比研究，进行原剂型/原给药途径/原工艺对比，以说明改良的优势。

中药增加功能主治，需延长用药周期或者增加剂量者，应说明原毒理学试验资料是否可以支持延长周期或增加剂量，否则应提供支持用药周期延长或剂量增加的毒理学研究资料。

一般情况下，安全药理学、单次给药毒性、支持相应临床试验周期的重复给药毒性、遗传毒性试验资料、过敏性、刺激性、溶血性试验资料或文献资料应在申请临床试验时提供。后续需根据临床试验进程提供支持不同临床试验给药期限或支持上市的重复给药毒性试验。生殖毒性试验根据风险程度在不同的临床试验开发阶段提供。致癌性试验资料一般可在申请上市时提供。

药物研发的过程中，若受试物的工艺发生可能影响其安全性的变化，应进行相应的毒理学研究。

毒理学研究资料应列出试验设计思路、试验实施过程、试验结果及评价。

毒理学研究报告应按照以下顺序提交。

4.3.1 单次给药毒性试验

4.3.2 重复给药毒性试验

4.3.3 遗传毒性试验

4.3.4 致癌性试验

4.3.5 生殖毒性试验

4.3.6 制剂安全性试验（刺激性、溶血性、过敏性试验等）

4.3.7 其他毒性试验

五、临床研究资料

根据《中药注册分类及申报资料要求》，该部分资料序号、项目名称及说明如下。

5.1 中药创新药

5.1.1 处方组成符合中医药理论、具有人用经验的创新药

5.1.1.1 中医药理论

5.1.1.1.1 处方组成，功能、主治病证

5.1.1.1.2 中医药理论对主治病证的基本认识

5.1.1.1.3 拟定处方的中医药理论

5.1.1.1.4 处方合理性评价

5.1.1.1.5 处方安全性分析

5.1.1.1.6 和已有国家标准或药品注册标准的同类品种的比较

5.1.1.2 人用经验

5.1.1.2.1 证明性文件

5.1.1.2.2 既往临床应用情况概述

5.1.1.2.3 文献综述

5.1.1.2.4 既往临床应用总结报告

5.1.1.2.5 拟定主治概要、现有治疗手段、未解决的临床需求

5.1.1.2.6 人用经验对拟定功能主治的支持情况评价

中医药理论和人用经验部分的具体撰写要求，可参考相关技术要求、技术指导原则。

5.1.1.3 临床试验

需开展临床试验的，应提交以下资料：

5.1.1.3.1 临床试验计划与方案及其附件

5.1.1.3.1.1 临床试验计划和方案

5.1.1.3.1.2 知情同意书样稿

5.1.1.3.1.3 研究者手册

5.1.1.3.1.4 统计分析计划

5.1.1.3.2 临床试验报告及其附件（完成临床试验后提交）

5.1.1.3.2.1 临床试验报告

5.1.1.3.2.2 病例报告表样稿、患者日志等

5.1.1.3.2.3 与临床试验主要有效性、安全性数据相关的关键标准操作规程

5.1.1.3.2.4 临床试验方案变更情况说明

5.1.1.3.2.5 伦理委员会批准件

5.1.1.3.2.6 统计分析计划

5.1.1.3.2.7 临床试验数据库电子文件

申请人在完成临床试验提出药品上市许可申请时，应以光盘形式提交临床试验数据库。数据库格式

以及相关文件等具体要求见临床试验数据递交相关技术指导原则。

5.1.1.3.3 参考文献

提供有关的参考文献全文，外文文献还应同时提供摘要和引用部分的中文译文。

5.1.1.4 临床价值评估

基于风险获益评估，结合中医药理论、人用经验和临床试验，评估本品的临床价值及申报资料对于拟定功能主治的支持情况。

说明：申请人可基于中医药理论和人用经验，在提交临床试验申请前，就临床试验要求与药审中心进行沟通交流。

5.1.2 其他来源的创新药

5.1.2.1 研究背景

5.1.2.1.1 拟定功能主治及临床定位

应根据研发情况和处方所依据的理论，说明拟定功能主治及临床定位的确定依据，包括但不限于文献分析、药理研究等。

5.1.2.1.2 疾病概要、现有治疗手段、未解决的临床需求

说明：拟定适应病证的基本情况、国内外现有治疗手段研究和相关药物上市情况，现有治疗存在的主要问题和未被满足的临床需求，以及说明本品预期的安全性、有效性特点和拟解决的问题。

5.1.2.2 临床试验

应按照"5.1.1.3 临床试验"项下的相关要求提交资料。

5.1.2.3 临床价值评估

基于风险获益评估，结合研究背景和临床试验，评估本品的临床价值及申报资料对于拟定功能主治的支持情况。

说明：申请人可基于处方组成、给药途径和非临床安全性评价结果等，在提交临床试验申请前，就临床试验要求与药审中心进行沟通交流。

5.2 中药改良型新药

5.2.1 研究背景

应说明改变的目的和依据。如有人用经验，可参照"5.1.1.2 人用经验"项下的相关要求提交资料。

5.2.2 临床试验

应按照"5.1.1.3 临床试验"项下的相关要求提交资料。

5.2.3 临床价值评估

结合改变的目的和临床试验，评估本品的临床价值及申报资料对于拟定改变的支持情况。

说明：申请人可参照中药创新药的相关要求，在提交临床试验申请前，就临床试验要求与药审中心进行沟通交流。

5.3 古代经典名方中药复方制剂

5.3.1 按古代经典名方目录管理的中药复方制剂

提供药品说明书起草说明及依据，说明药品说明书中临床相关项草拟的内容及其依据。

5.3.2 其他来源于古代经典名方的中药复方制剂

5.3.2.1 古代经典名方的处方来源及历史沿革、处方组成、功能主治、用法用量、中医药理论论述

5.3.2.2 基于古代经典名方加减化裁的中药复方制剂，还应提供加减化裁的理由及依据、处方合理

性评价、处方安全性分析

5.3.2.3 人用经验

5.3.2.3.1 证明性文件

5.3.2.3.2 既往临床实践情况概述

5.3.2.3.3 文献综述

5.3.2.3.4 既往临床实践总结报告

5.3.2.3.5 人用经验对拟定功能主治的支持情况评价

5.3.2.4 临床价值评估

基于风险获益评估，结合中医药理论、处方来源及其加减化裁、人用经验，评估本品的临床价值及申报资料对于拟定功能主治的支持情况。

5.3.2.5 药品说明书起草说明及依据

说明药品说明书中临床相关项草拟的内容及其依据。

中医药理论、人用经验部分以及药品说明书的具体撰写要求，可参考相关技术要求、技术指导原则。

说明：此类中药的注册申请、审评审批、上市监管等实施细则和技术要求另行制定。

5.4 同名同方药

5.4.1 研究背景

提供对照同名同方药选择的合理性依据。

5.4.2 临床试验

需开展临床试验的，应按照"5.1.1.3 临床试验"项下的相关要求提交资料。

5.5 临床试验期间的变更（如适用）

获准开展临床试验的药物拟增加适用人群范围（如增加儿童人群）、变更用法用量（如增加剂量或延长疗程）等，应根据变更事项提供相应的立题目的和依据、临床试验计划与方案及其附件；药物临床试验期间，发生药物临床试验方案变更、非临床或者药学的变化或者有新发现，需按照补充申请申报的，临床方面应提供方案变更的详细对比与说明，以及变更的理由和依据。

同时，还需要对已有人用经验和临床试验数据进行分析整理，为变更提供依据，重点关注变更对受试者有效性及安全性风险的影响。

第四节　化学药品注册申报资料要求

一、化学药品申报资料要求

（一）CTD 资料整理

申请人提出药物临床试验、药品上市注册及化学原料药申请，应按照国家药品监管部门公布的相关技术指导原则的有关要求开展研究，并按照现行版《M4：人用药物注册申请通用技术文档（Common Technical Document，CTD）》（以下简称 CTD）格式编号及项目顺序整理并提交申报资料。不适用的项目可合理缺项，但应标明不适用并说明理由。

国家药监局药审中心将根据药品审评工作需要，结合 ICH 技术指导原则修订情况，及时更新 CTD

文件并在中心网站发布。

（二）电子非临床试验数据库

申请人在完成临床试验提出药品上市注册申请时，应在 CTD 基础上提交电子临床试验数据库。数据库格式以及相关文件等具体要求见临床试验数据递交相关指导原则。

二、我国 CTD 资料要求发展过程

原国家食品药品监督管理局在研究人用药品注册技术要求国际协调会（ICH）通用技术文件（CTD）的基础上，于 2010 年 9 月颁布了《化学药品 CTD 格式申报资料撰写要求》。我国化学药仿制药注册申请药学部分的 CTD 文件格式，包括 CTD 格式申报资料提交要求、主要研究信息汇总表等。正式发布了《化学药品 CTD 格式申报资料撰写要求》之后，按照 CTD 格式开展技术审评。这套文件的正式实施标志着我国的药品注册管理迈上了一个新的台阶。

2010 年发布的《化学药品 CTD 格式申报资料撰写要求》，其主要适用于《药品注册管理办法》（2007 年版）附件 2 化学药品注册分类 3、4、5 和 6 的生产注册申请的药学部分申报资料，即 CTD 格式模块 2 的质量相关综述和模块 3 的质量相关文件，当时的化学药 1 类、2 类新药并未涉及其中。

为了进一步优化 CTD 资料的规整统一，2011 年 7 月，CDE 发布了化学药药学资料 CTD 格式电子文档标准（试行）来统一文档字体、字号、行间距、页面设置和文档结构目录等内容。另外，作为一项激励政策，国家食品药品监督管理局在 2012 年 9 月发布了《关于按照 CTD 格式申报品种单独按序审评的有关说明》，规定率先按照 CTD 格式进行申报的产品可以享受单独排队的优势，进入优先审评通道。

2015 年 11 月，国家食品药品监督管理总局发布了《关于征求化学仿制药 CTD 格式申报资料撰写要求意见的通知》，对原化学药品注册分类 6 情形的 CTD 格式申报资料撰写要求修订稿征求意见，且根据近年来的实施积累经验，主要修订了原料药和制剂的部分撰写要求，并增加了仿制药生物等效性试验部分的内容。

2016 年 3 月，国家食品药品监督管理总局发布《化学药品注册分类改革工作方案的公告》及其解读，制定了化学药品新的注册分类要求；为支持化学药品新的注册分类方案，同年 5 月，国家食品药品监督管理总局继而发布了新的化学药申报资料试行要求，其中，新药和仿制药的药学资料均要求用 CTD 格式进行撰写申报，仿制药非临床和临床部分文件撰写也引入了 CTD 章节设置，CTD 格式文件正式成为化学药申报注册格式。

我国正式发布的化学药 CTD 格式申报资料包括两部分：主要研究信息汇总表和申报资料正文，分别对应 ICH-CTD 的模块 2 和模块 3 的一个章节。

国家食品药品监督管理总局颁布的 CTD 格式模板 2 内容为 2.3.P 主要研究信息汇总表，原料药部分主要包括：基本信息、生产信息、特性鉴定、质量控制、对照品、包装材料和容器、稳定性等 7 个章节。制剂部分主要包括：剂型及产品组成、产品开发、生产、原辅料控制、制剂的质量控制、对照品、稳定性等 7 个章节，其中与国际 CTD 模板不同的一点是少了制剂包装材料和容器这一个章节，其相关内容在国际 CTD 模板中为单独一节，而我国 CTD 模板此内容在产品开发章节中描述。

主要研究信息汇总表中的信息，是对模块 3.2.P 中主要部分的信息进行的一个概述和重要内容提炼，各项内容和数据应与申报资料保持一致，不能写模块 3 或 CTD 的其他部分没有涉及的信息、数据或论断，涉及到需要详细数据支持的地方需写明参见模块 3.2.P 的具体章节名称，并在各项下注明所对应的申报资料的项目及页码，其格式、目录及项目编号不能改变。主要研究信息汇总表应系统全面、重

点突出，对药品质量的稳定性、可控性做出客观综合的评价。模块 3. 2. P 包括 7 个章节，包含药学申报的全部内容。我国 CTD 相应模板可到国家药品监督管理局药品审评中心官网下载。

2016 年 5 月 4 日《总局关于发布化学药品新注册分类申报资料要求（试行）的通告》（2016 年第 80 号）的附件《化学药品新注册分类申报资料要求（试行）》中申报资料撰写说明，信息汇总表中的信息是基于申报资料的抽提，各项内容和数据应与申报资料保持一致，并在各项下注明所对应申报资料的项目及页码。主要研究信息汇总表的格式、目录及项目编号不能改变。即使对应项目无相关信息或研究资料，项目编号和名称也应保留，可在项下注明"无相关研究内容"或"不适用"。对于以附件形式提交的资料，应在相应项下注明"参见附件（注明申报资料的页码）"。

eCTD（electronic CTD），简言之就是纸质版 CTD 注册文件的信息电子化产物，它在信息可视化、文件链接化和传递快捷化上均有别于纸质版 CTD 文件注册，加快了申请人和审评人之间的信息沟通速度，可以保证注册文件模块完整化提交和注册资料的最新版本等。eCTD，最早依旧源于 ICH，该组织的 M2 专家工作组（EWG），于 2003 年 10 月制定并发布了关于药品电子提交的通用标准，并被美国 FDA、欧洲 EMA、日本 MHLW 以及加拿大等国广泛推行。其规定了申请人向药政当局提交电子文件的目录结构及文档格式，并采用 XML 语言的文件类型对整个递交及各申报文件的元数据进行管理，以组成综合的目录并提供相应的索引。同时简化了申报文件的创建、审核、生命周期的管理以及文件的储存。

eCTD，作为 ICH – CTD 发展道路上的一个里程碑，是符合注册申报发展趋势的产物，eCTD 格式申报逐渐转变为国际化注册的主流形式，也是我国逐步与国际化注册全面接轨和努力的目标。

随着中国加入 ICH，药品申报资料格式与国际接轨，国家药品监督管理局（NMPA）在 2019 年 4 月 17 日发布《M4：人用药物注册申请通用技术文档（CTD）模块一文件及 CTD 中文版的通告》（2019 年第 17 号），但当时仅适用化药 1 类、5. 1 类以及治疗用生物制品 1 类和预防用生物制品 1 类，未对所有分类的药品强制施行。

2020 年 7 月 1 日，新的《药品注册管理办法》正式实施后，很多配套法规文件随之修订，药品审评中心（CDE）又发布了《M4 模块一行政文件和药品信息》的通告（2020 年第 6 号），对模块一资料内容进行了修订。根据《国家药监局关于发布化学药品注册分类及申报资料要求的通告》（2020 年第 44 号）以及《国家药监局关于发布生物制品注册分类及申报资料要求的通告》（2020 年第 43 号）要求，自 2020 年 10 月 1 日起所有新注册分类的生物制品和化学药品均要按照该文件要求提交模块一的注册资料。

三、M4 模块一行政文件和药品信息

所有新注册分类的生物制品和化学药品自 2020 年 10 月 1 日起均要求提交模块一的注册资料。根据《M4 模块一行政文件和药品信息》的通告，M4 模块一资料项目序号、名称及说明如下。

（一）M4 模块一结构

1. 0 说明函

主要对于本次申请关键信息的概括与说明。

知识链接

说明函

关于××公司申报的××产品的××申请

1. 简要说明

包括但不限于：产品名称，（拟定）适应证，用法用量，剂型，规格 。

2. 背景信息

简要说明该产品国内外上市进展、注册分类及依据、申请事项及相关支持性研究。

加快上市注册程序申请（包括突破性治疗药物程序、附条件批准程序、优先审评审批程序及特别审批程序等）及其依据（如适用）。

附加申请事项 ，如减免临床、非处方药或儿童用药等（如适用）。

3. 其他重要需特别说明的相关信息

1.1 目录

按照不同模块分别提交申报资料目录。

1.2 申请表

主要包括产品名称、剂型、规格及申请事项等产品基本信息。

1.3 产品信息相关材料

1.3.1 说明书

1.3.1.1 研究药物说明书及修订说明（适用于临床试验申请）

1.3.1.2 上市药品说明书及修订说明（适用于上市及上市后变更申请）

境外已上市药品尚需提供境外上市国家或地区药品管理机构核准的原文说明书，并附中文译本。

1.3.2 包装标签

1.3.2.1 研究药物包装标签（适用于临床试验申请）

1.3.2.2 上市药品包装标签（适用于上市及上市后变更申请）

境外已上市药品尚需提供境外上市国家或地区使用的包装标签实样。

1.3.3 产品质量标准和生产工艺/制造及检定规程

化学药品上市申请时提交生产工艺信息表和质量标准，生物制品提交制造及检定规程和质量标准。

1.3.4 临床试验相关资料（适用于临床试验申请）

1.3.4.1 临床试验计划和方案

1.3.4.2 知情同意书样稿

1.3.4.3 研究者手册

1.3.5 药品通用名称核准申请材料

未列入国家药品标准或者药品注册标准的，上市许可申请时应提交药品通用名称核准申请材料。

1.3.6 检查相关信息（适用于上市申请和涉及检查检验的补充申请）

包括药品研制情况信息表，药品生产情况信息表，现场主文件清单，药品注册临床试验研究信息表，临床试验信息表以及检验报告。

1.3.7 疫苗生物安全及环境影响评价

对于不含活的微生物或不会显著改变对应微生物及其代谢、降解产物在自然界的浓度及分布的疫苗，如灭活疫苗、多糖疫苗、经传统方法制备的减毒活疫苗等，仅需对产品成分进行说明，提供制品无环境影响风险、不需采取防控措施的声明。

对于产品及其代谢、降解产物可能在人体及环境中有一定生长繁殖能力的疫苗，如载体疫苗、基因改构的减毒活疫苗等，应进行生物安全及环境影响评价，分析此类产品在使用、存储、处置过程中及经受种者排毒后对人类健康及环境（包括动、植物）的影响，在疫苗上市的全生命周期过程中进行环境风险评价并提供防控措施。

临床试验申请中需提供以下研究资料：①制品所含病原微生物关键的改造方式、宿主范围、传播途径、致病性及添加物质的种类等，分析其遗传稳定性及对环境造成的可能影响。②疫苗菌/毒株与野生株的可鉴别程度及鉴别方法。③制品及其代谢、降解产物对理化因子的敏感性或耐药性评估，建立发生意外事故的有效控制措施。④动物体内排毒研究，包括制品及代谢、降解产物的排毒时间、排毒数量、排毒后释入环境后的生存能力、易感物种评价、重配或返祖风险等。

上市申请阶段需提供以下研究资料：①人体接种后的排毒时间、排毒数量、排毒后对人类和动物致病的分析和评价；分析制品及代谢、降解产物的遗传稳定性，选择优势，暴露及物种易感性（尤其是对濒危物种的影响），是否有控制其传播的自然屏障等。②结合临床试验期间的研究数据对环境影响风险进行综合分析，并提出环境风险防控措施。

上市后需按照上市后生物安全监测及风险评估计划持续开展研究，包括组织开展菌/毒株监测工作（如，循环菌株或毒株差异、菌株或毒株替代现象）；继续研究接种后排毒对人类和动物致病的可能性、对非靶标生物及生态环境的影响等。

1.3.8 产品相关证明性文件（如适用）

1.3.8.1 原料药、药用辅料及药包材证明文件

原料药、药用辅料及药包材合法来源证明文件，包括供货协议、发票等（适用于制剂未选用已登记原辅包情形）。

原料药、药用辅料及药包材的授权使用书（适用于制剂选用已登记原辅包情形）。

1.3.8.2 专利信息及证明文件

申请的药物或者使用的处方、工艺、用途等专利情况及其权属状态说明，以及对他人的专利不构成侵权的声明。

1.3.8.3 特殊药品研制立项批准文件

麻醉药品和精神药品需提供研制立项批复文件复印件。

1.3.8.4 商标信息及证明文件

1.3.8.5 对照药来源证明文件

1.3.8.6 药物临床试验相关证明文件（适用于上市申请）

《药物临床试验批件》/临床试验通知书、临床试验用药质量标准及临床试验登记号/生物等效性试验备案登记号（内部核查）。

1.3.8.7 研究机构资质证明文件

非临床研究安全性评价机构应提供药品监督管理部门出具的符合《药物非临床研究质量管理规范》（GLP）的批准证明或检查报告等证明性文件。临床试验机构应提供备案证明（内部核查）。

1.3.8.8 药械组合产品相关证明性文件

如属于药品或以药品为主的药械组合产品，应提交药械组合产品的属性界定结果通知书（内部核查）。

1.3.8.9 允许药品上市销售证明文件（适用于境外已上市的药品）

境外药品管理机构出具的允许该药品上市销售证明文件、公证认证文书及中文译文。

1.3.8.10 允许药品变更的证明文件　境外药品管理机构出具的允许药品变更的证明文件、公证认证文书及其中文译文。

1.3.9 其他产品信息相关材料

1.4 申请状态（如适用）

1.4.1 既往批准情况

提供该品种相关的历次申请情况说明及批准/未批准证明文件（内部核查）。

1.4.2 申请调整临床试验方案、暂停或者终止临床试验

1.4.3 暂停后申请恢复临床试验

1.4.4 终止后重新申请临床试验

1.4.5 申请撤回　尚未批准的药物临床试验申请、上市注册许可申请、补充申请或再注册申请。

1.4.6 申请上市注册审评期间变更仅包括申请人更名、变更注册地址名称等不涉及技术审评内容的变更

1.4.7 申请注销药品注册证书

1.5 加快上市注册程序申请（如适用）

1.5.1 加快上市注册程序申请

包括突破性治疗药物程序、附条件批准程序、优先审评审批程序及特别审批程序。

1.5.2 加快上市注册程序终止申请

1.5.3 其他加快注册程序申请

1.6 沟通交流会议（如适用）

1.6.1 会议申请

1.6.2 会议背景资料

1.6.3 会议相关信函、会议纪要以及答复

1.7 临床试验过程管理信息（如适用）

1.7.1 临床试验期间增加适应证

1.7.2 临床试验方案变更、非临床或者药学的变化或者新发现等可能增加受试者安全性风险的

1.7.3 要求申办者调整临床试验方案、暂停或终止药物临床试验

1.8 药物警戒与风险管理（如适用）

1.8.1 研发期间安全性更新报告及附件

1.8.1.1 研发期间安全性更新报告

1.8.1.2 严重不良反应（SAR）累计汇总表

1.8.1.3 报告周期内境内死亡受试者列表

1.8.1.4 报告周期内境内因任何不良事件而退出临床试验的受试者列表

1.8.1.5 报告周期内发生的药物临床试验方案变更或者临床方面的新发现、非临床或者药学的变化或者新发现总结表

1.8.1.6 下一报告周期内总体研究计划概要

1.8.2 其他潜在的严重安全性风险信息

1.8.3 风险管理计划（RMP）

包括药物警戒活动计划和风险最小化措施等。

1.9 上市后研究（如适用）

包括Ⅳ期和有特定研究目的的研究等。

1.10 上市后变更（如适用）

1.10.1 审批类变更

1.10.2 备案类变更

改变不涉及技术审评的药品注册证书载明信息的，境外持有人提交其所在国家或地区药品监督管理机构出具的允许变更的证明文件；境内持有人提交有关管理机构同意更名的文件复印件，如《营业执照》《药品生产许可证》及变更记录页。

药品分包装申请需提交分包装合同（含使用进口药品商标的授权）、分包装生产企业《药品生产许可证》、分包装工艺、直接接触药品的包装材料和容器的选择依据及质量标准。

1.10.3 报告类变更

1.11 申请人/生产企业证明性文件

1.11.1 境内生产药品申请人/生产企业资质证明文件

申请人/生产企业机构合法登记证明文件（营业执照等）。申请药品上市许可时，申请人和生产企业应当已取得相应的《药品生产许可证》（内部核查）。

申请临床试验的，应提供其临床试验用药物在符合药品生产质量管理规范的条件下制备的情况说明。

1.11.2 境外生产药品申请人/生产企业资质证明文件

生产厂和包装厂符合药品生产质量管理规范的证明文件、公证认证文书及中文译文。

申请临床试验的，应提供其临床试验用药物在符合药品生产质量管理规范的条件下制备的情况说明。

1.11.3 注册代理机构证明文件

境外申请人指定中国境内的企业法人办理相关药品注册事项的，应当提供委托文书、公证文书及其中文译本，以及注册代理机构的营业执照复印件。

1.12 小微企业证明文件（如适用）

说明：①标注"如适用"的文件是申请人按照所申报药品特点、所申报的申请事项并结合药品全生命周期管理要求选择适用的文件提交。②标注"内部核查"的文件是指监管部门需要审核的文件，不强制申请人提交。③境外生产的药品所提交的境外药品监督管理机构或地区出具的证明文件（包括允许药品上市销售证明文件、GMP证明文件以及允许药品变更证明文件等）符合世界卫生组织推荐的统一格式原件的，可不经所在国公证机构公证及驻所在国中国使领馆认证。

（二）M4 模块一资料整理说明

下面按照模块一资料项目编号顺序逐一说明。

1. 说明函　本部分内容主要对拟申报产品关键信息进行概括与说明，可从以下方面阐述：①简要说明，为产品基本信息；②背景信息，可简要说明本品国内外上市进展、研发目的、申请事项、注册分类以及支持性研究，类似于以前的产品立题目的与依据；加快上市的注册程序、附加申请事项，如适用，应清楚说明。③其他重要需要特别说明的相关信息，比如有的产品是从国外转移的技术，在此处可特别说明。

2. 目录　此处可提交模块一～模块五的资料目录，每个模块单独列出。

3. 申请表　申请表是受理时最关键的资料之一，一定要按照填报要求，逐项确认。补正率比较高的问题有：①其他特别申明事项，根据最新受理要求，若是可豁免临床直接申请上市的产品，在此处只要写"不需要开展临床试验，直接申请上市"，而不能写"申请豁免临床试验"；②同品种已被受理或同期申报的其他制剂及规格，对于原辅包登记施行后，还应填写关联审评的原辅包的登记号；③处方，新的报盘程序只需要填写处方成分即可，不需填写处方量；④原/辅料/包材来源，所有信息应与产品使用授权书/原辅包平台登记信息保持一致；⑤盖章签字，法人签字可以是亲笔签字，也可以签字章，一定要盖骑缝章。

4. 产品信息相关材料

（1）说明书　提供拟定的说明书及修订说明，依据注册申请阶段，分为"适用于临床试验申请"和"适用于上市及上市后变更申请"两种。

（2）包装标签　与说明书一样，也分为两种情况。

（3）产品质量标准和生产工艺/制造及检定规程　如果是化学药品，则在上市申请时需提交生产工艺信息表和质量标准；如果是生物制品则提交制造及检定规程和质量标准。

（4）临床试验相关资料　若为临床试验申请，需要提交临床试验计划和方案、知情同意书样稿和研究者手册。即使申请豁免临床试验，也建议提交临床试验方案，防止经审评发现不能豁免临床试验造成的发补。

（5）药品通用名称核准申请材料　对于未列入国家药品标准或药品注册标准的产品，申请临床时可自拟通用名，或用项目代号表示，等到申请上市时，再提交通用名称核准材料。该资料应单独成袋，便于受理后，CDE 将资料转药典委。

（6）检查相关信息　对于涉及现场检查的注册申请，需提供药品研制情况信息表、药品生产情况信息表、现场主文件清单、药品注册临床试验研究信息表、临床试验信息表以及检验报告。在实施 M4 之前，可以在受理后 10 日内提交；而实施 M4 后，这些资料需要在申请时一并提交。

（7）疫苗生物安全及环境影响评价　此项适用部分疫苗制剂。

（8）产品相关证明性文件　证明性文件是经常要补正的"重灾区"，是注册人员感到最头疼的一部分。其中比较重要的是原辅包的证明性文件，包括企业营业执照、生产许可证及变更记录页、供应商审计报告、产品批准证明文件（产品注册证/备案平台登记信息）、原辅包厂家出具的产品授权使用书（现在只需复印件）、出入厂质量标准和检验报告、BSE/TSE 声明、销售合同及发票。若为经销商，还应提供生产企业授权经销商的销售委托书。如果为进口产品还应提供国外企业提供的相关证明性文件，如 GMP 证书、COPP 证书等，视情况还需要进行公证和认证，如果是英文的还需要翻译成中文。此外，视情况还需要提供的有专利、特殊药品研制立项、商标、对照药来源、药物临床试验相关、研究机构资质、药械组合产品相关、允许药品上市销售、允许药品变更等证明性文件。

（9）其他产品信息相关材料　其他与产品审评相关资料可以放入此项下。

5. 申请状态
如果产品存在既往批准情况、申请调整临床试验方案、暂停或者终止临床试验、暂停后申请恢复临床试验、终止后重新申请临床试验、申请撤回尚未批准的申请、申请上市注册审评期间变更以及申请注销药品注册证书的情况，需说明。如不适用，则注明"不适用"。

6. 加快上市注册程序申请
如果拟申请上市的药品为有临床价值的创新药，符合相关条件后，可以申请突破性治疗药物程序、附条件批准程序、优先审评审批程序及特别审批程序。

7. 沟通交流会议
一般在新药首次申请临床试验之前，应通过申请人之窗向药品 CDE 提出沟通交流会议。若自认不需要申请的，可向 CDE 出具说明。一般提出会议申请后 3 个月左右会收到答复，大部分为网上书面答复，少部分可获得面对面交流，视具体项目而定。需要在此项下提交会议申请、背景资料、会议相关信函、会议纪要以及答复。

申请人常忽略的部分是答复，除了 CDE 给申请人的问题答复，还包括申请人对 CDE 问题答复的回复。比如，提出沟通交流申请时，申请人如果提出的仅是临床方面的问题，而 CDE 给申请人答复里，往往含有药学和药理毒理方面的审评意见和完善研究的建议，申请人需就这些意见和建议做出回复或说明具体的解决方法。

8. 临床试验过程管理信息　对于临床试验期间发生的变更，如增加适应证、非临床或者药学方面的变更、试验方案变更/调整，试验暂停/终止等，均需在此处说明，并提供相关资料或证明性文件。

9. 药物警戒与风险管理　除了要提交研发期间安全性更新报告，其他潜在的严重安全性风险信息也需要提交，同时还要提交风险管理计划（RMP）。

10. 上市后研究　对于产品上市后的Ⅳ期临床试验和其他有特定研究目的的研究等，可在此部分提供。

11. 上市后变更　上市后发生的各种变更，则应详细说明并提供相关证明性文件。

12. 申请人/生产企业证明性文件　如果申请上市，则申请人和生产企业需先取得《药品生产许可证》。

13. 小微企业证明文件　符合条件的，可提供《小型微型企业收费优惠申请表》和经税务部门盖章的纳税报表。

药品注册申报资料是药品整个生命周期的呈现载体。申请人试验工作再好，无法通过这个载体传递信息给监管部门，不能充分体现药品的价值。药品注册申报资料尽量达到各部分资料的提交要求，避免反复沟通咨询中造成的资源浪费。因为注册种类繁多，申报资料要求中不能面面俱到，需要申请人在整理资料过程中，多问多交流，避免不必要的发补。

四、CTD 格式申报主要研究信息汇总表（制剂）

主要研究信息汇总表是以简明、结构化的方式对研究信息进行高度总结和抽提，在保证全面呈现信息的基础上，重点突出关键质量特性。该汇总表既是申请人对研究信息的全面总结，也作为药品审评中的审评模版基础，故其准确填写对于药品注册进程以及注册质量都有很重要的影响。该汇总表围绕评价的需要，结合我国的研发现状，细化了填写要求，增加了部分项目的提交力度。比如，针对我国药品研发在注册申报阶段工艺研究较为薄弱的问题，在生产工艺模块下增加了研发过程中工艺变更历史、工艺研究数据汇总信息、大生产拟定批量等信息的提交要求。

药品质量控制体系包括原辅料控制、生产过程控制、终产品控制、包装材料及贮存条件控制 4 个部分，其中生产过程控制又包括工艺参数、环境控制、过程检测以及中间体控制内容。CTD 格式申报资料的核心是基于充分的研究数据和信息构建药品质量控制体系，体现过程控制和终点控制相结合的、全面系统的药品质量控制理念。研究信息汇总表的结构依此为主线，分为 2.3.P.1 剂型及产品组成、2.3.P.2 产品开发、2.3.P.3 生产、2.3.P.4 原辅料的控制、2.3.P.5 制剂的质量控制、2.3.P.6 对照品以及 2.3.P.7 稳定性内容。研究信息汇总表（制剂）按照现行版《M4：人用药物注册申请通用文档（CTD）》格式，其编号、项目名称及撰写要求如下。

2.3.P.1 剂型及产品组成

该项下需说明具体的剂型，其内容是对药品整体组成的一个简单描述。如，"本品为薄膜包衣片，规格为 2mg，处方中含有的辅料为乳糖、微晶纤维素、聚维酮、交联聚维酮、硬脂酸镁、欧巴代胃溶型包衣、蓝色染料，采用 PVC 铝塑泡罩包装"。

（1）说明具体的剂型，并以表格的方式列出单位剂量产品的处方组成，列明各成分在处方中的作用、执行的标准。如有过量加入的情况需给予说明。对于处方中用到但最终需去除的溶剂也应列出。示例见表5-4。

表5-4 处方组成

成分	用量	过量加入	作用	执行标准
……				
工艺中使用到并最终去除的溶剂				

（2）如附带专用溶剂，参照表5-4方式列出专用溶剂的处方。

（3）说明产品所使用的包装材料及容器。

2.3.P.2 产品开发

简要说明产品开发目标，包括剂型、规格的选择依据。如"本品以原研产品××为开发目标，剂型、规格与其保持一致"。

产品开发包括处方组成、制剂研究、生产工艺的开发，包装材料容器的选择，以及必要的相容性研究内容。

2.3.P.2.1 处方组成

2.3.P.2.1.1 原料药

简述原料药和辅料的相容性试验结果，详细信息参见申报资料3.2.P.2.1.1（注明页码）。例如，该项可表述为"根据原研产品说明书中的处方信息，本品选用相同的辅料。进一步通过主药∶辅料以一定比例（a∶b）混合，在75%RH/50℃条件下放置14天，考察主药含量以及相关杂质的变化，结果显示主药和各辅料的相容性较好"。

简要分析与制剂生产及制剂性能相关的原料药的关键理化特性（如晶型、溶解性、粒度分布等等）及其控制。例如，对于具有多晶型的药物，可表述为"本品为片剂，活性成分难溶于水，经研究活性成分存在3种晶型，通过X射线粉末衍射可以有效区分各种晶型。研究证明晶型Ⅲ吸湿性很强，不适于工业化生产；晶型Ⅱ溶解性较好但稳定性差，本品选用晶型Ⅰ。结合制备工艺，考察了制粒、干燥、压片后晶型是否有变化，结果显示以上工序中晶型未改变"。

2.3.P.2.1.2 辅料

简述辅料种类和用量选择的试验和/或文献依据。详细信息参见申报资料3.2.P.2.1.2（注明页码）。例如，可表述为"本品中所用辅料与原研产品××所用辅料种类一致，通过相容性研究以及稳定性研究证实了原辅料间的相容性，各辅料用量在口服制剂常规用量范围内"。

2.3.P.2.2 制剂研究

包括2.3.P.2.2.1 处方开发过程、2.3.P.2.2.2 制剂相关特性、2.3.P.2.2.3 生产工艺的开发、2.3.P.2.2.4 包装材料（容器）和2.3.P.2.2.5 相容性内容。

2.3.P.2.2.1 处方开发过程

处方的研究开发过程和确定依据参见申报资料3.2.P.2.2.1（注明页码）。例如，可表述为"本品在分析原研产品××处方组成及质量特性的基础上，以原辅料相容性、片剂外观、硬度、崩解性，特别是以与××的体外溶出度为主要对比指标，筛选了原料药的粒度分布和辅料的用量。结果显示崩解剂用量在5%~7%范围内体外溶出较好，采用内外加的方式可以有效缩短崩解时间；……"

以列表方式说明不同开发阶段（小试、中试、大生产）处方组成的变化、原因以及支持变化的验证研究。示例见表5-5。

表5-5　处方组成变化汇总

小试处方	中试处方	大生产处方	主要变化及原因	支持依据

过量投料：过量投料的必要性和合理性依据。

2.3.P.2.2.2　制剂相关特性

简要对与制剂性能相关的理化性质，如pH、离子强度、溶出度、再分散性、复溶、粒径分布、多晶型及流变学等进行分析，并提供自研产品与对照药品在处方开发过程中进行的质量特性对比研究结果。

例如，对于口服固体制剂，通常在此项下需提供溶出度检查方法的开发以及同对照药品溶出度对比研究结果，包括自制样品批号、对照药品生产批号、溶出条件、取样点以及比较结果（包括f2值以及溶出曲线对比图）。详情如下：①口服固体制剂的溶出度，样品批号、对照药品批号和生产厂；溶出条件，取样点；比较结果。②有关物质：样品批号、对照药品批号和生产厂；测定及计算方法；比较结果。

2.3.P.2.2.3　生产工艺的开发

生产工艺的选择和优化过程参见申报资料3.2.P.2.3（注明页码）。

简述生产工艺的选择和优化过程。例如，对于某冻干粉针剂的生产工艺的选择和优化，可表述为"本品在水溶液中不稳定，故开发为冻干制剂以减少药物和水分的接触，提高稳定性。生产工艺分为溶液配制、过滤除菌、无菌灌装和冷冻干燥4个步骤。为了减少生产过程中的药物降解，溶液配制、过滤除菌、无菌灌装均在低温条件下连续进行。工艺放大研究的重点在于小试阶段确定的冻干工艺是否适用于大生产。初步干燥期间产品内部平均温度低于-20℃，低于冷冻药液的玻璃化温度-10℃，故放大生产具有可行性，后续重点对干燥条件进行了研究，以确保初步干燥期间产品内部温度低于玻璃化温度同时又具有最大的升华速度"。

以列表方式说明从小试到中试直至放大生产过程的变化（包括批量、设备、工艺参数等的变化）及相关的支持性验证研究。示例见表5-6。

表5-6　生产工艺变化汇总

小试工艺	中试工艺	大生产工艺	主要变化	支持依据

汇总研发过程中代表性批次（应包括但不限于临床研究批、中试放大批、生产现场检查批、工艺验证批等）的样品情况，包括批号、生产时间及地点、批规模、用途（如用于稳定性试验、生物等效性试验或临床试验等）、分析结果（例如有关物质、溶出度以及其他主要质量指标）。重点讨论关键临床批次的生产过程与2.3.P.3.3中描述的生产过程之间的差异及对产品质量、安全性和有效性的影响。示例见表5-7。

表5-7 剂型及原辅料情况

批号	生产日期	生产地点	规模	收率	样品用途	样品质量		
						含量	杂质	其他指标

2.3. P. 2. 2. 4 包装材料/容器

以表格形式提供所用包装材料（容器）、生产厂商、包材注册证号以及包材质量标准编号等。必要时，需简述制剂和附带溶剂或给药装置的相容性，示例见表5-8。

表5-8 包装材料/容器

项目	包装容器	配件
包材类型		
包材生产商		
包材注册证号		
包材注册证有效期		
包材质量标准编号		

详细信息参见申报资料3.2.P.2.4（注明页码）。

2.3. P. 2. 2. 5 相容性

简述制剂和附带溶剂或者给药装置的相容性。详细信息参见申报资料3.2.P.2.5（注明页码）。

2.3. P. 3 生产

包括2.3.P.3.1 生产商、2.3.P.3.2 批处方、2.3.P.3.3 生产工艺和工艺控制、2.3.P.3.4 关键步骤和中间体的控制以及2.3.P.3.5 工艺验证和评价5项内容。

2.3. P. 3. 1 生产商

生产商的名称（一定要写全称）、地址、电话、传真以及生产场所的地址、电话、传真等。生产地址须具体到生产车间，需注意相关信息与申请表及动态生产现场检查的地址一致。

2.3. P. 3. 2 批处方

以表格的方式列出生产规模产品的处方组成，列明各成分在处方中的作用，执行的标准。如有过量加入的情况需给予说明并论证合理性。对于处方中用到但最终需去除的溶剂也应列出。具体要求单位剂量处方应与前面一致，注意其中要列明具体的批量。如生产批量介于一个范围，需提供上下限的具体处方组成。示例见表5-9。

表5-9 处方组成

成分	用量	过量加入	作用	执行标准
......				

工艺中使用到并最终去除的溶剂

2.3. P. 3. 3 生产工艺和工艺控制

按单元操作过程简述工艺（包括包装步骤），明确主要操作流程、工艺参数和范围，提供工艺流程图。以表格形式提供主要生产设备名称、型号规格以及技术参数信息。基于工艺开发及放大研究、生产设备能力以及临床需求等，综合评估商业化生产能力，拟定商业化生产规模。

（1）工艺流程图　参见申报资料3.2.P.3.3（注明页码）。

（2）工艺描述　按单元操作过程简述工艺（包括包装步骤），明确主要操作流程、工艺参数和范围。详细内容参见申报资料3.2.P.3.3（注明页码）。

（3）主要的生产设备　参见申报资料3.2.P.3.3（注明页码）。

（4）大生产的拟定规模　制剂单位/批（口服制剂等）或灌装前的溶液体积/批（溶液剂、注射剂等）。

2.3.P.3.4 关键步骤和中间体的控制

列出所有关键步骤及其工艺参数控制范围。简要说明关键步骤及其工艺参数控制范围确定的依据，并提供中间体的质控标准。例如，对于某注射剂，确定生产的关键步骤为药液配制和灭菌步骤，对于以上信息可列表说明（表5-10）。

表5-10　关键步骤及中间体的控制

关键步骤	工艺参数及过程控制		中间体的控制
药液配制	混合速度：800~900r/min		药液含量：方法及限度
	混合时间：辅料>10min 主药>30min		有关物质：方法及限度 药液微生物负荷
	药液温度：2~8℃		
过滤除菌	过滤压力： 过滤速度：		过滤前后的起泡点试验
无菌灌装	溶液放置时间：从配液至冻干不超过6小时		定期进行灌装量测定
冻干	初步干燥温度和时间		杂质测定：方法及限度 水分测定：方法及限度

关键步骤确定及工艺参数控制范围确定资料参见申报资料3.2.P.3.4（注明页码）。

中间体的质量控制参见申报资料3.2.P.3.4（注明页码）。

2.3.P.3.5 工艺验证和评价

无菌制剂和采用特殊工艺的制剂：工艺验证方案（编号：--，版本号：--）和验证报告（编号：--，版本号：--），参见申报资料3.2.P.3.5（注明页码）。对于无菌制剂和采用特殊工艺的制剂，需提供工艺验证方案和验证报告的编号及版本号，介绍验证报告的主要内容，包括验证的批次、生产地点、规模、验证的关键步骤和参数及结果和结论。

其他制剂：工艺验证方案（编号：--，版本号：--）和验证报告（编号：--，版本号：--）参见申报资料3.2.P.3.5（注明页码）；或者，工艺验证方案（编号：--，版本号：--）和批生产记录（编号：--，版本号：--）样稿参见申报资料3.2.P.3.5（注明页码），验证承诺书参见申报资料3.2.P.3.5（注明页码）。

2.3.P.4 原辅料的控制

按表5-11提供所用原辅料名称、生产商、执行标准以及标准文号，需包括在工艺过程中使用但最终去除的溶剂等相关信息。

表 5-11　原辅料

成分	生产商	批准文号	质量标准
……			

工艺过程中溶剂的使用与去除

2.3.P.5 制剂的质量控制

包括 2.3.P.5.1 质量标准、2.3.P.5.2 分析方法、2.3.P.5.3 分析方法的验证、2.3.P.5.4 批检验报告、2.3.P.5.5 杂质分析以及 2.3.P.5.6 质量标准制定依据 6 项内容。

2.3.P.5.1 质量标准

按照表 5-12 的方式提供质量标准，列明检查项目、检查方法和限度。对于检查方法只用简单说明不用提供具体条件，如 HPLC 法，为了便于内部管理，建议对方法进行编号。对于限度，如具有放行标准和货架期标准，应分别进行说明。质量标准详细信息参见申报资料 3.2.P.5.1（注明页码）。

表 5-12　质量标准

检查项目	方法	放行标准限度	货架期标准限度
性状			
鉴别			
降解产物			
溶出度			
含量均匀度/装量差异			
残留溶剂			
水分			
粒度分布			
无菌			
细菌内毒素			
其他			
含量			

2.3.P.5.2 分析方法

列明各色谱方法的色谱条件：降解产物、残留溶剂、含量等。

列明溶出度检查的溶出条件、定量方法等。

分析方法详细信息参见申报资料 3.2.P.5.2（注明页码）。

分析方法项下需列出针对申报产品建立的专属性检查方法。如，列明用于有关物质、残留溶剂、含量测定的各色谱方法的色谱条件，溶出度检查的溶出条件以及定量方法。

2.3.P.5.3 分析方法的验证

以表格形式逐项总结验证结果。示例见表 5-13、表 5-14。

表 5 – 13 有关物质方法学验证结果

项目	验证结果
专属性	辅料干扰情况；已知杂质分离；难分离物质对分离试验；强制降解试验；……
线性和范围	针对已知杂质进行
定量限、检测限	
准确度	针对已知杂质进行
精密度	重复性、中间精密度、重现性等
溶液稳定性	
耐用性	色谱系统耐用性、萃取（提取）稳健性

详细信息参见申报资料 3.2.P.5.3（注明页码）。

表 5 – 14 有关物质方法验证总结举例

项目	验证结果
专属性	××主峰与工艺杂质、降解产物（如 A、B、C）以及空白辅料有良好分离
线性和范围	针对已知杂质进行，杂质 A 在相当于测试浓度 0.2mg/ml 的 0.05%～1.0% 范围内线性良好，r＞0.9999
检测限	××和已知杂质的检测限是 0.02%
定量限	××和已知杂质的定量限是 0.05%
准确度	杂质 A 在标示测试浓度 0.2mg/ml 的 0.05%～1.0% 范围内，单个回收率为 91.0%～102.3%，平均回收率范围为 96.2%～97.3%
精密度	杂质 A 的重复性、中间精密度、重现性 RSD＜10%
溶液稳定性	供试品溶液和对照溶液在室温、避光条件可稳定 48 小时
耐用性	对色谱条件进行轻微变化，流速 ±0.1ml/min、柱温 ±5℃、流动相浓度 ±0.03%、流动相 pH ±0.3 对色谱行为基本无影响

2.3.P.5.4 批检验报告

三个连续批次（批号：×××）的检验报告参见申报资料 3.2.P.5.4（注明页码）。

2.3.P.5.5 杂质分析

以列表的方式列明产品中可能含有的杂质。以表格方式提供杂质谱的分析结果，针对制剂而言，重点是分析降解产物以及原料药中引入的毒性较强的杂质（比如基因毒性杂质），需明确杂质名称、结构、来源、控制限度以及标准定入情况。如为仿制产品，此处尚可列出自研样品同原研产品的杂质对比情况。示例见表 5 – 15。

表 5 – 15 杂质情况分析

杂质名称	杂质结构	杂质来源	杂质控制限度	是否定入质量标准

详细信息参见申报资料 3.2.P.5.5（注明页码）。

2.3.P.5.6 质量标准制定依据

质量标准制定依据参见申报资料 3.2.P.5.6（注明页码）。可结合样品批分析数据、稳定性研究结果、与原研产品质量对比结果、可参考标准情况和相关指导原则要求等，从项目设置、方法建立以及限度制定 3 个层面简要说明放行标准、货架期标准制定的依据。

2.3.P.6 对照品

药典对照品：来源、批号。

自制对照品：简述含量和纯度标定的方法及结果。

提供研究中所用各对照品的来源、批号、用途。如为药典对照品，提供纯度；如为自制对照品，简述含量和纯度标定的方法及结果。

2.3.P.7 稳定性

包括 2.3.P.7.1 稳定性总结、2.3.P.7.2 上市后的稳定性承诺和稳定性方案以及 2.3.P.7.3 稳定性数据 3 个部分。

2.3.P.7.1 稳定性总结

稳定性总结中需体现稳定性研究样品的情况，包括批号、规格、生产日期、生产地点、原料药来源及批号、批量以及所采用的内包装。需提供研究的内容，包括各项研究的试验条件、考察指标、计划取样点以及已完成取样点等。对于某些产品，尚需提供使用中产品稳定性研究结果，包括配伍稳定性、多剂量包装产品开启后稳定性、制剂与用药器具的相容性试验结果。对各项稳定性考察结果进行总结，并提出拟定的包装、贮存条件和有效期。

（1）试验样品　见表 5－16。

表 5－16　试验样品

批号
规格
原料药来源及批号
生产日期
生产地点
批量
内包装材料

（2）研究内容　见表 5－17、表 5－18。

表 5－17　常规稳定性考察结果

项目		放置条件	已完成的考察时间（计划考察时间）
影响因素试验	高温		
	高湿		
	光照		
	其他		
加速试验			
中间条件试验			
长期试验			
其他试验			

表 5－18　使用中产品稳定性研究结果

项目	放置条件	考察时间	考察项目	分析方法及其验证	研究结果
配伍稳定性					
多剂量包装产品开启后稳定性					
制剂与用药器具的相容性试验					
其他试验					

2.3.P.7.2 上市后的稳定性承诺和稳定性方案

详细信息参见申报资料3.2.P.7.2（注明页码）。

基于目前稳定性研究结果，拟定包装材料、贮藏条件和有效期见表5-19。

表5-19 拟定包装材料、贮藏条件和有效期

项目
拟定内包材
拟定贮藏条件
拟定有效期
对说明书中相关内容的提示

2.3.P.7.3 稳定性数据

按以下表5-20简述研究结果，详细信息参见申报资料3.2.P.7.2（注明页码）。

表5-20 研究结果

考察项目	方法及限度（要求）	试验结果
性状	目视观察，应符合质量标准的规定	在0至18月考察期间，各时间点均符合规定
降解产物	HPLC法，杂质A不得过0.3%，其他单一杂质不得过0.1%，总杂质不得过0.8%	在0至18个月考察期间，杂质A最大为0.15%，单一杂质最大为0.08%，总杂质最大为0.4%，未显示出明显的变化趋势
溶出度	45分钟不低于80%	在0至18个月考察期间，各时间点均符合规定，未显示出明显的变化趋势
含量	HPLC法，5.0%~105.0%	在0至18个月考察期间，含量变化范围为99.8%（最低值）至101.2%（最大值），未显示出明显的变化趋势
……		

说明：对于选用CTD格式提交申报资料的申请人，除按照"CTD格式申报资料撰写要求"整理、提交药学部分的研究资料和图谱外，还应基于申报资料填写本表，并提交电子版。本表中的信息是基于申报资料的抽提，各项内容和数据应与申报资料保持一致，并在各项下注明所对应的申报资料的项目及页码。本表的格式、目录及项目编号不能改变。即使对应项目无相关信息或研究资料，项目编号和名称也应保留，可在项下注明"无相关研究内容"或"不适用"。对于以附件形式提交的资料，应在相应项下注明"参见附件（注明申报资料中的页码）"。

五、CTD格式申报资料撰写要求（制剂）

CTD是组织药品注册文档的框架，不同文档分布在不同的CTD单元中。eCTD即电子通用技术文档，因其在传输、审阅、存档、文档生命周期的管理以及环保等方面的诸多优点，已成为目前全球最先进的药品注册文档递交方式。eCTD为药品注册带来诸多好处的同时，也给药品申报工作带来了很多挑战和变化。首先撰写资料时，需要符合CTD的相关规定，按照"颗粒化"的理念撰写与管理注册文档，撰写过程中突出关键字，便于后期eCTD制作。其次，在eCTD的制作过程中不仅需要对相关软件的熟练使用（包括文档编辑软件、eCTD制作软件和eCTD验证软件等），更主要的是对eCTD技术文件的理解，能够正确合理地处理各种技术问题，进而制作出符合药监部门要求的注册文档，保证注册文件顺利递交。

化学药品制剂CTD格式申报资料由以下模块构成：3.2.P.1剂型及产品组成；3.2.P.2产品开发；3.2.P.3生产；3.2.P.4原辅料的控制；3.2.P.5制剂的质量控制；3.2.P.6对照品；3.2.P.7稳定性。

（一）化学药品制剂CTD格式申报资料序号、项目名称

3.2.P.1 剂型及产品组成

3.2.P.2 产品开发

3.2.P.2.1 处方组成

3.2.P.2.1.1 原料药

3.2.P.2.1.2 辅料

3.2.P.2.2 制剂

3.2.P.2.2.1 处方开发过程

3.2.P.2.2.2 制剂相关特性

3.2.P.2.3 生产工艺的开发

3.2.P.2.4 包装材料/容器

3.2.P.2.5 相容性

3.2.P.3 生产

3.2.P.3.1 生产商

3.2.P.3.2 批处方

3.2.P.3.3 生产工艺和工艺控制

3.2.P.3.4 关键步骤和中间体的控制

3.2.P.3.5 工艺验证和评价

3.2.P.4 原辅料的控制

3.2.P.5 制剂的质量控制

3.2.P.5.1 质量标准

3.2.P.5.2 分析方法

3.2.P.5.3 分析方法的验证

3.2.P.5.4 批检验报告

3.2.P.5.5 杂质分析

3.2.P.5.6 质量标准制定依据

3.2.P.6 对照品

3.2.P.7 稳定性

3.2.P.7.1 稳定性总结

3.2.P.7.2 上市后的稳定性承诺和稳定性方案

3.2.P.7.3 稳定性数据

(二) 申报资料正文序号、名称及撰写要求

3.2.P.1 剂型及产品组成

(1) 说明具体的剂型，并以表格的方式列出单位剂量产品的处方组成，列明各成分在处方中的作用，执行的标准。如有过量加入的情况需给予说明。对于处方中用到但最终需去除的溶剂也应列出。示例见表5-21。

表5-21 处方组成

成分	用量	过量加入	作用	执行标准
……				

工艺中使用到并最终去除的溶剂

（2）如附带专用溶剂，参照以上表格方式列出专用溶剂的处方。

（3）说明产品所使用的包装材料及容器。

该项申报资料要求说明具体的剂型，以表格形式列出单位剂量（如单片、单粒胶囊、单瓶注射液/单瓶粉针、单瓶滴眼液、单支凝胶、单贴贴剂等）产品的处方组成；原料药按标示量 100% 投料表示；辅料注明型号/级别，在处方中的作用和制订的质量标准。处方中建议注明原料药和辅料的重量百分比（包衣片可注明片芯的原料药和辅料的重量百分比），注明单位剂量产品总重量，便于对不同处方进行分析和比较。

对于处方中（如固体制剂制软材和包衣时）使用但最终除去的溶剂也应在处方中列出。这部分申报资料还有以下要求：①如原料药有过量加入的情况需给予说明；②如附带专用溶剂，须参照制剂表格方式列出专用溶剂的处方；③说明产品所使用的包装材料及容器。

举例：下面以药物 A 琥珀酸盐片为例进行说明。

该产品的剂型为速释薄膜包衣片，规格有 1 和 2mg（以 A 游离碱计），两种规格片剂使用不同颜色包衣进行区分，并在片剂表面使用不同印记进行区别。其处方组成见表 5-22。

表 5-22　A 琥珀酸盐片组成

成分名称片芯	规格 1mg		规格 2mg		作用	质量标准
	mg	%（w/w）	mg	%（w/w）		
A 琥珀酸盐	1.32	0.73	2.64	1.32	活性成分	企业标准
辅料 1	150.00	83.32	165.50	82.73	稀释剂	ChP2020 版
辅料 2	27.00	15.00	30.00	15.00	黏合剂/崩解剂	ChP2020 版
硬脂酸镁	1.35	0.75	1.50	0.75		ChP2020 版
片芯重量	180.0	100.0	200.0	100.0	润滑剂	ChP2020 版
薄膜包衣片						
蓝色包衣粉[1]	5.000		未使用		包衣材料	企业标准
黄色包衣粉[2]	未使用		5.000		包衣材料	企业标准
纯水[3]	30.00		38.20		溶剂	ChP2020 版
薄膜衣片总重	185.00		205.00			

注：1）此处说明蓝色包衣粉组成；2）此处说明黄色包衣粉组成；3）干燥时除去，片剂中不存在。

3.2.P.2 产品开发

产品开发模块 3.2.P.2 要求提供相关的研究或文献资料来论证剂型、处方组成、生产工艺、包装材料选择和确定的合理性，具体为：3.2.P.2.1 处方组成——3.2.P.2.1.1 原料药、3.2.P.2.1.2 辅料；3.2.P.2.2 制剂研究——3.2.P.2.2.1 处方开发过程、3.2.P.2.2.2 制剂相关特性；3.2.P.2.3 生产工艺的开发；3.2.P.2.4 包装材料/容器；3.2.P.2.5 相容性。

产品开发研究是制剂研究工作的重点。CTD 申报资料模块 3.2.P.2 产品开发包括剂型、处方筛选研究和生产工艺研究，是构建系统、有效的药品生产质量控制体系的重要组成部分，具体为：①通过分析与制剂生产、性能相关原料药的关键理化特性，及影响制剂特性辅料的关键理化性质，对原料药和辅料质量进行控制；②通过处方开发和生产工艺研究，对药品关键质量特性进行研究，确定生产工艺参数和关键工艺环节，建立有效的过程控制措施；③结合生产工艺验证研究，证明在商业化生产条件中工艺可以稳定、持续生产出质量符合要求的药品。

提供相关的研究资料或文献资料来论证剂型、处方组成、生产工艺、包装材料选择和确定的合理性，特定研究或已发表文献的支持性数据和结果可列入本模块相关章节，或作为相关章节的附件。

3.2. P. 2.1 处方组成

3.2. P. 2.1.1 原料药

参照《化学药物制剂研究的技术指导原则》，提供资料说明原料药和辅料的相容性，分析与制剂生产及制剂性能相关的原料药的关键理化特性（如晶型、溶解性、粒度分布等）。

这部分申报资料要求参照相关技术指导原则，根据药物稳定性、拟考察的制备工艺，选择可靠的分析方法进行研究，说明原料药和辅料的相容性。应注意结合制剂特性、剂型特点及生产工艺情况，分析与制剂生产及制剂性能相关原料药的关键理化特性，如晶型、溶解性、粒度分布等；根据剂型不同，需要说明原料药在不同 pH 条件或不同溶剂中的溶解性。对于水难溶性药物口服固体制剂，原料药粒度可能与药品溶出行为和生物利用度相关，粒度和密度与生产过程的混合混匀性和药品含量均匀度相关，晶型可能与药物溶出行为、药品稳定性和生物利用度相关。对于定量吸入制剂，除原料药粒度、晶型、密度外，其粉末表面特征、粉末形状、晶型、水分也可能与药品质量相关。原料药的质量控制是构建系统、有效的药品生产质量控制体系的重要内容。

此外，说明原料药在固态和溶液状态下对光照、湿和热的稳定性和讨论潜在降解途径，可以为处方工艺设计和制剂生产提供参考依据。而对于复方制剂，还应当研究和讨论药物之间的相容性。

3.2. P. 2.1.2 辅料

说明辅料种类和用量选择的依据，分析辅料用量是否在常规用量范围内，是否适合所用的给药途径，并结合辅料在处方中的作用分析辅料的哪些性质会影响制剂特性。

这部分申报资料要求说明辅料种类和用量选择的依据，分析辅料用量是否在常规用量范围内，是否适合所用的给药途径，尽可能选择跟原研产品性质相同的辅料。

可结合辅料在处方中的作用分析其会影响制剂特性的性质。例如，对于选择乙基纤维素采用膜控技术制备的缓释胶囊，选择羟丙甲纤维素采用骨架片技术制备的缓释片，两种辅料的分子量和黏度是影响药物释放行为和体内药物释放速率的关键因素，会直接影响药品的生物利用度。通过分析可能影响制剂特性的辅料性质，对其分子量及分布、共聚物种类/比例、黏度、密度、水分等进行控制。

3.2. P. 2.2 制剂研究

3.2. P. 2.2.1 处方开发过程

参照《化学药物制剂研究的技术指导原则》，提供处方的研究开发过程和确定依据，包括文献信息（如对照药品的处方信息）、研究信息（包括处方设计、处方筛选和优化、处方确定等研究内容）以及与对照药品的质量特性对比研究结果（需说明对照药品的来源、批次和有效期，自研样品批次，对比项目、采用方法），并重点说明在药品开发阶段中处方组成的主要变更、原因以及支持变化的验证研究。

如生产中存在过量投料的问题，应说明并分析过量投料的必要性和合理性。对于生产中的过量投料须非常慎重，一般应首先通过优化制剂处方和生产设备、工艺参数等方法进行避免；对于确需过量投料的，须提供详细的支持性资料，说明必要性和合理性。过量投料一般需经过重复批次验证。一般而言，不鼓励为补偿制剂生产及贮存过程中原料药的降解而进行过量投料。

这部分申报资料要求参照制剂开发相关技术指导原则提供处方的研究开发过程和确定依据。

首先应明确产品研发预期达到的目标。对于化学药品仿制药的注册申请，实际上是要明确对照药品（目标产品），了解对照药品处方等信息，通过制剂研究使研发产品质量和对照药品质量一致。例如，FDA 批准上市的盐酸二甲双胍缓释片实际上有两种产品：××公司 2000 年获准上市的盐酸二甲双胍缓释片（商品名 A，采用骨架片缓释技术）和×××公司 2004 年获准上市的盐酸二甲双胍缓释片（商品名 B，采用渗透泵技术制备，两面激光打孔）。两种盐酸二甲双胍缓释片临床用法用量不同。如拟开发盐酸二甲双胍缓释片，首先应确定目标产品是 A 还是 B。

其次，处方研究应基于前期对原料药关键理化性质研究、原料药/辅料相容性考察，参照相关技术指导原则进行处方设计、处方筛选和优化及处方确定等研究，进行制剂基本性能评价和稳定性评价，通过和对照药品的质量特性对比研究确定处方，对比研究应根据剂型特性选择影响药品质量的关键项目，包括溶出度/释放度（如口服固体制剂）、pH（如注射液）、黏度（如滴眼液）、药物/雾滴的粒度和粒度分布和喷射模式（如定量吸入制剂）、经皮透过性能（如贴剂）等。需说明对照药品的来源、批次和有效期，对比研究通常选择新生产和接近有效期两个批次的对照药品。

此外，需注意说明小试样品、中试放大样品和 3.2. P. 1 中处方的差异，重点讨论临床试验样品处方和 3.2. P. 1 中处方之间的差异，进行支持变化的验证研究。

3.2. P. 2. 2. 2 制剂相关特性

对与制剂性能相关的理化性质，如 pH、离子强度、溶出度、再分散性、复溶、粒径分布、聚合、多晶型、流变学等进行分析。提供自研产品与对照药品在处方开发过程中进行的质量特性对比研究结果，例如有关物质等。如为口服固体制剂，需提供详细的自研产品与对照药品在不同溶出条件下的溶出曲线比较研究结果，推荐采用 f_2 相似因子的比较方式。

首先需要结合剂型特性对与制剂性能相关的理化性质进行分析。对口服固体制剂，与制剂性能相关的重要项目是不同 pH 条件下的溶出/释放行为、有关物质、含量等，对混悬型注射液为原料药粒度分布和晶型，而对滴眼液则是 pH（可能影响药物离子化程度）、渗透压和黏度等。

另外还需要与对照药品进行质量对比研究。例如口服固体制剂，可参照《已上市化学药品变更研究技术指导原则（一）》附录一，根据药物生物药剂学（BCS）分类情况及剂型特点，提供详细的自研产品与对照药品在不同溶出条件下的溶出曲线比较研究结果，推荐采用 f_2 相似因子的比较方式，试验和计算方法在附录一中均有详细阐述。对于复方制剂，可以对自研产品和原研复方产品进行溶出/释放行为、有关物质等项目的质量对比研究，也可以考虑对自研产品和相应的单方产品进行质量对比研究，此时需要注意单方产品选择的合理性。FDA 于 2009 年批准××公司的吡格列酮二甲双胍缓释片上市，商品名 C，该产品采用双层技术制备，内层为盐酸二甲双胍缓释层，采用渗透泵技术制备，内层片双面激光打孔；将盐酸吡格列酮包在盐酸二甲双胍渗透片层外。C 与同时服用单方盐酸吡格列酮片 D + 单方盐酸二甲双胍缓释片（商品名 B）生物等效。如选择 C 为目标产品，自研产品与单方盐酸吡格列酮片 D 和单方盐酸二甲双胍缓释片进行溶出/释放行为对比研究是合理的，但选择单方盐酸二甲双胍缓释片（商品名 A）则不合理。

3.2. P. 2. 3 生产工艺的开发

简述生产工艺的选择和优化过程，重点描述工艺研究的主要变更（包括批量、设备、工艺参数等的变化）及相关的支持性验证研究。

汇总研发过程中代表性批次（应包括但不限于临床研究批、中试放大批、生产现场检查批、工艺验证批等）的样品情况，包括：批号、生产时间及地点、批规模、用途（如用于稳定性试验，用于生物等效性试验等）、分析结果（例如有关物质、溶出度以及其他主要质量指标）。示例见表 5 – 23。

表 5-23　批分析汇总

批号	生产日期	生产地点	规模	收率	样品用途	样品质量		
						含量	杂质	其他指标

这部分申报资料要求阐述 3.2.P.3.3 采用的生产工艺的选择和优化过程，通过对工艺各环节对产品质量影响的考察，明确生产工艺关键环节，建立相应过程控制措施。工艺研究可以根据药物的理化性质和制剂剂型特性选择有代表性的检查项目作为考察指标，研究工艺条件、操作参数、设备型号等变化对制剂质量的影响。对于采用新方法、新技术、新设备的制剂，应对其制剂工艺进行更详细的研究。

生产工艺开发研究工作是确定 3.2.P.3 生产部分的重要依据，只有对药品关键质量属性和生产工艺有着准确和深入的认识，才能保证药品获准上市后，可持续、稳定生产出质量和注册申报样品一致的药品。对研发过程中代表性批次的汇总分析，应包括但不限于临床研究批、中试放大批、生产现场检查批、工艺验证批等，总结样品批号、生产时间及地点、批规模、用途（如用于稳定性试验，用于生物等效性试验等）、分析结果（例如有关物质、溶出度以及其他主要质量指标），尤其应重点讨论关键临床批次的生产过程与 3.2.P.3.3 中描述的生产过程之间的差异及对产品质量、安全性和有效性的影响。对于工艺批量、设备、工艺参数等发生变更的，应参照相关技术要求进行支持性验证研究。

3.2.P.2.4 包装材料/容器

这部分申报资料要求说明：①包材类型、来源及相关证明文件；②阐述包材的选择依据；③描述针对所选用包材进行的支持性研究。具体工作可参考相关指导原则。

（1）包材类型、来源及相关证明文件　示例见表 5-24。

表 5-24　包材类型、来源及相关证明文件

项目	包装容器	配件[注2]
包材类型[注1]		
包材生产商		
包材注册证号		
包材注册证有效期		
包材质量标准编号		

注1：关于包材类型，需写明结构材料、规格等。

例如，五层共挤膜输液袋，规格为内层：改性乙烯-丙烯聚合物；第二层：聚乙烯；第三层：聚乙烯；第四层：乙烯甲基丙烯酸酯聚合物；第五层：多酯共聚物；聚丙烯输液瓶，规格为 250ml。

铝塑泡罩包装，组成为：3.2.PVC/铝、3.2.PVC/3.2.PE/3.2.PVDC/铝、3.2.PVC/3.2.PVDC/铝。

复合膜袋包装，组成为：聚酯/铝/聚乙烯复合膜袋、聚酯/低密度聚乙烯复合膜袋。

注2：表中的配件一栏应包括所有使用的直接接触药品的包材配件。如：塑料输液容器用组合盖、塑料输液容器用接口等。

提供包材的检验报告（可来自包材生产商或供应商）。

（2）阐述包材的选择依据。

（3）描述针对所选用包材进行的支持性研究。在常规制剂稳定性考察基础上，需考虑必要的相容性研究，特别是含有有机溶剂的液体制剂或半固体制剂。一方面可以根据迁移试验结果，考察包装材料中的成分（尤其是包材的添加剂成分）是否会渗出至药品中，引起产品质量的变化；另一方面可以根据吸附试验结果，考察是否会由于包材的吸附/渗出而导致药品浓度的改变、产生沉淀等，从而引起安全性担忧。

3.2.P.2.5 相容性

提供研究资料说明制剂和附带溶剂或者给药装置的相容性。

3.2.P.3 生产

3.2.P.3.1 生产商

生产商的名称（一定要写全称）、地址、电话、传真以及生产场所的地址、电话、传真等。

3.2.P.3.2 批处方

以表格的方式列出生产规模产品的批处方组成，列明各成分执行的标准。如有过量加入的情况需给予说明并论证合理性。对于处方中用到但最终需去除的溶剂也应列出。示例见表 5-25。

表 5-25　批处方组成

成分	用量	过量加入	执行标准
工艺中使用到并最终去除的溶剂			

3.2.P.3.3 生产工艺和工艺控制

（1）工艺流程图　以单元操作为依据，提供完整、直观、简洁的工艺流程图，其中应涵盖工艺步骤，各物料的加入顺序，指出关键步骤以及进行中间体检测的环节。

（2）工艺描述　以注册批为代表，按单元操作过程描述工艺（包括包装步骤），明确操作流程、工艺参数和范围。在描述各单元操作时，应结合不同剂型的特点关注各关键步骤与参数。如大输液品种的原辅料的预处理、直接接触药品的内包装材料等的清洗、灭菌、去热原等；原辅料的投料量（投料比），配液的方式、温度和时间，各环节溶液的 pH 范围；活性炭的处理、用量，吸附时浓度、温度、搅拌或混合方式、速度和时间；初滤及精滤的滤材种类和孔径、过滤方式、滤液的温度与流速；中间体质控的检测项目及限度，药液允许的放置时间；灌装时药液的流速，压塞的压力；灭菌温度、灭菌时间和目标 F_0 值。

生产工艺表述的详略程度应能使本专业的技术人员根据申报的生产工艺可以完整地重复生产过程，并制得符合标准的产品。

（3）主要的生产设备　如输液制剂生产中的灭菌柜型号、生产厂、关键技术参数；轧盖机类型、生产厂、关键技术参数；过滤滤器的种类和孔径；配液、灌装容器规格等。

（4）拟定的大生产规模　例如对于口服制剂而言，大生产规模不得超过注册批生产规模的十倍。

3.2.P.3.4 关键步骤和中间体的控制

列出所有关键步骤及其工艺参数控制范围。提供研究结果支持关键步骤确定的合理性以及工艺参数控制范围的合理性。

列出中间体的质量控制标准，包括项目、方法和限度，并提供必要的方法学验证资料。

3.2.P.3.5 工艺验证和评价

对无菌制剂和采用特殊工艺的制剂提供工艺验证资料，包括工艺验证方案和验证报告，工艺必须在预定的参数范围内进行。工艺验证内容包括：批号、批量、设备的选择和评估、工艺条件/工艺参数及工艺参数的可接受范围、分析方法、抽样方法及计划、工艺步骤的评估、可能影响产品质量的工艺步骤及可接受的操作范围等。研究中可采取挑战试验（参数接近可接受限度）验证工艺的可行性。

其余制剂可提交上述资料，也可在申报时仅提供工艺验证方案和批生产记录样稿，但应同时提交上市后对前三批商业生产批进行验证的承诺书。

验证方案、验证报告、批生产纪录等应有编号及版本号，且应由合适人员（例如 QA、QC、质量及生产负责人等）签署。

3.2.P.4 原辅料的控制

提供原辅料的来源、相关证明文件以及执行标准。示例见表 5-26。

表 5-26 原辅料的控制

成分	生产商	批准文号	执行标准

工艺过程中溶剂的使用与去除

如所用原辅料系在已上市原辅料基础上根据制剂给药途径的需要精制而得，例如精制为注射给药途径用，需提供精制工艺选择依据、详细的精制工艺及其验证资料、精制前后的质量对比研究资料、精制产品的注射用内控标准及其起草依据。

如制剂生产商对原料药、辅料制定了内控标准，应分别提供制剂生产商的内控标准以及原料药/辅料生产商的质量标准。

提供原料药、辅料生产商的检验报告以及制剂生产商对所用原料药、辅料的检验报告。

3.2.P.5 制剂的质量控制

3.2.P.5.1 质量标准

按下述表（表 5-27）方式提供质量标准。如具有放行标准和货架期标准，应分别进行说明。

表 5-27 质量标准

检查项目	方法（列明方法编号）	放行标准限度	货架期标准限度
性状			
鉴别			
降解产物			
溶出度			
含量均匀度/装量差异			
残留溶剂			
水分			
粒度分布			
无菌			
细菌内毒素			
其他			
含量			

3.2. P. 5.2　分析方法

列明质量标准中各项目的检查方法。

3.2. P. 5.3　分析方法的验证

按照《化学药物质量控制分析方法验证技术指导原则》《化学药物质量标准建立的规范化过程技术指导原则》《化学药物杂质研究技术指导原则》《化学药物残留溶剂研究技术指导原则》以及《中华人民共和国药典》（2020 年版）附录中有关的指导原则提供方法学验证资料，逐项提供，以表格形式整理验证结果，并提供相关验证数据和图谱。示例见表 5 - 28。

表 5 - 28　有关物质方法学验证结果

项目	验证结果
专属性	辅料干扰情况；已知杂质分离；难分离物质对分离试验；强制降解试验；……
线性和范围	针对已知杂质进行
定量限、检测限	
准确度	针对已知杂质进行
精密度	重复性、中间精密度、重现性等
溶液稳定性	
耐用性	色谱系统耐用性、萃取（提取）稳健性

3.2. P. 5.4　批检验报告

提供不少于连续三批产品的检验报告。

3.2. P. 5.5　杂质分析

以列表的方式列明产品中可能含有的杂质，分析杂质的产生来源，结合相关指导原则要求，对于已知杂质给出化学结构并提供结构确证资料，并提供控制限度。可以表格形式整理，示例见表 5 - 29。

表 5 - 29　杂质情况分析

杂质名称	杂质结构	杂质来源	杂质控制限度	是否定入质量标准

对于最终质量标准中是否进行控制以及控制的限度，应提供依据。

3.2. P. 5.6　质量标准制定依据

说明各项目设定的考虑，总结分析各检查方法选择以及限度确定的依据。

3.2. P. 6　对照品

在药品研制过程中如果使用了药典对照品，应说明来源并提供说明书和批号。

在药品研制过程中如果使用了自制对照品，应提供详细的含量和纯度标定过程。

3.2. P. 7　稳定性

3.2. P. 7.1　稳定性总结

总结所进行的稳定性研究的样品情况、考察条件、考察指标和考察结果，并提出贮存条件和有效期。示例如下。

（1）试验样品　见表 5 - 30。

表5-30 试验样品

批号
规格
原料药来源及批号
生产日期
生产地点
批量注
内包装材料

注：稳定性研究需采用中试或者中试以上规模的样品进行研究。

（2）研究内容 见表5-31和表5-32。

表5-31 常规稳定性考察结果

项目		放置条件	考察时间	考察项目	分析方法及其验证
影响因素试验	高温				
	高湿				
	光照				
	其他				
	结论				
加速试验					
中间条件试验					
长期试验					
其他试验					
结论					

填表说明：

①影响因素试验中，尚需将样品对光、湿、热之外的酸、碱、氧化和金属离子等因素的敏感程度进行概述，可根据分析方法研究中获得的相关信息，从产品稳定性角度，在影响因素试验的"其他"项下简述；影响因素试验的"结论"项中需概述样品对光照、温度、湿度等哪些因素比较敏感，哪些因素较为稳定，作为评价贮藏条件合理性的依据之一。

②稳定性研究内容包括影响因素试验、加速试验和长期试验，根据加速试验的结果，必要时应当增加中间条件试验。建议长期试验同时采用（30±2）℃/（65±5）%RH的条件进行，如长期试验采用（30±2）℃/（65±5）%RH的条件，则可不再进行中间条件试验。提交申报资料时至少需包括6个月的加速试验和6个月的长期试验数据，样品的有效期和贮存条件将根据长期稳定性研究的情况最终确定。

"其他试验"是指根据样品具体特点而进行的相关稳定性研究，如液体挥发油类原料药进行的低温试验，注射剂进行的容器密封性试验。

③"分析方法及其验证"项需说明采用的方法是否为已验证并列入质量标准的方法。如所用方法和质量标准中所列方法不同，或质量标准中未包括该项目，应在上表中明确方法验证资料在申报资料中的位置。

表 5 – 32　使用中产品稳定性研究结果

项目	放置条件	考察时间	考察项目	分析方法及其验证	研究结果
配伍稳定性					
多剂量包装产品开启后稳定性					
制剂与用药器具的相容性试验					
其他试验					

（2）研究结论　见表 5 – 33。

表 5 – 33　研究结论

内包材
贮藏条件
有效期
对说明书中相关内容的提示

3.2.P.7.2 上市后的稳定性承诺和稳定性方案

应承诺对上市后生产的前三批产品进行长期留样稳定性考察，并对每年生产的至少一批产品进行长期留样稳定性考察，如有异常情况应及时通知管理当局。

提供后续稳定性研究方案。

3.2.P.7.3 稳定性数据

以表格形式提供稳定性研究的具体结果，并将稳定性研究中的相关图谱作为附件。

（1）影响因素试验　见表 5 – 34。

表 5 – 34　影响因素试验

批号：（一批样品）　　　　批量：　　　　规格：

考察项目	限度要求	光照试验 4500Lux（天）			高温试验 60℃（天）			高湿试验 90%RH（天）		
		0	5	10	0	5	10	0	5	10
性状										
单一杂质 A										
单一杂质 B										
总杂质										
含量										
其他项目										

（2）加速试验　见表 5 – 35。

表 5 – 35　加速试验

批号1：（三批样品）　　批量：　　规格：　　包装：　　考察条件：

考察项目	限度要求	时间（月）				
		0	1	2	3	6
性状						
单一杂质 A						
单一杂质 B						
总杂质						
含量						
其他项目						

（3）长期试验　见表 5 – 36。

表 5 – 36　长期试验

批号 1：（三批样品）　　　　批量：　　　规格：　　　包装：　　　考察条件：

考察项目	限度要求（低/高）	时间（月）							
		0	3	6	9	12	18	24	36
性状									
单一杂质 A									
单一杂质 B									
总杂质									
含量									
其他项目									

六、色谱数据和图谱提交要求

药品注册申报资料所附的色谱数据和图谱的纸面文件可参照国家药品监督管理局药品审评中心发布的《药品研究色谱数据工作站及色谱数据管理要求（一）》的相关内容准备，建议对每项申报资料所附图谱前面建立交叉索引表，说明图谱编号、申报资料中所在页码、图谱的试验内容。

用于准备药品注册申报资料的色谱数据的纸面文件应采用色谱数据工作站自动形成的输出文件形式，内容应包括如下相关信息。

1. 标明使用的色谱数据工作站，并保留色谱数据工作站固有的色谱图谱头信息，包括：实验者、试验内容、进样时间、运行时间等，进样时间（指 injection time）精确到秒，对于软件本身使用"acquired time""作样时间""试验时间"等含糊表述的，需说明是否就是进样时间。

2. 应带有存盘路径的数据文件名。这是原始性、追溯性的关键信息，文件夹和文件名的命名应合理、规范和便于图谱的整理查阅。

3. 色谱峰参数应有保留时间（保留到小数点后三位）、峰高、峰面积、定量结果、积分标记线、理论板数等。

申报资料的色谱数据的纸面文件还应包括色谱数据的审计追踪信息（如色谱数据的修改删除记录及原因）。

说明：CTD 格式的申报资料仅替代"（二）药学研究资料"部分，其余内容保持不变。

对于选用 CTD 格式提交申报资料的申请人，应按照本要求整理、提交药学部分的研究资料和图谱。申报资料的格式、目录及项目编号不能改变。即使对应项目无相关信息或研究资料，项目编号和名称也应保留，可在项下注明"无相关研究内容"或"不适用"。对于以附件形式提交的资料，应在相应项下注明"参见附件（注明申报资料中的页码）。

第五节　生物制品注册申报资料要求

生物制品是指以微生物、细胞、动物或人源组织和体液等为起始原材料，用生物学技术制成，用于预防、治疗和诊断人类疾病的制剂。为规范生物制品注册申报和管理，将生物制品分为预防用生物制品、治疗用生物制品和按生物制品管理的体外诊断试剂。药品注册分类在提出上市申请时确定，审评过程中不因其他药品在境内外上市而变更。

一、预防用生物制品申报资料要求

证明性文件参考相关受理审查指南。

对疫苗临床试验申请及上市注册申请，申请人应当按照《M4：人用药物注册申请通用技术文档（CTD）》撰写申报资料。区域性信息 3.2.R 要求见附件。

申报资料具体内容除应符合 CTD 格式要求外，还应符合不断更新的相关法规及技术指导原则的要求。根据药品的研发规律，在申报的不同阶段，药学研究，包括工艺和质控是逐步递进和完善的过程。不同生物制品也各有其药学特点。如果申请人认为不必提交申报资料要求的某项或某些研究，应标明不适用，并提出充分依据。

ICH M4 中对生物制品的要求主要针对基因工程重组产品，根据疫苗研究的特点，还需要考虑以下内容。

（一）药学方面

1. 不同种类疫苗药学资料的考虑　在 ICH M4 基本框架的基础上，应根据疫苗特点提交生产用菌（毒）种、工艺开发、工艺描述、质量特性研究等资料。

2. 种子批及细胞基质的考虑　对于涉及病毒毒种的疫苗申报资料，应在 3.2.S.2.3 部分提交生产用毒种资料。

在 3.2.S.2.3 提供生产用菌（毒）种种子批和生产用细胞基质种子批中检院或相关药品监管机构认可的第三方检定机构复核检定报告。

3. 佐剂　佐剂相关研究资料提交至以下两个部分：在 3.2.P 提交佐剂的概述；在 3.2.A.3 提交完整的药学研究信息，包括原材料、工艺、质量属性、检测方法、稳定性等。

4. 外源因子安全性评价　应按照相关技术指南进行外源因子安全性系统分析。整体上，传统疫苗参照疫苗相关要求，重组疫苗可参照重组治疗用生物制品相关要求。

目标病毒灭活验证资料在 3.2.S.2.5 工艺验证部分提交。

非目标病毒的去除/灭活验证研究在 3.2.A.2 外源因子安全性评价部分提交。

5. 多联/多价疫苗　对于多价疫苗，根据各型组分生产工艺和质量控制的差异情况考虑申报资料的组织方式，如果较为相似，可在同一 3.2.S 章节中描述，如果差异较大，可分别提交单独的 3.2.S 章节。

当产品含有多种组分时（例如联合疫苗，或附带稀释剂），可每个组分分别提供一个完整的原液和（或）制剂章节。

（二）非临床研究方面

1. 佐剂　对于佐剂，如有药代、毒理学研究，按照 ICH M4 基本框架在相应部分提交；使用佐剂类型、添加佐剂必要性及佐剂/抗原配比合理性、佐剂机制等研究内容在 4.2.1.1 主要药效学部分提交。

2. 多联/多价疫苗　多联/多价疫苗抗原配比合理性、多价疫苗抗体交叉保护活性研究内容在 4.2.1.1 主要药效学部分提交。

3. 其他　除常规安全性研究外，其他安全性研究可在 4.2.3.7 其他毒性研究部分提交。

（三）临床试验方面

"试验用药物检验报告书及试验用药物试制记录（包括安慰剂）"应归入"E3：9.4.2 研究性产品

的标识"，具体资料在"16. 附录"的"16.1.6 如使用 1 批以上药物，接受特定批次试验药品/研究性产品的患者列表"中提交。

申请人在完成临床试验提出药品上市注册申请时，应在 CTD 基础上以光盘形式提交临床试验数据库。数据库格式及相关文件等具体要求见临床试验数据递交相关指导原则。

境外申请人申请在境内开展未成年人用疫苗临床试验的，应至少取得境外含目标人群的 I 期临床试验数据。为应对重大突发公共卫生事件急需的疫苗或者国务院卫生健康主管部门认定急需的疫苗除外。

二、治疗用生物制品申报资料要求

1. 对于治疗用生物制品临床试验申请及上市注册申请，申请人应当按照《M4：人用药物注册申请通用技术文档（CTD）》撰写申报资料。区域性信息 3.2.R 要求见附件。

2. 申报资料具体内容除应符合 CTD 格式要求外，还应符合不断更新的相关法规及技术指导原则的要求。根据药品的研发规律，在申报的不同阶段，药学研究，包括工艺和质控是逐步递进和完善的过程。不同生物制品也各有其药学特点。如果申请人认为不必提交申报资料要求的某项或某些研究，应标明不适用，并提出充分依据。

3. 对于生物类似药，质量相似性评价部分的内容可在"3.2.R.6 其他文件"中提交。

4. 对于抗体药物偶联物或修饰类制品，小分子药物药学研究资料可按照 CTD 格式和内容的要求单独提交整套研究资料，也可在"3.2.S.2.3 物料控制"中提交所有的药学研究资料。

5. 对于复方制品或多组分产品，可每个组分分别提交一个完整的原液和（或）制剂章节。

6. 对于细胞和基因治疗产品，可根据产品特点，在原液和（或）制剂相应部分提交药学研究资料，对于不适用的项目，可注明"不适用"。例如，关键原材料中的质粒和病毒载体的药学研究资料，可参照 CTD 格式和内容的要求在"3.2.S.2.3 物料控制"部分提交完整的药学研究资料。

7. 申请人在完成临床试验提出药品上市注册申请时，应在 CTD 基础上以光盘形式提交临床试验数据库。数据库格式及相关文件等具体要求见临床试验数据递交相关指导原则。

8. 按规定免做临床试验的肌肉注射的普通或者特异性人免疫球蛋白、人血白蛋白等，可以直接提出上市申请。

9. 生物制品类体内诊断试剂按照 CTD 撰写申报资料。

三、按生物制品管理的体外诊断试剂申报资料要求

体外诊断试剂可以直接提出上市申请。按生物制品管理的体外诊断试剂申报资料包括概要、主要研究信息汇总表、研究资料三部分共 18 项资料。

（一）概要

1. 产品名称

2. 证明性文件

3. 专利情况及其权属状态说明

4. 立题目的与依据

5. 自评估报告

6. 产品说明书及起草说明

7. 包装、标签设计样稿

8. 药品通用名称核定申请材料（如适用）

（二）主要研究信息汇总表

9. 产品基本信息

10. 分析性能信息汇总

11. 临床试验信息汇总

（三）研究资料

12. 主要原材料的研究资料

13. 主要工艺过程及试验方法的研究资料

14. 参考值（范围）确定资料

15. 分析性能评估资料

16. 稳定性研究资料

17. 制造和检定记录，生产工艺（即制造及检定规程）

18. 临床试验资料

四、申报资料项目说明

按生物制品管理的体外诊断试剂申报资料，根据《生物制品注册分类及申报资料要求》，其申报资料编号、名称及说明如下。

（一）概要部分

1. 产品名称：可同时包括通用名称、商品名称和英文名称。通用名称应当符合《中国药典》等有关的命名原则。

2. 证明性文件：按照《体外诊断试剂受理审查指南要求》提交证明文件。

3. 专利情况及其权属状态说明，以及对他人的专利不构成侵权的声明。

4. 立题目的与依据：包括国内外有关该品研发、生产、使用情况及相关文献资料。

5. 自评估报告

5.1 产品的预期用途：产品的预期用途，与预期用途相关的临床适应证背景情况，如临床适应证的发生率、易感人群等，相关的临床或实验室诊断方法等。

5.2 产品描述：产品名称、包装规格、所采用的方法、检测所用仪器等。产品主要研究结果的总结和评价。

5.3 有关生物安全性方面的说明：由于体外诊断试剂中的主要原材料可能是由各种动物、病原体、人源的组织、体液或放射性同位素等材料经处理或添加某些物质制备而成，为保证产品在运输、使用过程中使用者和环境的安全，研究者应对上述原材料所采用的保护性措施进行说明。

5.4 其他：包括同类产品在国内外批准上市的情况。相关产品所采用的技术方法及临床应用情况，申请注册产品与国内外同类产品的异同等。对于创新型诊断试剂产品，需提供被测物与预期适用的临床适应证之间关系的文献资料。申请人应建立科学委员会，对品种研发过程及结果等进行全面审核，保障数据的科学性、完整性和真实性。申请人应一并提交对研究资料的自查报告。

6. 产品说明书及起草说明：产品说明书应当符合有关要求并参考有关技术指导原则编写。

7. 包装、标签设计样稿：产品外包装上的标签应当包括通用名称、上市许可持有人、生产企业名称、产品批号、注意事项等。可同时标注产品的通用名称、商品名称和英文名。

对于体外诊断试剂产品中的各种组分如校准品、质控品、清洗液等，其包装、标签上应当标注该组分的中文名称和批号。如果同批号产品、不同批号的各种组分不能替换，则既要注明产品批号，也应注明各种组分的批号。

8. 药品通用名称核定申请材料（如适用）

（二）主要研究信息汇总

9. 产品基本信息：申请人、上市许可持有人、生产地址、包装地址等。试验方法、检测所用仪器等。

10. 分析性能信息汇总：主要分析性能指标包括最低检出限、分析特异性、检测范围、测定准确性（定量测定产品）、批内精密性、批间精密性，保存条件及有效期等。

11. 临床试验信息汇总：包括临床试验机构、临床研究方案、总样本数、各临床单位临床研究样本数、样本信息、临床研究结果，采用的其他试验方法或其他诊断试剂产品的基本信息等。

（三）研究资料

12. 主要原材料的研究资料

12.1 放射性核素标记产品：固相载体、抗原、抗体、放射性核素、质控品、标准品（校准品）及企业参考品等。应提供来源、制备及其质量控制方面的研究资料。对于质控品、标准品（校准品）、企业参考品，还应提供定值或溯源的研究资料等。

12.2 基于免疫学方法产品：固相载体、显色系统、抗原、抗体、质控品及企业参考品等，应提供来源、制备及其质量控制方面的研究资料。对于质控品、标准品（校准品）、企业参考品，还应提供定值或溯源的研究资料等。

12.3 病原微生物核酸检测试剂盒：引物、探针、酶、dNTP、核酸提取分离/纯化系统、显色系统、质控品、内标及企业参考品等。应提供来源、制备及质量控制等的研究资料。对于质控品、内标、企业参考品还应提供定值或溯源的试验资料等。

13. 主要工艺过程及试验方法的研究资料

13.1 放射性核素标记产品：固相载体的包被、放射性核素的标记、样本采集及处理、反应体系的建立、质控方法的研究等。

13.2 基于免疫学方法产品：包括固相载体的包被、显色系统、样本采集及处理、反应体系的建立、质控方法的研究等。

13.3 病原微生物核酸检测试剂盒：样本处理、样本用量、试剂用量、核酸分离/纯化工艺、反应体系的建立、质控方法的研究，对于不同适用机型试验方法的研究。

14. 参考值（范围）确定资料：对阴性样本、最低检出限样本等进行测定，对测定结果进行统计分析后确定参考值（范围），说明把握度及可信区间。

15. 分析性能评估资料

15.1 包括最低检出限、分析特异性（包括抗凝剂的选择、内源性干扰物质的干扰、相关疾病样本的干扰）、检测范围、测定准确性、批内精密性、批间精密性、与已批准注册产品的对比研究等项目。对于病原微生物核酸检测产品还应考虑对国内主要亚型或基因型样本的测定。对于最低检出限，应说明把握度及可信区间。

15.2 应当采用多批产品进行上述等项目的性能评估。通过对多批产品性能评估结果进行统计分析拟定产品标准，以有效地控制产品生产工艺及产品质量的稳定。

15.3 注册申请中包括不同的包装规格，或该产品适用不同机型，则需要采用每个包装规格产品，或在不同机型上进行上述项目评估的试验资料。不同包装规格仅在装量上不同，则不需要提供上述项目的评估资料。

15.4 对于病原微生物核酸检测产品，如采用混合样本进行检测，应对单份测定样本和混合测定样本分别进行分析性能的评估。

15.5 说明质量标准及其确定依据。

16. 稳定性研究资料：包括至少三批样品在实际储存条件下和开瓶状态下，保存至有效期后的稳定性研究资料，必要时应当提供加速破坏性试验资料。

17. 制造和检定记录，制造及检定规程

至少连续三批产品生产及自检记录的复印件。

制造及检定规程：参考现行版《中国药典》。

18. 临床试验资料

18.1 至少在 3 家境内临床机构完成临床试验，提供临床试验协议及临床试验方案。

18.2 提供完整的临床试验报告。

18.3 临床试验的详细资料，包括所有临床样本的试验资料，采用的其他试验方法或其他诊断试剂产品的基本信息，如试验方法、诊断试剂产品来源、产品说明书及注册批准情况等。

18.4 临床研究总样本数：

放射性核素标记产品：至少为 500 例。

基于免疫学方法产品：至少为 10000 例。

病原微生物核酸检测产品：至少为 10 万例。

18.5 在采用已上市产品进行对比研究时，对测定结果不符样本需采用第三方产品进一步确认。

18.6 对于病原微生物核酸检测产品：如采用混合样本进行检测，应分别对单份样本检测和混样检测的结果进行统计分析。

18.7 境外申请人应提供在境外完成的临床试验资料、境外临床使用情况的总结报告和在中国境内完成的临床试验资料。

五、M4：CTD 区域性信息

根据《生物制品注册分类及申报资料要求》，M4：人用药物注册申请通用技术文档（CTD）区域性信息的编号、项目名称及撰写说明如下。

3.2.R 区域性信息

3.2.R.1 工艺验证

提供工艺验证方案和报告。

3.2.R.2 批记录

临床试验申请时，提供代表临床试验用样品工艺的批生产、检验记录；

上市申请时，提供关键临床代表性批次和至少连续三批拟上市规模验证批的批生产、检验记录；

提供上述批次的检验报告。

3.2.R.3 分析方法验证报告

提供分析方法验证报告，包含典型图谱。

3.2.R.4 稳定性图谱

提供稳定性研究的典型图谱。

3.2.R.5 可比性方案（如适用）

3.2.R.6 其他

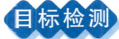

答案解析

一、单选题

1. 对药物临床试验申请应当自受理之日（　　）起内决定是否同意开展，并通过药品审评中心网站通知申请人审批结果；逾期未通知的，视为同意，申请人可以按照提交的方案开展药物临床试验。这种视为同意，行业内称为（　　）。

    A. 三十日，临床研究许可　　　　　　　　B. 六十日，临床研究许可

    C. 六十日，默示许可　　　　　　　　　　D. 九十日，默示许可

2. 药物临床试验申办者应当定期在药品审评中心网站提交研发期间安全性更新报告。研发期间安全性更新报告应当（　　），于药物临床试验获准后每满一年后的两个月内提交。

    A. 每半年提交一次　　　　　　　　　　　B. 每期临床试验提交一次

    C. 每二年提交一次　　　　　　　　　　　D. 每年提交一次

3. 提交药品注册申报资料时，加速试验和长期试验均需要至少进行（　　）个月。

    A. 4　　　　　　　　　　B. 5　　　　　　　　　　C. 9　　　　　　　　　　D. 6

4. 人用药物注册申请通用技术文档，英文简称为（　　）。

    A. ICH　　　　　　　　　B. DMF　　　　　　　　C. CTD　　　　　　　　D. SOP

5. CTD 格式文件正式成为化学药申报注册格式的时间为（　　）。

    A. 2010 年　　　　　　　B. 2015 年　　　　　　C. 2016 年　　　　　　D. 2020 年

6. 对于治疗用生物制品临床试验申请及上市注册申请，申请人应当按照（　　）撰写申报资料。

    A. DMF　　　　　　　　　B. CTD　　　　　　　　C. CDE　　　　　　　　D. SOP

7. 我国 CTD 相应模板下载网址为（　　）官网。

    A. NMPA　　　　　　　　B. CDE　　　　　　　　C. CTD　　　　　　　　D. CDR

二、多选题

8. 中药注册申报资料项目包括（　　）。

    A. 行政文件和药品信息　　　　　B. 概要　　　　　　　　C. 药学研究资料

    D. 药理毒理研究资料　　　　　　E. 临床研究资料

9. 为规范生物制品注册申报和管理，将生物制品分为（　　）。

    A. 预防用生物制品　　　　　　　B. 治疗用生物制品　　　C. 按生物制品管理的体外诊断试剂

    D. 血液制品　　　　　　　　　　E. 基因药物

10. 按生物制品管理的体外诊断试剂申报资料有（　　）。

　　A. 概要　　　　　　　　　B. 主要研究信息汇总表　　　C. 研究资料

　　D. 临床试验数据库　　　　E. 药理毒理研究资料

三、简答题

11. 简述化学药品 CTD 格式申报资料中的研究信息汇总表的主要内容有哪些。

12. 简述中药注册申报资料合规要求及特点。

书网融合……

本章小结

第六章　药品注册核查与检验

PPT

【知识要求】

1. 掌握药品注册核查、药品注册检验的概念、药品注册核查的情形。

2. 熟悉药品注册核查程序、药品注册检验的内容及分工。

3. 了解药品注册核查要点与判定原则。

【技能要求】

4. 学会迎接药品注册核查的资料准备工作；具有药品注册核查的内审能力；能够列出药品注册核查的要点。

【素质要求】

5. 培养药品注册合规意识。

岗位情景模拟

情景描述　国家药品监督管理局药品审评中心决定启动药品注册研制现场核查的，通知食品药品审核查验中心在审评期间组织实施核查，同时告知申请人。如果您是药品注册申请人单位的迎接药品注册研制现场核查的工作人员，请思考您该怎么办。

讨论　1. 您熟悉和了解药品注册研制现场检查的程序与要求吗？

2. 您能够做好迎接现场检查的准备工作吗？

国家药品监督管理部门建立基于风险的监督检查体系。检查可分常规检查和有因检查，常规检查是按照年度随机抽查计划和审评需求启动的检查；有因检查是指因投诉举报等因素而发起的检查。监督检查可以包括对临床前研究、药物临床试验、批准上市前的生产、上市后变更及再注册等环节进行的检查，以验证申报资料和数据的准确性、可靠性。监督检查信息均可作为技术审评的依据。

国家药品监督管理局（NMPA）新受理的药品注册申请，根据药品技术审评中的需求，由 NMPA 食品药品审核查验中心（以下简称核查中心）统一组织全国药品注册检查资源实施现场核查。需要进行注册检验的或核查中认为需要抽样检验的，由检查部门按规定抽取样品送中国食品药品检定研究院或省级药品检验机构检验。NMPA 核查中心将审查意见、核查报告报送 NMPA，NMPA 对审查意见和申报资料进行审核，并决定是否通过审批。

第一节　药品注册核查

为规范药品研制秩序，保证药品注册现场核查工作质量，国家药品监督管理局曾组织制定了《药品注册现场核查管理规定》（国食药监注〔2008〕255 号）。按照 2020 年修订的《药品注册管理办法》规定，为明确药品注册核查实施的原则、程序、时限和要求，规范药品注册生产现场核查和上市前药品生产质量管理规范检查衔接工作，国家药品监督管理局食品药品审核查验中心组织制定了《药品注册核查工作程序（试行）》《药品注册核查要点与判定原则（药理毒理学研究）（试行）》《药品注册核查要点与判定原则（药物临床试验）（试行）》及《药品注册核查要点与判定原则（药学研制和生产现场）（试行）》《药品注册生产现场核查和上市前药品生产质量管理规范检查衔接工作程序（试行）》，经国家药品监督管理局同意，于 2021 年 12 月 17 日发布，自 2022 年 1 月 1 日起施行。

《药品注册核查工作程序
（试行）》

《药品注册核查工作程序（试行）》总计四章六十条。在总则部分，明确了注册核查的目的与依据、核查的范围、定义、类别、申请人和检查员的职责义务等。在注册核查基本要求部分，明确了核查实施原则和建立核查、审评、检验的工作衔接机制，重点对核查质量管理体系、核查组织模式进行阐述，确定了注册核查的优先原则、内外部沟通交流、专家咨询机制及信息公开等原则，并为注册核查工作与上市前药品 GMP 符合性检查建立衔接端口。在核查基本程序部分，重点对各类核查的实施流程进行确定，包括任务接收、计划制定、核查实施、报告撰写、报告审核、结果处置等，同时对工作时限、特殊情形处理等要求予以规定。附则部分主要涉及境外检查的组织要求及实施时间等。

一、药品注册核查的定义与情形

《药品注册管理办法》（2020 年版）第四十五条～第五十条为药品注册核查相关的规定。

（一）定义

药品注册核查，是指为核实申报资料的真实性、一致性以及药品上市商业化生产条件，检查药品研制的合规性、数据可靠性等，对研制现场和生产现场开展的核查活动，以及必要时对药品注册申请所涉及的化学原料药、辅料及直接接触药品的包装材料和容器生产企业、供应商或者其他受托机构开展的延伸检查活动。

药品注册核查启动的原则、程序、时限和要求，由药品审评中心制定公布；药品注册核查实施的原则、程序、时限和要求，由 NMPA 核查中心制定公布。

（二）药品注册核查情形

注册核查分为药品注册研制现场核查（简称研制现场核查）和药品注册生产现场核查（简称生产现场核查）。研制现场核查强调检查药品研制合规性、数据可靠性，核实药品注册申请的研制情况，审查原始记录和数据，确认申报资料真实性、一致性。生产现场核查强调核实药品注册申请的商业规模生产工艺验证、样品生产过程等，确认其是否与申报的或者核定的原辅料及包装材料来源、处方、生产工艺、检验方法和质量标准、稳定性研究等相符合，相关商业规模生产过程的数据可靠性以及是否具备商业化生产条件。药品注册核查情形包括药品注册研制现场核查、药品注册生产现场核查。与之相关的检查还有上市前药品生产质量管理规范检查、有因检查等。

1. 药品注册研制现场核查　研制现场核查是通过对药品研制合规性、数据可靠性进行检查，对药品注册申请的研制情况进行核实，对原始记录和数据进行审查，确认申报资料真实性、一致性的过程。研制现场核查包括药学研制现场核查、药理毒理学研究现场核查和药物临床试验现场核查等。

药学研制现场核查主要是对药学研制情况，包括药学处方与工艺研究、样品试制、质量控制研究及稳定性研究等研制工作的原始数据、记录和现场进行的核查。

药理毒理学研究现场核查主要是对药理毒理学研究情况，包括药理和（或）毒理研究的条件、方案执行情况、数据记录和结果报告等方面进行的核查。

药物临床试验现场核查主要是核对注册申报资料与临床试验的原始记录和文件，评价试验实施、数据记录和结果报告是否符合试验方案和药物临床试验相关法规，同时关注受试者保护。必要时可对临床试验用药物进行抽查检验。

药品审评中心根据药物创新程度、药物研究机构既往接受核查情况等，基于风险决定是否开展药品注册研制现场核查。

药品审评中心决定启动药品注册研制现场核查的，通知 NMPA 核查中心在审评期间组织实施核查，同时告知申请人。NMPA 核查中心应当在规定时限内完成现场核查，并将核查情况、核查结论等相关材料反馈药品审评中心进行综合审评。

2. 药品注册生产现场核查　生产现场核查是对药品注册申请的商业规模生产工艺验证、样品生产过程等进行核实，对其是否与申报的或者核定的原辅料及包装材料来源、处方、生产工艺、检验方法和质量标准、稳定性研究等相符合，相关商业规模生产过程的数据可靠性以及是否具备商业化生产条件进行确认的过程。

申请药品上市许可时，申请人和生产企业应当已取得相应的药品生产许可证。药品审评中心根据申报注册的品种、工艺、设施、既往接受核查情况等因素，基于风险决定是否启动药品注册生产现场核查。对于创新药、改良型新药以及生物制品等，应当进行药品注册生产现场核查和上市前药品生产质量管理规范检查。对于仿制药等，根据是否已获得相应生产范围药品生产许可证且已有同剂型品种上市等情况，基于风险进行药品注册生产现场核查、上市前药品生产质量管理规范检查。

药品注册申请受理后，药品审评中心应当在受理后四十日内进行初步审查，需要药品注册生产现场核查的，通知 NMPA 核查中心组织核查，提供核查所需的相关材料，同时告知申请人以及申请人或者生产企业所在地省、自治区、直辖市药品监督管理部门。NMPA 核查中心原则上应当在审评时限届满四十日前完成核查工作，并将核查情况、核查结果等相关材料反馈至药品审评中心。

3. 上市前药品生产质量管理规范检查　需要上市前药品生产质量管理规范检查的，由 NMPA 核查中心协调相关省、自治区、直辖市药品监督管理部门与药品注册生产现场核查同步实施。上市前药品生产质量管理规范检查的管理要求，按照药品生产监督管理办法的有关规定执行。申请人应当在规定时限内接受核查。

4. 有因检查　药品审评中心在审评过程中，发现申报资料真实性存疑或者有明确线索举报等，需要现场检查核实的，应当启动有因检查，必要时进行抽样检验。

二、药品注册核查基本要求

核查组织模式具有多样性，在核查过程中，NMPA 核查中心可根据药品审评中心提出的核查要求，同时结合品种特点、核查对象特点和注册风险等级等因素，采取多种模式和方法组织核查。

药品注册核查遵循公开、公平、公正的原则，以临床价值或者问题为导向，促进药物的研发和上市。

（一）药品注册核查机制

NMPA 核查中心与药品审评、药品检验等机构建立注册核查与审评、注册检验的工作衔接机制，并加强沟通和交流，共同协调、研究和解决注册核查工作中出现的问题。

注册核查组织实施期间，NMPA 核查中心可与药品审评中心就核查对象、核查内容和核查关注点进行沟通和调整。特殊情况下，基于风险评估分析，NMPA 核查中心可向药品审评中心提出是否进行现场核查的意见。

NMPA 核查中心建立注册核查相关质量管理体系，制定注册核查的标准操作程序及相应的《药品注册核查要点与判定原则》，加强检查员队伍建设，建立注册核查检查员库，规范注册核查有关工作。

NMPA 核查中心根据药品审评中心启动的核查任务开展药品注册核查，结合品种特性、被核查单位特点和风险、药品审评中心提出的是否启动动态生产现场核查要求及核查关注点内容等因素，明确核查内容，可采用实地核查或者资料核查的形式开展工作。通常针对品种商业化生产条件进行生产现场核查，必要时，现场核查期间可根据注册工作需要开展动态核查。

有因检查一般围绕检查启动的原因开展。

NMPA 核查中心可根据工作需要，要求申请人在核查前向 NMPA 核查中心提交有关资料，用于研究和确定核查组织的模式和方法。

（二）与上市前药品生产质量管理规范符合性检查的衔接

对于省、自治区、直辖市药品监督管理部门确定需要在生产现场核查期间开展上市前药品生产质量管理规范符合性检查的，NMPA 核查中心协调相关省、自治区、直辖市药品监督管理部门与生产现场核查同步实施。

（三）药品注册核查报告

核查报告、核查结果仅针对该注册申请该次核查范围和内容，不覆盖该注册申请全部注册申报资料和相关研制行为的评价。

（四）药品注册核查程序

特别审批程序、优先审评审批程序的品种，予以优先安排注册核查。NMPA 核查中心向申请人公开注册核查进程，提供可查询的注册核查工作进度和结论等信息。

NMPA 核查中心向申请人和被核查单位所在地省、自治区、直辖市药品监督管理部门反馈注册核查发现的问题。

注册核查前，申请人可就重大事项与 NMPA 核查中心进行沟通交流。注册核查期间，NMPA 核查中心可根据工作需要，与申请人进行沟通交流。NMPA 核查中心根据工作需要建立专家咨询制度，在注册核查过程中就重大疑难问题听取专家意见。

NMPA 核查中心基于国家药品监督管理局药品品种档案和机构档案等信息，探索建立基于风险的注册核查模式；基于信息化管理手段的发展，探索应用非现场的核查方式；持续完善核查相关技术指导原则体系。

三、药品注册核查基本程序

（一）核查任务的接收

NMPA 核查中心对药品审评中心启动的注册核查任务确认后进行接收，核对注册核查任务及所附注册核查用资料。对于核查对象明确、核查启动结论明确、核查关注点（如有）清晰、与核查关注点相关的资料齐全完整的，予以接收。对于不符合注册核查任务接收条件的，由药品审评中心进行完善，符合接收条件后，予以接收。

对于接收的注册核查任务，NMPA 核查中心原则上按照任务接收的时间顺序分别建立药理毒理学研究、药物临床试验、药学研制、生产现场核查序列，统筹安排现场核查。NMPA 核查中心接收的核查任务通过 NMPA 核查中心网站告知申请人，有因检查可不提前告知申请人。

进行生产现场核查的品种，申请人应当在规定时限内，进行生产现场核查确认，向 NMPA 核查中心报送药品注册生产现场核查确认表，明确可接受生产现场核查的情况；需要进行动态生产现场核查的，还需确认在规定时限内的生产安排。商业规模生产工艺验证批次和必要的现场核查动态生产批次，应当在拟定的商业化生产线上按照药品生产质量管理规范的要求组织生产；其批量原则上应当与拟定的商业化生产批量一致。

（二）核查计划的制定

NMPA 核查中心根据《药品注册核查要点与判定原则》，基于风险原则，并结合 NMPA 药品审评中心提出的核查对象和核查关注点（如有），确定核查地点，结合核查资源等，制定核查计划。

NMPA 核查中心在注册核查时限内，组织实施注册核查工作，确定核查时间，通知申请人和被核查单位接受注册核查。需要进行动态生产现场核查的，结合申请人动态生产安排确定生产现场核查时间。

核查组应当由 2 名以上具备药品检查员资格的人员组成，实行组长负责制。根据核查品种的具体情况，可有相关领域专家参与注册核查。对药品审评中心启动的有因检查，药品审评中心原则上应当派员参加。参加注册核查的人员应当签署无利益冲突声明、检查员承诺书；所从事的注册核查活动与其可能发生利益冲突的，应当主动提出回避。

被核查单位所在地省、自治区、直辖市药品监督管理部门选派 1 名药品监督管理人员作为观察员协助注册核查工作，负责将注册核查发现的问题等转送给省、自治区、直辖市药品监督管理部门。

（三）现场核查的实施

NMPA 核查中心实施注册核查前，根据《药品注册核查要点与判定原则》，基于风险原则，并结合药品审评中心提出的核查对象和核查关注点（如有），制定核查方案。核查方案内容包括：被核查单位基本情况、核查品种、核查目的、核查依据、现场核查时间、核查内容、核查组成员等。

申请人应当协调与药品研制、生产、注册申请相关单位及所涉及的化学原料药、中药材、中药饮片和提取物、辅料及直接接触药品的包装材料和容器生产企业、供应商或者其他受托机构按要求接受现场核查，必要时协调组织部分核查相关人员和材料到指定地点接受核查。被核查单位应当配合核查组工作，开放相关场地，及时提供核查所需的文件、记录、电子数据等，如实回答核查组的询问，保证所提供的资料真实。

在注册核查工作中，核查组有权对申请人和被核查单位、人员、设施设备、管理要求等进行核查，进入研制、生产及其他核查相关场地，调阅相关资料，询问相关人员。对于注册核查发现的问题，核查组有权根据实际情况采取包括但不限于复印、拍照、摄像等方法收集相关证明性材料。

现场核查开始时，核查组应当主持召开首次会议，向申请人和被核查单位出示授权证明文件，通报核查人员组成、核查目的和范围，声明检查注意事项及检查纪律等，告知被核查单位的权利和义务。被核查单位应当向核查组介绍核查品种在本单位开展的研究、生产等情况，明确核查现场负责人。

核查组应当按照核查方案的要求，根据核查要点，实施现场核查，详细记录核查时间、地点、核查内容、发现的问题。必要时，核查组可以根据现场核查的情况，基于风险原则，调整核查实施方案。对于延长或者缩短核查时间、增加或者减少核查对象等调整情况，需报 NMPA 核查中心批准后执行。

有因检查需要由核查组抽取样品进行检验的，核查组按照药品抽样的有关要求，抽取样品并封样；抽取的样品按要求送交药品检验机构进行样品检验。现场核查过程中认为有必要进行样品检验的，经报 NMPA 核查中心同意后，核查组按照药品抽样的有关要求，抽取样品并封样，抽样情况应当在核查报告中进行描述；样品按要求送交药品检验机构进行样品检验。

核查组发现申请人或被核查单位存在影响药品研发生产安全或者涉嫌违法等情形的，应当立即报告 NMPA 核查中心。核查组发现申请人或被核查单位存在影响药品研发生产安全情形的，还应当告知申请人或被核查单位及时采取必要措施控制风险。对发现涉嫌违法的，核查组应当详细记录检查情况，对发现的问题应当进行书面记录，并根据实际情况采取收集或者复印相关文件资料、拍摄相关设施设备及物料等实物和现场情况、采集实物或电子证据，以及询问有关人员并形成询问记录等多种方式，按相关证据规则要求及时固定证据性材料。观察员应当立即将有关情况报告省级药品监督管理部门依法采取相应措施。

NMPA 核查中心组织研判后认为确实存在重大风险需要由国家药品监督管理局采取措施的，应当立即向国家药品监督管理局报告并提出处理建议，相关情况抄送药品审评中心。

（四）核查报告的撰写

核查组应当对现场核查情况进行讨论汇总，提出现场核查综合评定意见，并依据核查结果判定原则，作出现场核查结论，撰写形成现场核查报告和现场核查问题表。现场核查报告应当对现场核查过程与结果进行描述，具备准确性、公正性、完整性和逻辑性等基本要素，并附所需的支持性证明材料。现场核查问题表应当包括现场核查发现的问题或者缺陷。

现场核查结束前，核查组应当主持召开末次会议，向被核查单位和（或）申请人反馈现场核查情况，通报现场核查发现的问题。被核查单位应当对核查组反馈的情况进行确认，有异议的，可提出不同意见、作出解释和说明。核查组应当就此予以进一步核实，并结合核实情况对现场核查报告、现场核查问题表相关内容进行必要调整。现场核查报告应当由核查组全体成员、观察员签名。

现场核查问题表应当由核查组全体成员、观察员、被核查单位负责人签名，并加盖被核查单位公章。被核查单位拒绝签字盖章的，核查组应当在现场核查报告中予以注明。被核查单位应当就拒绝签字盖章情况另行书面说明，由被核查单位负责人签字，并加盖被核查单位公章交核查组。现场核查结束后，核查组应当将支持性证明材料、证据性材料以外其他材料退还被核查单位或者删除。现场核查问题表送被核查单位和申请人。

核查组应当按照要求在规定时限内，将现场核查报告、现场核查问题表及相关材料报送 NMPA 核查中心。现场核查问题表及相关材料交观察员送相关省、自治区、直辖市药品监督管理部门。

（五）核查报告的审核

NMPA 核查中心应当根据核查结果判定原则，对现场核查报告进行审核。综合考虑品种的类别、发现问题的性质、严重程度，认为能够按照核查结果判定原则对核查结论进行明确判定的，直接作出核查审核结论。认为现场核查发现的问题影响核查结论判定的，NMPA 核查中心应当书面要求申请人于 20 日内对相关问题进行反馈，如涉及问题仅需进行解释说明的，书面要求申请人于 5 日内提交材料。NMPA 核查中心对反馈及解释说明进行审核后，作出核查审核结论。申请人逾期未予反馈提交的，NMPA 核查中心基于已有注册核查情况作出核查审核结论。对于各类现场核查分别涉及多个核查对象和场地的，NMPA 核查中心应当综合对所涉及所有核查对象和场地的现场核查情况，作出最终核查审核结论。必要时，NMPA 核查中心可组织赴现场核实。

对于复杂或者有争议的问题，NMPA 核查中心可召开注册核查专家会审会，听取核查、审评、检验等方面的专家意见。NMPA 核查中心应当综合专家意见作出核查审核结论。

（六）核查结果的处置

NMPA 核查中心将核查审核结论告知申请人。NMPA 核查中心将现场核查报告和核查审核结论等材料按要求在规定时限内，送交药品审评中心。

根据观察员报送的现场核查问题及相关材料，省、自治区、直辖市药品监督管理部门依日常监管职责对被核查单位的现场核查发现问题整改情况进行审核确认，必要时进行跟踪检查，并将审核结果及时告知药品审评中心。

对药物临床试验现场核查发现影响受试者安全、权益或临床试验数据质量的管理体系方面问题的，省、自治区、直辖市药品监督管理部门还应当将整改情况审核确认结果以及处理情况报告 NMPA 核查中心。对整改不到位、需国家药品监督管理局采取进一步措施的，NMPA 核查中心可提出处理建议报国家药品监督管理局。

对核查发现申请人、被核查单位及其直接责任人提供虚假的证明、数据、资料、样品以及不符合相关质量管理规范要求等违法违规行为的，由省级以上药品监督管理部门按程序依《中华人民共和国药品管理法》等有关规定处理。

注册核查发现的申请人和（或）被核查单位的问题，作为 NMPA 核查中心后续判断注册核查风险、确定核查组织模式和方法及核查地点的重要依据，也作为药品审评中心后续启动注册核查合规因素划分的依据。

（七）时限要求

药品审评中心在药品注册申请受理后 40 日内通知 NMPA 核查中心和申请人进行注册核查，NMPA 核查中心原则上在审评时限届满 40 日前完成注册核查并反馈药品审评中心。

注册核查工作时限原则上为 120 日。申请人应当在收到药品审评中心核查告知之日起 80 日内接受注册核查；进行生产现场核查的，申请人应当在收到药品审评中心生产现场核查相关告知之日起 20 日内，向 NMPA 核查中心确认生产现场核查事项。

纳入优先审评审批程序的，药品审评中心在药品注册申请受理后 25 日内通知 NMPA 核查中心和申请人进行注册核查，NMPA 核查中心原则上在审评时限届满 25 日前完成注册核查并反馈药品审评中心。纳入优先审评审批程序的，注册核查工作时限为 80 日。纳入优先审评审批程序的，申请人应当在收到药品审评中心核查告知之日起 60 日内接受注册核查；进行生产现场核查的，申请人应当在收到药品审评中心相关告知之日起 15 日内，向 NMPA 核查中心确认生产现场核查事项。

NMPA 核查中心于现场核查前 5 日通知申请人和被核查单位；有因检查可不提前通知申请人和被核查单位。

核查组应当在现场核查结束之日起 5 日内，将现场核查报告及相关资料报送 NMPA 核查中心。NMPA 核查中心在现场核查结束之日起 40 日内、纳入优先审评审批程序的在现场核查结束之日起 20 日内，完成核查报告审核，作出审核结论，并将注册核查情况和核查结果反馈药品审评中心。

核查过程中抽取的样品，应当在抽样之日起 10 日内，送达指定药品检验机构。

申请人现场核查后进行的必要反馈或者提交解释说明、申请人因不可抗力原因延迟现场核查、召开专家咨询会等时间，不计入时限。相关情况影响注册核查时限的，NMPA 核查中心应当通知药品审评中心。

对于因品种特性或者注册核查工作遇到特殊情况，确需延长时限的，书面告知申请人延长时限，并通知药品审评中心，必要时通知其他相关专业技术机构。延长时限不超过原时限的二分之一。

（八）特殊情形的处理

药品审评中心在规定时限内通知申请人进行注册核查后，出现：①除自然灾害、政府行为等不可抗力的正当理由外，申请人未在规定时限内进行生产现场核查确认，或者不能在规定时限内接受现场核查的；②申请人和生产企业尚未取得相应药品生产许可证，或者品种尚未完成商业规模生产工艺验证的；③尚未完成注册核查的品种，药品审评中心告知终止注册程序或者不予批准的；④其他需要终止注册核查的情形的，NMPA 核查中心原则上终止相关注册核查任务，说明原因及依据后告知药品审评中心。

申请人和（或）被核查单位存在拒绝、阻碍、限制核查，不配合提供必要证明性材料等情形，或者存在主观故意导致核查无法完成的，核查结果直接判定为不通过。

申请人或被核查单位认为核查人员与所从事的核查事项存在利益冲突的，可在现场核查首次会议结束前向 NMPA 核查中心提出回避要求及相关理由。经 NMPA 核查中心确认属于需要回避情形的，相关人员应当予以回避。

申请人或被核查单位对现场核查程序、核查发现的问题等有不同意见的，可在核查结束之日起 5 日内向 NMPA 核查中心提出异议。NMPA 核查中心应当对提出的异议情况进行调查或研究，并结合调查研究情况作出核查审核结论。

四、药品注册境外核查

对于境外场地进行的注册核查，NMPA 核查中心结合《药品医疗器械境外核查管理规定》等相关要求组织实施。

第二节 药品注册核查要点与判定原则

一、药理毒理学研究药品注册核查要点与判定原则

为保证药品注册核查质量，统一核查范围和判定标准，根据《药品管理法》《药品注册管理办法》等法律法规及相关指导原则，特制定《药品注册核查要点与判定原则（药理毒理学研究）（试行）》。

（一）目的

药理毒理学研究现场核查的目的主要是通过对药理毒理学研究的原始资料进行数据可靠性的核实和（或）实地确证，检查药理毒理学研究的合规性，核实相关申报资料的真实性、一致性。

（二）范围

1. 适用于由国家药品监督管理局药品审评中心启动、由国家药品监督管理局食品药品审核查验中心组织实施的药品注册研制现场核查中的药理毒理学研究现场核查。

2. 药理毒理学研究现场核查主要是对药理毒理学研究情况，包括研究条件、方案执行情况、数据记录和结果报告等方面进行核查。基于注册需要和风险原则，可仅对部分药理毒理学试验项目的部分内容进行核查。

（三）现场核查要点

1. 研究机构和人员

（1）研究机构名称、研究场所地址及所开展的研究内容应与申报资料相符；在多场所研究中，所有参与研究的机构及其承担职责应完整、准确地反映在申报资料中。

（2）开展药物非临床安全性评价研究的机构应通过国家药品监督管理部门药物非临床研究质量管

理规范（GLP）认证，且研究内容应在机构通过 GLP 认证的试验项目范围内。

（3）研究中涉及放射性和生物危害性等物质时，应符合国家相关规定，并提供相应的证明性文件。

（4）委托研究应有委托证明材料。

（5）建立有与研究相适应的标准操作规程（SOP）或其他试验操作文件。

（6）参与研究人员应具有研究所需专业知识和资格、工作经验和培训经历，并应完整保留主要研究人员档案；参与研究的人员应与申报资料一致。

2. 设施

（1）应具备开展研究所需的设施且布局合理、运行正常。

（2）涉及实验动物研究的，应具备符合研究要求的动物设施，具有相应的实验动物使用许可证明；应完整保存研究期间动物设施环境控制数据及异常情况处理等记录。

（3）受试物/对照品及其配制制剂、生物样本、研究档案和标本等储存保管条件应符合试验方案及机构 SOP 或其他试验操作文件要求；应完整保存研究开展期间相应环境控制数据以及异常情况处理等记录。

3. 仪器设备

（1）应具备研究所需的仪器设备且性能满足研究需求。

（2）应完整保留研究期间所使用仪器设备的使用、清洁、保养、测试、校准、确认或验证、维修、异常情况处理、报废等记录；仪器设备使用记录的时间及内容应与研究对应一致。

（3）用于研究数据采集、传输、储存、处理、归档等的计算机化系统（或者包含有计算机系统的设备和仪器）应经过验证，并保留相应的验证计划、记录和报告；系统更换硬件、软件或者系统升级、安装补丁后，应进行系统评估并保留有相关评估报告；评估结果需进行验证的，应保留相应的验证计划、记录和报告。

（4）具有稽查轨迹功能的计算机化系统应开启稽查轨迹功能，所产生的电子数据应保留有完整的稽查轨迹和电子签名，保证电子数据真实、可溯源；计算机化系统操作权限设置合理。

（5）计算机化系统所产生的研究数据应及时备份并妥善保存，保证数据完整、可溯源。

4. 受试物/对照品

（1）受试物/对照品的接收、保存、分发、使用、留样、返还或废弃等应有完整记录且数量吻合。

（2）受试物/对照品保存条件应符合试验方案或相关证明性文件（如使用说明书、质检报告等）要求；应完整保留研究期间受试物/对照品及其制剂保存条件监测及异常情况处理记录。

（3）受试物/对照品的配制、配制后保存、使用、使用剩余后的处理应有完整的记录；每次领用量应与受试物领用记录一致，配制量、使用量、使用后剩余处置量应符合物料平衡。

（4）应完整保留研究所需毒麻药品、造模试剂（药品）等的配制、保存、使用、返还或废弃等记录。

5. 实验系统

（1）实验动物为实验系统

①研究所需实验动物的来源应清晰合理。实验动物供应商应具有相应的资质证明；应完整保留实验动物合格证及其他相关证明性文件。

②实验动物种、系、数量、年龄、性别、体重范围、等级等信息应与申报资料相符。

③实验动物应有合适的个体标识，保证动物个体在研究期间的可追溯性。

④实验动物接收、检疫、使用、处理等应保存完整记录且数量吻合，并与申报资料相符。

⑤实验动物饲料、垫料和饮用水等的名称、来源、批号（如适用）、有效期以及主要控制指标应与申报资料相符，并且与原始记录中的检测结果一致。

（2）实验动物以外的其他实验系统

①研究所需实验系统的来源应清晰合规，应完整保存实验系统购入（转入）、质量鉴定等相关证明性文件；应完整保留适用性评估资料。

②实验系统的保存、取用、传代等应保存完整记录，且记录的时间、数量等信息应与申报资料相符。

6. 生物样本　应完整保存生物样本采集、标识、运输、保存、交接、处理、分析检测等相关记录，且具有可追溯性。

7. 原始记录

（1）核查申报资料与试验方案、原始数据、总结报告的一致性。

（2）各项原始记录应真实、及时、准确、完整、可追溯，且结果与申报资料一致；记录修改不得覆盖原有数据痕迹，并标注修改人、修改日期和修改理由。

（3）数据重测应遵循数据重测 SOP 或相应的试验操作文件，并记录重测的原因，保留每次测定的结果以及选择结果纳入试验报告的理由。

（4）根据核查任务要求，现场抽查实验各类型原始数据，核查与申报资料的一致性。现场抽查数据类型一般包括但不限于以下几项。

①应完整保存实验系统可追溯的接收、分组、给药、检测、处置等记录，并确保与申报资料一致。如：动物体重记录完整；动物摄食量和饮水量记录完整；动物观察和给药记录及生理生化指标检测记录完整；动物麻醉、处死、解剖记录完整；细胞等非动物实验系统的复苏、传代、培养、加样、给药记录完整等。

②应完整保存可追溯的受试物和对照品的接收、配制、分析（如均一性、浓度、稳定性等）、使用、返还等记录，并与申报资料一致。如：受试物与对照品的稳定性、批号、纯度含量、规格、数量、理化特征、保存条件、有效期等记录完整；配制记录、分发与返还记录等完整。

③应完整保存可追溯的生物样本（血液、尿液、组织等）采集（时间等）、标识、处理、转运、交接、检测及保存等记录，并与申报资料一致。如：生物样本交接记录，运输温度记录完整；溶媒、血液样本中受试物和对照品分析方法建立及确证的相关记录完整；抽查药（毒）代动力学生物样本分析数据，包括申报资料中提交的纸质图谱是否与原始图谱一致，申报资料中提交的分析数据是否与原始分析数据一致；病理检测相关记录完整（如：解剖、组织留取、病理制片和阅片记录等）。

（5）试验方案、SOP 或其他试验操作文件的偏离应及时记录、评估并如实反映在总结报告中。

8. 其他

（1）现场核查期间，申请人及被核查研究机构应确保研究原始资料保存完整并能够及时提供、接受核查，包括试验方案的原件、原始数据、标本、相关检测报告、留样受试物和对照品、总结报告的原件以及研究有关的各种文件；

（2）现场核查期间，申请人及被核查研究机构应积极配合核查工作，不得阻挠、干扰现场核查工作。

（四）核查结果判定原则

1. 对研究过程中原始记录和数据进行核实、实地确认，经核查确认发现以下情形之一的，核查认定为"不通过"。

（1）编造或者无合理解释地修改实验系统信息以及试验数据、试验记录、受试物和对照品信息；

（2）使用虚假受试物、对照品；

（3）隐瞒试验数据，无合理解释地弃用试验数据，或以其他方式违反试验方案选择性使用试验数据；

（4）故意损毁、隐匿试验数据或者数据存储介质；

（5）关键研究活动、数据无法溯源；

（6）申报资料与原始记录不一致且影响结果评价；

（7）其他严重数据可靠性问题；

（8）拒绝、不配合核查，导致无法继续进行现场核查；

（9）法律法规规定的其他不应当通过的情形。

2. 对研究过程中原始记录和数据进行核实、实地确认，未发现问题或发现的问题不构成以上不通过情形的，核查认定为"通过"。其中，发现的问题对数据质量和可靠性可能有影响的，需审评重点关注。

二、药物临床试验药品注册核查要点与判定原则

为保证药品注册核查质量，统一核查范围和判定标准，根据《药品管理法》《药品注册管理办法》和《药物临床试验质量管理规范》等法律法规及相关指导原则，特制定《药品注册核查要点与判定原则（药物临床试验）（试行）》。

（一）目的

药品注册现场核查（药物临床试验）的目的主要是通过对注册申报资料与临床试验的原始记录和文件的核对和（或）实地确证，评价试验实施、数据记录和结果报告是否符合试验方案和药物临床试验相关法规，核实相关申报资料的真实性、一致性，同时关注受试者保护。

（二）范围

1. 适用于由国家药品监督管理局药品审评中心启动、由国家药品监督管理局食品药品审核查验中心组织实施的药品注册研制现场核查中的药物临床试验现场核查。被核查机构基于注册需要和风险原则确定。药品审评中心发起的Ⅳ期等药物临床试验现场核查参考本核查要点执行。

2. 药物临床试验现场核查，是对注册申报资料中的临床试验情况进行实地检查、核实。主要对研究者履行职责情况，包括受试者保护、执行试验方案、数据记录和结果报告等方面进行核查。基于注册需要和风险原则，可仅对部分核查要点内容进行核查。必要时，可对申办者、合同研究组织或试验用药品制备条件及情况等进行现场核查，对试验用药品进行抽查检验。

（三）临床试验部分现场核查要点

1. 临床试验许可与条件

（1）开展临床试验，应当获得药品监督管理部门许可，生物等效性试验应按照要求完成备案。

（2）具有药物临床试验伦理委员会批件。

（3）药物临床试验在具备相应条件并按规定备案的药物临床试验机构（以下简称"临床试验机构"）开展。其中，疫苗临床试验由符合国家药品监督管理局和国家卫生健康委员会规定条件的三级医疗机构或者省级以上疾病预防控制机构实施或者组织实施。

（4）临床试验实际开展场地与申报资料中试验地址一致，具备临床试验所需设施设备，检定、校

准和日常维护符合要求，医疗急救设施保证有效运转。

（5）临床试验机构应制定与工作相适应的管理文件，并遵照执行。管理文件符合法规及指导原则等的要求，能够覆盖临床试验的全过程。

（6）临床试验各环节参与人员具有能够承担临床试验工作相应的教育、培训和经验，并得到主要研究者的授权。

（7）研究者、临床试验机构与申办者在试验开始前签署临床试验合同，对相关的权利与义务进行约定。

（8）申办者/合同研究组织（CRO）按照药物临床试验质量管理规范（GCP）、临床试验方案及合同履行了相应职责，并保存相关文件和记录。

（9）医疗机构临床试验室保证检验检测系统的完整性和有效性，对需要校准的检验仪器、对临床检验结果有影响的辅助设备及临床试验需要的其他设备等进行定期校准。

（10）医疗机构临床试验室参加经国家卫生健康部门认定的室间质量评价机构组织的临床检验室间质量评价并取得通过证书。

2. 伦理审查

（1）项目审查的伦理委员会到会人员数量和背景符合法规及 SOP 要求。

（2）按照相关法规及 SOP 规定开展伦理审查，留有书面记录，并注明会议时间及讨论内容，伦理委员表决票及审查结论保存完整且与伦理审查批件一致。

（3）伦理委员会关注受试者的损害是否得到及时的医学处理，监督申办者、研究者及时兑现给予受试者的补偿或赔偿。

（4）试验方案设计符合我国 GCP 要求，试验用相关日记卡、问卷等的设计应能满足临床试验数据的收集和可溯源性要求。

3. 临床试验实施过程

（1）知情同意书的签署

①知情同意书的内容符合 GCP 要求。

②筛选的受试者均签署知情同意书。

③知情同意书中受试者和（或）监护人（如需要）、研究者、公平见证人（如需要）的签字和签署时间、签署版本等符合 GCP 要求。

④知情同意书签署时间不得早于伦理批准时间，筛选时间不得早于知情同意书签署时间。

⑤向受试者或其监护人解释试验内容并获得知情同意的研究者或指定研究人员为经过授权的研究人员，且具备在本院的执业资质。

（2）受试者筛选入组及方案执行

①有源数据支持以证实所有受试者确实参与了临床试验。

②受试者筛选应遵守临床试验方案规定的入选/排除标准，入组受试者应保留足够的支持性证据。

③研究者遵守临床试验方案规定的随机化程序。

④盲法试验（如涉及）按照试验方案的要求设盲、保持盲态和实施揭盲；意外破盲或因 SAE（严重不良事件）等需紧急揭盲时，研究者应按照紧急揭盲规程操作并书面说明原因。

⑤研究者按照临床试验方案规定的试验流程和评估方法实施试验（如访视、给药、采血、安全性检查和疗效评估等），采取措施保证关键步骤实施的准确性，并保存相关记录，如偏离试验方案应予以记录和解释，合并用药或合并治疗与禁用药物的记录符合方案规定的要求。

（3）安全性信息处理与报告

①对受试者的相关医学判断和临床决策由本机构具有执业资格的医学专业人员执行并记录。

②研究者应完整记录 AE（不良事件）、SAE，与药物相关性判断标准符合试验方案规定和医疗常规。

③研究者确保发生 AE、SAE 的受试者得到及时合理的观察与治疗。

④除试验方案或者其他文件中规定不需立即报告的 SAE 外，研究者立即向申办者书面报告所有 SAE，随后及时提供详尽、书面的随访报告。

⑤涉及死亡事件的报告，研究者向申办者和伦理委员会提供其他所需要的资料，如尸检报告或最终医学报告。

⑥药物临床试验期间发生的可疑且非预期严重不良反应、研发期间安全性更新报告，申办者根据《药物临床试验期间安全性数据快速报告的标准和程序》中按有关程序和规范要求向药品审评部门、伦理委员会等进行报告。

（4）临床试验数据记录和报告

①临床试验源文件的管理符合医疗管理要求，源数据应满足临床试验数据质量通用标准（ALCOA＋）。

②日常诊疗已使用电子病历系统的，临床试验应使用电子病历。

③以患者为受试者的临床试验，相关医疗记录载入门诊或住院病历。病历中记录受试者知情同意的具体时间和人员。

④源数据和病例报告表中的数据修改留痕，不掩盖初始数据，保留修改轨迹，注明修改理由，修改者签名并注明日期。

⑤病例报告表的填写和修改符合申办者提供的指南，病例报告表及其他报告中的数据准确、完整、清晰、及时，与源文件一致。

⑥病例报告表、总结报告（或数据库）中记录的 AE 相关数据与源数据一致，无漏记、误判和误记。

⑦病例报告表、总结报告（或数据库）中的 SAE 相关数据记录和报告情况与源数据一致，无漏记、误判和误记。

⑧申报资料的总结报告中筛选、入选和完成临床试验的例数与实际例数一致。

⑨受试者筛选失败、脱落、中止、退出和剔除按照临床试验方案的要求执行，记录实际情况并保存原始记录，证据链完整，与总结报告一致。

⑩源数据、病例报告表、数据库及申报资料之间数据一致。

（5）临床试验数据溯源

①病例报告表中入组、知情同意、病史或伴随疾病、访视、给药记录、病情记录等信息与试验源数据和（或）HIS 系统一致。

②总结报告中记录的合并用药和合并治疗等可在 HIS 系统、医疗记录中或受试者日记卡中溯源。

③病例报告表中的来自临床试验机构检验科、影像科、心电图室、内镜室等的医学检查数据可在该机构的 LIS、PACS 等信息系统或仪器设备中溯源。

④经研究者评估得出的疗效和安全性数据溯源至评估人、评估时间、原始评估结果及其修改过程。

⑤以受试者自评结果作为疗效和安全性数据结果的溯源至有受试者署名确认的原始评估记录（如受试者日记卡、受试者自评报告等）。

⑥申报资料中的受试者编号、给药周期、给药顺序、制剂种类等信息与源数据之间一致。

4. 试验用药品管理

（1）具有试验用药品的来源证明、检验报告和在符合 GMP 条件下生产的证明文件。

（2）研究者和临床试验机构指派有资格的药师或其他人员管理试验用药品。

（3）试验用药品的接收、贮存、分发、使用、回收、退还及未使用药品的处置（如授权销毁）等环节留有记录。

（4）试验用药品运输和储存过程中的条件符合方案要求。

（5）试验用药品的使用数量、剩余数量和其他情况（如丢失、授权销毁等）与申办者提供的数量一致。

（6）药品管理各项记录中的试验用药品批号与药检报告、总结报告等资料一致。

（7）研究者对生物等效性试验的临床试验用药品进行随机抽取，并按要求留样。

（8）临床试验用药品管理各环节的异常情况及时评估、处理、记录。

5. 生物样品管理

（1）生物样品采集、处理、储存、转运等各环节的管理遵守相应的规定并保存记录。

（2）生物样品的采集、处理、储存和转运的条件符合临床试验方案的要求。

（3）样本容器的标识易于识别和具有唯一性，且不泄露受试者隐私及制剂种类。

（4）生物样品管理各环节的异常情况及时评估、处理、记录。

6. 中心实验室及独立评估机构

（1）用于医学判断的检验项目和作为疗效和安全性指标的检验项目通过国家级室间质评或经其他方法验证以保证检测结果的可靠性。

（2）中心实验室建立临床检验报告发放制度（包括危急值报告制度），按照相关要求向研究者报告检验结果，保证检验报告的准确、及时和信息完整，保护受试者隐私。

（3）中心实验室建立有实验室质量管理体系。

（4）待测样本接收、处理、检验检测、储存、归还（如适用）、销毁等过程具有完整的记录。

（5）待测样本根据方案和 SOP 要求及时进行检测，复测符合试验方案和实验室相关 SOP。

（6）检验方法经过验证/确认并符合方案要求，保存方法学验证/确认原始实验记录。

（7）仪器设备使用、维护、校准等记录完整。保存有仪器验证记录、仪器设备使用记录、检查维护记录等。

（8）对临床试验数据进行独立评估的机构（如独立影像学评估中心、终点事件裁定委员会、终点病例判定委员会、数据安全监查委员会等）进行的评估流程、数据记录及修改按照相关指南及其章程、SOP 执行。

（9）对临床试验数据进行独立评估的人员具备相应资质且符合评估机构的相关指南或其章程要求。

（10）独立评估结果可溯源至每位评估人员独立出具的评估报告。

7. 临床试验数据采集与管理

（1）纸质记录（记录本、记录纸）受控管理，表格进行版本控制。记录更改保持原有信息清晰可辨，注明修改人姓名、修改日期和理由。

（2）电子数据采集系统经过系统验证，并保存验证记录。计算机化系统设置用户管理、角色管理和权限管理，不同人员或角色具有唯一登录权限。具有稽查轨迹功能，能够显示修改数据与修改原因的记录。

（3）若数据处理过程中发生数据转换，确保转换后的数据与原数据一致和该数据转化过程的可见性。

（4）外部数据确保数据可溯源。

（5）数据库锁定的条件和流程遵守数据车锁定的 SOP。

（6）数据库锁定过程和时间有明确的文档记录，对于盲法临床试验，数据库锁定后才进行揭盲。

8. 委托研究 临床试验涉及到的所有止其他部门或单位进行的研究、检测等工作，签有委托协议/合同，对委托方和被委托方的责任义务予以明确。委托协议/合同反映的委托单位、时间、项目及方案等与申报资料记载一致。被委托机构出具的报告书或图谱等研究结果为加盖其公章的原件。根据审评需要对被委托机构进行现场核查，以确证其研究条件和研究情况。

（四）生物样品分析部分现场核查要点

1. 生物样品分析条件与合规性

（1）分析检测单位具备承担生物样品分析项目的条件。

①组织机构设置合理，具有组织机构图。实验室人员职责分工明确，具有所从事工作的资质和能力，接受过药物临床试验质量管理规范和其他专业培训，项目负责人具有相应的专业背景和经验。

②制定与分析工作相适应的质量体系文件，并遵照执行。质量体系文件的内容符合法律、法规和指导原则等的要求，能覆盖实验室管理及分析项目的主要流程。

③质量保证部门能独立履行质量保证职责，配有与其开展工作相适应的人员。质量保证人员具备相应的资格，对每个项目实施稽查，并保存完整的包括稽查内容、发现问题、采取措施、跟踪复查等的记录。

④实验室划分不同的功能区域，布局合理，防止交叉污染，具有场地分布图。

⑤配有可满足分析检测要求的取样、称量、配制、检测及数据分析的仪器及软件。仪器量具的量程、精度、分辨率等符合相应技术指标的要求，仪器的型号和编号记录在原始记录中，与申报资料一致。

⑥仪器设备由专人管理，主要仪器有完整的使用、校准、维护和维修等记录。用于检测的仪器至少进行安装确认（IQ）、运行确认（OQ）和性能确认（PQ），并保存相关记录。对检测结果有直接影响的仪器设备定期检定、校准，并保存相关记录。

⑦配备环境温度和湿度监测设备，保存温度和湿度记录。冰箱需配备温度监控和报警系统，并保存冰箱的温度记录和报警后的处理记录。配备完善的供电系统及断电后的应急预案。

⑧配备相应的安全防护、应急和急救设施设备。

⑨具备收集化学试剂和生物废弃物的设施和处理措施。

（2）分析检测单位与申办者或合同研究组织（CRO）签署委托合同，明确试验各方的责任、权利和利益，以及各方应当避免的、可能的利益冲突。

（3）申办者、CRO 按照药物临床试验质量管理规范原则、方案及合同规定承担相应职责，并保存相应文件和记录。

2. 生物样品分析实验的实施

（1）对照标准物质的管理

①对照标准物质由专人管理，来源可靠且可追溯，在分析证书（CoA）或同等证明性文件规定的条件下储存和使用。核对运输、接收、储存、领取、称量、使用、归还、销毁等原始记录，信息记录完整。对于不用于定量的对照标准物质，提供能证明其适用性的文件。

②存放对照标准物质的区域或设备（冰箱、冷藏室等）受控管理，实际存放条件和位置与原始记

录一致。

③对照标准物质的状态和原包装标签上的信息与 CoA 或同等证明性文件的规定一致。

（2）试验样品和空白基质的管理

①试验样品和空白基质由专人管理。接收试验样品的房间具有足够的空间用于样品接收、清点和登记。核对运输、接收、清点、入库、储存、领取、使用、归还、销毁等原始记录，信息记录完整，有明确的时间及操作人员签名。

②试验样品在经验证的方法下采集、运输、储存和检测。

③存放试验样品和空白基质的区域或设备（冰箱、冷藏室等）受控管理，实际存放位置与原始记录一致。

④在规定期限内储存试验样品，试验样品标签上的信息完整且清晰可辨，与临床试验方案的规定一致。核对试验样品的留存数量与接收数量、检测数量、试验样品转运数量的一致性。

（3）方法学验证的实施

①方法学验证项目按照验证计划书的规定考察，检测方法、实验过程和结果记录在原始记录中，与申报资料一致。

②有对照标准物质的称量原始记录，储备液和工作液、流动相、稀释液有配制时间和配制过程的原始记录，并与申报资料一致。

③校正标样和质控样品有配制、分装、储存、领用、使用、归还等原始记录，稳定性质控样品有配制时间、放置位置、储存条件和稳定时间等原始记录，并与申报资料一致。

④生物样品预处理步骤和关键时间点记录完整，与申报资料一致。

⑤所有在仪器中进样的样品均记录在原始记录中，并对方法学验证过程中出现的异常情况进行调查和分析，与申报资料一致。

（4）试验样品分析测试的实施

①试验样品分析按照分析计划执行，分析批中样品预处理的过程和检测方法与方法学验证一致，血药浓度数据与申报资料一致。

②一个分析批中所有样品被处理和提取的顺序与进样顺序一致，过程可溯源。如有分批处理的情况，每个处理批应当包括低、中、高浓度质控样品，并符合事先规定的接受标准。

③一个分析批中所有样品有唯一性编号，样品按照顺序连续不间断进样，如中断，在原始记录中记录中断原因，与申报资料一致。

④所有在仪器中进样的样品均记录在原始记录中，并对样品分析过程中出现的异常情况进行调查和分析，与申报资料一致。

⑤试验样品分析过程中如有残留，对试验样品浓度的影响进行评估并采取具体措施，与申报资料一致。

⑥对于生物等效性试验，同一受试者的全部样品在同一分析批中检测（特殊情况除外）。

⑦对于生物等效性试验，样品分析和数据传输保持盲态。

⑧试验样品重新分析的理由和报告值的选择符合标准操作规程或分析计划的规定。试验样品的初始值、重分析的原因、重复次数、重分析的结果、最终接受的值以及接受的理由记录，并与申报资料一致。

⑨试验样品再分析（ISR）的样品选取具有代表性，数量符合要求。如果 ISR 符合接受标准，但在多个样品的结果之间显示出较大或系统差异的情况（例如同一受试者的所有样品均失败、同一分析批的

所有样品均失败），应该进行调查以明确原因。

（5）色谱积分

①色谱使用自动积分，同一个分析批中采用相同的积分参数。如果色谱重积分和手动积分，记录修改理由并保留原始和重积分的图谱和数据，与申报资料一致。

②标准曲线和质控色谱如果进行了重积分，核实重积分是否影响该分析批的接受。

③抽取工作站中的试验样品、随行标准曲线和 QC 样品以及方法学验证样品的部分电子图谱，与申报资料一致。

3. 记录的管理

（1）记录（纸质和电子）包括但不限于：样品接收和处理记录、样品制备和分析记录、原始图谱、偏差报告、调查报告、标准操作规程、审计追踪，以及与申办者或临床试验机构的通信等，记录的信息真实、准确、完整和可追溯。

①纸质记录（记录本、记录纸）受控管理，表格进行版本控制。记录更改保持原有信息清晰可辨，注明修改人姓名、修改日期和理由。

②采用电子记录的计算机化系统经过系统验证，并保存验证记录。计算机化系统设置用户管理、角色管理和权限管理，不同人员或角色具有唯一登录权限。

（2）开启并保存计算机化系统的稽查轨迹和仪器日志，实验室应对保存期限进行规定。

（3）记录的保存和备份的物理环境应进行温度和湿度监控，配备防火、防水、防热、防潮、防破坏、防盗窃等设备。对记录的保存和备份的载体接触人员应当限制、记录和监控。

（4）项目结束后记录及时归档，档案由专人管理。对归档、查阅、借阅和归还等情况及时记录。档案室配备防盗、防火、防水、防虫害、防磁等必要设施设备，并进行定期维护检查。

（五）核查结果判定原则

1. 对研究过程中原始记录和数据进行核实、实地确认，经核查确认发现以下情形之一的，核查认定为"不通过"。

（1）编造或者无合理解释地修改受试者信息以及试验数据、试验记录、试验药物信息；

（2）以参比制剂替代试验制剂、以试验制剂替代参比制剂或者以市场购买药品替代自行研制的试验用药品，以及以其他方式使用虚假试验用药品；

（3）隐瞒试验数据，无合理解释地弃用试验数据，以其他方式违反试验方案选择性使用试验数据；

（4）瞒报可疑且非预期严重不良反应；

（5）瞒报试验方案禁用的合并药物；

（6）故意损毁、隐匿临床试验数据或者数据存储介质；

（7）关键研究活动、数据无法溯源；

（8）申报资料与原始记录不一致且影响结果评价；

（9）其他严重数据可靠性问题；

（10）拒绝、不配合核查，导致无法继续进行现场核查；

（11）法律法规规定的其他不应当通过的情形。

2. 对研究过程中原始记录和数据进行核实、实地确认，未发现问题或发现的问题不构成以上不通过情形的，核查认定为"通过"。其中发现的问题对数据质量和可靠性可能有影响的，需审评重点关注。

三、药学研制和生产现场药品注册核查要点与判定原则

为保证药品注册核查质量，统一核查范围和判定标准，根据《药品管理法》《药品注册管理办法》等法律法规及相关指导原则，特制定《药品注册核查要点与判定原则（药学研制和生产现场）（试行）》。

（一）目的

1. 药学研制现场核查（以下简称研制现场核查）的目的主要是通过对药学研制情况（包括处方与工艺研究、样品试制、质量控制研究、稳定性研究等）的原始资料进行数据可靠性的核实和（或）实地确证，核实相关申报资料的真实性、一致性。

2. 药品注册生产现场核查（以下简称生产现场核查）的目的主要是通过对申报品种的商业化生产条件和能力、数据可靠性进行实地核查，核实申报资料的真实性，核实商业化生产规模下相关生产和质量控制活动与申报资料（如处方、生产工艺、质量标准、关键设施设备等）的一致性以及商业化生产条件。

（二）范围

1. 适用于由国家药品监督管理局药品审评中心启动、由国家药品监督管理局食品药品审核查验中心组织实施的研制现场核查和生产现场核查。基于注册需要和风险原则，研制现场核查和生产现场核查可仅针对承担主要研究任务的关键场地进行，也可仅对部分要点的部分内容进行核查。

2. 一般情况下，研制现场核查以确证性临床试验、生物等效性研究等药物临床试验相关批次为起点，直至商业规模生产工艺验证批次前为止，重点包括确证性临床试验批次/生物等效性研究批次等药物临床试验批次、技术转移批次、申报资料所涉及的稳定性试验批次等影响药品质量评价的关键批次。必要时，可前溯至研究立项、处方筛选、工艺优化等研究内容。

豁免药物临床试验的，以进行质量对比研究的相关批次为起点；未进行质量对比研究的，以工艺处方基本确定后的批次为起点。

3. 一般情况下，生产现场核查以技术转移所获取的知识为基础，以商业规模生产工艺验证批次为起点直至现场动态生产批次为止，重点包括商业规模生产工艺验证批次、动态生产批次以及在此期间的相关变更、稳定性试验等研究、试制的批次。

4. 根据需要对化学原料药、中药材、中药饮片和提取物、辅料及直接接触药品的包装材料和容器生产企业、供应商或者其他受托机构开展的延伸检查，可参照本核查要点与判定原则进行。

（三）研制现场核查要点

1. 质量管理　开展药物研究，应当建立与研究内容相适应的组织机构和质量管理体系，应当具有与药物研究内容相适应的人员、设施、设备、仪器等，制订相应的管理制度或标准操作规程并遵照实施。

（1）组织机构和人员　应当建立与研究内容相适应的管理机构，以进行相应质量管理。

应当配备具有适当资质（包括学历、培训或实践经验）的研究和管理人员，遵守国家相关法律法规的规定，保证试验数据与资料的真实性和可靠性。

（2）研究条件　应当具有与研究内容相适应的、根据研制不同阶段和风险确定的场地、设施、设备、仪器和管理制度或标准操作规程，并与研究记录和申报资料一致。

（3）文件和记录　应当建立文件和记录的管理制度或标准操作规程。药物研究开发全过程应当有

相应记录，包括预试验和探索性研究的数据和记录。

（4）变更和偏差管理　至少在药物进入临床阶段后就应当建立与药物研发阶段相适应的变更、偏差和研究试验失败等相关管理制度或标准操作规程，针对关键批次出现的偏差或研究试验失败等情形应当得到适当的调查和（或）分析，并进行记录。

（5）委托研究　委托其他机构进行部分或全部药学研究及样品试制的，委托方应当对受托方的研究能力、质量管理体系等进行评估，以确证其研究条件和研究情况。双方应当签订委托合同或其他有效协议，明确规定各方责任、研究内容及相关的技术事项。委托方应当对委托研究的过程和结果负责，并确保委托研究过程中的数据可靠性。受托方应当遵守相关要求，保证研究及样品制备过程规范、数据真实可靠、研制过程可追溯。

2. 处方和工艺　处方和工艺研究过程应当科学完整、合理设计，相关研究记录应当真实完整，与申报资料一致。

（1）研究确定的处方组成、工艺流程图、工艺描述、关键工艺参数和范围，应当与申报资料一致。

（2）处方工艺研究确定的试验数据、时间，应当与申报资料一致。

3. 样品试制

（1）研制样品试制记录，特别是关键批次样品的试制记录应当完整保存。

（2）关键批次样品的处方和生产工艺、过程控制、试制场地和生产线、使用的主要生产设备型号、技术参数及原始记录等应当与申报资料一致。

（3）样品试制量、剩余量与使用量之间应当能够对应。应当保留试制样品实物，处方工艺确定后生产的关键批次样品在上市申请批准前不得销毁。

（4）用于确证性临床试验、生物等效性研究等药物临床试验相关批次样品的生产应当符合相应药品生产质量管理规范的相关要求。

4. 原辅料与直接接触药品的包装材料和容器

（1）关键批次样品试制所用的原辅料、直接接触药品的包装材料和容器等具有合法来源（如供货协议、发票等），相关信息应当与申报资料一致。

菌毒种、细胞株、血浆来源应当合法、清晰、可追溯，并与申报资料一致。

中药饮片应当明确其药材基原、产地和炮制方法，并与申报资料一致。

（2）原辅料、中药饮片和提取物、直接接触药品的包装材料和容器等的使用时间和使用量应当与样品研制情况相匹配。

各级菌毒种种子批、细胞库的建立、检验、放行等符合申报资料要求。

（3）结合制剂特点制订的原辅料、直接接触药品的包装材料和容器的内控标准，相应研究过程应当与申报资料一致。

（4）关键批次样品试制用的原辅料及直接接触药品的包装材料和容器应当有检验报告书，并与申报资料一致。

5. 质量控制

（1）关键批次研究使用的仪器设备应当经必要的检定或校验合格，有使用记录、维护记录和检定校验记录，与研究时间对应一致，记录内容与申报资料一致。

（2）用于质量研究的样品批次、研究时间与样品试制时间应当能够对应。

（3）质量研究各项目，如溶出度/释放度、有关物质、含量/效价等关键质量属性研究及实验方法学考察的原始记录、实验图谱数据应当完整可靠、可溯源，数据格式应当与所用的仪器设备匹配。

6. 技术转移　从药品研制到生产阶段的技术转移是一个系统工程，其目的是将在研制过程中所获取的产品知识和经验转移给生产企业。接受技术转移的生产企业应当有能力实施被转移的技术，生产出符合注册要求的药品。

（1）技术转移应当完成技术文件的转移，并有相应关键文件和记录。

（2）应当对技术转移过程涉及的人员、设备、工艺、物料等因素进行评估，并在技术转移过程中采取相应措施，降低风险。

（3）技术转移或工艺放大后应当完成商业规模生产工艺验证，验证数据应当能支持商业化批量生产的关键工艺参数。

（4）分析方法的转移应当经过确认，并有记录和报告。

7. 对照品和参比制剂

（1）所用的对照品/标准品具有合法来源证明，在有效期内使用，并与申报资料一致。如为工作对照品，应当有完整的标化记录且应当在效期内使用；有对照品/标准品的接收、发放、使用记录或凭证，应当与实际的研究/评价工作相吻合。

（2）所用的参比制剂应当与申报资料一致，有明确的来源及来源证明，如购买发票、赠送证明等；有参比制剂的包装标签、说明书、剩余样品等；有参比制剂的接收、发放、使用记录或凭证，应当与实际的研究/评价工作相吻合。

（3）对照品/参比制剂应当按其规定的贮藏条件保存，并与申报资料一致。

8. 稳定性研究　企业应当制定稳定性研究方案，并根据稳定性研究方案开展研究工作。稳定性研究的批次应当与申报资料一致。

（1）稳定性研究样品所用直接接触药品的包装材料和容器应当与申报资料一致。

（2）稳定性研究样品放置条件等，应当与申报资料一致。

（3）稳定性研究过程中各时间点原始检验记录数据应当与申报资料一致。

（4）稳定性研究所涉及的数据应当能溯源，并完整可靠。

9. 数据可靠性　申报资料中的数据均应当真实、准确，能够溯源，相关的原始记录、原始图谱、原始数据等均应当与申报资料一致，研制单位应当采取有效措施防止数据的修改、删除、覆盖等，以确保数据可靠。其中，方法学验证及之后影响产品质量和稳定性数据评价的研究数据尤为重要。

（1）质量研究及稳定性研究中的数据（包括试验图谱）应当可溯源。红外光谱法、紫外可见分光光度法、高效或超高效液相色谱法、气相色谱法等得出具有数字信号处理系统打印的图谱，应当具有可追溯的关键信息（如图谱数据文件的存储路径、数据采集日期、采集方法参数等），各图谱的电子版应当保存完好；电子天平的称量打印记录应当可溯源；需目视检查的某些项目（如采用薄层色谱、纸色谱、电泳等检测方法的）应当有照片或数码照相所得的电子文件。

（2）药物研究期间，具有数字信号处理系统设备应当开启审计追踪功能，被核查数据应当在采集数据的计算机或数据库中。审计追踪功能应当能显示对以前保留数据与原始数据所有更改情况，应当能关联到数据修改者，并记录更改时间及更改原因，用户应当没有权限修改或关闭审计追踪功能。

（3）纸质图谱编码/测试样本编码应当与原始记录对应，可溯源。

（4）电子图谱应当为连续图谱，如有选择图谱、弃用图谱情况，应当提供相应说明或依据。

（5）数据应当能归属到具体的操作人员。具备计算机化系统的试验设备，其每名用户应当设定独立的账号密码，或采用其他方式确保数据归属到具体操作人。

（四）研制现场核查结果判定原则

1. 对研究过程中原始记录、数据进行核实和（或）实地确认，经核查确认发现以下情形之一的，核查认定为"不通过"。

（1）编造或者无合理解释地修改研究数据和记录；

（2）以参比药物替代研制药物、以研制药物替代参比药物或者以市场购买药品替代自行研制的药物，或以其他方式使用虚假药物进行药学研究；

（3）隐瞒研制数据，无合理解释地弃用数据，或以其他方式选择性使用数据导致对药品质量评价产生影响；

（4）故意损毁、隐匿研制数据或者数据存储介质等故意破坏研制数据真实性的情形；

（5）与申报资料不一致且可能对药品质量评价影响较大；

（6）存在严重的数据可靠性问题，关键研究活动、数据缺少原始记录导致无法溯源，导致对药品安全性、有效性、质量可控性的评价产生影响；

（7）拒绝、不配合核查，导致无法继续进行现场核查；

（8）法律法规规定的其他不应当通过的情形。

2. 对研究过程中原始记录、数据进行核实和（或）实地确认，未发现申报资料真实性问题，且发现的问题不构成以上不通过情形的，核查认定为"通过"。其中，对发现申报资料的部分非关键信息不一致或虽然发现数据可靠性问题但可能不影响对药品安全性、有效性、质量可控性评价的，需审评重点关注。

（五）生产现场核查要点

1. 质量管理　药品生产企业应当具备涵盖影响药品质量所有因素的质量体系，具有与药品生产相适应的组织机构，并建立质量保证系统以保证质量体系的有效运行。

（1）质量管理应当涵盖影响药品质量的所有因素，确保生产的产品符合申报工艺和质量要求，并最大限度地降低药品生产过程中污染、交叉污染以及混淆、差错等风险。

（2）企业高层管理人员应当确保实现既定的质量目标，并为实现质量目标提供足够的、符合要求的人员、厂房、设施和设备。

（3）企业应当建立与药品生产相适应的管理机构，明确各部门职责，确保技术转移合理并可追溯。

（4）企业应当配备足够数量的并具有适当资质的管理和操作人员。关键人员、关键岗位人员应当经培训并了解本产品知识，关键岗位人员必须熟悉本产品的关键质量控制、关键生产操作要求。

（5）企业应当建立满足本产品生产质量要求的管理文件，包括产品技术转移管理文件、药品生产质量管理规范相关生产质量文件以及产品研发资料的管理文件等。

（6）企业应当按照药品生产质量管理规范要求，建立变更控制、偏差管理、供应商管理、检验结果超标处理等相应管理标准操作规程，并按规程实施。所采用的方法、措施、形式及形成的文件应当与相应的药品生命周期相适应。

（7）企业应当建立质量风险管理系统，根据科学知识及经验对质量风险进行评估，以保证产品质量。

2. 厂房与设施、设备　企业的厂房、设施、关键生产设备应当与注册申报资料一致，并与商业化批量生产匹配，药品生产过程中防止污染与交叉污染的措施应当有效。

（1）生产厂房与设施、仓储条件等应当满足样品商业化批量生产要求，关键生产设备与产能力与商业化批量生产相匹配。

（2）为满足新增注册申报品种的生产，原有厂房与设施、设备应当进行评估，必要时还应当进行相应的变更。如为新建企业或车间，商业规模生产工艺验证时，与产品生产相关的厂房与设施、关键生产设备应当经确认，包括设计确认、安装确认、运行确认和性能确认。

（3）非专用生产线，应当评估共线品种的合理性，评估共线生产带来的污染与交叉污染的风险，并采取防止污染与交叉污染的有效措施；应当建立有效的清洁程序并经验证，其活性物质残留限度标准建立应当基于毒理试验数据或毒理学文献资料的评估。

3. 物料　涉及相关物料的采购、接收、贮存、检验、放行、发放、使用、退库、销毁全过程，应当确保物料在上述过程不发生污染、交叉污染、混淆和差错。

（1）生产过程所需的原辅料/关键物料（包括生物制品所用的菌毒种、细胞、血浆、佐剂、培养基等）和包装材料等应当有相应管理制度并遵照执行。

（2）能够按照管理规程对产品生产所用的原辅料、直接接触药品的包装材料和容器的供应商进行审计和管理。

（3）原辅料和直接接触药品的包装材料和容器的质量标准、生产商/来源应当与注册申报资料一致，按照相关标准操作规程进行取样和检验，并出具全项检验报告。

各级菌毒种种子批、细胞库的建立、检验、放行等应当符合申报资料要求。

（4）原辅料和直接接触药品的包装材料和容器应当按照相应要求进行储存、使用和管理，并制定合理的储存期限。

4. 批量生产　以商业规模生产工艺验证为起始，确认企业生产工艺与注册资料的一致性，以及持续稳定生产出符合注册要求产品的能力。

（1）商业规模生产工艺验证批等关键批次及现场动态生产批次（如有）的处方、批量、实际生产过程、批生产记录应当与工艺规程/制造检定规程和注册申报工艺一致。

商业规模生产工艺验证数据应当支持批量生产的关键工艺参数，并在规定范围内。如有商业规模生产工艺验证批次之外的其他试制批次，应当能追溯产品的历史生产工艺数据以及与产品相关的质量情况。

（2）批生产记录、设备使用记录、物料领用记录、检验记录等各项记录信息应当一致，并具有可追溯性。

（3）中药材前处理、炮制方法等应当与申报资料一致，并在产品工艺规程中明确，如外购饮片，质量协议应当明确前处理、炮制的要求。

5. 质量控制　质量控制实验室的人员、设施、设备应当与产品质量控制相适应，应当配备药典、标准图谱等必要的工具书，以及相应的标准品或对照品等相关标准物质。企业应当建立相应质量控制制度，按药品生产质量管理规范要求进行取样、检验，并得出真实可靠的检验结果。

（1）检验设施设备仪器应当经过检定或校准，并在有效期内，使用记录可溯源。

（2）样品、标准物质、试剂、菌种等应当按照规定管理和使用。

（3）样品、中间产品/中间体和关键物料的质量标准应当与申报的质量标准一致，并按要求进行检验。检验方法应当按规定经过方法学验证或确认。

（4）产品应当按规定进行稳定性试验；有存放效期的中间产品/中间体，必要时也应当进行相应研究。

（5）如有委托检验，双方应当签订合同或协议，委托方应当进行审计，确保受托方提供的数据可靠。

6. 数据可靠性 企业应当采取有效措施防止数据的修改、删除、覆盖等，以确保数据可靠。申报资料中的数据均应当真实、准确，能够溯源，相关的原始记录、原始图谱、原始数据等均应当与申报资料一致。其中，商业规模生产工艺验证及其稳定性试验等生产、检验数据尤为重要。

（1）相关原始记录，尤其是原始电子数据应当与申报资料中的纸质数据一致。数据应当清晰、可读、易懂、可追溯，数据保存应当确保能够完整地重现数据产生的步骤和顺序。

（2）根据生产、检验或其他相关记录中的签名能够追溯至数据的创建者、修改人员及其他操作人员。

（3）生产和检验所用计算机化系统应当经过验证，相关用户分级管理与权限应当设置合理。

（4）关键批次的关键数据产生应当使用数据审计跟踪系统确保数据可靠性。不具备数据审计跟踪功能的仪器设备，应当有足够的措施保证其数据可靠性。

（5）质量研究各项目，例如溶出度/释放度、有关物质、含量/效价等关键质量属性研究的原始记录、实验图谱及实验方法学考察内容，其原始数据应当完整可靠，电子数据格式应当与所用的仪器设备匹配。

（六）生产现场核查结果判定原则

1. 经对生产过程及商业化生产条件实地确证，以及对生产过程中原始记录、数据进行核实，经核查确认发现以下情形之一的，核查认定为"不通过"。

（1）存在严重偏离药品生产质量管理规范等相关法律法规，可能对产品质量带来严重风险的或者对使用者造成危害情形；

（2）编造生产和检验记录和数据；

（3）隐瞒记录和数据，无合理解释地弃用记录和数据，或以其他方式选择性使用记录和数据导致对药品质量评价产生影响；

（4）故意损毁、隐匿记录和数据或者其存储介质等故意破坏记录和数据真实性的情形；

（5）无法证明能按照申报的上市商业化生产条件实现持续稳定生产；

（6）存在严重的数据可靠性问题，关键数据和记录无法溯源，导致对药品质量的评价产生影响；

（7）拒绝、不配合核查，导致无法继续进行现场核查；

（8）法律法规规定的其他不应当通过的情形。

2. 经对生产过程及条件实地确证，以及对生产过程中原始记录、数据进行核实，未发现申报资料真实性问题，具备药品上市商业化生产条件，且发现的问题不构成以上不通过情形的，核查认定为"通过"。其中，发现与申报资料不一致或数据可靠性问题但可能不影响对药品质量评价的，或者虽基本具备药品上市商业化生产条件但尚需进一步完善的，需审评重点关注。

第三节 药品注册检验

一、药品注册检验的概念

药品注册检验，包括标准复核和样品检验。

（一）概念

标准复核，是指对申请人申报药品标准中设定项目的科学性、检验方法的可行性、质控指标的合理性等进行的实验室评估。

样品检验，是指按照申请人申报或者药品审评中心核定的药品质量标准对样品进行的实验室检验。

药品注册检验启动的原则、程序、时限等要求，由药品审评中心组织制定公布。药品注册申请受理前提出药品注册检验的具体工作程序和要求以及药品注册检验技术要求和规范，由中检院制定公布。

与国家药品标准收载的同品种药品使用的检验项目和检验方法一致的，可以不进行标准复核，只进行样品检验。其他情形应当进行标准复核和样品检验。

（二）类别

根据药品注册检验启动主体和药品注册阶段不同，将药品注册检验分为四种类别。

（1）前置注册检验，是指在药品上市许可申请受理前，申请人提出的药品注册检验。申请人在完成支持药品上市的药学相关研究，确定质量标准，完成商业规模生产工艺验证后，可向中国食品药品检定研究院（以下简称中检院）或省级药品监督管理部门提出药品注册检验申请。

（2）上市申请受理时注册检验，是指创新药、改良型新药和境外生产药品，或根据审评需要的其他品种，申请人未提出前置注册检验的，在上市许可申请受理后 40 个工作日内由药品审评中心启动的药品注册检验。

（3）上市申请审评中注册检验，是指上市申请审评过程中，药品审评中心基于风险启动的质量标准部分项目复核和现场核查的抽样检验，以及因申报资料真实性存疑或投诉举报等基于审评需要启动的有因抽样检验。

（4）上市批准后补充申请注册检验，是指在上市批准后补充申请审评过程中，药品审评中心于申请受理后 40 个工作日内基于风险启动的注册检验。

二、药品注册检验的管理

（一）药品检验机构及职责

1. 药品检验机构包括药品监督管理部门设置或指定的国家级、省级和口岸药品检验机构。

2. 药品检验机构应当根据《药品注册检验工作程序和技术要求规范（试行）》（2020 年版）建立药品注册检验工作程序，遵守药品注册检验工作时限要求。药品检验机构按申报的药品质量标准进行样品检验，出具检验报告书；对申报的药品质量标准进行复核并提出意见，但不修改申报质量标准。

3. 药品检验机构应当在机构网站或者申请受理场所公开药品注册检验工作程序、样品和资料要求、示范文本及时限规定等信息。以适当方式向申请人公开所申请注册检验产品的检验进度信息。药品检验机构应当通过国家药品监督管理局药品监督数据共享平台（简称数据共享平台）提供药品品种档案所需的药品注册检验报告等信息。

4. 药品检验机构根据需要组织相关领域专家，研究药品注册检验过程中的重要技术问题，论证解决注册检验报告争议，给出处理结论。

5. 药品检验机构及其工作人员应当履行对申请人提交的注册检验用资料和样品、注册检验相关实验室数据的保密义务。法律另有规定或者涉及国家安全、重大社会公共利益的除外。

（二）药品注册检验的职责分工

1. 中检院或者经国家药品监督管理局指定的药品检验机构承担以下药品注册检验。

（1）创新药；

（2）改良型新药（中药除外）；

（3）生物制品、放射性药品和按照药品管理的体外诊断试剂；

（4）国家药品监督管理局规定的其他药品。

2. 境外生产药品的药品注册检验由中检院组织口岸药品检验机构实施。

3. 其他药品的注册检验，由申请人或者生产企业所在地省级药品检验机构承担。

（三）药品注册检验的提出

申请人完成支持药品上市的药学相关研究，确定质量标准，并完成商业规模生产工艺验证后，可以在药品注册申请受理前向中检院或者省、自治区、直辖市药品监督管理部门提出药品注册检验；申请人未在药品注册申请受理前提出药品注册检验的，在药品注册申请受理后四十日内由药品审评中心启动药品注册检验。原则上申请人在药品注册申请受理前只能提出一次药品注册检验，不得同时向多个药品检验机构提出药品注册检验。

申请人提交的药品注册检验资料应当与药品注册申报资料的相应内容一致，不得在药品注册检验过程中变更药品检验机构、样品和资料等。

1. 中药注册检验用资料、样品、标准物质和特殊实验材料的要求

一、资料序号及名称要求

1. 监管部门出具的资料。

1.1 抽样记录凭证（境内生产药品）；

1.2 进口通关凭证、境外生产药品注册检验任务件（境外生产药品）；

1.3 注册检验通知单原件或补充资料通知（前置注册检验除外）。

2. 申报品种的药品标准、检验方法及相关检验方法的方法学验证资料（包括无菌及微生物限度检查的验证资料）。

3. 检验用样品的出厂检验报告书。

4. 标准物质说明书。辅料的检验报告书及相关研究资料。

5. 处方及生产工艺。

6. 按照现行版《中国药典》格式整理的药品标准及起草说明，并加盖申报单位或代理公司骑缝章。药品补充申请需同时提交现行的进口药品注册标准。

7. 稳定性试验资料。

8. 申报制剂所使用的原料药和辅料尚未取得国家药品监督管理局批准的，应当报送有关原、辅料的药品标准和检验方法等资料。

9. 其他必要的药学相关资料，主要包括综述资料、药学研究资料、药理毒理研究资料、临床试验资料、非国家标准物质研究资料等。

其中1~6条为必备资料，7~9条根据申报的品种要求提供几项或全部。以上资料需同时提供纸质版（加盖申请人公章）和相应电子版，境外生产药品应同时提供中、英文版的资料。

二、样品、标准物质和特殊实验用品的要求

（一）样品

1. 样品应该为商业化生产规模，样品相关信息（如产地、直接接触药品的包装材料等）应与申请上市许可时提供的信息一致。

2. 检品数量应为一次检验用量的3倍。液体制剂、半固体制剂（如软膏、乳膏等）如处方相同，存在有多种装量规格的，可根据具体情况确定一种规格的三批样品和其他规格至少一批样品进行检验。

3. 样品应包装完整，有完整标签，标签内容应符合国家药品监督管理局药品标签说明书相关文件规定，无正规标签的样品，必须贴有临时标签。标签内容至少包括：检品名称、批号、规格、生产单位；已确定效期的样品标签上应注明效期，有特殊储存条件要求的，标签上需注明储存条件。境外生产成药应为完整市售包装。抽样样品应封签完整无损，签名或盖章清晰可辨。样品标签内容必须与资料相应内容一致。

4. 样品剩余有效期应当不少于2个药品注册检验周期，如同时进行样品检验和标准复核的，为180个工作日；如仅进行样品检验的，为120个工作日。

5. 如果处方中包括尚未取得国家药品监督管理局批准的药味或提取物，需要同时进行检验的，应同时提供3批相应的药味或提取物、申报的质量标准及研究资料。

（二）标准物质

提供检验及方法学验证所涉及的标准物质（对照品、对照药材、对照提取物）和阴性对照，为满足注册检验的3倍量。

（三）特殊实验用品

应提供超出现行版《中国药典》标准中使用和其他不易获得的特殊实验材料，包括检验所需使用的特殊色谱柱、特殊试剂等，并提供必要的使用说明文件。

2. 化学药品注册检验用资料、样品、标准物质和特殊实验材料的要求

一、资料序号及名称要求

1. 监管部门出具的资料。

1.1 抽样记录凭证（境内生产药品）；

1.2 进口通关凭证、境外生产药品注册检验任务件（境外生产药品）；

1.3 注册检验通知单原件或补充资料通知（前置注册检验除外）。

2. 药品通用技术文件（CTD）资料：模块2（概要）中2.3（质量总体概述）；模块3（药学研究资料）。

3. 按照现行版《中国药典》格式整理的质量标准及起草说明。

4. 送检样品按申报质量标准出具的出厂检验报告书。

5. 企业随送检样品提供的标准物质（对照品）的检验报告书及相关研究资料。

6. 其他必要的药学研究资料。

7. 原料药随制剂同时申请上市许可的，应按上述要求同时提供原料药和制剂的资料。

8. 上市批准后补充申请注册检验，还需要提供已批准的药品注册标准。

以上资料需同时提供纸质版（加盖申请人公章）和相应电子版，进口药品应同时提供中、英文版的资料。

二、样品、标准物质及特殊实验材料的要求

（一）样品

1. 样品应该为商业化规模生产的，样品相关信息（如产地、直接接触药品的包装材料等）应与申请上市许可时提供的信息一致。

2. 样品应包装完整，有完整标签，境内药品标签内容应符合国家药品监督管理局药品标签说明书相关文件规定，无正规标签的样品，必须贴有临时标签；标签内容至少包括：检品名称、批号、规格、生产单位；已确定效期的样品标签上应注明效期，有特殊储存条件要求的，标签上需注明储存条件。境外已上市的制剂应为完整市售包装。抽样样品应封签完整无损，签名或盖章清晰可辨。样品标签内容必须与资料相应内容一致。

3. 样品为多种规格的，每个规格为三批样品，每批样品量为全检量的3倍，样品的有效期应距有效期末一般不少于2个药品注册检验周期，如同时进行样品检验和标准复核的，应当不少于180个工作日；如仅进行样品检验的，应当不少于120个工作日。液体制剂、半固体制剂（如软膏、乳膏等）如处方相同，存在有多种规格的，可根据具体情况确定一种规格的三批样品和其他规格至少一批样品进行检验。

4. 原料药应提前在适当的条件下选用与申报包装材料一致的包装材料进行分装后送样，应尽量选取小的分装规格，避免样品污染，保证各项实验的进行。

5. 标准中涉及微生物限度、无菌等项目的，为避免样品污染，还应提供用于该检验的独立包装样品。

（二）标准物质

提供检验及方法学验证所涉及的标准物质（对照品或标准品），为满足注册检验的3倍量。标准物质剩余有效期的要求与样品一致。

（三）特殊实验材料

应提供超出现行版《中国药典》标准中使用和其他不易获得的特殊实验材料，包括检验所需使用的特殊色谱柱、特殊试剂等，并提供必要的使用说明文件。

3. 生物制品注册检验用资料、样品、标准物质和特殊实验材料的要求

一、资料序号及名称要求

1. 监管部门出具的资料。

1.1 抽样记录凭证（境内生产药品）；

1.2 进口通关凭证、境外生产药品注册检验任务件（境外生产药品）；

1.3 注册检验通知单原件或补充资料通知（前置注册检验除外）。

2. 药品注册检验申请人出具的资料

A 对于前置注册检验和上市申请受理时注册检验。药品通用技术文件（CTD）资料中的模块1（行政文件和药品信息）中的1.0（说明函）、1.2（申请表）、1.3.1（说明书）、1.3.2（包装标签）、1.3.3（产品质量标准和生产工艺/制造及检定规程）、1.3.7（疫苗生物安全性及环境影响评价）；模块2（概要）中的2.3（质量综述）；模块3（质量）中的3.1（模块3的目录）、3.2.S.1（基本信息）、3.2.S.2（生产）＊、3.2.S.3（特性鉴定）、3.2.S.4（原料药的质量控制）、3.2.S.5（对照品/标准品）、3.2.S.7（稳定性）、3.2.P.1（剂型及产品组成）、3.2.P.3（生产）＊、3.2.P.4（辅料的控制）、3.2.P.5（制剂的质量控制）、3.2.P.6（对照品/标准品）、3.2.P.8（稳定性）以及3.2.R（区域性信息）中的3.2.R.2（至少一批送检批次的批检验记录）＊、3.2.R.3（分析方法验证报告）、3.2.A.2（外源因子的安全性评价）＊、3.2.R.4（稳定性图谱）和3.2.R.5（可比性方案）（如适用）和3.2.R.6（其他）中的生物类似药质量相似性研究（如适用）。以上资料提交电子版，其中1.3.3（产品质量标准和生产工艺/制造及检定规程）及送检样品及参比品的COA（境外药品应提供中英文版COA）应同时提交纸质版（加盖申请人公章）。申请人应声明所提供的资料与拟递交的上市申请资料保持一致，如有不一致，如检验方法或质量标准发生变更，在递交上市申请时，应评估变更对质量的风险，同时将相关变更资料提交至中检院。

＊资料请与承检单位商定。

B 对于上市申请审评中注册检验，需提供完成注册检验所必需的药学资料，至少应包括与质量标准和方法学相关的药学资料。

C 对于上市批准后变更注册检验申请，需提供《生物制品变更受理审查指南》中具有有效的生物制品批准证明文件，并提供至少包括与质量标准和方法学变更相关的药学资料。

二、样品、标准物质及特殊实验材料要求

（一）样品

1. 注册检验用样品应该为商业化规模生产的样品，检验样品的相关信息（如产地、直接接触药品的包装材料等）应与申请上市许可时提供的信息一致。

2. 注册检验用样品原液应提前在适当的条件下选用合适的包装材料进行分装后送样，保证所用包装材料不影响产品质量，并尽量选取小包装规格（如 0.5~1.0ml/支），保证各项实验的进行。

成品为多种规格的，每个规格为三批样品，成品处方相同，存在有多种规格的，应提供最大规格的三批样品和其他规格至少一批样品进行检验。每批样品量为全检量的 3 倍（全检量通常按所有检验项目分别单独测试时所需样品瓶/支数的总和计算），按 1：1：1 的比例分装为 3 份。样品剩余有效期应当不少于 2 个药品注册检验周期，如同时进行样品检验和标准复核的，为 180 个工作日；如仅进行样品检验的，为 120 个工作日。

3. 对于细胞治疗类产品，因其工艺及其质量放行检验的特殊性，注册检验的样本需根据工艺特点，以最适样本为原则，分别来源于过程控制样本及终产品样本。

过程控制样本的包装及其规格需满足特定检验项目的相关要求。

对于自体治疗产品，如经过评估后不能提供自体供者样本，可采用至少三个不同健康供者来源的商业规模生产验证批次的样本，如终产品包装不适用于检验时，其终产品包装可根据检验用量需求采用与终包装相同材料的小包装规格。检验样本量如不能满足两倍量，则需要有"如不符合规定不进行复试"的书面声明。在特殊情况下，如样本量过小，不能满足所有项目的检验，需进行充分评估后，在满足安全性检验项目的前提下，适度进行有效性相关的检验。

对于有效期短的细胞治疗产品，样品的剩余有效期需满足与活性密切相关的检验项目要求。

（二）标准物质

提供至少 3 倍检验用量的标准物质（标准品、对照品、参考品），用于标准复核检验、方法学转移或者方法学验证，应尽量分装为小包装规格。

（三）特殊实验材料

应提供超出现行版《中国药典》标准中使用的特殊实验材料，包括制剂中的辅料、特殊色谱柱、特殊试剂、检定用细胞株和菌毒种、特殊实验用品等，并提供必要的使用说明文件。

4. 按药品管理的体外诊断试剂注册检验用资料、样品、标准物质和特殊实验材料的要求

一、资料序号及名称要求

1. 监管部门出具的资料。

1.1 抽样记录凭证（境内生产药品）；

1.2 进口通关凭证、境外生产药品注册检验任务件（境外生产药品）；

1.3 注册检验通知单原件或补充资料通知（前置注册检验除外）。

2.《生物制品注册分类及申报资料要求（试行）》第三部分按照药品管理的体外诊断试剂注册分类和申报资料要求中的申报资料。

2.1 申请表；

2.2 证明性文件；

2.3 综述资料；

2.4 产品说明书；

2.5 拟订的制造检定规程及编制说明；

2.6 主要原材料研究资料；

2.7 分析性能评估资料；

2.8 参考值（范围）确定资料；

2.9 稳定性研究资料；

2.10 生产及自检记录。

2.11 对于上市申请审评中注册检验，需提供完成注册检验所必需的药学资料，至少应包括与质量标准和方法学相关的药学资料。

以上资料原则上需同时提交纸质版（加盖申请人公章）和相应电子版。申请人应声明所提供的资料与拟递交的上市申请资料保持一致，如有不一致，如检验方法或质量标准发生变更，在递交上市申请时，应评估变更对质量的风险，同时将相关变更资料提交至中检院。对于上市批准后变更注册检验申请。需提供《生物制品变更受理审查指南》中有效的生物制品批准证明文件，并提供至少包括与质量标准和方法学变更相关的药学资料。

二、样品、标准物质、实验材料及实验仪器设备要求

（一）样品

1. 样品应该为商业化规模生产的。检验样品的相关信息（如产地、直接接触药品的包装材料等）应与申请上市许可时提供的信息一致。

2. 样品批数应当为 3 批，每批样品数量为质量标准全项检验所需量的 3 倍（若进行部分项目复核，每批样品量为涉及检验项目所需量的 3 倍）。全项检验所需量，通常为所有检验项目分别单独检验时所需样品最小包装（如：瓶/支）数的总和。样品剩余有效期应当不少于 2 个药品注册检验周期，如同时进行样品检验和标准复核的，为 180 个工作日；如仅进行样品检验的，为 120 个工作日。

（二）标准物质

1. 提供至少 3 倍检验用量的标准物质（标准品或参考品），用于标准复核检验、方法学转移或者方法学验证，应尽量分装为小包装规格。

2. 标准物质资料：包括企业提供的标准品的溯源性、制备过程、浓度及测定方法、批次、效期、使用说明、储存条件信息；另外，检验中如有需要，申报单位应在接到通知后 10 个工作日内提供均匀性和不确定度的相关数据资料。

（三）实验材料

应提供超出现行版《中国药典》标准中使用的特殊实验材料，包括制剂中的特殊试剂、检定用细胞株和菌毒种、特殊实验用品等，并提供必要的使用说明文件。

（四）实验仪器设备

申报单位需在所需检验用仪器设备资料中注明设备型号及规格。若需特殊设备，应由申报单位提供。申报单位应在报送申报资料前与承检科室沟通特殊设备安装及调试信息，在样品受理前完成设备安装及调试工作。

（四）药品注册检验抽样

1. 药品注册申请受理前的药品注册检验抽样 境内生产药品的注册申请，申请人在药品注册申请

受理前提出药品注册检验的，向相关省、自治区、直辖市药品监督管理部门申请抽样，省、自治区、直辖市药品监督管理部门组织进行抽样并封签，由申请人将抽样单、样品、检验所需资料及标准物质等送至相应药品检验机构。

境外生产药品的注册申请，申请人在药品注册申请受理前提出药品注册检验的，申请人应当按规定要求抽取样品，并将样品、检验所需资料及标准物质等送至中检院。

2. 药品注册申请受理后的药品注册检验抽样 境内生产药品的注册申请，药品注册申请受理后需要药品注册检验的，药品审评中心应当在受理后四十日内向药品检验机构和申请人发出药品注册检验通知。申请人向相关省、自治区、直辖市药品监督管理部门申请抽样，省、自治区、直辖市药品监督管理部门组织进行抽样并封签，申请人应当在规定时限内将抽样单、样品、检验所需资料及标准物质等送至相应药品检验机构。

境外生产药品的注册申请，药品注册申请受理后需要药品注册检验的，申请人应当按规定要求抽取样品，并将样品、检验所需资料及标准物质等送至中检院。

（五）药品注册检验基本技术要求

1. 资料审核 药品检验机构应当按照前置注册检验及药品审评中心的要求，对申报药品质量标准相关的药学研究资料进行审核，包括：药品质量标准及其起草说明、方法学验证资料（包括无菌及微生物限度检查的验证资料）、产品检验报告、生产工艺、质量控制、稳定性研究、标准物质等，确定方法学确认和（或）转移的检验项目、检验方法及标准复核的关键点。

2. 样品检验和标准复核

（1）样品检验 药品检验机构对接收的样品，对照申请人申报的药品质量标准，按照药品检验机构质量管理体系的要求，进行实验室检验，出具样品检验报告书。

（2）标准复核 药品检验机构参照《中国药典》等国内同品种药品质量标准，WHO、ICH 等国际机构的有关技术要求和技术指南等，参考国外药典标准，结合药学研究数据及样品检验结果，对申请人申报的药品质量标准中检验项目及其标准设置的科学性和合理性、检验方法的适用性和可行性进行评估。评估包括但不限于以下内容。

定量分析方法：主成分的分析方法，至少应当确认方法的系统适用性、准确度、精密度和专属性。杂质的分析方法，至少应当确认方法的系统适用性、定量限、准确度、精密度和专属性。

限量分析方法：应明确杂质限度是否合理，残留溶剂通常应当按照《中国药典》进行控制。杂质的分析方法应当确认检测限，纯度分析方法应当确认其专属性和精密度，带校正因子的杂质分析方法，应当确认其校正因子的准确性。其他限量分析方法至少应当确认其专属性和检测限。

定性分析方法：至少应当确认其专属性。

（3）标准复核意见撰写要求 药品标准复核意见应当对药品注册检验工作进行全面的报告，包括注明生产企业、生产国别、复核单位、申报资料及样品的基本情况、申报的药品标准情况、样品的检验情况、标准物质的使用情况等。最后根据复核结果对申报的药品标准提出修订意见或建议。

申报资料及样品的基本情况概述。包括本次注册检验的分类、申报资料完整性的审核基本情况、申报样品的情况、注册检验工作完成情况、申请人提供的对照品、标准品的技术资料审核情况，标准物质的信息及使用情况，是否有国家药品标准物质等。如果已有国家药品标准物质的，可使用中国国家药品标准物质进行试验，并说明结果。

样品的检验情况。按照申请人申报的药品标准的顺序逐项说明样品检验的数据与企业自检结果的比较情况，方法验证的数据、复核过程发现的情况和经验等。若发生暂缓检验的，应当将暂缓时间及暂缓的原因注明。如果出现较大的差异应当分析原因。对于修订标准或部分项目检验的申请，可以仅对相关项目及其试验结果进行说明。

复核结果的评估。根据检验方法确认及检验结果的比对结果，结合国内外现行版药典标准收载情况，对申请人的药品标准设定项目的科学性、检验方法的可行性、质控指标的合理性进行评估。如果存在检验方法可操作性差、缺少相关质控项目及标准限度不适用的情况，应当说明具体的原因。

根据复核结果提出意见或建议。对质量标准项目设置的必要性、方法的可行性、操作和表述的规范性以及限度设置的合理性等情况，提出修订意见或建议。如果资料审核中发现其他方法学验证项目存在问题，也应当对其提出意见。对药品技术审评中提出的质量标准复核时需注意的问题及修订建议采纳情况的说明，没有采纳的应详述理由。

（六）药品注册检验时限

药品检验机构应当在五日内对申请人提交的检验用样品及资料等进行审核，作出是否接收的决定，同时告知药品审评中心。需要补正的，应当一次性告知申请人。

药品检验机构原则上应当在审评时限届满四十日前，将标准复核意见和检验报告反馈至药品审评中心。

在药品审评、核查过程中，发现申报资料真实性存疑或者有明确线索举报，或者认为有必要进行样品检验的，可抽取样品进行样品检验。审评过程中，药品审评中心可以基于风险提出质量标准单项复核。

三、药品注册标准的管理

（一）药品注册标准的概念

1. 国家药品标准，是指国家药品监督管理局颁布的《中华人民共和国药典》（2020 年版）、药品注册标准和其他药品标准，其内容包括质量指标、检验方法以及生产工艺等技术要求。

2. 药品注册标准，是指国家药品监督管理局批准给申请人特定药品的标准，生产该药品的药品生产企业必须执行该注册标准。

（二）药品注册标准的管理

1. 药品注册标准的项目及其检验方法的设定，应当符合《中国药典》（2020 年版）及相关规定的基本要求和原则。

2. 申请人应当选取有代表性的样品进行标准的研究工作。

3. 药品注册标准不得低于《中国药典》（2020 年版）的规定。

（三）药品标准物质的管理

中国药品生物制品检定所在药品标准物质的管理职责主要有：①负责标定国家药品标准物质。②可以组织有关的省级药品检验所、药品研究机构或者药品生产企业协作标定国家药品标准物质。③负责对标定的标准物质从原材料选择、制备方法、标定方法、标定结果、定值准确性、量值溯源、稳定性及分装与包装条件等资料进行全面技术审核，并作出可否作为国家药品标准物质的结论。

1. 药品标准物质　是指供药品标准中物理和化学测试及生物方法试验用，具有确定特性量值，用于校准设备、评价测量方法或者给供试药品赋值的物质，包括标准品、对照品、对照药材、参考品。

2. 注册检验用标准物质　注册检验用标准物质包含国家药品标准物质和非国家药品标准物质。国家药品标准物质系指由中检院依法研制、标定和供应的药品标准物质。

（1）申请药品注册检验时，申请人应声明质量标准研究所使用的标准物质来源。如有国家标准物质且适用的，药品检验机构应当使用国家药品标准物质进行注册检验。如使用非国家药品标准物质的，申请人应当在申请注册检验时提供相应标准物质及研究资料，所提供的标准物质的数量应能满足检验需求。

（2）对于使用非国家药品标准物质进行质量研究的，申请人应在上市申请批准前向中检院报备该标准物质的原料及有关研究资料。对于使用其他国家官方标准物质的，可不报备同名标准物质原料，但应提交相关信息。

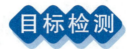

答案解析

一、单选题

1. 国家药品监督管理局食品药品审核查验中心组织制定的《药品注册核查工作程序（试行）》实施时间为（　　）。

 A. 2021 年 12 月 17 日　　　　　　　　B. 2022 年 01 月 01 日

 C. 2008 年 05 月 23 日　　　　　　　　D. 2020 年 07 月 01 日

2. 以下不属于药理毒理学研究药品注册核查结果"不通过"判定原则的是（　　）。

 A. 编造或者无合理解释地修改实验系统信息以及试验数据、试验记录、受试物和对照品信息；使用虚假受试物、对照品

 B. 隐瞒试验数据，无合理解释地弃用试验数据，或以其他方式违反试验方案选择性使用试验数据；故意损毁、隐匿试验数据或者数据存储介质

 C. 关键研究活动、数据无法溯源；申报资料与原始记录不一致且影响结果评价

 D. 以参比制剂替代试验制剂、以试验制剂替代参比制剂或者以市场购买药品替代自行研制的试验用药品，以及以其他方式使用虚假试验用药品；瞒报试验方案禁用的合并药物

3. 以下不属于药物临床试验药品注册核查结果"不通过"判定原则的是（　　）。

 A. 编造或者无合理解释地修改受试者信息以及试验数据、试验记录、试验药物信息

 B. 瞒报可疑且非预期严重不良反应

 C. 以参比药物替代研制药物、以研制药物替代参比药物或者以市场购买药物替代自行研制的药物，或以其他方式使用虚假药物进行药学研究

 D. 以参比制剂替代试验制剂、以试验制剂替代参比制剂或者以市场购买药物替代自行研制的试验用药物，以及以其他方式使用虚假试验用药物

4. 以下不属于生产现场核查结果"不通过"判定原则的是（　　）。

 A. 存在严重偏离药品生产质量管理规范等相关法律法规，可能对产品质量带来严重风险的或者对使用者造成危害情形

 B. 瞒报可疑且非预期严重不良反应

 C. 编造生产和检验记录和数据

 D. 隐瞒记录和数据，无合理解释地弃用记录和数据，或以其他方式选择性使用记录和数据导致对药品质量评价产生影响

5. 根据药品注册检验启动主体和药品注册阶段不同，药品注册检验分为（　　）种类别。

    A. 1　　　　　　　　　　　B. 2　　　　　　　　　　　C. 3　　　　　　　　　　　D. 4

6. 创新药、改良型新药和境外生产药品，或根据审评需要的其他品种，申请人未提出前置注册检验的，在上市许可申请受理后 4C 个工作日内由药品审评中心启动的药品注册检验，称为（　　）。

    A. 上市申请受理时注册检验　　　　　　　　B. 上市申请审评中注册检验

    C. 上市批准后补充申请注册检验　　　　　　D. 前置注册检验

7. 药学研制现场核查的目的主要是通过对药学研制情况的原始资料进行数据可靠性的核实和（或）实地确证，核实相关申报资料的真实性、一致性，具体包括（　　）。

    A. 处方与工艺研究、样品试制、质量控制研究、稳定性研究等

    B. 处方、生产工艺、质量标准、关键设施设备等

    C. 受试者保护、执行试验方案、数据记录和结果报告等

    D. 研究条件、方案执行情况、数据记录和结果报告等

8. NMPA 核查中心原则上应当在审评时限届满（　　）前完成核查工作，并将核查情况、核查结果等相关材料反馈至药品审评中心。

    A. 三十日　　　　　　　　B. 四十日　　　　　　　　C. 五十日　　　　　　　　D. 六十日

二、多选题

9. 药品注册核查活动涉及到（　　）。

    A. 研制现场核查　　　　　　B. 生产现场核查　　　　　　C. 延伸检查

    D. 飞行检查　　　　　　　　E. 随机检查

10. 研制现场核查强调检查药品（　　）。

    A. 研制合规性　　　　　　　B. 数据可靠性　　　　　　C. 申报资料真实性

    D. 申报资料一致性　　　　　E. 商业规模生产工艺验证

三、问答题

11. 简述《药品注册核查工作程序（试行）》章节内容情况。

12. 简述临床试验部分现场核查要点。

书网融合……

本章小结

第七章　药品注册技术审评

PPT

【知识要求】

1. 掌握药品注册申请类别、药品批准文号格式、药品注册技术审评的主要流程。

2. 熟悉药物临床试验的默示许可、药品注册关联审评审批、药品加快上市注册程序。

3. 了解药品注册审评时限、药品注册申请不予批准的情形、药品注册证书注销的情形。

【技能要求】

4. 学会药品注册沟通会议的资料准备工作；具有药品注册申报资料的内审能力。

【素质要求】

5. 培养药品注册合规意识。

岗位情景模拟

情景描述　某药品注册申请人收到国家药品监督管理局药品审评中心化药临床二部的补充资料问询函。其内容为"我部门对贵单位申报的某品种的补充资料进行了认真审评，认为所提交的补充资料未能完全说明补充通知的要求，需贵单位进一步解释说明，兹将相关事宜告知如下：请提供某品种的安全性数据。

［解释说明要求］上述事宜请于2023年3月25日前（自本通知印发之日起，5个工作日内）通过申请人之窗书面回复。中心将不再接收任何补充资料。请贵单位逐一回复每一项需要解释说明的内容，内容详尽，并能够清楚阐述需要说明的问题。问询期间审评计时不暂停，如超时未答复，本次问询自动关闭。"

如果您是药品注册专员，请思考您该怎么办。

讨论　1. 您熟悉和了解药品注册技术审评程序及沟通渠道吗？

2. 您将如何按补充资料问询函的通知处理好后续工作？

为了鼓励创新、提高药品质量，我国药品审评审批制度以解决药品注册申请积压为突破口进行了一系列改革。在解决注册申请积压的同时，建立并推行药品上市许可持有人试点、仿制药一致性评价，在技术审评过程中建立了适应证团队审评、项目管理人制度、专家公开咨询制度、优先审评制度、有条件批准制度和审评信息公开等相关制度，不断加强标准体系建设，提升审评质量，取得了一定的效果。

第一节　药品注册申报受理

药品审评决定的是与否、快与慢，关系到药品的安全性、有效性和质量可控性，关系到公众用药的可及性，关系到医药行业的创新和发展，关系到医药产业的国际竞争力。我国药品在审评过程中，客观上还存在药品审评资源不能适应药品审评任务需要、药品审评程序亟待规范化等现象。行政规制的国际化、医药产业的全球化，也给中国药品审评带来了挑战。

一、具体分工

国家与省级药品监督管理部门在药品注册管理的职责分工随着药品注册制度的改革有一些调整。为了推进政府职能转变、优化营商环境部署，立足更多向市场放权、强化企业主体责任和政府监管责任，2019 年 2 月《国务院关于取消和下放一批行政许可事项的决定》公布。其中规定国产药品在进行注册申报时，无需再走省级药监部门的初审环节，改由国家药监局直接受理国产药品的注册申请。这是国家局优化药品注册流程、直接受理药品注册申报的新措施。

1. 国家药品监督管理局受理事项　国家局受理中心负责药品注册申报资料的受理和形式审查，国家药品审评中心（CDE）具体负责药品的技术审评、国家局食品药品审核查验中心负责现场核查与检查、省药检院（所）与中检院负责药品注册检验。

NMPA 负责审评审批、备案的注册申请均由国家药品监督管理局受理，包括新药临床试验申请、新药生产上市申请、仿制药申请，NMPA 审批的补充申请等。

2. 省级药品监督管理局受理事项　根据《药品注册管理办法》第六条的规定，省、自治区、直辖市药品监督管理部门负责本行政区域内以下药品注册相关管理工作：①境内生产药品再注册申请的受理、审查和审批；②药品上市后变更的备案、报告事项管理。

二、注册申请类别与步骤

我国药品注册申请包括药物临床试验申请、药品上市许可申请、补充申请、再注册申请。

为了加快药品临床试验管理改革，调整优化临床试验审评审批程序，2018 年 7 月，国家药监局发布《关于调整药物临床试验审评审批程序的公告》（50 号公告），就药物临床试验审评审批程序做出调整：在我国申报药物临床试验的，自申请受理并缴费之日起 60 日内，申请人未收到药审中心否定或质疑意见的，可按照提交的方案开展药物临床试验。

第二节　药品技术审评

药品注册管理从其环节来讲，主要包括药物临床试验审批/默示许可、药品上市许可的注册审批、药品注册批件变更管理和药品再注册四个阶段；从其药品注册过程来讲，可以分为药品注册申请资料的受理、形式审核、立卷审查、现场核查、药品注册检验、技术审评和行政审批等程序。

一、药品注册审评与审批

药品注册管理总体要求"新药要有新疗效，改剂型要体现临床优势，仿制药要与被仿制药品一致"，利用药品注册审评审批政策鼓励和支持创新，减少低水平重复。

（一）CDE 技术审评的实施

药品技术审评是药品注册工作的核心组成部分，其审评工作按照不同品种的不同适应证归属于相应的审评部门、审评室和项目负责人小组，由相应项目负责人小组组织，开展各注册申请项目的审评工作。

在药品审评中，通常是由国家药品监督管理局药品审评中心做出技术审评意见，形成综合意见，国家药品监督管理局则根据技术审评意见和综合意见，作出具有法律效力的审批决定。作为事业单位的国家药品监督管理局药品审评中心做出的技术审评意见，不具有外部的法律效力，其更多是行政体系内部的意见交换。

药品审评中心应当组织药学、医学和其他技术人员，按要求对已受理的药品上市许可申请进行审评。

审评过程中基于风险启动药品注册核查、检验，相关技术机构应当在规定时限内完成核查、检验工作。

药品审评中心根据药品注册申报资料、核查结果、检验结果等，对药品的安全性、有效性和质量可控性等进行综合审评，非处方药还应当转药品评价中心进行非处方药适宜性审查。

综合审评结论通过的，批准药品上市，发给药品注册证书。综合审评结论不通过的，作出不予批准决定。药品注册证书载明药品批准文号、持有人、生产企业等信息。非处方药的药品注册证书还应当注明非处方药类别。经核准的药品生产工艺、质量标准、说明书和标签作为药品注册证书的附件一并发给申请人，必要时还应当附药品上市后研究要求。上述信息纳入药品品种档案，并根据上市后变更情况及时更新。药品批准上市后，持有人应当按照国家药品监督管理局核准的生产工艺和质量标准生产药品，并按照药品生产质量管理规范要求进行细化和实施。

药品上市许可申请审评期间，发生可能影响药品安全性、有效性和质量可控性的重大变更的，申请人应当撤回原注册申请，补充研究后重新申报。申请人名称变更、注册地址名称变更等不涉及技术审评内容的，应当及时书面告知药品审评中心并提交相关证明性资料。

（二）关联审评审批

药品审评中心在审评药品制剂注册申请时，对药品制剂选用的化学原料药、辅料及直接接触药品的包装材料和容器进行关联审评。

化学原料药、辅料及直接接触药品的包装材料和容器生产企业应当按照关联审评审批制度要求，在化学原料药、辅料及直接接触药品的包装材料和容器登记平台登记产品信息和研究资料。药品审评中心向社会公示登记号、产品名称、企业名称、生产地址等基本信息，供药品制剂注册申请人选择。

药品制剂申请人提出药品注册申请，可以直接选用已登记的化学原料药、辅料及直接接触药品的包装材料和容器；选用未登记的化学原料药、辅料及直接接触药品的包装材料和容器的，相关研究资料应当随药品制剂注册申请一并申报。

药品审评中心在审评药品制剂注册申请时，对药品制剂选用的化学原料药、辅料及直接接触药品的包装材料和容器进行关联审评，需补充资料的，按照补充资料程序要求药品制剂申请人或者化学原料药、辅料及直接接触药品的包装材料和容器登记企业补充资料，可以基于风险提出对化学原料药、辅料及直接接触药品的包装材料和容器企业进行延伸检查。

仿制境内已上市药品所用的化学原料药的，可以申请单独审评审批。

化学原料药、辅料及直接接触药品的包装材料和容器关联审评通过的或者单独审评审批通过的，药品审评中心在化学原料药、辅料及直接接触药品的包装材料和容器登记平台更新登记状态标识，向社会公示相关信息。其中，化学原料药同时发给化学原料药批准通知书及核准后的生产工艺、质量标准和标签，化学原料药批准通知书中载明登记号；不予批准的，发给化学原料药不予批准通知书。未通过关联审评审批的，化学原料药、辅料及直接接触药品的包装材料和容器产品的登记状态维持不变，相关药品制剂申请不予批准。

（三）药品加快上市注册程序

1. 突破性治疗药物程序　药物临床试验期间，用于防治严重危及生命或者严重影响生存质量的疾病，且尚无有效防治手段或者与现有治疗手段相比有足够证据表明具有明显临床优势的创新药或者改良型新药等，申请人可以申请适用突破性治疗药物程序。

申请适用突破性治疗药物程序的，申请人应当向药品审评中心提出申请。符合条件的，药品审评中心按照程序公示后纳入突破性治疗药物程序。

对纳入突破性治疗药物程序的药物临床试验，给予以下政策支持：①申请人可以在药物临床试验的关键阶段向药品审评中心提出沟通交流申请，药品审评中心安排审评人员进行沟通交流；②申请人可以将阶段性研究资料提交药品审评中心，药品审评中心基于已有研究资料，对下一步研究方案提出意见或者建议，并反馈给申请人。

对纳入突破性治疗药物程序的药物临床试验，申请人发现不再符合纳入条件时，应当及时向药品审评中心提出终止突破性治疗药物程序。药品审评中心发现不再符合纳入条件的，应当及时终止该品种的突破性治疗药物程序，并告知申请人。

2. 附条件批准程序　药物临床试验期间，符合以下情形的药品，可以申请附条件批准：①治疗严重危及生命且尚无有效治疗手段疾病的药品，药物临床试验已有数据证实疗效并能预测其临床价值的；②公共卫生方面急需的药品，药物临床试验已有数据显示疗效并能预测其临床价值的；③应对重大突发公共卫生事件急需的疫苗或者国家卫生健康委员会认定急需的其他疫苗，经评估获益大于风险的。

申请附条件批准的，申请人应当就附条件批准上市的条件和上市后继续完成的研究工作等与药品审评中心沟通交流，经沟通交流确认后提出药品上市许可申请。经审评，符合附条件批准要求的，在药品注册证书中载明附条件批准药品注册证书的有效期、上市后需要继续完成的研究工作及完成时限等相关事项。

审评过程中，发现纳入附条件批准程序的药品注册申请不能满足附条件批准条件的，药品审评中心应当终止该品种附条件批准程序，并告知申请人按照正常程序研究申报。

对附条件批准的药品，持有人应当在药品上市后采取相应的风险管理措施，并在规定期限内按照要求完成药物临床试验等相关研究，以补充申请方式申报。对批准疫苗注册申请时提出进一步研究要求的，疫苗持有人应当在规定期限内完成研究。

对附条件批准的药品，持有人逾期未按照要求完成研究或者不能证明其获益大于风险的，国家药品监督管理局应当依法处理，直至注销药品注册证书。

3. 优先审评审批程序　药品上市许可申请时，以下具有明显临床价值的药品，可以申请适用优先审评审批程序：①临床急需的短缺药品、防治重大传染病和罕见病等疾病的创新药和改良型新药；②符合儿童生理特征的儿童用药品新品种、剂型和规格；③疾病预防、控制急需的疫苗和创新疫苗；④纳入突破性治疗药物程序的药品；⑤符合附条件批准的药品；⑥国家药品监督管理局规定其他优先审评审批的情形。

申请人在提出药品上市许可申请前，应当与药品审评中心沟通交流，经沟通交流确认后，在提出药品上市许可申请的同时，向药品审评中心提出优先审评审批申请。符合条件的，药品审评中心按照程序公示后纳入优先审评审批程序。

对纳入优先审评审批程序的药品上市许可申请，给予以下政策支持：①药品上市许可申请的审评时限为一百三十日；②临床急需的境外已上市境内未上市的罕见病药品，审评时限为七十日；③需要核查、检验和核准药品通用名称的，予以优先安排；④经沟通交流确认后，可以补充提交技术资料。

审评过程中，发现纳入优先审评审批程序的药品注册申请不能满足优先审评审批条件的，药品审评中心应当终止该品种优先审评审批程序，按照正常审评程序审评，并告知申请人。

4. 特别审批程序 在发生突发公共卫生事件的威胁时以及突发公共卫生事件发生后，国家药品监督管理局可以依法决定对突发公共卫生事件应急所需防治药品实行特别审批。

对实施特别审批的药品注册申请，国家药品监督管理局按照统一指挥、早期介入、快速高效、科学审批的原则，组织加快并同步开展药品注册受理、审评、核查、检验工作。特别审批的情形、程序、时限、要求等按照药品特别审批程序规定执行。

对纳入特别审批程序的药品，可以根据疾病防控的特定需要，限定其在一定期限和范围内使用。

对纳入特别审批程序的药品，发现其不再符合纳入条件的，应当终止该药品的特别审批程序，并告知申请人。

二、药品注册技术审评

国家药品审评中心按照科学决策、科学管理、科学审评的要求，开展规范化体系的建设工作，于2011 年 3 月发布《药品技术审评原则和程序》。按照审评任务分类和风险等级，将药品注册申请分为新药临床试验申请（IND）、新药生产上市注册申请（NDA）、仿制药注册申请（ANDA）等，建立相应的审评决策程序。实行岗位负责与主审集体负责制、审评人员公示制和回避制、责任追究制以及授权签发制，强调公平公正审评及保密的责任，明确落实责任人，对于涉及多个专业的注册审评任务明确了其主审报告部的决策地位和主要责任，有效保障了审评的公平与公正；公开了清晰的平行审评、单专业审评、简化审评、贯序审评 4 类审评决策流程图，强化审评学科间的横向联系与制约，使申请人了解审评决策流程和涉及的审评责任人，有效保证了药品审评中心出具审评结论的说服力；以专门的章节强调了药品审评中的沟通与交流、公开与透明，提出申请人可以在新药研究的关键阶段就重大技术问题以及年度研发战略、研究进程整体规划和布局等提出沟通交流申请，进一步保障了审评决策的正确性；为进一步完善审评进度公开信息，首次提出将通用技术文件（CTD）技术审评报告、新药评价概述等审评结论予以公开，强化了社会监督作用。

2011 年 10 月，国家药品审评中心发布《药品审评中心审评任务管理规范（试行）》和《药品审评中心技术审评决策路径管理规范（试行）》。审评任务管理规范明确了审评任务整理下发和审评过程中的实施细节及时限，结合任务基数、压力测试、难度系数、任务饱和度、延迟指数、协调指数 6 项系数对审评部门和个人进行考核，在保证审评质量的前提下提高了审评工作效率。决策路径管理规范进一步细化梳理了审评决策路径中的逐级决策和细化分工，如文献调研、合审会议、专家咨询会、常规审核和部长会议审核，强调要充分发挥各级审评岗位在审评决策中的作用，构建"基于风险，合理授权"的主审集体决策机制。该项措施制定了科学、细化、公开的审评任务管理和审评决策路径管理规范，明确了各级审评岗位的权责，建立了科学、有效的考核体系，对于保证审评决策的质量与效率、公平与公正将发挥关键作用。

2011 年 1 月，药品审评中心发布《药品审评中心专业审评会议管理规范（试行）》《药品审评中心综合审评合议会议管理规范（试行）》《药品审评中心药品生产现场检查后的合审会议管理规范（试行）》《药品审评中心部长联席会议管理规范（试行）》《药品审评中心与注册申请人沟通会议管理规范（试行）》和《药品审评中心专家咨询会议组织工作程序（试行）》6 个会议系统的规范和工作程序。

2011 年 10 月，为保证审评人员外出授课和参加会议符合药品审评中心廉洁和保密的要求，药品审评中心发布了《药审中心人员受邀外出授课和参加专家会议管理规范（试行）》。此外，规范的资料管理是保障药品注册申报信息保密性的必要措施之一，药品审评中心于 2012 年 7 月发布了《药品审评中心审评卷宗管理规范（试行）》《药品审评中心审评资料管理规范（试行）》2 个工作规范。这一系列管理体系建设，为建立良好的工作机制、提升审评质量和审评效率奠定了坚实的基础。

（一）审评沟通管理

沟通交流是保障申请人制订正确的研发策略和决策、降低研发风险、减少资源浪费的必要措施之一，同时也是作出正确审评决策的必要需求。2012 年 7 月，药品审评中心进一步制订了《药品审评中心与注册申请人沟通交流质量管理规范（试行）》，将沟通交流方式分为双向预约式沟通交流、查询式沟通交流、问询式沟通交流和开放式沟通交流。其中，双向预约式沟通交流是药品审评中心积极鼓励的一种沟通交流方式，主要以鼓励创新和解决临床急需用药为目的，鼓励申请人和药品审评中心在药品研发和审评的关键阶段针对重大技术问题进行沟通交流。而每周三开放日的开放式沟通交流，由于其即问即答的方式导致咨询质量和效率不高。该制度加强、规范和完善了药品审评中的沟通交流机制，有利于多种渠道的畅通，加深相互理解，提高审评决策的正确性。

《药品审评中心与注册申请人
沟通交流质量管理规范（试行）》

（二）审评人员管理

为调动审评人员的积极性，在要求审评人员不断提高其审评技术水平的同时，合理给予审评人员除行政职位以外的晋升空间和薪酬回报，药品审评中心于 2012 年 2 月印发了《药审中心审评人员职务调整考核评估管理办法（试行）》，将审评职务体系分为 4 级 16 档，高级审评员分 8 档，中级审评员分 3 档，初级审评员分 3 档，实习审评员分 2 档。这一措施建立了职业化、专业化的审评职务体系，将有效调动审评人员的积极性，推进人才队伍发展，也为相关制度规范的贯彻落实、审评质量和效率的提高提供了保障。药品研发机构/部门和药品审评中心一样，都面临技术人员众多而行政职位有限的状况，以分级加分档代替简单的分级这一思路，对药品研发管理也有很好的借鉴意义。

（三）信息公开

根据《药品技术审评原则和程序》第四章公开与透明的相关要求，药品审评中心还对审评人员、化学药品审评任务序列、化学药品当月激活审评任务、复审审评计划和结论、药品审评咨询会议、审评进度、审评结论、评价信息（结论为不批准的注册申请的审评报告）、CTD 品种的技术审评报告、新药审评概述予以公开或公示，并确保了申请人反馈意见渠道的畅通。随着化学药品审评任务序列的公示，申请人可以很好地了解审评情况，同时有效监督审评机构公平地按序审评，防止"插队"等不规范行为，这是药品审评中心坚持"公开透明"原则、有信心敢于接受社会监督的体现。

在阶段性的"审评任务完成情况及审评结论公示"中增加了中药和生物制品的完成情况，内容包括各具体品种的完成月份、审评任务序列、受理号、本轮任务启动时间、任务首次进入中心时间、本轮任务审评结论等，另在相关品种项下标注了在审评过程中与注册申请人的沟通信息。该信息不仅进一步加强了公开透明力度，保障了审评公平与公正，也为申请人了解品种注册审评情况、预估审评时间、研发立项分析、制订研发策略等提供了重要的参考依据，有利于减少研发资源浪费。此外，药品审评中心对其工作动态、对外交流、管理制度和技术专题研究报告、指导原则、电子刊物、共性问题解答等也都予以了公开，既是公开接受监督和反馈，也为行业发展发挥了引导示范作用。

（四）审评模板

建立特定品种的审评模板并对外公布，然后根据模板进行集中审评。探索制订化学药 IND 阶段不同专业的审评策略，并通过审评模板形式予以固化，以使技术要求与药品研发的客观规律相适应。由于补充申请新报任务（审评任务分新报任务和补充资料任务）量大，约占全部待审评化学药品新报任务的1/4。为提高审评效率，2012年9月药品审评中心发布了"补充申请将试点模块化审评"的通知。对各类补充申请实施模块化管理，将补充申请按具体变更内容划分为修订标准、变更包材、变更灭菌工艺、变更辅料和工艺、技术转让、变更贮藏条件和有效期、增加规格等，对各类补充申请制订相应的审评模板，由专门的审评小组集中处理。

（五）审评流程

药品技术审评是在辨析风险与评估获益之间作定量的决策和最大限度符合公众利益的决策，像法庭审判一样神圣、威严、公平、公正。我国的药品审评程序流程如下。

1. 审评管理与协调部接收并保管来自国家药品监督管理局或省、自治区、直辖市药品监督管理局的新报任务及相关技术申报资料。

2. 审评管理与协调部接收并保管来自注册申请人的补充技术申报资料。

3. 审评管理与协调部对审评任务进行整理与分类，然后将其分发至相应的项目负责人。项目负责人根据《药品技术审评计划管理规范》起草审评计划，经批准后，将审评任务分发至相应的第一专业审评员和一般专业审评员。审评计划的批准程序遵照《药品技术审评计划管理规范》执行。

4. 需要时一般专业审评员根据《专业审评报告撰写规范》起草相应的专业审评报告，提交第一专业审评员。

5. 第一专业审评员根据《专业审评会议管理规范》，可申请召开专业审评会议。

6. 第一专业审评员根据《专业审评报告撰写规范》起草专业审评报告，并提交项目负责人。

7. 项目负责人根据《综合审评会议管理规范》，可申请召开综合审评会议。项目负责人根据《综合审评报告撰写规范》起草综合审评报告，将综合审评报告等相关文件提交审评室主任复核。

8. 审评室主任将综合审评报告等相关文件提交审评部长审核。

9. 审评部长完成审核后，将综合审评报告等相关文件提交审评管理与协调部。

10. 对于结论为会议讨论的注册申请项目可进行以下操作。

（1）协调员制订审评咨询会议计划，并报中心领导审核批准。

（2）召开审评咨询会议。

（3）项目负责人根据审评咨询会的情况对品种继续进行综合评价。

11. 对于审评结论为补充资料、批准、不批准和退审的注册申请项目，协调员核准进行审评文件的制作。

（1）对于结论为补充资料的注册申请项目，由秘书制作发补通知，并发注册申请人；注册申请人提交补充资料后，进入审核环节。

（2）对于结论为批准的注册申请项目。如需注册申请人修订相关文件（药品质量标准、说明书、包装标签等），由秘书通知注册申请人；注册申请人交来文件后，进入审核环节，流程同8、9、10。

（3）对于结论为批准的注册申请项目。如不需注册申请人修订相关文件（药品质量标准、说明书、包装标签等），由秘书制作送签文件，并送中心领导签发。

（4）对于结论为不批准、退审的注册申请项目，由秘书制作送签文件，并送中心领导签发。

（5）中心领导签发后，由审评管理与协调部呈送国家药品监督管理局。

行政审批部门将审评中心的综合审评意见和药典委员会的审查结果进行最终审核，认为申请项目符合规定的，发给批件；认为不符合规定的，发给《审批意见通知件》。

三、药物临床试验的默示许可

（一）药物临床试验的默示许可

加快药品临床试验管理改革，调整优化临床试验审评审批程序，是药品审评审批制度改革的重点工作之一。2018 年 7 月，国家药监局发布《关于调整药物临床试验审评审批程序的公告》（50 号公告），就药物临床试验审评审批程序做出调整：在我国申报药物临床试验的，自申请受理并缴费之日起 60 日内，申请人未收到药审中心否定或质疑意见的，可按照提交的方案开展药物临床试验。

该制度的改革打破了原有的药物临床试验限速瓶颈，有效加快临床试验进程，让国内患者更快用上全球新药、好药，也增加了药品注册申请人临床阶段项目推进的预见性。企业在正式提交申报材料之前会召开沟通会，企业在正式提交申报之前与评审组有了更多沟通的机会，一些问题可以通过书面和口头的方式来澄清，60 天的默认期也让企业的预见性更明确。临床试验管理改革实施以来，国家药审中心高度重视，积极推进，制定了《药审中心临床试验默示许可审评审批工作程序》，明确了工作流程和要求。

国家药审中心网站开设了"临床试验通知书查询"栏目，实时更新已发放临床试验通知书的临床申请。2018 年 11 月 5 日，国家药品审评中心（CDE）官网主页热点栏目中，增设了"临床试验默示许可公示"一栏，这意味着中国正式对新药临床试验由过去的审批制改革为默示许可。

（二）新规下申报临床试验应注意的问题

1. 查询已默示许可品种　打开药审中心网站，可以在"热点栏目"看到"临床试验通知书发放目录"一栏。点击进入，即可查询到已默示许可的品种。进入"临床试验通知书发放目录"栏目可以看到国内外制药企业的申请。

2. 60 日期限自申请费用收到日开始计算　"自申请受理并缴费之日起 60 日内"中的"60 日"期限如何计算？"60 日"是从申请费用收到日开始计算，且是 60 个工作日。查询费用收到日，可以通过登录国家药监局网站，点击"行政事项受理服务"栏目中的"行政许可综合事项查询"一栏进行查询。

例如，2018 年 11 月 8 日，以受理号 JXHL1800101 为例进行查询操作。点击"行政许可综合事项查询"后，在上方"综合查询"－"药品注册进度查询"后的栏目中，输入"JXHL1800101"及验证码，点击"提交"即可。查询结果显示，该品种的申请费用收到日为 2018 年 8 月 15 日。

在查询界面下方，可以看到"使用说明"。"使用说明"指出，药品注册进度查询系统可查询已受理品种的办理状态，申请人如果有疑问，可向受理申请的省级药监部门或国家药监局查询。"使用说明"提到，申请人可按受理号进行查询，其中查询结果中"办理状态"有"待审评""在审评"等 10 种情况。

3. 药品注册申请人应兼顾速度与质量　《关于调整药物临床试验审评审批程序的公告》提出，在临床试验申请中，有几个重要因素影响整个临床试验申请时长：①是否为首次临床试验申请；②申报资料是否符合审评技术要求；③是否被暂停临床试验，常见于申报资料无法按时补充，存在重大缺陷，或临床试验方案不完整，或缺乏可靠的风险控制措施、存在潜在的临床风险而无法保障临床试验受试者安全；④技术指南是否明确、药物临床试验是否有成熟研究经验；⑤申请人是否能够保障申报资料质量；⑥是否是国际同步研发的国际多中心临床试验申请；⑦是否在监管体系完善的国家和地区已经获准实施临床试验。

由此可见，随着药品注册流程的优化、效率的提高，企业在加快临床试验进程的同时，更要提高临床研究质量。临床研究申报流程与以往相比有极大不同，企业需先获得伦理批件，再向药审中心提交临床试验申请。这意味着药品注册申请人申报的相关准备工作要提前，包括临床前研究的安排、临床研究单位的选择、临床试验方案的准备等。

四、药品上市许可的审批

药品注册申请符合法定要求的，予以批准。

1. 药品批准文号格式 境内生产药品批准文号格式为：国药准字 H（Z、S）＋四位年号＋四位顺序号。中国香港、中国澳门和中国台湾地区生产药品批准文号格式为：国药准字 H（Z、S）C＋四位年号＋四位顺序号。

境外生产药品批准文号格式为：国药准字 H（Z、S）J＋四位年号＋四位顺序号。其中，H 代表化学药，Z 代表中药，S 代表生物制品。药品批准文号，不因上市后的注册事项的变更而改变。中药另有规定的从其规定。

为贯彻落实党中央、国务院关于深化"放管服"改革的重要决策部署，优化营商环境，进一步激发市场主体发展活力，为企业提供更加高效便捷的政务服务，自 2022 年 11 月 1 日起，发放药品电子注册证。药品电子注册证发放范围为自 2022 年 11 月 1 日起，由国家药监局批准的药物临床试验、药品上市许可、药品再注册、药品补充申请、中药品种保护、进口药材、化学原料药等证书以及药物非临床研究质量管理规范认证证书。药品电子注册证与纸质注册证具有同等法律效力。电子证照具有即时送达、短信提醒、证照授权、扫码查询、在线验证、全网共享等功能。

2. 药品注册申请不予批准的情形 药品注册申请有下列情形之一的，不予批准。

（1）药物临床试验申请的研究资料不足以支持开展药物临床试验或者不能保障受试者安全的；

（2）申报资料显示其申请药品安全性、有效性、质量可控性等存在较大缺陷的；

（3）申报资料不能证明药品安全性、有效性、质量可控性，或者经评估认为药品风险大于获益的；

（4）申请人未能在规定时限内补充资料的；

（5）申请人拒绝接受或者无正当理由未在规定时限内接受药品注册核查、检验的；

（6）药品注册过程中认为申报资料不真实，申请人不能证明其真实性的；

（7）药品注册现场核查或者样品检验结果不符合规定的；

（8）法律法规规定的不应当批准的其他情形。

3. 药品注册行政审批的期限 药品监督管理部门的药品注册行政审批决定应当在二十日内作出，应当自作出药品注册审批决定之日起十日内颁发、送达有关行政许可证件。

药品注册申请审批结束后，申请人对行政许可决定有异议的，可以依法提起行政复议或者行政诉讼。

4. 药品注册证书注销的情形 具有下列情形之一的，由国家药品监督管理局注销药品注册证书，并予以公布。

（1）持有人自行提出注销药品注册证书的；

（2）按照本办法规定不予再注册的；

（3）持有人药品注册证书、药品生产许可证等行政许可被依法吊销或者撤销的；

（4）按照《药品管理法》第八十三条的规定，疗效不确切、不良反应大或者因其他原因危害人体健康的；

（5）按照《疫苗管理法》第六十一条的规定，经上市后评价，预防接种异常反应严重或者其他原因危害人体健康的；

（6）按照《疫苗管理法》第六十二条的规定，经上市后评价发现该疫苗品种的产品设计、生产工艺、安全性、有效性或者质量可控性明显劣于预防、控制同种疾病的其他疫苗品种的；

（7）违反法律、行政法规规定，未按照药品批准证明文件要求或者药品监督管理部门要求在规定时限内完成相应研究工作且无合理理由的；

（8）其他依法应当注销药品注册证书的情形。

五、药品注册审批主要流程

（一）药品注册受理的调整

依据《国务院关于改革药品医疗器械审评审批制度的意见》（国发〔2015〕44 号），为建立审评主导的药品注册技术体系，实现以审评为核心，现场检查、产品检验为技术支持的审评审批机制，原国家食品药品监督管理总局研究决定自 2017 年 12 月 1 日起，由省级药品监督管理部门受理、国家药品监督管理局审评审批的药品注册申请，调整为国家药品监督管理局集中受理。

1. 调整范围　凡依据现行法律、法规和规章，由国家药品监督管理局审评审批、备案的注册申请均由国家药品监督管理局受理，包括新药临床试验申请、新药生产（含新药证书）申请、仿制药申请，国家药品监督管理局审批的补充申请等；由省级药品监督管理部门审批、备案的药品注册申请仍由省级药品监督管理部门受理。

2. 调整要求　自 2017 年 12 月 1 日起药品注册申请可采取电子申报、邮寄或现场提交的方式提交申报资料，同时提交纸质文本和电子文档。

自 2023 年 1 月 1 日起，按照《国家药监局关于实施药品注册申请电子申报的公告》（2022 年第 110 号）要求，申请人提交的国家药监局审评审批药品注册申请以及审评过程中补充资料等，调整为以电子形式提交申报资料。

3. 资料提交　药品注册申请人应按照《药品注册管理办法》《药品注册申报资料的体例与整理规范》等现行法规、申报资料电子光盘技术要求及药品注册申请电子文档结构等相关要求准备电子申报资料（含承诺书），并将光盘提交至药审中心提出药品注册申请。申请人或注册代理机构需对电子申报资料进行电子签章，电子签章的申领和使用可在药审中心网站"申请人之窗"栏目"CA 直通车"办理。光盘盒封面及档案袋封面要求应当申报资料电子光盘技术要求。自 2023 年 1 月 1 日起，中心将关闭邮包接收专用邮箱 zlyb@ cde. org. cn 功能。申请人提交申报资料前应在药审中心网站"申请人之窗"栏目中"网上预约"项下的"资料提交网上预约"模块，如实填写并提交申报资料相关信息（如快递信息等），eCTD 申报资料请在备注栏注明"eCTD"。

4. 电子申报资料接收与受理

（1）药审中心收到申请人提交的光盘后，对可正常读取、通过电子签章校验且未发现计算机病毒的光盘进行接收；如光盘损坏、光盘数据无法读取、电子签章校验不通过或发现计算机病毒的，药审中心将及时与申请人进行沟通并提醒重新递交，原光盘将按照销毁程序处理。

（2）药审中心在 5 个工作日内对接收的申报资料进行受理形式审查。受理行政许可电子文书均由

"药品业务应用系统""药品 eCTD 注册系统"推送并以短信提醒,申请人可即时查询和打印,药审中心不再邮寄受理行政许可纸质文书。

(3)对于申请材料不齐全或者不符合法定形式需要补正的,或不符合要求需要不予受理的,或审评过程中补充资料等不符合《药品审评中心补充资料工作程序(试行)》等相关接收要求的,申报资料光盘由药审中心按程序进行销毁处理,不再退回申请人,请申请人留好备份。

(4)关于光盘整理。申请人需按本通知要求提交 1 套完整的电子申报资料光盘(含临床试验数据库,如适用)供审评使用。同时,除药物临床试验申请、境外生产药品再注册申请及直接行政审批的补充申请等不涉及核查的申请外,申请人还需同时提交 1 套完整的电子申报资料光盘(含临床试验数据库,如适用)供核查使用。涉及通用名称核准资料、临床试验数据库资料、需非处方药适宜性审查和说明书审核的等,相关资料需另外再单独准备 1 套光盘。后续随着信息化工作逐步推进,药审中心将及时调整相关要求。

(5)关于审评过程中资料提交要求。实施电子申报前,申请人已提交药品注册申请且已受理的,审评过程中补充资料等仍采用纸质申报资料形式进行递交。实施电子申报后受理的药品注册申请,审评过程中补充资料等采用电子申报资料形式进行递交。

(6)关于"申请人之窗"提交资料要求。药品注册申请受理后 5 个工作日内,申请人需通过药审中心网站"申请人之窗"栏目上传药学、非临床及临床综述等申报资料 Word 文档并确保文档内容独立完整,满足复制、检索等要求。

(7)关于原料药、药用辅料和药包材登记资料。原料药登记资料应采用 PDF 格式文件进行整理,电子签章等相关要求应符合申报资料电子光盘技术要求。鼓励药用辅料和药包材登记资料参照执行。

5. 立卷审查 受理后国家药审中心对化学药品仿制药申报资料进行立卷审查,符合要求的,于 45 个工作日内完成立卷;不符合要求的,不予批准,并说明理由。

6. 现场核查及注册检验 集中受理实施后,国家药品监督管理局受理的药品注册申请,根据药品技术审评中的需求,由国家药品监督管理局食品药品审核查验中心统一组织全国药品注册检查资源实施现场核查,并不再列入 2015 年 7 月以来原国家食品药品监督管理总局开展的药物临床试验数据自查核查范围。需要进行注册检验的或核查中认为需要抽样检验的,由检查部门按规定抽取样品送中国食品药品检定研究院或省级药品检验机构检验。核查报告和检验报告等,仍按现行规定报送国家局药审中心。

(二)药物临床试验的默示许可流程

在我国申报药物临床试验的,自申请受理并缴费之日起 60 日内,申请人未收到药审中心否定或质疑意见的,可按照提交的方案开展药物临床试验。2018 年 7 月药物临床试验审评审批程序做出了调整,即临床试验默示许可实行后的流程大为简便,具体如下。

流程:药物筛选—临床前研究—沟通交流会议申请—沟通交流会—准备申请材料—提交新药首次临床试验申请和申报资料—形式审查—国家局受理—默示许可—开展临床试验。详见图 7-1。

(三)药品上市许可申报与审批流程

流程:完成Ⅰ、Ⅱ、Ⅲ临床研究—填写药品注册申请表—整理申请资料—报送申请材料—国家局受理—形式审查—立卷审查—国家药审中心技术审评—国家局审核查验中心现场检查—国家药审中心提出综合审评意见—国家局审批—发放药品生产批准文号。详见图 7-2 和图 7-3。

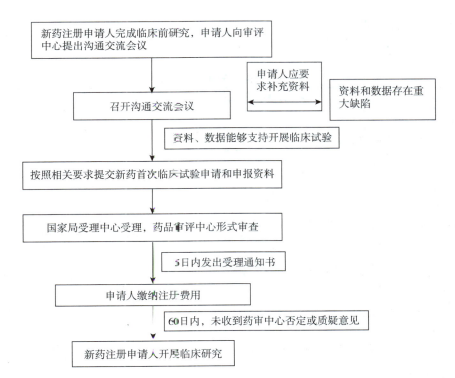

图 7 - 1　药物临床试验的默示许可流程

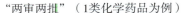

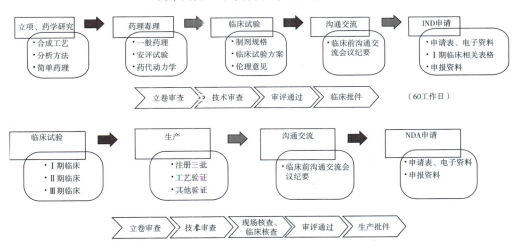

图 7 - 2　新药注册现有流程

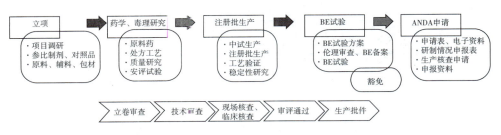

图 7 - 3　化学仿制药注册现有流程

（四）药品注册审评时限

可详见表7-1和图7-4。

表7-3　药品注册审评时限表

	药品注册申请类型		审评时限（日）
新报资料	药物临床试验申请		60
	药物临床试验期间补充申请		60
	药品上市许可申请	药品上市许可正常申请	200
		优先审评审批程序	130
		临床急需境外已上市罕见病用药优先审评审批程序	70
	单独申报仿制境内已上市化学原料药		200
	补充申请	审批类变更	60
		合并申报事项	80
		涉及临床试验探究数据审查、药品注册核查检验	200
	药品再注册		120
	一致性评价		120
补充资料	药品审评中心收到申请人全部补充资料后启动审评，审评时限延长三分之一；适用优先审评审批程序的，审评时限延长四分之一		

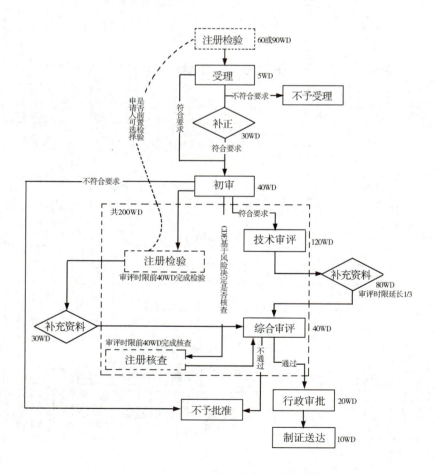

图7-4　药品上市许可申请现有流程及时限

注：WD表示工作日

目标检测

答案解析

一、单选题

1. 根据现行规定的要求，下列说法错误的是（ ）

　　A. 进口药品注册申请的受理、审批工作由国家药品监督管理局完成

　　B. 进口药品的补充申请由国家药品监督管理局受理和审批

　　C. 国产药品注册申请的受理、审批工作由国家药品监督管理局负责

　　D. 申请生产已有国家标准药品的药品由省级药品监督管理部门受理

2. 以下药品批准文号中的字母指代品种错误的是（ ）

　　A. H 代表化学药品
　　B. Z 代表中药

　　C. S 代表替代治疗品
　　D. J 代表进口药品

3. 我国具体负责药品注册技术审评的机构是（ ）

　　A. 国家局药品评价中心
　　B. 国家局食品药品审核查验中心

　　C. 中国食品药品检定研究院
　　D. CDE

4. 药品审评中心根据药品注册申报资料、核查结果、检验结果等，对药品的安全性、有效性和质量可控性等进行综合审评，非处方药还应当转药品评价中心进行非处方药（ ）。

　　A. 经济性评价
　　B. 适宜性审查

　　C. 安全性评价
　　D. 有效性审查

5. 药品上市许可申请的技术审评时限为不超过（ ）。

　　A. 60 日
　　B. 30 日
　　C. 130 日
　　D. 200 日

6. 药品注册申请人应按照《药品注册管理办法》、（ ）等有关规定填写申请表并准备申报资料。

　　A. 《药品注册申报资料的体例与整理规范》

　　B. 《药品注册申报资料的整理技术指导原则》

　　C. 《药品注册申报资料的整理质量管理规范》

　　D. 《药品注册申报资料的编写与整理规范》

7. 新药研发与临床试验申报流程，正确的是（ ）

　　A. 药物筛选—临床前研究—沟通交流会议申请—沟通交流会—准备申请材料—提交新药首次临床试验申请和申报资料—形式审查—国家局受理—默示许可—开展临床试验

　　B. 填写药品注册申请表—整理申请资料—报送申请材料—省局受理—形式审查—现场核查—抽取样品—药品注册检验—省局受理—国家药审中心技术审评—补充材料—国家局审批—发放药品临床研究批件

　　C. 填写药品注册申请表—整理申请资料—报送申请材料—省局受理—形式审查—现场核查—抽取样品—药品注册检验—省局受理—中国药品生物制品检定所审评—补充材料—国家局审批—发放药品临床研究批件

　　D. 填写药品注册申请表—整理申请资料—报送申请材料—省局受理—形式审查—现场核查—抽取样品—药品注册检验—国家局受理—中国药品生物制品检定所审评—补充材料—国家局审批—发放药品临床研究批件

二、多选题

8. 药品注册管理从其环节来讲,主要包括( )四个阶段。

    A. 药物临床试验审批/默示许可   B. 药品上市许可的注册审批

    C. 药品注册批件变更管理   D. 药品再注册

    E. 药品注册批件管理

9. 药品审评中心在审评药品制剂注册申请时,对药品制剂选用的( )进行关联审评。

    A. 化学原料药   B. 辅料   C. 直接接触药品的包装材料

    D. 中药提取物   E. 直接接触药品的容器

10. 药品注册申请不予批准的情形有( )。

    A. 药物临床试验申请的研究资料不足以支持开展药物临床试验或者不能保障受试者安全的

    B. 申报资料显示其申请药品安全性、有效性、质量可控性等存在较大缺陷的

    C. 申报资料不能证明药品安全性、有效性、质量可控性,或者经评估认为药品风险大于获益的

    D. 药品注册过程中认为申报资料不真实,申请人不能证明其真实性的;申请人未能在规定时限内补充资料的

    E. 申请人拒绝接受或者无正当理由未在规定时限内接受药品注册核查、检验的;药品注册现场核查或者样品检验结果不符合规定的

三、简答题

11. 请简述药品注册证书注销的情形。

12. 请简述药物临床试验默示许可的内容及意义。

书网融合……

本章小结

第八章　药品上市后变更和再注册

PPT

岗位情景模拟

情景描述　药品说明书、标签中等变更事项有哪些情形？如果您是某企业的药品注册专员，请列举药品上市后变更情形。

讨论　1. 您了解药品上市后变更有哪些类型吗？

2. 您熟悉药品说明书、标签中等变更事项有哪些吗？

为贯彻《药品管理法》有关规定，进一步加强药品上市后变更管理，国家药监局组织制定了《药品上市后变更管理办法（试行）》，自 2021 年 1 月 12 日起施行。药品上市许可持有人（简称持有人）应当主动开展药品上市后研究，对药品的安全性、有效性和质量可控性进行进一步确证，加强对已上市药品的持续管理。

药品注册证书及附件要求持有人在药品上市后开展相关研究工作的，持有人应当在规定时限内完成并按照要求提出补充申请、备案或者报告。

药品批准上市后，持有人应当持续开展药品安全性和有效性研究，根据有关数据及时备案或者提出修订说明书的补充申请，不断更新完善说明书和标签。药品监督管理部门依职责可以根据药品不良反应监测和药品上市后评价结果等，要求持有人对说明书和标签进行修订。

第一节　药品上市后变更

持有人应当主动开展药品上市后研究，实现药品全生命周期管理。鼓励持有人运用新生产技术、新方法、新设备、新科技成果，不断改进和优化生产工艺，持续提高药品质量，提升药品安全性、有效性和质量可控性。药品上市后变更不得对药品的安全性、有效性和质量可控性产生不良影响。

《药品上市后变更管理办法（试行）》

一、药品上市后变更的分类

药品注册管理事项变更包括药品注册批准证明文件及其附件载明的技术内容和相应管理信息的变更。药品上市许可持有人是药品上市后变更管理的责任主体，应当按照药品监管法律法规和药品生产质量管理规范等有关要求建立药品上市后变更控制体系；根据国家药品监督管理局有关技术指导原则和国际人用药注册协调组织（ICH）有关技术指导原则制定实施持有人内部变更分类原则、变更事项清单、工作程序和风险管理要求，结合产品特点，经充分研究、评估和必要的验证后确定变更管理类别。

药品上市后的变更，按照其对药品安全性、有效性和质量可控性的风险和产生影响的程度，实行分类管理，分为审批类变更、备案类变更和报告类变更。

持有人应当按照相关规定，参照相关技术指导原则，全面评估、验证变更事项对药品安全性、有效性和质量可控性的影响，进行相应的研究工作。

药品上市后变更研究的技术指导原则，由国家药品审评中心制定，并向社会公布。

（一）审批类变更

以下变更，持有人应当以补充申请方式申报，经批准后实施。

（1）药品生产过程中的重大变更；

（2）药品说明书中涉及有效性内容以及增加安全性风险的其他内容的变更；

（3）持有人转让药品上市许可；

（4）国家药品监督管理局规定需要审批的其他变更。

（二）备案类变更

以下变更，持有人应当在变更实施前，报所在地省、自治区、直辖市药品监督管理部门备案。

（1）药品生产过程中的中等变更；

（2）药品包装标签内容的变更；

（3）药品分包装；

（4）国家药品监督管理局规定需要备案的其他变更。

境外生产药品发生上述变更的，应当在变更实施前报国家药品审评中心备案。

药品分包装备案的程序和要求，由国家药品审评中心制定发布。

（三）报告类变更

以下变更，持有人应当在年度报告中报告。

（1）药品生产过程中的微小变更；

（2）国家药品监督管理局规定需要报告的其他变更。

药品上市后提出的补充申请，需要核查、检验的，参照《药品注册管理办法》有关药品注册核查、检验程序进行。

二、药品上市后变更管理分工

国家药品监督管理局负责组织制定药品上市后变更管理规定、有关技术指导原则和具体工作要求；负责药品上市后注册管理事项变更的审批及境外生产药品变更的备案、报告等管理工作；依法组织实施对药品上市后变更的监督管理。

省级药品监管部门依职责负责辖区内持有人药品上市后生产监管事项变更的许可、登记和注册管理事项变更的备案、报告等管理工作；依法组织实施对药品上市后变更的监督管理。

三、变更情形

（一）持有人变更管理

申请变更药品持有人的，药品的生产场地、处方、生产工艺、质量标准等应当与原药品一致；发生变更的，可在持有人变更获得批准后，由变更后的持有人进行充分研究、评估和必要的验证，并按规定经批准、备案后实施或报告。

1. 变更境内生产药品的持有人　申请变更境内生产药品的持有人，受让方应当在取得相应生产范围的药品生产许可证后，向国家药品监督管理局药品审评中心（简称国家药审中心、国家药品审评中心或 CDE）提出补充申请。其中，申请变更麻醉药品和精神药品的持有人，受让方还应当符合国家药品监督管理局确定的麻醉药品和精神药品定点生产企业的数量和布局要求。

国家药品审评中心应当在规定时限内作出是否同意变更的决定，同意变更的，核发药品补充申请通知书，药品批准文号和证书有效期不变，并抄送转让方、受让方和生产企业所在地省级药品监管部门。

变更后的持有人应当具备符合药品生产质量管理规范要求的生产质量管理体系，承担药品全生命周期管理义务，完成该药品的持续研究工作，确保药品生产上市后符合现行技术要求，并在首次年度报告中重点说明转让的药品情况。

转让的药品在通过药品生产质量管理规范符合性检查后，符合产品放行要求的，可以上市销售。

受让方所在地省级药品监管部门应当重点加强对转让药品的监督检查，及时纳入日常监管计划。

2. 境外持有人之间变更　境外持有人之间变更的，由变更后持有人向国家药品审评中心提出补充申请。

国家药品审评中心应当在规定时限内作出是否同意变更的决定，同意变更的，核发药品补充申请通知书，药品批准文号和证书有效期不变。

3. 已在境内上市的境外生产药品转移至境内生产的变更　已在境内上市的境外生产药品转移至境内生产的，应当由境内申请人按照药品上市注册申请的要求和程序提出申请，相关药学、非临床研究和临床研究资料（适用时）可提交境外生产药品的原注册申报资料，符合要求的可申请成为参比制剂。具体申报资料要求由国家药品审评中心另行制定。

持有人名称、生产企业名称、生产地址名称等变更，应当完成药品生产许可证相应事项变更后，向所在地省级药品监管部门就药品批准证明文件相应管理信息变更进行备案。境外生产药品上述信息的变更向国家药品审评中心提出备案。

（二）药品生产场地变更管理

药品生产场地包括持有人自有的生产场地或其委托生产企业相应的生产场地。药品生产场地变更是指生产地址的改变或新增，或同一生产地址内的生产场地的新建、改建、扩建。生产场地信息应当在持有人《药品生产许可证》、药品批准证明文件中载明。

变更药品生产场地的，药品的处方、生产工艺、质量标准等应当与原药品一致，持有人应当确保能够持续稳定生产出与原药品质量和疗效一致的产品。

药品的处方、生产工艺、质量标准等发生变更的，持有人应当进行充分研究、评估和必要的验证，并按规定经批准、备案后实施或报告。

境内持有人或药品生产企业内部变更生产场地、境内持有人变更生产企业（包括变更受托生产企业、增加受托生产企业、持有人自行生产变更为委托生产、委托生产变更为自行生产）的，持有人（药品生产企业）应当按照《药品生产监督管理办法》及相关变更技术指导原则要求进行研究、评估和必要的验证，向所在地省级药品监管部门提出变更《药品生产许可证》申请并提交相关资料。

省级药品监管部门按照《药品生产监督管理办法》《药品注册管理办法》及相关变更技术指导原则要求开展现场检查和技术审评，符合要求的，对其《药品生产许可证》相关信息予以变更。完成《药品生产许可证》变更后，省级药品监管部门凭变更后的《药品生产许可证》在药品注册备案变更系统中对持有人药品注册批准证明文件及其附件载明的生产场地或生产企业的变更信息进行更新，生物制品变更中涉及需要向国家药品审评中心提出补充申请事项的，持有人按照本办法提出补充申请。

境外持有人变更药品生产场地且变更后生产场地仍在境外的，应按照相关技术指导原则进行研究、评估和必要的验证，向国家药品审评中心提出补充申请或备案。

生物制品变更药品生产场地的，持有人应当在《药品生产许可证》变更获得批准后，按照相关规范性文件和变更技术指导原则要求进行研究验证，属于重大变更的，报国家药品审评中心批准后实施。

（三）其他药品注册管理事项变更

生产设备、原辅料及包材来源和种类、生产环节技术参数、质量标准等生产过程变更的，持有人应当充分评估该变更可能对药品安全性、有效性和质量可控性影响的风险程度，确定变更管理类别，按照有关技术指导原则和药品生产质量管理规范进行充分研究、评估和必要的验证，经批准、备案后实施或报告。

药品说明书和标签的变更管理按照相关规定和技术要求进行。

已经通过审评审批的原料药发生变更的，原料药登记人应当按照现行药品注册管理有关规定、药品生产质量管理规范、技术指导原则及本办法确定变更管理类别，经批准、备案后实施或报告。原料药登记人应当及时在登记平台更新变更信息。

变更实施前，原料药登记人应当将有关情况及时通知相关制剂持有人。制剂持有人接到上述通知后应当及时就相应变更对影响药品制剂质量的风险情况进行评估或研究，根据有关规定提出补充申请、备案或报告。

未通过审评审批，且尚未进入审评程序的原料药发生变更的，原料药登记人可以通过国家药品审评中心网站登记平台随时更新相关资料。

四、变更管理类别确认及调整

变更情形在法律、法规或技术指导原则中已明确变更管理类别的，持有人一般应当根据有关规定确定变更管理类别。

变更情形在法律、法规或技术指导原则中未明确变更管理类别的，持有人应当根据内部变更分类原则、工作程序和风险管理标准，结合产品特点，参考有关技术指导原则，在充分研究、评估和必要验证的基础上确定变更管理类别。

境内持有人在充分研究、评估和必要的验证基础上无法确定变更管理类别的，可以与省级药品监管部门进行沟通，省级药品监管部门应当在20日内书面答复，意见一致的按规定实施；对是否属于审批类变更意见不一致的，持有人应当按照审批类变更，向国家药品审评中心提出补充申请；对属于备案类变更和报告类变更意见不一致的，持有人应当按照备案类变更，向省级药品监管部门备案。具体沟通程序由各省级药品监管部门自行制定。

境外持有人在充分研究、评估和必要的验证的基础上，无法确认变更管理类别的，可以与国家药品审评中心沟通，具体沟通程序按照药品注册沟通交流的有关程序进行。

持有人可以根据管理和生产技术变化对变更管理类别进行调整，并按照调整后的变更管理类别经批准、备案后实施或报告。其中，降低技术指导原则中明确的变更管理类别，或降低持有人变更清单中的变更管理类别，境内持有人应当在充分研究、评估和必要验证的基础上与省级药品监管部门沟通，省级药品监管部门应当在20日内书面答复，意见一致的按规定执行，意见不一致的不得降低变更管理类别。具体沟通程序由各省级药品监管部门自行制定。降低境外生产药品变更管理类别的，持有人应当在充分研究、评估和必要的验证的基础上与国家药品审评中心沟通并达成一致后执行，意见不一致的不得降低变更管理类别。具体沟通程序按照药品注册沟通交流的有关程序进行。

新修订《药品管理法》和《药品注册管理办法》实施前，持有人或生产企业按照原生产工艺变更管理的有关规定和技术要求经研究、验证证明不影响药品质量的已实施的变更，或经过批准、再注册中已确认的工艺，不需按照新的变更管理规定及技术要求重新申报，再次发生变更的，应当按现行变更管理规定和技术要求执行，并纳入药品品种档案。

五、变更程序、要求和监督管理

审批类变更应当由持有人向国家药品审评中心提出补充申请，按照有关规定和变更技术指导原则提交研究资料（补充申请资料见表 8-1），经批准后实施。具体工作时限按照《药品注册管理办法》有关规定执行。持有人应当在提出变更的补充申请时承诺变更获得批准后的实施时间，实施时间原则上最长不得超过自变更获批之日起 6 个月，涉及药品安全性变更的事项除外，具体以药品补充申请通知书载明的实施日期为准。

表 8-1　药品注册补充申请电子文档结构

申请类型		文件夹名称	文件内容
药品补充申请	中药	申请信息	申请表、自查表及承诺书等
		1. 药品批准证明文件	1. 药品注册证书及其附件的复印件
		2. 证明性文件	2. 证明性文件
		3. 检查相关信息	3. 检查相关信息
		4. 立题目的和依据	4. 立题目的和依据
		5. 说明书	5. 修订的药品说明书样稿，并附详细修订说明
		6. 药品标签	6. 修订的药品标签样稿，并附详细修订说明
		7. 药学研究资料	7. 药学研究资料
		8. 药理毒理研究资料	8. 药理毒理研究资料
		9. 临床研究资料	9. 临床研究资料
		10. 产品安全性相关资料综述	10. 产品安全性相关资料综述
	化学药品/生物制品	申请信息	申请表、自查表及承诺书等
		1. 药品批准证明文件	1. 药品批准证明文件及其附件的复印件
		2. 证明性文件	2. 证明性文件
		3. 检查检验相关信息	3. 检查检验相关信息
		4. 质量标准及说明书等	修订的药品质量标准、生产工艺信息表、说明书、标签样稿，并附详细修订说明（化药） 修订的药品质量标准、生产工艺、说明书、标签样稿，并附详细修订说明（生物制品）
		5. 药学研究资料	5. 药学研究资料
		6. 药理毒理研究资料	6. 药理毒理研究资料
		7. 临床研究资料	7. 临床研究资料
		8. 其他	8. 国家药品监管部门规定的其他资料
	上市许可持有人变更	申请信息	申请表、自查表及承诺书等
		1. 药品批准证明文件	1. 药品注册证书等复印件
		2. 证明性文件	2. 证明性文件
		3. 申请人承诺	3. 申请人承诺
		4. 其他	4. 其他

备案类变更应当由持有人向国家药品审评中心或省级药品监管部门备案。备案部门应当自备案完成之日起 5 日内公示有关信息。省级药品监管部门应当加强监管，根据备案变更事项的风险特点和安全信用情况，自备案完成之日起 30 日内完成对备案资料的审查，必要时可实施检查与检验。省级药品监管部门可根据本办法和其他相关规定细化有关备案审查要求，制定本省注册管理事项变更备案管理的具体工作程序和要求。

报告类变更应当由持有人按照变更管理的有关要求进行管理，在年度报告中载明。

国家药品审评中心和省级药品监管部门接收变更补充申请和备案时，认为申请人申请的变更不属于本单位职能的，应当出具加盖公章的文件书面告知理由，并告知申请人向有关部门申请。

国家药品监督管理局建立变更申报系统，对备案类变更、年度报告类变更实行全程网上办理。药品监管部门应当将药品上市后变更的批准和备案情况及时纳入药品品种档案；持有人应当在年度报告中对本年度所有药品变更情况进行总结分析。

持有人和受托生产企业所在地省级药品监管部门应当按照药品生产监管的有关规定加强对药品上市后变更的监督管理，对持有人变更控制体系进行监督检查，督促其履行变更管理的责任。法律、法规、指导原则中明确为重大变更或持有人确定为重大变更的，应当按照有关规定批准后实施。与药品监管部门沟通并达成一致后降低变更管理类别的变更，应当按照达成一致的变更管理类别申报备案或报告。法律、法规、技术指导原则中明确为备案、报告管理的变更或持有人确定为备案、报告管理的变更，应当按照有关规定提出备案或报告。

药品监管部门发现持有人已实施的备案或报告类变更的研究和验证结果不足以证明该变更科学、合理、风险可控，或者变更管理类别分类不当的，应当要求持有人改正并按照改正后的管理类别重新提出申请，同时对已生产上市的药品开展风险评估，采取相应风险控制措施。未经批准在药品生产过程中进行重大变更、未按照规定对药品生产过程中的变更进行备案或报告的，按照《药品管理法》相关规定依法处理。

第二节　药品再注册

一、药品再注册合规要求

（一）药品再注册申请的时限

持有人应当在药品注册证书有效期届满前六个月申请再注册。

（二）药品再注册管理分工

境内生产药品再注册申请由持有人向其所在地省、自治区、直辖市药品监督管理部门提出，境外生产药品再注册申请由持有人向国家药品审评中心提出。

药品再注册申请受理后，省、自治区、直辖市药品监督管理部门或者国家药品审评中心对持有人开展药品上市后评价和不良反应监测情况，按照药品批准证明文件和药品监督管理部门要求开展相关工作情况，以及药品批准证明文件载明信息变化情况等进行审查，符合规定的，予以再注册，发给药品再注册批准通知书。不符合规定的，不予再注册，并报请国家药品监督管理局注销药品注册证书。

（三）不予再注册的情形

有下列情形之一的，不予再注册。

（1）有效期届满未提出再注册申请的；

（2）药品注册证书有效期内持有人不能履行持续考察药品质量、疗效和不良反应责任的；

（3）未在规定时限内完成药品批准证明文件和药品监督管理部门要求的研究工作且无合理理由的；

（4）经上市后评价，属于疗效不确切、不良反应大或者因其他原因危害人体健康的；

（5）法律、行政法规规定的其他不予再注册情形。

对不予再注册的药品，药品注册证书有效期届满时予以注销。

二、境外生产药品再注册申报程序

根据《国家药监局关于实施〈药品注册管理办法〉有关事宜的公告》（2020年第46号），为推进相关配套规范性文件、技术指导原则起草制定工作，在国家药品监督管理局的部署下，国家药品审评中心组织制定了《境外生产药品再注册申报程序、申报资料要求和形式审查内容》，经国家药品监督管理局审核同意，现予发布，自2020年10月1日起施行。

境外生产药品再注册申报程序要求如下。

（1）境外生产药品再注册申请应当在药品注册证书有效期满前六个月由持有人向国家药监局药品审评中心（简称国家药品审评中心）提出。

（2）境外生产药品再注册申请受理后，由国家药品审评中心进行审查，符合规定的，予以再注册，发给药品再注册批准通知书。

不符合规定的，不予再注册，并报请国家局注销药品注册证书。

（3）境外生产药品再注册申请中原则上不能同时申请其他补充申请事项。如需要申请的，可单独申请，审评时根据需要关联审评或分别进行审评。

（4）境外生产药品再注册审查审批时限为一百二十日。其中技术审评时限一百日，行政审批时限二十日。如需要申请人在原申报资料基础上补充新的技术资料的，国家药品审评中心原则上提出一次补充资料要求，列明全部问题后，以书面方式通知申请人在八十日内补充提交资料。申请人应当一次性按要求提交全部补充资料，补充资料时间不计入药品审评时限。国家药品审评中心收到申请人全部补充资料后启动审评，审评时限延长三分之一。

（5）境外生产药品再注册批准后，发给药品再注册批准通知书。药品再注册批准通知书有效期为自批准之日起5年有效。

《药品注册管理办法》（总局令第27号）（以下简称新版《办法》）实施前批准的境外生产药品，在境外生产药品再注册时，按新版《办法》要求在药品再注册批准通知书中载明药品批准文号。

（6）为解决进口境外生产药品再注册期间临床用药急需问题，保证境外生产药品尤其是临床急需品种和危重疾病治疗所需品种的临床用药，境外生产药品再注册期间可以申请临时进口和分包装，其申报的条件、程序、所需资料、时限和管理要求等，按照再注册期间临时进口和分包装相关管理规定执行。

（7）境外生产药品分包装用大包装规格可以申请再注册，但必须与原小包装同时申报再注册。

三、境外生产药品再注册申报资料要求

(一) 制剂

境外生产药品再注册申报资料详见表8-2。

表8-2 境外生产药品再注册申请电子文档结构

申请类型	文件夹名称	文件内容
境外生产药品再注册申请	申请信息	申请信息：申请表、自查表及承诺书等
	1. 证明性文件	1. 证明性文件
	2. 进口及销售情况总结	2. 五年内在中国进口、销售情况的总结报告
	3. 临床使用及不良反应总结	3. 药品进口销售五年内临床使用及不良反应情况的总结报告
	4. 研究工作	4. 应当在规定时限内完成药品批准证明文件和药品监督管理部门要求的研究工作
	5. 生产工艺及质量标准等	5. 提供药品处方、生产工艺、质量标准和检验方法、直接接触药品的包装材料和容器
	6. 原料药供应商信息	6. 提供生产药品制剂所用原料药的供应商
	7. 说明书及标签实样	7. 在中国市场销售药品说明书和药品内标签、外标签实样
	8. 境外批准说明书	8. 药品生产国家或者地区药品管理机构批准的现行原文说明书及其中文译本

1. 证明性文件

(1) 包括申报药品历次获得的批准文件，应能够清晰了解该品种完整的历史演变过程和目前状况。如药品注册证书、补充申请批件、药品标准修订批件等，附件包括上述批件的附件，如药品的质量标准、生产工艺、说明书、标签及其他附件。

(2) 境外药品管理机构出具的允许该药品上市销售及该药品生产厂和包装厂符合药品生产质量管理规范的证明文件、公证认证文书及中文译文。具体要求参见相关类别药品受理审查指南。

(3) 再注册申请前已申报变更事项，国家药品监督管理局尚未完成审评审批工作的，申请人应当在《药品再注册申请表》中列明相关情况，并提交相关变更事项的受理通知单复印件。

(4) 境外申请人指定中国境内的企业法人办理相关药品注册事项的，应当提供委托文书、公证文书及中文译文，以及注册代理机构的《营业执照》复印件。

2. 进口销售总结报告 五年内在中国进口、销售情况的总结报告，对于不合格情况应当作出说明。疫苗、血液制品等生物制品还应提供由上市许可持有人持有的近五年进口并销售到中国的批签发情况。

3. 药品进口销售五年内临床使用及不良反应情况的总结报告 预防性疫苗还应包括疑似预防接种异常反应报告。格式和内容可参考国际人用药品注册技术要求。

(1) 五年内临床使用发生的不良事件或者不良反应信息，应当包括境内和境外两部分内容的描述，特别是针对严重不良事件、非预期不良事件的重点描述。

(2) 对发现的不良事件或者不良反应信息进行分析，包括不良事件与药品的相关性、发生频率、严重程度等，明确是否存在潜在的安全性风险，是否影响药品的安全性概况，在此基础上综合评价是否需要据此修订说明书安全性信息或提安全性警告内容。

(3) 评价药品整体的获益风险是否发生改变，必要时完善风险控制管理措施。

4. 上市后研究工作总结报告 应当在规定时限内完成药品批准证明文件和药品监督管理部门要求的研究工作，提供工作总结报告，并附相应资料。如果未完成，应当提出合理理由，并承诺完成时间。

5. 药品处方、生产工艺、质量标准、药包材　提供药品处方、生产工艺、质量标准和检验方法、直接接触药品的包装材料和容器。凡上述信息与上次再注册内容有变更的，应明确具体变更内容，并提供批准证明文件或备案、年报相关证明。

6. 所用原料药供应商　提供生产药品制剂所用原料药的供应商。如原料药供应商变更的，应当提供批准证明文件或备案、年报相关证明。

7. 说明书、标签实样　在中国市场销售药品说明书和药品内标签、外标签实样。

8. 说明书原文及其中文译本　药品生产国家或者地区药品管理机构批准的现行原文说明书及其中文译本。

（二）化学原料药

1. 证明性文件

（1）包括申报原料药历次获得的批准文件，应能够清晰了解该品种完整的历史演变过程和目前状况，如药品注册证书。补充申请批件、药品标准修订批件等，附件包括上述批件的附件，如药品的质量标准、生产工艺、标签及其他附件。

（2）境外药品管理机构出具的允许该原料药上市销售及该原料药生产厂符合药品生产质量管理规范的证明文件、公证认证文书及中文译文。

原料药也可提供欧洲药典适用性证明文件（Certificatleof Suitablity to the Monographs of the European Pharmacopeia，CEP）与附件，或者该原料药主控系统文件（Drug Master File，DMF）的文件号以及采用该原料药的制剂已在国外获准上市的证明文件及该原料药生产企业符合药品生产质量管理规范的证明文件。

对于生产国家或地区按食品管理的原料药，应提供该国家或地区药品管理机构出具的该生产企业符合药品生产质量管理规范的证明文件，或有关机构出具的该生产企业符合 ISO9000 质量管理体系的证明文件，和该国家或者地区有关管理机构允许该品种上市销售的证明文件。

（3）再注册申请前已申报变更事项，国家药品监督管理局尚未完成审评审批工作的，申请人应当在登记表中列明相关情况，并提交相关变更事项的受理通知单复印件。

（4）境外申请人指定中国境内的企业法人办理相关原料药注册事项的，应当提供委托文书、公证文书及中文译文，以及注册代理机构的营业执照复印件。

2. 进口、销售情况的总结报告　五年内在中国进口、销售情况的总结报告，若原料药无销售，应提供使用进口原料药生产的制剂的生产销售情况。并对于不合格情况应当作出说明。

3. 上市后研究工作总结报告　应当在规定时限内完成药品批准证明文件和药品监督管理部门要求的研究工作，提供工作总结报告，并附相应资料。如果未完成，应当提出合理理由，并承诺完成时间。

4. 生产工艺、质量标准和检验方法　提供生产工艺、质量标准和检验方法。凡上述信息与上次再注册内容有变更的，应明确具体变更内容，并提供批准证明文件或备案、年报相关证明。

四、境外生产药品再注册形式审查内容

（一）制剂

1. 适用范围　境外生产药品有效期满后的再注册核准。

2. 受理部门　由国家药品监督管理局药品审评中心受理。

3. 资料基本要求　应按照《药品注册管理办法》等规定，提供符合要求的申报资料。申报资料的格式、目录及项目编号不能改变，对应项目无相关信息或研究资料，项目编号和名称也应保留，可在项下注明"不适用"并说明理由。

（1）申请表的整理 药品再注册申请表、申报资料情况自查表与申报资料份数一致，其中至少一份为原件。填写应当准确、完整、规范，不得手写或涂改，并应符合填表说明的要求。

依据《关于启用新版药品注册申请表报盘程序的公告》（2016年第95号），申请表的填报须采用国家药品监督管理局统一发布的填报软件，提交由新版"药品注册申请表报盘程序"生成的电子及纸质文件。确认所用版本为最新版，所生成的电子文件的格式应为RVT文件。

各页的数据核对码必须一致，并与提交的电子申请表一致，申请表及自查表各页边缘应加盖申请人或注册代理机构骑缝章。

（2）申报资料的整理 2套完整申请资料（至少1套为原件），每套装入相应的申请表，申报资料首页为申报资料项目目录。申报资料（含图谱）应逐个封面加盖申请人或注册代理机构印章，封面印章应加盖在文字处，整理规范详见《药品注册申报资料格式体例与整理规范》中的要求。

4. 形式审查要点 根据CDE制定的《境外生产药品再注册申报程序、申报资料要求和形式审查内容》要求，形式审查要点编号、项目名称及说明如下。

4.1 申报事项审查要点

（1）持有人应当在药品注册证书有效期届满前六个月申请再注册（五年一次）。

（2）再注册申请中原则上不能同时申请变更事项。如需要变更的，可单独申报补充申请或备案。

再注册申请审评期间批准文件已过期的，申请人名称变更。

注册地址名称变更等不涉及技术审评内容的，应当及时书面告知国家药品审评中心并提交相关证明性资料。

（3）境外生产药品分包装用大包装规格可以申请再注册，但必须与原小包装同时申报再注册，分别填写《药品再注册申请表》，共用一套申报资料。

4.2. 申请表审查要点

申请表应按照填表说明规范填写，应与药品批准证明文件保持一致。

（1）其他特别申明事项 需要另行申明的事项。再注册申请前已申报变更，国家药品监督管理局尚未完成审评审批工作的，申请人应当在《药品再注册申请表》中列明相关情况。

（2）本申请属于 如果属于境外生产品种选"境外生产药品再注册"，如果属于港澳台品种选"港澳台医药产品再注册"。

（3）药品注册分类 按本品种原批准的注册分类属性选择相应的选项，如不适用无需选择。

（4）规格 每一规格填写一份申请表，多个规格应分别填写申请表。

（5）主要适应证或功能主治 中药填写内容应与申请的功能主治或适应证一致。化学药品、生物制品可简略填写主要适应证或者功能主治，应涵盖申报资料中所申请的适应证信息。适应证分类：适应证分类应与适应证一致。

（6）历次变更批准情况 具体填写末次批准注册至本次提出再注册申请期间提出的变更及其批准情况。

（7）申请人 所填报的信息应与证明文件中相应内容保持一致，并指定其中一个申请机构负责向国家缴纳注册费用（需缴费事项适用）。已经填入的申请人各机构均应当由其法定代表人或接受其授权者（另外提供签字授权书原件）在此签名、加盖机构公章（须与其机构名称完全一致）。

4.3 申报资料审查要点

关于取消证明事项的公告中规定的"改为内部核查"的证明事项，按公告要求执行。

4.3.1 证明性文件

（1）包括申报药品历次获得的批准文件，应能够清晰了解该品种完整的历史演变过程和目前状况。如药品注册证书、补充申请批件、药品标准修订批件等。附件包括上述批件的附件，如药品的质量标准、生产工艺、说明书、标签及其他附件。

（2）境外药品管理机构出具的允许该药品上市销售及该药品生产厂和包装厂符合药品生产质量管理规范的证明文件、公证认证文书及中文译文。具体要求参见本文件及相关类别药品受理审查指南。

（3）再注册申请前已申报变更事项，国家药品监督管理局尚未完成审评审批工作的，申请人应当在《药品再注册申请表》中列明相关情况，并提交相关变更事项的受理通知单复印件。

（4）境外申请人指定中国境内的企业法人办理相关药品注册事项的，应当提供委托文书、公证文书及中文译文，以及注册代理机构的"营业执照"复印件。

4.3.2 其他申报资料

（1）药品批准证明文件和药品监督管理部门要求的研究工作应当在规定时限内完成，如果未完成，应当提出合理理由，并承诺完成时间。

（2）药学信息与上次注册内容有改变的，应明确具体改变内容，并提供国家药品监督管理局批准证明文件或备案、年报相关证明。

（3）应提供在中国市场销售的药品说明书和药品内标签、外标签实样。

4.4. 其他提示

（1）境外生产药品所提交的境外药品管理机构出具的证明文件（包括允许药品上市销售证明文件、符合药品生产质量管理规范证明文件等），为符合世界卫生组织推荐的统一格式原件的，可不经所在国公证机构公证及驻所在国中国使领馆认证。

（2）申请人应当在三十日内完成补正资料，申请人无正当理由逾期不予补正的，视为放弃申请，并将申报资料退回给申请人。

（二）化学原料药

1. 适用范围 已批准的境外生产化学原料药有效期满后的再注册核准。

2. 受理部门 由国家药品监督管理局药品审评中心受理。

3. 资料基本要求 应按照《药品注册管理办法》等规定，提供符合要求的电子申报资料。申报资料的格式、目录及项目编号不能改变，对无项目无相关信息或研究资料，项目编号和名称也应保留，可在项下注明"不适用"并说明理由。

（1）登记表的整理 《原料药登记表》应提供原件扫描版。填写应当准确、完整、规范，不得手写或涂改，并应符合填表说明的要求。数据核对码及登记表内容与在线提交的内容一致，登记表各页边缘应加盖申请人或注册代理机构骑缝章。

（2）登记资料的整理 1套完整光盘资料（含登记表）装入档案袋中，光盘盒及档案袋应加贴封面并盖章。登记资料的格式应符合化学原料药受理审查指南要求。

4. 形式审查要点 形式审查要点的编号、名称及说明如下。

4.1 登记事项审查要点

（1）申请人应当在批准证明文件有效期届满前六个月申请再注册（五年一次）。

（2）再注册申请中原则上不能同时申请变更事项。如需要变更的，可单独申报补充申请或备案。

再注册申请审评期间批准文件已过期的，申请人名称变更、注册地址名称变更等不涉及技术审评内容的，应当通过申请人之窗提交有关电子资料。

4.2. 登记表审查要点

登记表应按照填表说明规范填写，应与批准证明文件保持一致。

（1）其他特别申明事项 需要另行申明的事项。再注册申请前已申报变更，国家药品监督管理局尚未完成审评审批工作的，申请人应当在登记表中列明相关情况。

（2）本登记原料药属于 如果属于境外生产品种选"境外生产"，如果属于港澳台品种选"港澳台"。

（3）申请人 所填报的信息应与证明文件中相应内容保持一致，并指定其中一个申请机构负责向国家缴纳注册费用（需缴费事项适用）。已经填入的申请人各机构均应当由其法定代表人或接受其授权者（另外提供签字授权书原件）在此签名。加盖机构公章（须与其机构名称完全一致）。

4.3 登记资料审查要点

关于取消证明事项的公告中规定的"改为内部核查"的证明事项，按公告要求执行。

4.3.1 证明性文件

（1）包括申报化学原料药历次获得的批准文件，应能够清晰了解该品种完整的历史演变过程和目前状况。如药品注册证书、补充申请批件、药品标准修订批件等，附件包括上述批件的附件，如药品的质量标准、生产工艺、标签及其他附件。

（2）境外药品管理机构出具的允许该化学原料药上市销售及该化学原料药生产厂符合药品生产质量管理规范的证明文件、公证认证文书及中文译文。具体要求参见本文件。

（3）再注册申请前已申报变更事项，国家药品监督管理局尚未完成审评审批工作的，申请人应当在登记表中列明相关情况，并提交相关变更事项的受理通知单复印件。

（4）境外申请人指定中国境内的企业法人办理相关原料药注册事项的，应当提供委托文书、公证文书及中文译文以及注册代理机构的《营业执照》复印件。

4.3.2 其他登记资料

（1）化学原料药批准证明文件和药品监督管理部门要求的研究工作应当在规定时限内完成，如果未完成，应当提出合理理由，并承诺完成时间。

（2）药学信息与上次注册内容有改变的，应明确具体改变内容，并提供国家药品监督管理局批准证明文件或备案、年报相关证明。

4.4 其他提示

（1）境外生产化学原料药所提交的境外药品管理机构出具的证明文件（包括允许药品上市销售证明文件、符合药品生产质量管理规范证明文件等），为符合世界卫生组织推荐的统一格式原件的，可不经所在国公证机构公证及驻所在国中国使领馆认证。

（2）申请人应当在三十日内完成补正资料，申请人无正当理由逾期不予补正的，视为放弃申请，并将申报资料退回给申请人。

（三）受理审查决定

1. 受理

（1）受理通知单　符合形式审查要求的，出具《受理通知书》（加盖局行政许可受理专用章），一式两份，一份给申请人，一份存入资料。

（2）缴费通知书　需要缴费。依照《关于发布药品、医疗器械产品注册收费标准的公告》（2015 年第 53 号）等文件要求缴费。

2. 补正　申报资料不齐全或者不符合法定形式的，应一次告知申请人需要补正的全部内容，出具《补正通知书》。

3. 不予受理　不符合要求的，出具《不予受理通知书》，并说明理由。

（四）不予再注册的情形

有下列情形之一的，不予再注册。

1. 有效期届满未提出再注册申请的。

2. 药品注册证书有效期内持有人不能履行持续考察药品质量、疗效和不良反应责任的。

3. 未在规定时限内完成药品批准证明文件和药品监督管理部门要求的研究工作且无合理理由的。

4. 经上市后评价，属于疗效不确切、不良反应大或者因其他原因危害人体健康的。

5. 法律、行政法规规定的其他不予再注册情形。

对不予再注册的药品，药品注册证书有效期届满时予以注销。

（五）其他

其他未尽事宜请参照《药品注册管理办法》等现行的规定、技术指导原则有关文件执行。国家食品药品监管总局 2017 年 11 月 30 日公布的《关于发布药品注册受理审查指南（试行）的通告》（2017 年第 194 号）同时废止。

（六）境外生产药品再注册申报资料自查表

表 8 - 3　境外生产药品再注册申报资料自查表

药品名称		规格		
申请事项		注册分类		
申请人			备注	
一、基本情况				
1.1 是否在药品注册证书有效期届满前 6 个月提出	□是 □不适用	□否		
1.2 药品批准证明文件和药品监督管理部门要求的研究工作是否在规定时限内完成	□是 □不适用	□否		
1.3 国家药品监督管理局其他相关规定不予受理的情形	□否	□是		
二、申报资料自查				
2.1 申报资料提交套数是否符合要求	□是	□否		
2.2 资料项目及目录是否按要求提交	□是	□否		
2.3 是否逐个封面加盖申请人或注册代理机构印章	□是	□否		
2.4 是否按照填表说明要求填写申请表	□是	□否		
2.5 申请表填报信息是否与申报资料中内容一致	□是	□否		
2.6 所提交证明文件是否均在效期内	□是	□否		

1. 所提交的申报资料与目录内容完全一致，译文准确。
2. 所提交的复印件与原件内容完全一致。
3. 所提交的电子文件与纸质文件内容完全一致。
4. 所提交的证明性文件遵守当地法律、法规的规定。
5. 保证按要求在国家药品监督管理局药品审评中心网站及时上传相关电子资料。
6. 如有虚假，申请人本单位愿意承担相应法律责任。

负责人/注册代理机构负责人：（签字）

申请人/注册代理机构：（公章）

年　　月　　日

第三节　境内生产药品再注册申报

以浙江省药品再注册为例，浙江省药品监督管理局制作了事项编码为"010061900100248246102330000"的《境内生产药品再注册服务指南》，指导药品再注册申报工作。境内生产药品再注册服务指南具体内容如下。

一、适用范围

涉及的内容：国产药品批准文号有效期届满，申请再注册适用对象。

服务对象：法人，其他组织。

二、事项审查类型

前审后批。

三、国家法律依据

《药品注册管理办法》第六条 省、自治区、直辖市药品监督管理部门负责本行政区域内以下药品注册相关管理工作：

1. 境内生产药品再注册申请的受理、审查和审批；

2. 药品上市后变更的备案、报告事项管理；

3. 组织对药物非临床安全性评价研究机构、药物临床试验机构的日常监管及违法行为的查处；

4. 参与国家药品监督管理局组织的药品注册核查、检验等工作；

5. 国家药品监督管理局委托实施的药品注册相关事项。

省、自治区、直辖市药品监督管理部门设置或者指定的药品专业技术机构，承担依法实施药品监督管理所需的审评、检验、核查、监测与评价等工作。

四、受理条件

受理条件有以下几点。

1. 有效的药品批准证明文件。

2. 持有《药品生产许可证》。

3. 申请人合法登记证明。

五、禁止性要求

有下列情形之一的药品不予再注册。

1. 有效期届满前未提出再注册申请的；

2. 未达到国家药品监督管理局批准上市时提出的有关要求的；

3. 未按照要求完成Ⅳ期临床试验的；

4. 未按照规定进行药品不良反应监测的；

5. 经国家药品监督管理局再评价属于疗效不确、不良反应大或者其他原因危害人体健康的；

6. 按照《药品管理法》的规定应当撤销药品批准证明文件的；

7. 不具备《药品管理法》规定的生产条件的；

8. 未按规定履行监测期责任的。

六、申请材料目录

表 8 – 4　申请材料目录

材料名称	材料形式	必要性及描述	备注
《国产药品再注册申请表》（电子文件，纸质文件一式四份）	纸质或电子	必要	
药品注册批件及补充申请批件复印件	电子	必要	
营业执照复印件	系统自动获取，无须申请者提交	必要	
五年内生产、销售、抽验情况总结，对产品不合格情况应当作出说明	纸质或电子	必要	
五年内药品临床使用情况及不良反应情况总结	纸质或电子	必要	
药品注册批准文件或者再注册批准文件中要求继续完成工作的，应当提供工作完成后的总结报告，并附相应资料	纸质或电子	必要	如药品批准证明文件或者再注册批准文件中要求继续完成工作的，应提交
首次申请再注册药品需要进行Ⅳ期临床试验的，应当提供Ⅳ期临床试验总结报告	纸质或电子	必要	如需要开展四期临床试验的，应提交
首次申请再注册药品有新药监测期的，应当提供监测情况报告	纸质或电子	必要	
提供药品处方、生产工艺、药品标准。凡药品处方、生产工艺、药品标准与上次注册内容有改变的，应当注明具体改变内容，并提供批准文件	纸质或电子	必要	
生产药品制剂所用原料药的来源。改变原料药来源的，应当提供批准文件	系统自动获取，如数据不全则需申请者提交	必要	
药品最小销售单元的现行包装、标签和说明书实样	纸质或电子	必要	

七、申请接收

申请方式：网上申请，现场窗口申请，邮寄申请。

办理地点：浙江省杭州市莫干山路文北巷 27 号一楼受理大厅 5、6 号窗口。

八、对外公布的办理程序描述

表 8 – 5　对外公布的办理程序描述

环节	办理时限	办理人员	审查标准	办理结果
申请	申请人使用国家药监局网上办事大厅提交申请，打印申请表及相关纸质申请材料；纸质资料可以通过邮寄或现场直接递交			
受理	5 个工作日	省局受理大厅经办人员	对申请材料进行初步审核，检查申请材料完整性、规范性、真实性是否合规	1. 申请事项依法不属于本行政机关职权范围的出具不予受理通知书； 2. 材料不齐全或者不符合法定形式，5 个工作日内一次性告知补正的全部材料，送达《补正申请材料通知书》。 3. 申请材料齐全并且符合法定形式，予以受理并送达《受理通知书》。项目受理后，申请人按照正式受理时提交的电子材料，提供一套纸质材料，可以通过邮寄或直接递交，或者委托相关人员递交省药品监督管理局行政受理大厅

续表

环节	办理时限	办理人员	审查标准	办理结果
审查	9个工作日（不含现场检查、技术审评及企业补正资料所需的时间）	业务处室经办人员、处领导	提交材料是否齐全、是否符合法定形式；材料需要核实的，核实相关材料	自受理申请之日起，9个工作日内（不含现场检查、技术审评及企业补正资料所需的时间）进行审查，符合规定的，予以再注册；不符合规定的，不予再注册，报国家局审批，并说明理由
决定	包含在审查时间之内	局领导	根据审查结果作出决定	①作出批准决定的，制作《药品再注册批准通知书》。②作出不予批准决定的，制作不予批准的送签件
送达	10个工作日	省局受理大厅经办人员	根据申请人选择的送达方式送达批件结果。①批准的，10个工作日内直接送达《药品再注册批准通知书》或通过快递邮寄送送达至申请人；②不予批准的，10个工作日内将不予批准的送签件及申报资料报国家药品监督管理局审批

九、办结时限

法定期限：20个工作日。

承诺期限：9个工作日。

时限说明：自受理之日起，9个工作日内作出行政许可决定；自行政许可决定之日起10个工作日内送达告知申请人。以上时限不包括现场检查、技术审评及申请人补正资料所需的时间。

十、收费依据及标准

表8-6　收费依据及标准

收费项目名称	收费标准	减免说明
再注册费（五年一次）	每个品种20790元	

十一、审批结果名称

药品再注册批准通知书（或不予再注册审批意见通知件）。

十二、结果送达

自作出决定之日起10个工作日内送达。

送达方式：当场送达或快递送达。

十三、行政相对人权利和义务

1. 符合法定条件、标准的，申请人有依法取得行政许可的平等权利，行政机关不得歧视。

2. 行政机关依法作出不予行政许可的书面决定的，应当说明理由，并告知申请人享有依法申请行政复议或者提起行政诉讼的权利。

3. 行政许可直接涉及申请人与他人之间重大利益关系的，行政机关在作出行政许可决定前，应当告知申请人、利害关系人享有要求听证的权利；申请人、利害关系人在被告知听证权利之日起五日内提出听证申请的，行政机关应当在二十日内组织听证。

4. 申请人申请行政许可，应当如实向行政机关提交有关材料和反映真实情况，并对其申请材料实质内容的真实性负责。

十四、其他

咨询电话：0571 - 88903246

监督投诉电话：0571 - 88903270 或 12345 投诉热线

网上投诉：http://zxts. zjzwfw. gov. cn

受理地点：浙江省杭州市莫干山路文北巷 27 号一楼受理大厅 5、6 号窗口

受理接待时间：工作日周一 ~ 周五；夏季：上午 8：30 ~ 12：00，下午 14：30 ~ 17：30；冬季：上午 8：30 ~ 12：00，下午 14：00 ~ 17：00。（周五下午为内部办公时间，不接受资料现场受理）

咨询电话：0571 - 88903246

网上查询：bsjd. zjzwfw. gov. cn

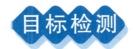

答案解析

一、单选题

1. 境外生产药品再注册申请受理后，由（　）进行审查，符合规定的，予以再注册，发给药品再注册批准通知书。

A. 国家药品审评中心　　　　　　　　　B. 国家药品评价中心

C. 国家食品药品核查中心　　　　　　　D. 口岸药品监督管理部门

2. 持有人应当申请再注册的时间要求为在药品注册证书有效期届满前（　）。

A. 三个月　　　　　B. 五个月　　　　　C. 六个月　　　　　D. 十二个月

3. 药品生产过程中的微小变更，属于（　）

A. 审批类变更　　　　　　　　　　　　B. 备案类变更

C. 报告类变更　　　　　　　　　　　　D. 重大类变更

4. 药品生产过程中的中等变更、药品包装标签内容的变更、药品分包装，属于（　）。

A. 审批类变更　　　　　　　　　　　　B. 备案类变更

C. 报告类变更　　　　　　　　　　　　D. 微小类变更

5. 持有人应当以补充申请方式申报，经批准后实施的变更为（　）。

A. 审批类变更　　　　　　　　　　　　B. 备案类变更

C. 报告类变更　　　　　　　　　　　　D. 微小类变更

6. 药品上市后变更管理的责任主体，是（　）。

A. 药品上市许可持有人　　　　　　　　B. 药品生产企业

C. 药品经营企业　　　　　　　　　　　D. 药品研究企业

二、多选题

7. 药品上市后的变更，按照其对药品安全性、有效性和质量可控性的风险和产生影响的程度实行分类管理，分为（　）。

A. 审批类变更　　　　　　　　B. 备案类变更　　　　　C. 报告类变更

D. 重大类变更　　　　　　　　E. 微小类变更

8. 国家药品监督管理局负责组织制定药品上市后变更管理规定、有关技术指导原则和具体工作要求；依法组织实施对药品上市后变更的监督管理。还要负责药品上市后（　　）等管理工作。

A. 注册管理事项变更的审批　　　　　　　B. 境外生产药品变更的备案

C. 生产监管事项变更的许可、登记　　　　D. 注册管理事项变更的备案、报告

E. 境外生产药品变更的报告

9. 药品上市后变更的情形有（　　）。

A. 持有人变更　　　　　　B. 药品生产场地变更　　　　C. 生产过程变更

D. 药品标签的变更　　　　E. 药品说明书的变更

10. 药品不予再注册的情形有（　　）。

A. 有效期届满未提出再注册申请的

B. 药品注册证书有效期内持有人不能履行持续考察药品质量、疗效和不良反应责任的

C. 未在规定时限内完成药品批准证明文件和药品监督管理部门要求的研究工作且无合理理由的

D. 经上市后评价，属于疗效不确切、不良反应大或者因其他原因危害人体健康的

E. 法律、行政法规规定的其他不予再注册情形

三、简答题

11. 简述如何进行变更管理类别确认及调整。

12. 简述境外生产药品（制剂）再注册资料合规要求有哪些。

书网融合……

本章小结

第九章 药品注册指导原则

PPT

岗位情景模拟

情景描述 某企业药品注册总监部分工作职责：①负责公司药品注册法规事务部工作，制定药物的注册策略，提供注册法规指导及支持；②提供各部门所适用的法规和指南清单，检测法规的变更，及时更新和反馈到各个部门，与各部门负责人或受权人及质控负责人讨论法规变更对公司的影响及公司需做出的应对处理；③掌握国内外药品管理及注册等相关法规及技术指导原则，了解相关药品注册法规和指南，建立并及时更新与注册相关的政策信息，分析对产品注册战略的影响，提出并调整工作流程的建议。如果您是药品注册总监助理，请思考您该怎么办。

讨论 1. 您熟悉和了解哪些药品注册技术指导原则？

2. 您会定期跟踪药品注册技术指导原则的修订与发布信息吗？

为促进注册审评工作更加规范化、科学化，并正确引导研发机构的新药研究、缩短研发周期，国家药品监督管理局还制订了一系列的技术指导原则。药品研发与注册指导原则是保证药物研究和开发过程科学性和规范性的技术文件。这些指导原则涉及了中药、天然药物、化学药物、生物制品等，其内容涵盖了申报资料撰写格式和内容、原料药制备、药理毒理、稳定性、杂质、质量控制、临床药动学、临床试验、中药天然药物的前处理和提取纯化工艺、不良反应、手性药物等诸多内容。

第一节 概　述

指导原则以科学为基础，并随着科学的发展在不断地更新和扩展。从科学层面来说，不同国家和地区所制定的指导研发和评价工作的技术指南在很大程度上是可以相互借鉴的。欧洲药品审评局（EMEA）、美国食品药品监督管理局（FDA）和 ICH 针对药品研发与注册审评中的安全性、有效性和质量控制方面分别制定了大量的指导原则，内容涉及药品研发、注册和上市生产的不同阶段的各个方面。

我国指导原则的制定借鉴了国外技术指导原则的先进经验，但所发布指导原则所涉及的领域及其深度与目前药物研发和注册审评工作的需求相比还有不足。国家药品监督管理局药品审评中心 2009 年以来系统地翻译和转化国外技术指导原则的工作，内容涉及原料及制备工艺、制剂、临床药理学、临床研究、不同治疗领域指导原则和审评质量管理规范等方面。

一、指导原则的概念

药品注册指导原则是为实现目标，相关各方对某一技术问题达成的共识，以保证行为主体实施过程的科学性、规范性的指导性技术文件。指导原则是对试验方法选择的依据、试验过程的规范性、试验的关键要素和具体的试验方法进行的系统阐述，在关注每一个试验的规范化过程的同时，主动地研究试验的方法学问题，为服务于每一个研究目的进行试验设计和探索。

药物研究技术指导原则是药物监督管理部门、申请方和研究者对相关技术问题达成的共识，以保证药物研究和开发过程的科学性、规范性的指导性技术文件，旨在帮助和指导新药研制单位用科学、规范的方法和程序开展新药研究工作，它们虽不是法规，却是很重要的前人科学实践的经验总结，同时也是药品管理机构、药品审评机构审批新药的依据。

国家药品监督管理局药品审评中心官网设置了"指导原则专栏"，指导原则专栏的指导原则数据库由国内指导原则、ICH 指导原则以及国外指导原则译文三部分组成，通过关键词、适用范围、专业分类、发布时间进行检索。另外，我国药品技术指导原则还有收录在中华人民共和国药典通则的指导原则，如《中华人民共和国药典》（2020 年版）四部收载 42 个技术指导原则以及行业协会发布的指导原则。

ICH 人用药品注册技术要求国际协调会的技术指导原则主要有：质量可控（quality）、安全性（safety）、有效性（efficacy）、多学科（multidisciplinary）等方面的技术指导原则文件。具体情况见表 9 – 1。从 ICH 指导原则在我国的实施情况来看，国家药监局已发布公告明确实施时间点的共有 59 个 ICH 指导原则，其中 Q 系列 17 个、E 系列 21 个、S 系列 15 个、M 系列 6 个。

表 9 – 1　ICH 药品技术指导原则及其问答文件情况

类别	主要内容	ICH 指导原则及问答文件数量
Quality Guidelines 质量指导原则	化工、医药、质量保证相关指导原则	46
Safety Guidelines 安全性指导原则	实验室动物实验等临床前研究相关指导原则	19
Efficacy Guidelines 有效性指导原则	人类临床研究相关指导原则	33
Multidisciplinary Guidelines 多学科指导原则	内容交叉涉及以上三个分类，不可单独划入任何一类的指导原则	54
总数		152

备注：表中所列的 ICH 有关质量、安全性和有效性的指导原则包括指导原则及其问答文件；多学科指导原则中还包括概念文件、工作计划及相关规范性文件等。

其中：质量指导原则涵盖 Q1 Stability/稳定性、Q2 Analytical Validation/分析方法验证、Q3A – Q3D Impurities/杂质、Q4 – Q4B Pharmacopoeias/药典、Q5A – Q5E Quality of Biotechnological Products/生物技术产品质量、Q6A – Q6B Specifications/规格、Q7 Good Manufacturing Practice/GMP、Q8 Pharmaceutical Development/药物研发、Q9 Quality Risk Management/质量风险管理、Q10 Pharmaceutical Quality System/药物质量体系、Q11 Development and Manufacture of Drug Substances/化学药品的研发与生产、Q12 Techinical And Regulatory Considerations For Pharmaceutical Product Lifecycle Management 药品生命周期管理的技术和

监管考虑等方面的；安全性指导原则有 S1A – S1C Carcinogenicity Studies/致癌性研究、S2 Genotoxicity Studies/基因毒性研究、S3A – S3B Toxicokinetics and Pharmacokinetics/毒代动力学和药代动力学、S4 Toxicity Testing/毒性试验、S5 Reproductive Toxicology/生殖毒性、S6 Biotechnological Products/生物技术产品、S7A – S7B Pharmacology Studies/药理学研究、S8 Immunotoxicology Studies 免疫毒理学研究、S9 Nonclinical Evaluation for Anticancer Pharmaceuticals/抗癌药物的非临床评价、S10 Photosafety Evaluation/光安全性评价、S11 Nonclinical Safety Testing In Support of Development of Paediatric Pharmaceuticals/儿科用药等方面的；有效性指导原则有 E1 Clinical Safety for Drugs used in Long – Term Treatment/长期使用的药物的临床安全性、E2A – E2F Pharmacovigilance/药物警戒性、E3 Clinical Study Reports/临床研究报告、E4 Dose – Response Studies/剂量反应研究、E5 Ethnic Factors/种族因素、E6 GCP/药物临床试验管理规范、E7 Clinical Trials in Geriatric Population/老人中开展的临床试验、E8 General Considerations for Clinical Trials/临床试验的一般性考虑、E9 Statistical Principles for Clinical Trials/临床试验的统计原则、E10 Choice of Control Group in Clinical Trials/试验中对照组的选择、E11 Clinical Trials in Pediatric Population/儿童人群临床研究、E12 Clinical Evaluation by Therapeutic Category/根据治疗类别进行临床评价、E14 Clinical Evaluation of QT/QT 临床评价、E15 Definitions in Pharmacogenetics/Pharmacogenomics/药物基因组学以及遗传药理学相关定义、E16 Qualification of Genomic Biomarkers/基因组生物标志物的合格条件、E17 Multi – Regional Clinical Trials/多地区临床试验、E18 Genomic Sampling/基因组取样、E19：A Selective Approach To Safety Data Collection In Specific Late – Stage Pre – approval or Post – Approval Clinical Trials/在特定的上市前后期或上市后临床试验中选择性收集安全性数据；多学科指导原则有 M1 MedDRA Terminology 监管活动医学词典、M2 Electronic Standards 电子标准、M3 Nonclinical Safety Studies 非临床研究、M4：The Common Technical Document 通用技术文件、M5 Data Elements and Standards for Drug Dictionaries 药物词典的数据要素和标准、M6 Gene Therapy 基因治疗、M7 Genotoxic Impurities 遗传毒性杂质、M8 Electronic Common Technical Document（eCTD）电子通用技术文件、M9 Biopharmaceutics Classification System – based Biowaivers 基于生物药剂学分类系统的生物豁免、M10 Bioanalytical Method Validation and Study Sample Analysis 生物分析方法验证及样品分析等方面的指导原则。

美国 FDA 网站（www.fda.gov）公布的与药品相关的指导原则有 709 个，涉及药品技术指导原则 392 个（上述数据在持续变化，仅作参考）。具体涵盖动物使用规则、生物药剂学、生物相似性、化学、制造、质量控制、临床抗菌药物、临床试验与评价、临床药理学、微生物学、组合产品（药品/器械/生物制品）、GMP 规范、药物安全性、电子提交、仿制药、审评规范、新药申请、企业来信、标签、现代化法案、非处方药、药理/毒理、程序文件、小实体合规指南、收费指南等。

欧盟药品技术指导原则主要有 EMA 网站（www.ema.europa.eu）公布的指导原则模块，具体有注册程序（Article 58 applications：regulatory and procedural guidance）、技术相关要求（scientific guidelines）、GMP、药物警戒（pharmacovigilance）、GCP 和临床试验（clinical trials）、孤儿药设计（orphan designation）、植物药（herbal medicinal products）、GDP（药物运输流通）、GLP（实验室要求）等。

二、指导原则的作用

药品的技术指导原则是指导新药研发研究、药品生产、质量控制、上市许可、药品注册技术审评、上市后监管等的重要指导性文件，是药品研发者、生产者和监管者共同遵守的统一原则，是三者之间沟通的桥梁。药品研究与注册指导原则，与药事法律法规构成了药品研发注册管理的支撑体系，它的制定有利于规范药品研发行为，提升研发整体水平，帮助相关单位应对药物全球同步开发，推进药品注册国际化以及使相关部门结合监管发现的问题，不断提高对药品安全性的要求。在此基础上，持续不断丰富和完善既符合我国国情、又符合监管国际化发展趋势的技术指导原则体系，建立科学、公正、公平的药品注册技术审评/评价管理规范，实现高质、高效、透明和一致的技术审评目标，与国际通行准则相一致，从而为创新药物的研发和保障公众健康安全提供技术服务。

药品注册的相应研究工作应当符合我国法律法规要求，参照国家药品监管部门发布的或国家药品监管部门认可的国际通用的有关技术指导原则开展，采用其他研究、评价方法和技术的，应当证明其科学性、适用性。药品研究技术指导原则，目的就是要通过事前的辅助和指导，规范药品研发行为，企业的药品研发中可更多地依据或参考相应的技术指导原则来开展药品研究工作，以实现药品研发的合规性、提升药品注册的通过率和保障人民用药安全有效的目标。

指导原则一方面是保证药物研究的规范性和科学性，另一方面是消除研制者和评审者之间或是不同评审者之间的分歧。指导原则对试验方法选择的依据、试验过程的规范性、试验的关键要素和具体的试验方法进行了系统阐述。并在关注每一个试验的规范化过程的同时，主动地研究试验的方法学问题，为服务于每一个研究目的进行试验设计和探索。这无疑在保证试验质量的基础上，有利于药物研发中试验质量控制水平的整体提高，不断推动试验科学的发展。

指导原则为支持药品的研发和评价工作发挥重要作用，为实施药品上市许可科学行政、科学监管，提供准确的技术支持。可通过系统的、清晰的技术指导，阐释出影响药品安全、有效和质量可控性评价的核心和关注点，为提高我国新药研发水平和质量提供技术和信息服务。可从系统的角度入手，有效引导药品研发者，养成尊重药物研发内在规律的自觉性与主动性，使药品研究更具规范性、系统性与科学性。可在药品研究规律的基础上，保留适度的前瞻性，为创新药的研究留下足够的发展空间，并在实践与发展中不断修订完善，以推进我国创新药物研发注册的国际化。

三、指导原则的制定流程

国家局药品审评中心指导原则的制修订是以《药品管理法》《药品注册管理办法》为依据，以科学性、前瞻性和可操作性为指导思想，充分借鉴 ICH 等技术指导原则，逐步制定发布注册指导原则。具体制定流程可参考图 9 - 1。

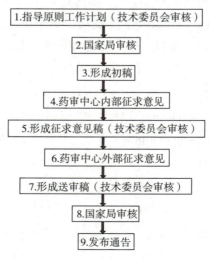

图 9 - 1 指导原则的制定流程

2020 年之前共发布 204 个药物研发技术指导原则，2020 年以来经国家药品监督管理局审核同意发布的指导原则累计达 218 个，截至 2023 年 1 月已发布指导原则共 418 个，总量接近国际先进监管机构水平。截至 2023 年 4 月 20 日国家药品审评中心官网"指导原则专栏"指导原则数据库显示，国内药品技术指导原则有 452 条检索结果。从适用范围检索，有化学药品有 296 个、中药 122 个、生物药品 200 个检索结果；从专业分类检索，结果分别为：药学 126 个、临床 189 个、非临床 48 个、临床药理 60 个、生物统计 25 个、多学科 33 个检索结果。

化学药品指导原则主要有对药物的药学研究的技术指导原则、对药物的动物试验研究的技术指导原则、对药物的临床研究的技术指导原则、对化学药物质量控制的技术指导原则、对化学药物研究资料的撰写格式与内容的要求，等。

中药天然药物注册指导原则主要有对中药材前处理的技术指导原则，对中药、天然药物的药学研究的技术指导原则，对中药、天然药物的药理毒理研究的技术指导原则，对中药、天然药物相关资料撰写格式和内容的要求，等。

生物制品注册指导原则主要有对疫苗制品的技术指导原则，对血液制品的技术指导原则，对细胞产品的技术指导原则，对体外诊断试剂的技术指导原则，等。

第二节 中药、天然药物注册指导原则

药物临床试验数据管理与
统计分析计划指导原则

中药的理论体系与研究方法有其独特之处，需要特别的注册要求。

一、中药注册指导原则概况

截至 2022 年 3 月有关中药的注册指导原则，药品审评中心官网"指导原则专栏"指导原则数据库中共有 109 个检索结果。从专业分类检索结果分别为：药学 31 个、临床 28 个、非临床 19 个、临床药理 3 个、生物统计 18 个、多学科 10 个指导原则。具体见表 9-2。

表 9-2 中药注册指导原则检索结果

序号	指导原则名称	发布日期	专业分类
1	新药研发过程中食物影响研究技术指导原则	2022/1/5	多学科
2	药物临床试验数据管理与统计分析计划指导原则	2022/1/4	多学科
3	患者报告结局在药物临床研发中应用的指导原则（试行）	2022/1/4	多学科
4	药品附条件批准上市技术指导原则（试行）	2020/11/19	多学科
5	天然药物新药研究技术要求	2013/1/18	多学科
6	药品注册申报资料的体例与整理规范	2011/7/12	多学科
7	中药、天然药物申请临床研究的医学理论及文献资料撰写原则	2007/8/23	多学科
8	中药、天然药物综述资料撰写的格式和内容的技术指导原则——对主要研究结果的总结及评价	2007/4/15	多学科
9	中药、天然药物综述资料撰写的格式和内容的技术指导原则——临床研究综述	2007/4/15	多学科
10	中药、天然药物综述资料撰写的格式和内容的技术指导原则——药学研究资料综述	2007/4/15	多学科
1	按古代经典名方目录管理的中药复方制剂药学研究技术指导原则（试行）	2021/8/31	药学
2	已上市中药药学变更研究技术指导原则（试行）	2021/4/2	药学
3	中药新药质量研究技术指导原则（试行）	2021/1/15	药学
4	中药生物效应检测研究技术指导原则（试行）	2020/12/17	药学

序号	指导原则名称	发布日期	专业分类
5	中药复方制剂生产工艺研究技术指导原则（试行）	2020/11/27	药学
6	中药新药研究过程中沟通交流会的药学资料要求（试行）	2020/11/10	药学
7	中药均一化研究技术指导原则（试行）	2020/11/5	药学
8	中药新药研究各阶段药学研究技术指导原则（试行）	2020/11/4	药学
9	中药新药用药材质量控制研究技术指导原则（试行）	2020/10/12	药学
10	中药新药用饮片炮制研究技术指导原则（试行）	2020/10/12	药学
11	中药新药质量标准研究技术指导原则（试行）	2020/10/12	药学
12	中药资源评估技术指导原则	2017/12/25	药学
13	中成药规格表述技术指导原则	2017/12/25	药学
14	中成药通用名称命名技术指导原则	2017/11/28	药学
15	已上市中药生产工艺变更研究技术指导原则	2017/9/11	药学
16	中药辐照灭菌技术指导原则	2015/11/9	药学
17	中药、天然药物改变剂型研究技术指导原则	2014/3/7	药学
18	已上市中药变更研究技术指导原则（一）	2011/11/16	药学
19	中药改剂型品种剂型选择合理性的技术要求	2010/5/10	药学
20	中药质量控制研究相关问题的处理原则	2008/6/12	药学
21	中药外用制剂相关问题的处理原则	2008/6/12	药学
22	含毒性药材及其他安全性问题中药品种的处理原则	2008/6/12	药学
23	中药工艺相关问题的处理原则	2008/6/12	药学
24	含濒危药材中药品种的处理原则	2008/6/3	药学
25	中药质量标准不明确的判定标准和处理原则	2008/6/3	药学
26	中药、天然药物注射剂基本技术要求	2007/12/6	药学
27	中药、天然药物稳定性研究技术指导原则	2006/12/30	药学
28	中药、天然药物中试研究技术指导原则	2005/7/1	药学
29	中药、天然药物原料的前处理技术指导原则	2005/7/1	药学
30	中药、天然药物制剂研究技术指导原则	2005/7/1	药学
31	中药、天然药物提取纯化研究技术指导原则	2005/7/1	药学
1	研究者手册中安全性参考信息撰写技术指导原则	2022/1/4	临床
2	古代经典名方中药复方制剂说明书撰写指导原则（试行）	2021/10/15	临床
3	中药新药复方制剂中医药理论申报资料撰写指导原则（试行）	2021/10/15	临床
4	药物相互作用研究技术指导原则（试行）	2021/1/26	临床
5	中药新药用于糖尿病肾脏疾病临床研究技术指导原则	2020/12/31	临床
6	中药新药用于慢性便秘临床研究技术指导原则	2020/12/31	临床
7	真实世界研究支持儿童药物研发与审评的技术指导原则（试行）	2020/8/27	临床
8	证候类中药新药临床研究技术指导原则	2018/11/4	临床
9	接受药品境外临床试验数据的技术指导原则	2018/7/11	临床
10	中药药源性肝损伤临床评价指导原则	2018/6/12	临床
11	中药新药用于类风湿关节炎临床研究技术指导原则	2017/12/27	临床
12	中药新药用于慢性心力衰竭临床研究技术指导原则	2017/12/27	临床
13	中药新药用于咳嗽变异性哮喘临床研究技术指导原则	2017/12/27	临床

续表

序号	指导原则名称	发布日期	专业分类
14	中药新药用于功能性消化不良临床研究技术指导原则	2017/12/27	临床
15	中药新药用于肠易激综合征临床研究技术指导原则	2017/12/27	临床
16	中药新药治疗流行性感冒临床研究技术指导原则	2016/9/29	临床
17	中药新药治疗中风临床研究技术指导原则	2015/11/3	临床
18	中药新药治疗原发性骨质疏松症临床研究技术指导原则	2015/11/3	临床
19	中药新药临床研究一般原则	2015/11/3	临床
20	中药新药治疗恶性肿瘤临床研究指导原则	2015/11/3	临床
21	药物相互作用研究指导原则	2012/5/15	临床
22	中药、天然药物治疗女性更年期综合征临床研究技术指导原则	2011/12/8	临床
23	中药、天然药物治疗冠心病心绞痛临床研究技术指导原则	2011/12/8	临床
24	药物Ⅰ期临床试验管理指导原则（试行）	2011/12/8	临床
25	中药、天然药物药品说明书撰写原则	2007/8/23	临床
26	中药、天然药物临床试验报告的撰写原则	2007/8/23	临床
27	中药、天然药物处方药说明书内容书写要求	2006/6/22	临床
28	中药、天然药物处方药说明书撰写指导原则	2006/6/22	临床
1	药物非临床依赖性研究技术指导原则	2022/1/7	非临床
2	中药新药毒理研究用样品研究技术指导原则（试行）	2022/1/7	非临床
3	药物遗传毒性研究技术指导原则	2018/3/15	非临床
4	药物重复给药毒性研究技术指导原则	2014/5/13	非临床
5	药物非临床药代动力学研究技术指导原则	2014/5/13	非临床
6	药物毒代动力学研究技术指导原则	2014/5/13	非临床
7	药物单次给药毒性研究技术指导原则	2014/5/13	非临床
8	药物刺激性、过敏性和溶血性研究技术指导原则	2014/5/13	非临床
9	药物安全药理学研究技术指导原则	2014/5/13	非临床
10	药物QT间期延长潜在作用非临床研究技术指导原则	2014/5/13	非临床
11	药物致癌试验必要性的技术指导原则	2010/4/22	非临床
12	药物非临床依赖性研究技术指导原则	2007/10/23	非临床
13	药物遗传毒性研究技术指导原则（已废止）	2007/10/23	非临床
14	中药、天然药物免疫毒性（过敏性、光变态反应）研究技术指导原则	2007/8/23	非临床
15	中药、天然药物一般药理学研究技术指导原则	2007/8/23	非临床
16	中药、天然药物局部刺激性和溶血性研究技术指导原则	2007/8/23	非临床
17	中药、天然药物急性毒性研究技术指导原则	2007/8/23	非临床
18	中药、天然药物长期毒性研究技术指导原则	2007/8/13	非临床
19	中药、天然药物综述资料撰写的格式和内容的技术指导原则——药理毒理研究综述	2007/4/15	非临床
1	药物临床研究有效性综合分析指导原则（试行）	2021/12/30	临床药理
2	药物相互作用研究技术指导原则（试行）	2021/1/26	临床药理
3	药物相互作用研究指导原则	2012/5/15	临床药理
1	药物临床试验中心化监查统计指导原则（试行）	2022/1/21	生物统计
2	药物临床试验随机分配指导原则（试行）	2022/1/7	生物统计
3	用于产生真实世界证据的真实世界数据指导原则（试行）	2021/4/15	生物统计

序号	指导原则名称	发布日期	专业分类
4	药物临床试验适应性设计指导原则（试行）	2021/1/29	生物统计
5	药物临床试验多重性问题指导原则（试行）	2020/12/31	生物统计
6	药物临床试验协变量校正指导原则	2020/12/31	生物统计
7	药物临床试验亚组分析指导原则（试行）	2020/12/31	生物统计
8	抗肿瘤药物临床试验统计学设计指导原则（试行）	2020/12/31	生物统计
9	药物临床试验富集策略与设计指导原则（试行）	2020/12/31	生物统计
10	药物临床试验数据监查委员会指导原则（试行）	2020/9/23	生物统计
11	药物临床试验非劣效设计指导原则	2020/7/24	生物统计
12	药物临床试验数据递交指导原则（试行）	2020/7/20	生物统计
13	真实世界证据支持药物研发与审评的指导原则（试行）	2020/1/7	生物统计
14	生物等效性研究的统计学指导原则	2018/10/17	生物统计
15	药物临床试验的电子数据采集技术指导原则	2016/7/27	生物统计
16	药物临床试验数据管理工作技术指南	2016/7/27	生物统计
17	药物临床试验数据管理与统计分析的计划和报告指导原则	2016/7/27	生物统计
18	药物临床试验的生物统计学指导原则	2016/6/3	生物统计

二、中药、天然药物稳定性研究技术指导原则举例

国家药品监督管理局组织制定的《中药、天然药物稳定性研究技术指导原则》（以下简称《指导原则》），于 2006 年 12 月 30 日下发。下面简要介绍该指导原则的作用及其主要内容。

（一）制定中药、天然药物稳定性研究技术指导原则的作用

中药、天然药物的稳定性是指中药、天然药物（原料或制剂）的化学、物理及生物学特性发生变化的程度。通过稳定性试验，考察中药、天然药物在不同环境条件（如温度、湿度、光线等）下药品特性随时间变化的规律，以认识和预测药品的稳定趋势，为药品生产、包装、贮存、运输条件的确定和有效期的建立提供科学依据。稳定性研究是评价药品质量的主要内容之一，在药品的研究、开发和注册管理中占有重要地位。该《指导原则》的制定出台对于科学规范和指导中药、天然药物研发工作，保证研发质量具有重要指导作用。

（二）中药、天然药物稳定性研究试验设计与试验方法

1. 稳定性研究试验设计 稳定性研究试验设计包括样品的批次和规模、包装及放置条件、考察时间点、考察项目、分析方法等 5 个方面。

2. 稳定性研究试验方法 根据研究目的和条件的不同，稳定性研究内容可分为影响因素试验、加速试验和长期试验等。影响因素试验是在剧烈条件下探讨药物的稳定性、了解影响其稳定性的因素及所含成分的变化情况。为制剂处方设计、工艺筛选、包装材料和容器的选择、贮存条件的确定、有关物质的控制提供依据。并为加速试验和长期试验应采用的温度和湿度等条件提供参考。影响因素试验包括高温试验、高湿试验、光照试验这 3 种。加速试验是在加速条件下进行的稳定性试验，其目的是在较短的时间内，了解原料或制剂的化学、物理和生物学方面的变化，为制剂设计、质量评价和包装、运输、贮存条件等提供试验依据，并初步预测样品的稳定性。长期试验是在接近药品的实际贮存条件下进行的稳定性试验，为制订药物的有效期提供依据。此外，有些药物制剂还应考察使用过程中的稳定性。药品注

册申请单位应在药品获准生产上市后，采用实际生产规模的药品进行留样观察，以考察上市药品的稳定性。根据考察结果，对包装、贮存条件进行进一步的确认或改进，并进一步确定有效期。

（三）中药、天然药物稳定性研究要求与结果评价

稳定性研究的内容应根据注册申请的分类以及药品的具体情况，围绕稳定性研究的目的（如确定处方工艺、包装材料、贮存条件和制定有效期），进行设计和开展工作。《指导原则》分别对新药、已有国家标准药品以及其他具体情况的稳定性研究内容提出了具体要求。

稳定性研究结果评价是对有关试验（如影响因素、加速试验、长期试验）的结果进行的系统分析和判断，其相关检测结果不应有明显变化。包括：①贮存条件的确定。新药应综合加速试验和长期试验的结果，同时结合药品在流通过程中可能遇到的情况进行综合分析。选定的贮存条件应按照规范术语描述。已有国家标准药品的贮存条件，应根据所进行的稳定性研究结果，并参考已上市同品种的国家标准确定。②包装材料/容器的确定。一般先根据影响因素试验结果，初步确定包装材料或容器，结合稳定性研究结果，进一步验证采用的包装材料和容器的合理性。③有效期的确定。药品的有效期应根据加速试验和长期试验的结果分析确定，一般情况下，以长期试验的结果为依据，取长期试验中与 0 月数据相比无明显改变的最长时间点为有效期。

稳定性研究具有阶段性特点，不同阶段具有不同的目的。一般始于药品的临床前研究，贯穿药品研究与开发的全过程，在药品上市后还要继续进行稳定性研究。本《指导原则》所涉及的仅为中药、天然药物注册进行稳定性研究的一般性原则，具体的试验设计和评价应遵循具体问题具体分析的原则。

第三节　化学药品注册指导原则

一、化学药品注册指导原则概况

截至 2022 年 3 月，有关化学药品注册的指导原则，药品审评中心官网"指导原则专栏"指导原则数据库中共有 277 个检索结果。从专业分类检索结果分别为：药学 52 个、临床 104 个、非临床 29 个、临床药理 52 个、生物统计 20 个、多学科 21 个指导原则。具体情况见表 9 - 3。

表 9 - 3　化学药品注册指导原则检索结果

序号	指导原则名称	发布日期	专业分类
1	新药研发过程中食物影响研究技术指导原则	2022/1/5	多学科
2	药物临床试验数据管理与统计分析计划指导原则	2022/1/4	多学科
3	患者报告结局在药物临床研发中应用的指导原则（试行）	2022/1/4	多学科
4	药品电子通用技术文档（eCTD）实施指南 V1.0	2021/10/14	多学科
5	药品电子通用技术文档（eCTD）验证标准 V1.0	2021/10/14	多学科
6	药品电子通用技术文档（eCTD）技术规范 V1.0	2021/10/14	多学科
7	药品附条件批准上市技术指导原则（试行）	2020/11/19	多学科
8	化学药品注射剂仿制药质量和疗效一致性评价申报资料要求	2020/5/14	多学科
9	新药 I 期临床试验申请技术指南	2018/1/25	多学科
10	仿制药质量和疗效一致性评价工作中改剂型药品（口服固体制剂）评价一般考虑	2017/2/13	多学科
11	仿制药质量和疗效一致性评价工作中改规格药品（口服固体制剂）评价一般考虑	2017/2/13	多学科
12	仿制药质量和疗效一致性评价工作中改盐基药品评价一般考虑	2017/2/13	多学科

续表

序号	指导原则名称	发布日期	专业分类
13	仿制药质量和疗效一致性评价临床有效性试验一般考虑	2017/1/25	多学科
14	抗病毒药物病毒学研究申报资料要求的指导原则	2012/5/15	多学科
15	药品注册申报资料的体例与整理规范	2011/7/12	多学科
16	化学药药学资料 CTD 格式电子文档标准（试行）	2011/7/12	多学科
17	化学药物综述资料撰写的格式和内容的技术指导原则——对主要研究结果的总结及评价	2006/8/29	多学科
18	化学药物综述资料撰写的格式和内容的技术指导原则——临床研究资料综述	2006/8/29	多学科
19	化学药物综述资料撰写的格式和内容的技术指导原则——药学研究资料综述	2006/8/29	多学科
20	化学药物综述资料撰写的格式和内容的技术指导原则——立题的目的与依据	2006/8/29	多学科
21	化学药物临床试验报告的结构与内容技术指导原则	2005/3/18	多学科
1	化药口服固体制剂混合均匀度和中控剂量单位均匀度研究技术指导原则（试行）	2022/2/18	药学
2	对我国《以药动学参数为终点评价指标的化学药物仿制药人体生物等效性研究技术指导原则》中关于多规格豁免 BE 药学评价标准"处方比例相似性"相关问题的问答（试行）	2022/2/10	药学
3	化学仿制药晶型研究技术指导原则（试行）	2022/1/4	药学
4	化学药品吸入液体制剂药学研究技术要求	2021/11/26	药学
5	化学药品创新药上市申请前会议药学共性问题及相关技术要求	2021/11/26	药学
6	纳米药物质量控制研究技术指导原则（试行）	2021/8/27	药学
7	低分子量肝素类仿制药免疫原性研究指导原则（试行）	2021/8/6	药学
8	皮肤外用化学仿制药研究技术指导原则（试行）	2021/3/16	药学
9	创新药（化学药）临床试验期间药学变更技术指导原则（试行）	2021/3/12	药学
10	境外已上市境内未上市化学药品药学研究与评价技术要求（试行）	2021/3/8	药学
11	已上市化学药品药学变更研究技术指导原则（试行）	2021/2/10	药学
12	氟维司群注射液仿制药研究技术指导原则（试行）	2021/2/10	药学
13	化学药品注射剂灭菌和无菌工艺研究及验证指导原则（试行）	2020/12/31	药学
14	儿童用药（化学药品）药学开发指导原则（试行）	2020/12/31	药学
15	化学仿制药透皮贴剂药学研究技术指导原则（试行）	2020/12/25	药学
16	《化学药品创新药 I 期临床试验申请药学共性问题相关技术要求》和《化学药品 I 期临床试验申请药学研究信息汇总表（修订版）》	2020/11/23	药学
17	注射用紫杉醇（白蛋白结合型）仿制药研究技术指导原则（试行）	2020/10/22	药学
18	盐酸多柔比星脂质体注射液仿制药研究技术指导原则（试行）	2020/10/22	药学
19	化学仿制药口服片剂功能性刻痕设计和研究技术指导原则（试行）	2020/10/22	药学
20	化学药品注射剂生产所用的塑料组件系统相容性研究技术指南（试行）	2020/10/21	药学
21	化学药品注射剂包装系统密封性研究技术指南（试行）	2020/10/21	药学
22	化学药品注射剂仿制药质量和疗效一致性评价技术要求	2020/5/14	药学
23	化学药物中亚硝胺类杂质研究技术指导原则（试行）	2020/5/8	药学
24	无菌工艺模拟试验指南（无菌制剂）	2018/9/11	药学
25	无菌工艺模拟试验指南（无菌原料药）	2018/9/11	药学
26	除菌过滤技术及应用指南	2018/9/11	药学
27	化学药品与弹性体密封件相容性研究技术指导原则（试行）	2018/4/26	药学
28	创新药（化学药）Ⅲ期临床试验药学研究信息指南	2018/4/16	药学
29	已上市化学药品生产工艺变更研究技术指导原则	2017/8/21	药学
30	化学药品注射剂与药用玻璃包装容器相容性研究技术指导原则（试行）	2015/7/28	药学

续表

序号	指导原则名称	发布日期	专业分类
31	粉液双室袋产品技术审评要点（试行）	2015/7/28	药学
32	化学药物（原料药和制剂）稳定性研究技术指导原则	2015/2/5	药学
33	普通口服固体制剂溶出度试验技术指导原则	2015/2/5	药学
34	化学药品注射剂与塑料包装材料相容性研究技术指导原则	2012/9/7	药学
35	化学药品研究资料及图谱真实性问题判定示准	2008/6/3	药学
36	化学药品技术标准	2008/6/3	药学
37	多组分生化药技术标准	2008/6/3	药学
38	已上市化学药品变更研究的技术指导原则（一）	2008/5/15	药学
39	化学药品注射剂基本技术要求（试行）	2008/1/10	药学
40	多组分生化药注射剂基本技术要求（试行）	2008/1/10	药学
41	吸入制剂质量控制研究技术指导原则	2007/10/23	药学
42	化学药物口服缓释制剂药学研究技术指导原则	2007/10/23	药学
43	合成多肽药物药学研究技术指导原则	2007/10/23	药学
44	手性药物质量控制研究技术指导原则	2006/12/19	药学
45	已有国家标准化学药品研究技术指导原则	2006/8/29	药学
46	化学药物稳定性研究技术指导原则	2005/3/18	药学
47	化学药物制剂研究基本技术指导原则	2005/3/18	药学
48	化学药物原料药制备和结构确证研究技术指导原则	2005/3/18	药学
49	化学药物残留溶剂研究技术指导原则	2005/3/18	药学
50	化学药物质量控制分析方法验证技术指导原则	2005/3/18	药学
51	化学药物质量标准建立的规范化过程技术指导原则	2005/3/18	药学
52	化学药物杂质研究技术指导原则	2005/3/18	药学
1	新型冠状病毒肺炎抗病毒新药临床试验技术指导原则（试行）	2022/2/17	临床
2	治疗儿科动脉性肺动脉高压药物临床试验技术指导原则	2022/1/12	临床
3	治疗动脉性肺动脉高压药物临床试验技术指导原则	2022/1/12	临床
4	罕见疾病药物临床研发技术指导原则	2022/1/6	临床
5	预防抗肿瘤药物所致恶心呕吐药物临床试验设计指导原则（试行）	2022/1/6	临床
6	"临床风险管理计划"撰写指导原则（试行）	2022/1/6	临床
7	慢性丙型病毒性肝炎直接抗病毒药物临床试验技术指导原则	2022/1/5	临床
8	溃疡性结肠炎治疗药物临床试验技术指导原则	2022/1/5	临床
9	克罗恩病治疗药物临床试验技术指导原则	2022/1/5	临床
10	研究者手册中安全性参考信息撰写技术指导原则	2022/1/4	临床
11	晚期结直肠癌新药临床试验设计指导原则	2021/12/29	临床
12	体重控制药物临床试验技术指导原则	2021/12/8	临床
13	生物标志物在抗肿瘤药物临床研发中应用的技术指导原则	2021/12/7	临床
14	以临床价值为导向的抗肿瘤药物临床研发指导原则	2021/11/19	临床
15	多发性骨髓瘤药物临床试验中应用微小残留病的技术指导原则	2021/11/19	临床
16	境外已上市境内未上市经口吸入制剂仿制药临床试验技术指导原则（试行）	2021/11/19	临床
17	慢性髓细胞白血病药物临床试验中检测微小残留病的技术指导原则	2021/11/11	临床
18	抗 HIV 感染药物临床试验技术指导原则	2021/10/13	临床

序号	指导原则名称	发布日期	专业分类
19	儿童用化学药品改良型新药临床试验技术指导原则（试行）	2021/9/13	临床
20	注意缺陷多动障碍（ADHD）药物临床试验技术指导原则（试行）	2021/9/13	临床
21	化学药品和治疗用生物制品说明书中儿童用药相关信息撰写的技术指导原则（试行）	2021/9/3	临床
22	急性非静脉曲张性上消化道出血治疗药物临床试验技术指导原则	2021/8/5	临床
23	已上市化学药品和生物制品临床变更技术指导原则	2021/2/10	临床
24	复杂性腹腔感染抗菌药物临床试验技术指导原则	2021/2/9	临床
25	流行性感冒治疗和预防药物临床试验技术指导原则	2021/2/1	临床
26	维格列汀片生物等效性研究技术指导原则	2021/1/26	临床
27	碳酸镧咀嚼片生物等效性研究技术指导原则	2021/1/26	临床
28	沙库巴曲缬沙坦钠片生物等效性研究技术指导原则	2021/1/26	临床
29	利伐沙班片生物等效性研究技术指导原则	2021/1/26	临床
30	来氟米特片生物等效性研究技术指导原则	2021/1/26	临床
31	卡马西平片生物等效性研究技术指导原则	2021/1/26	临床
32	甲磺酸伊马替尼片生物等效性研究技术指导原则	2021/1/26	临床
33	恩替卡韦片生物等效性研究技术指导原则	2021/1/26	临床
34	醋酸钙片生物等效性研究技术指导原则	2021/1/26	临床
35	醋酸阿比特龙片生物等效性研究技术指导原则	2021/1/26	临床
36	奥氮平口崩片生物等效性研究技术指导原则	2021/1/26	临床
37	药物相互作用研究技术指导原则（试行）	2021/1/26	临床
38	治疗绝经后骨质疏松症创新药临床试验技术指导原则	2021/1/18	临床
39	抗肿瘤药临床试验影像评估程序标准技术指导原则	2021/1/15	临床
40	治疗脂代谢紊乱药物临床试验技术指导原则	2020/12/31	临床
41	抗菌药物临床试验微生物学实验技术指导原则	2020/12/31	临床
42	抗肺结核药物临床试验技术指导原则	2020/12/31	临床
43	医院获得性细菌性肺炎呼吸机相关细菌性肺炎抗菌药物临床试验技术指导原则	2020/12/31	临床
44	复杂性尿路感染抗菌药物临床试验技术指导原则	2020/12/31	临床
45	单纯性尿路感染抗菌药物临床试验技术指导原则	2020/12/31	临床
46	儿科用药临床药理学研究技术指导原则	2020/12/31	临床
47	抗肿瘤创新药上市申请安全性总结资料准备技术指导原则	2020/12/31	临床
48	化学药品改良型新药临床试验技术指导原则	2020/12/31	临床
49	群体药代动力学研究技术指导原则	2020/12/31	临床
50	窄治疗指数药物生物等效性研究技术指导原则	2020/12/31	临床
51	模型引导的药物研发技术指导原则	2020/12/31	临床
52	抗肿瘤药联合治疗临床试验技术指导原则	2020/12/31	临床
53	控制近视进展药物临床研究技术指导原则	2020/12/21	临床
54	经口吸入制剂仿制药生物等效性研究指导原则	2020/12/16	临床
55	单臂试验支持上市的抗肿瘤药上市许可申请前临床方面沟通交流技术指导原则	2020/12/3	临床
56	单臂试验支持上市的抗肿瘤药进入关键试验前临床方面沟通交流技术指导原则	2020/12/3	临床
57	晚期肝细胞癌临床试验终点技术指导原则	2020/11/30	临床
58	GnRH激动剂用于晚期前列腺癌临床试验设计指导原则	2020/11/30	临床

续表

序号	指导原则名称	发布日期	专业分类
59	社区获得性细菌性肺炎抗菌药物临床试验技术指导原则	2020/10/14	临床
60	急性细菌性皮肤及皮肤结构感染抗菌药物临床试验技术指导原则	2020/10/14	临床
61	放射性体内诊断药物临床评价技术指导原则	2020/10/13	临床
62	境外已上市境内未上市药品临床技术要求	2020/10/12	临床
63	年龄相关性黄斑变性治疗药物临床研究技术指导原则	2020/9/9	临床
64	急性淋巴细胞白血病药物临床试验中检测微小残留病的技术指导原则	2020/8/28	临床
65	真实世界研究支持儿童药物研发与审评的技术指导原则（试行）	2020/8/27	临床
66	化学药品注射剂（特殊注射剂）仿制药质量和疗效一致性评价技术要求	2020/5/14	临床
67	非酒精性脂肪性肝炎治疗药物临床试验指导原则（试行）	2019/12/17	临床
68	晚期非小细胞肺癌临床试验终点技术指导原则	2019/9/18	临床
69	双相治疗障碍药物的临床试验技术指导原则	2018/11/6	临床
70	抗精神病药物的临床试验技术指导原则	2018/11/6	临床
71	接受药品境外临床试验数据的技术指导原则	2018/7/11	临床
72	抗菌药物说明书撰写技术指导原则	2018/5/25	临床
73	抗菌药物折点研究技术指导原则	2018/5/25	临床
74	急性心力衰竭治疗药物临床试验技术指导原则	2018/4/19	临床
75	抗抑郁药的药物临床试验技术指导原则	2018/2/27	临床
76	急性缺血性脑卒中治疗药物临床试验技术指导原则	2018/2/9	临床
77	慢性乙型肝炎抗病毒治疗药物临床试验技术指导原则	2018/2/5	临床
78	膀胱过度活动症药物临床试验指导原则	2018/1/3	临床
79	成人用药数据外推至儿科人群的技术指导原则	2017/5/18	临床
80	药物临床试验的一般考虑指导原则	2017/1/18	临床
81	以药动学参数为终点评价指标的化学药物仿制药人体生物等效性研究技术指导原则	2016/3/8	临床
82	儿科人群药物临床试验技术指导原则	2016/3/1	临床
83	抗菌药物临床试验技术指导原则	2015/4/3	临床
84	抗菌药物研发立题技术指导原则	2015/4/3	临床
85	国际多中心药物临床试验指南（试行）	2015/1/30	临床
86	儿科人群药代动力学研究技术指导原则	2014/7/11	临床
87	抗肿瘤药物临床试验技术指导原则	2012/5/15	临床
88	肝功能损害患者的药代动力学研究技术指导原则	2012/5/15	临床
89	治疗脂代谢紊乱药物临床研究指导原则	2012/5/15	临床
90	单纯性和复杂性皮肤及软组织感染抗菌药物临床试验指导原则	2012/5/15	临床
91	药物相互作用研究指导原则	2012/5/15	临床
92	肾功能损害患者的药代动力学研究技术指导原则	2012/5/15	临床
93	癫痫治疗药物临床研究试验技术指导原则	2012/5/15	临床
94	已上市抗肿瘤药物增加新适应证技术指导原则	2012/5/15	临床
95	抗肿瘤药物上市申请临床数据收集技术指导原则	2012/5/15	临床
96	抗肿瘤药物临床试验终点技术指导原则	2012/5/15	临床
97	治疗2型糖尿病新药的心血管风险评价指导原则	2012/5/15	临床
98	治疗糖尿病药物及生物制品临床试验指导原则	2012/5/15	临床

序号	指导原则名称	发布日期	专业分类
99	预防和或治疗流感药物临床研究指导原则	2012/5/15	临床
100	健康成年志愿者首次临床试验药物最大推荐起始剂量的估算指导原则	2012/5/15	临床
101	药物Ⅰ期临床试验管理指导原则（试行）	2011/12/8	临床
102	化学药品、生物制品说明书指导原则（第二稿）	2007/8/23	临床
103	化学药物临床药代动力学研究技术指导原则	2005/3/18	临床
104	化学药物制剂人体生物利用度和生物等效性研究技术指导原则	2005/3/18	临床
1	药物非临床依赖性研究技术指导原则	2022/1/7	非临床
2	抗新冠病毒肺炎炎症药物非临床药效学研究与评价技术指导原则	2021/12/7	非临床
3	抗新冠病毒化学药物非临床药效学研究与评价技术指导原则	2021/12/7	非临床
4	纳米药物非临床安全性研究技术指导原则（试行）	2021/8/27	非临床
5	纳米药物非临床药代动力学研究技术指导原则（试行）	2021/8/27	非临床
6	放射性体内诊断药物非临床研究技术指导原则	2021/2/25	非临床
7	药物遗传毒性研究技术指导原则	2018/3/15	非临床
8	药物非临床安全性评价供试品检测要求的 Q&A	2014/5/13	非临床
9	药物重复给药毒性研究技术指导原则	2014/5/13	非临床
10	药物非临床药代动力学研究技术指导原则	2014/5/13	非临床
11	药物毒代动力学研究技术指导原则	2014/5/13	非临床
12	药物单次给药毒性研究技术指导原则	2014/5/13	非临床
13	药物刺激性、过敏性和溶血性研究技术指导原则	2014/5/13	非临床
14	药物安全药理学研究技术指导原则	2014/5/13	非临床
15	药物 QT 间期延长潜在作用非临床研究技术指导原则	2014/5/13	非临床
16	药物代谢产物安全性试验技术指导原则	2012/5/15	非临床
17	新药用辅料非临床安全性评价指导原则	2012/5/15	非临床
18	药物致癌试验必要性的技术指导原则	2010/4/22	非临床
19	药物非临床依赖性研究技术指导原则	2007/10/23	非临床
21	药物生殖毒性研究技术指导原则	2006/12/19	非临床
22	抗 HIV 药物药效学研究技术指导原则	2006/12/19	非临床
23	细胞毒类抗肿瘤药物非临床评价的技术指导原则	2006/12/19	非临床
24	化学药物综述资料撰写的格式和内容的技术指导原则——药理毒理研究资料综述	2006/8/29	非临床
25	化学药物一般药理学研究技术指导原则	2005/3/18	非临床
26	化学药物刺激性、过敏性和溶血性研究技术指导原则	2005/3/18	非临床
27	化学药物急性毒性试验技术指导原则	2005/3/18	非临床
28	化学药物非临床药代动力学研究技术指导原则	2005/3/18	非临床
29	化学药物长期毒性试验技术指导原则	2005/3/18	非临床
1	创新药人体生物利用度和生物等效性研究技术指导原则	2022/1/7	临床药理
2	改良型新药调释制剂临床药代动力学研究技术指导原则	2022/1/7	临床药理
3	肾功能不全患者药代动力学研究技术指导原则（试行）	2022/1/6	临床药理
4	药物临床研究有效性综合分析指导原则（试行）	2021/12/30	临床药理
5	化学药创新药临床单次和多次给药剂量递增药代动力学研究技术指导原则	2021/12/29	临床药理
6	抗肿瘤药首次人体试验扩展队列研究技术指导原则（试行）	2021/12/29	临床药理

序号	指导原则名称	发布日期	专业分类
7	创新药临床药理学研究技术指导原则	2021/12/20	临床药理
8	依巴斯汀片生物等效性研究技术指导原则	2021/9/17	临床药理
9	熊去氧胆酸胶囊生物等效性研究技术指导原则	2021/9/17	临床药理
10	枸橼酸西地那非口崩片生物等效性研究指导原则	2021/9/17	临床药理
11	甲苯磺酸索拉非尼片生物等效性研究技术指导原则	2021/9/17	临床药理
12	甲氨蝶呤片生物等效性研究技术指导原则	2021/9/17	临床药理
13	辛伐他汀片生物等效性研究技术指导原则	2021/9/17	临床药理
14	依折麦布片生物等效性研究技术指导原则	2021/9/17	临床药理
15	硫酸氢氯吡格雷片生物等效性研究技术指导原则	2021/9/17	临床药理
16	盐酸贝那普利片生物等效性研究技术指导原则	2021/9/17	临床药理
17	氯化钾缓释片生物等效性研究技术指导原则	2021/9/17	临床药理
18	盐酸乐卡地平片生物等效性研究指导原则	2021/9/17	临床药理
19	马来酸阿法替尼片生物等效性研究技术指导原则	2021/9/17	临床药理
20	盐酸厄洛替尼片生物等效性研究技术指导原则	2021/9/17	临床药理
21	氯氮平片生物等效性研究技术指导原则	2021/9/17	临床药理
22	富马酸喹硫平片生物等效性研究技术指导原则	2021/9/17	临床药理
23	丙泊酚中长链脂肪乳注射液生物等效性研究指导原则	2021/9/17	临床药理
24	维格列汀片生物等效性研究技术指导原则	2021/1/26	临床药理
25	碳酸镧咀嚼片生物等效性研究技术指导原则	2021/1/26	临床药理
26	沙库巴曲缬沙坦钠片生物等效性研究技术指导原则	2021/1/26	临床药理
27	利伐沙班片生物等效性研究技术指导原则	2021/1/26	临床药理
28	来氟米特片生物等效性研究技术指导原则	2021/1/26	临床药理
29	卡马西平片生物等效性研究技术指导原则	2021/1/26	临床药理
30	甲磺酸伊马替尼片生物等效性研究技术指导原则	2021/1/26	临床药理
31	恩替卡韦片生物等效性研究技术指导原则	2021/1/26	临床药理
32	醋酸钙片生物等效性研究技术指导原则	2021/1/26	临床药理
33	醋酸阿比特龙片生物等效性研究技术指导原则	2021/1/26	临床药理
34	奥氮平口崩片生物等效性研究技术指导原则	2021/1/26	临床药理
35	药物相互作用研究技术指导原则（试行）	2021/1/26	临床药理
36	儿科用药临床药理学研究技术指导原则	2020/12/31	临床药理
37	群体药代动力学研究技术指导原则	2020/12/31	临床药理
38	窄治疗指数药物生物等效性研究技术指导原则	2020/12/31	临床药理
39	模型引导的药物研发技术指导原则	2020/12/31	临床药理
40	经口吸入制剂仿制药生物等效性研究指导原则	2020/12/16	临床药理
41	化学药品注射剂（特殊注射剂）仿制药质量和疗效一致性评价技术要求	2020/5/14	临床药理
42	抗菌药物药代动力学/药效学研究技术指导原则	2017/8/4	临床药理
43	人体生物等效性试验豁免指导原则	2016/5/18	临床药理
44	普通口服固体制剂溶出曲线测定与比较指导原则	2016/3/8	临床药理
45	普通口服固体制剂参比制剂选择和确定指导原则	2016/3/8	临床药理
46	以药动学参数为终点评价指标的化学药物仿制人体生物等效性研究技术指导原则	2016/3/8	临床药理

序号	指导原则名称	发布日期	专业分类
47	肝功能损害患者的药代动力学研究技术指导原则	2012/5/15	临床药理
48	药物相互作用研究指导原则	2012/5/15	临床药理
49	肾功能损害患者的药代动力学研究技术指导原则	2012/5/15	临床药理
50	健康成年志愿者首次临床试验药物最大推荐起始剂量的估算指导原则	2012/5/15	临床药理
51	化学药物临床药代动力学研究技术指导原则	2005/3/18	临床药理
52	化学药物制剂人体生物利用度和生物等效性研究技术指导原则	2005/3/18	临床药理
1	药物临床试验中心化监查统计指导原则（试行）	2022/1/21	生物统计
2	药物临床试验随机分配指导原则（试行）	2022/1/7	生物统计
3	用于产生真实世界证据的真实世界数据指导原则（试行）	2021/4/15	生物统计
4	药物临床试验适应性设计指导原则（试行）	2021/1/29	生物统计
5	药物临床试验多重性问题指导原则（试行）	2020/12/31	生物统计
6	药物临床试验协变量校正指导原则	2020/12/31	生物统计
7	药物临床试验亚组分析指导原则（试行）	2020/12/31	生物统计
8	抗肿瘤药物临床试验统计学设计指导原则（试行）	2020/12/31	生物统计
9	药物临床试验富集策略与设计指导原则（试行）	2020/12/31	生物统计
10	药物临床试验数据监查委员会指导原则（试行）	2020/9/23	生物统计
11	药物临床试验非劣效设计指导原则	2020/7/24	生物统计
12	药物临床试验数据递交指导原则（试行）	2020/7/20	生物统计
13	真实世界证据支持药物研发与审评的指导原则（试行）	2020/1/7	生物统计
14	生物等效性研究的统计学指导原则	2018/10/17	生物统计
15	药物临床试验的电子数据采集技术指导原则	2016/7/27	生物统计
16	药物临床试验数据管理工作技术指南	2016/7/27	生物统计
17	药物临床试验数据管理与统计分析的计划和报告指导原则	2016/7/27	生物统计
18	药物临床试验的生物统计学指导原则	2016/6/3	生物统计
19	抗菌药物非劣效临床试验设计技术指导原则	2012/5/15	生物统计
20	化学药物和生物制品临床试验的生物统计学技术指导原则	2005/3/18	生物统计

二、化学药物（原料药和制剂）稳定性研究技术指导原则举例

　　化学药物（原料药和制剂）稳定性研究技术指导原则来源于国家药品监督管理局药品审评中心网站。

> 🔖 知识链接
>
> ### 化学药物（原料药和制剂）稳定性研究技术指导原则（修订）
>
> **一、概述**
>
> 　　原料药或制剂的稳定性是指其保持物理、化学、生物学和微生物学特性的能力。稳定性研究是基于对原料药或制剂及其生产工艺的系统研究和理解，通过设计试验获得原料药或制剂的质量特性在各种环境因素（如温度、湿度、光线照射等）的影响下随时间变化的规律，并据此为药品的处方、工艺、包装、贮藏条件和有效期/复检期的确定提供支持性信息。

稳定性研究始于药品研发的初期，并贯穿于药品研发的整个过程。本指导原则为原料药和制剂稳定性研究的一般性原则，其主要适用于新原料药、新制剂及仿制原料药、仿制制剂的上市申请（NDA/ANDA，New Drug Application/Abbreviated New Drug Application）。其他如创新药（NCE，New Chemical Entity）的临床申请（IND，Investigational New Drug Application）、上市后变更申请（Variation Application）等的稳定性研究，应遵循药物研发的规律，参照创新药不同临床阶段质量控制研究、上市后变更研究技术指导原则的具体要求进行。

本指导原则是基于目前认知的考虑，其他方法如经证明合理也可采用。

二、稳定性研究的基本思路

（一）稳定性研究的内容及试验设计

稳定性研究是原料药或制剂质量控制研究的重要组成部分，其是通过设计一系列的试验来揭示原料药和制剂的稳定性特征。稳定性试验通常包括影响因素试验、加速试验和长期试验等。影响因素试验主要是考察原料药和制剂对光、湿、热、酸、碱、氧化等的稳定性，了解其对光、湿、热、酸、碱、氧化等的敏感性，主要的降解途径及降解产物，并据此为进一步验证所用分析方法的专属性、确定加速试验的放置条件及选择合适的包装材料提供参考。加速试验是考察原料药或制剂在高于长期贮藏温度和湿度条件下的稳定性，为处方工艺设计、偏离实际贮藏条件其是否依旧能保持质量稳定提供依据，并根据试验结果确定是否需要进行中间条件下的稳定性试验及确定长期试验的放置条件。长期试验则是考察原料药或制剂在拟定贮藏条件下的稳定性，为确认包装、贮藏条件及有效期/复检期提供数据支持。

对临用现配的制剂，或是多剂量包装开启后有一定的使用期限的制剂，还应根据其具体的临床使用情况，进行配伍稳定性试验或开启后使用的稳定性试验。

稳定性试验设计应围绕相应的试验目的进行。例如，影响因素试验的光照试验是要考察原料药或制剂对光的敏感性，通常应采用去除包装的样品进行试验；如试验结果显示其过度降解，首先要排除是否因光源照射时引起的周围环境温度升高造成的降解，故可增加避光的平行样品作对照，以消除光线照射之外其他因素对试验结果的影响。另外，还应采用有内包装（必要时，甚至是内包装加外包装）的样品进行试验，考察包装对光照的保护作用。

（二）稳定性试验样品的要求及考察项目设置的考虑

稳定性试验的样品应具有代表性。原料药及制剂注册稳定性试验通常应采用至少中试规模批次的样品进行，其合成路线、处方及生产工艺应与商业化生产的产品一致或与商业化生产产品的关键工艺步骤一致，试验样品的质量应与商业化生产产品的质量一致；包装容器应与商业化生产产品相同或相似。

影响因素试验通常只需 1 个批次的样品；如试验结果不明确，则应加试 2 个批次样品。加速试验和长期试验通常采用 3 个批次的样品进行。

稳定性试验的考察项目应能反映产品质量的变化情况，即在放置过程中易发生变化的，可能影响其质量、安全性和/或有效性的指标，并应涵盖物理、化学、生物学和微生物学的特性。另外，还应根据高湿或高温/低湿等试验条件，增加吸湿增重或失水等项目。

原料药的考察项目通常包括：性状（外观、旋光度或比旋度等）、酸碱度、溶液的澄清度与颜色、杂质（工艺杂质、降解产物等）、对映异构体、晶型、粒度、干燥失重/水分、含量等。

另外，还应根据品种的具体情况，有针对性地设置考察项目；如聚合物的黏度、分子量及分子量分布等；无菌原料药的细菌内毒素/热原、无菌、可见异物等。

制剂的考察项目通常包括：性状（外观）、杂质（降解产物等）、水分和含量等。另外，还应根据剂型的特点设置能够反映其质量特性的指标；如固体口服制剂的溶出度，缓控释制剂、肠溶制剂、透皮贴剂的释放度，吸入制剂的雾滴（粒）分布，脂质体的包封率及泄漏率等。

另外，制剂与包装材料或容器相容性研究的迁移试验和吸附试验，通常是通过在加速和/或长期稳定性试验（注意药品应与包装材料充分接触）增加相应潜在目标浸出物、功能性辅料的含量等检测指标，获得药品中含有的浸出物及包装材料对药物成分的吸附数据；所以，高风险制剂（吸入制剂、注射剂、滴眼剂等）的稳定性试验应考虑与包装材料或容器的相容性试验一并设计。相容性研究的具体内容与试验方法，可参照药品与包装材料或容器相容性研究技术指导原则。

三、原料药的稳定性研究

（一）影响因素试验

影响因素试验是通过给予原料药较为剧烈的试验条件，如高温、高湿、光照、酸、碱、氧化等，考察其在相应条件下的降解情况，以了解试验原料药对光、湿、热、酸、碱、氧化等的敏感性、可能的降解途径及产生的降解产物，并为包装材料的选择提供参考信息。

影响因素试验通常只需1个批次的样品，试验条件应考虑原料药本身的物理化学稳定性。高温试验一般高于加速试验温度10℃以上（如50℃、60℃等），高湿试验通常采用相对湿度75%或更高（如92.5% RH等），光照试验的总照度不低于1.2×10^6 Lux·hr、近紫外能量不低于200w·hr/m²。另外，还应评估原料药在溶液或混悬液状态、在较宽pH值范围内对水的敏感度（水解）。如试验结果不能明确该原料药对光、湿、热等的敏感性，则应加试2个批次样品进行相应条件的降解试验。

恒湿条件可采用恒温恒湿箱或通过在密闭容器下部放置饱和盐溶液来实现。根据不同的湿度要求，选择NaCl饱和溶液（15.5~60℃，75%±1% RH）或KNO₃饱和溶液（25℃，92.5% RH）。

可采用任何输出相似于D65/ID65发射标准的光源，如具有可见-紫外输出的人造日光荧光灯、氙灯或金属卤化物灯。D65是国际认可的室外日光标准［ISO 10977（1993）］，ID65相当于室内间接日光标准；应滤光除去低于320nm的发射光。也可将样品同时暴露于冷白荧光灯和近紫外灯下。冷白荧光灯应具有ISO 10977（1993）所规定的类似输出功率。近紫外荧光灯应具有320~400nm的光谱范围，并在350~370nm有最大发射能量；在320~360nm及360~400nm二个谱带范围的紫外光均应占有显著的比例。

固体原料药样品应取适量放在适宜的开口容器中，分散放置，厚度不超过3mm（疏松原料药厚度可略高些）；必要时加透明盖子保护（如挥发、升华等）。液体原料药应放在化学惰性的透明容器中。

考察时间点应基于原料药本身的稳定性及影响因素试验条件下稳定性的变化趋势设置。高温、高湿试验，通常可设定为0天、5天、10天、30天等。如样品在较高的试验条件下质量发生了显著变化，则可降低相应的试验条件；例如，温度由50℃或60℃降低为40℃，湿度由92.5% RH降低为75% RH等。

(二) 加速试验

加速试验及必要时进行的中间条件试验，主要用于评估短期偏离标签上的贮藏条件对原料药质量的影响（如在运输途中可能发生的情况），并为长期试验条件的设置及制剂的处方工艺设计提供依据和支持性信息。

加速试验通常采用 3 个批次的样品进行，放置在商业化生产产品相同或相似的包装容器中，试验条件为 40℃ ±2℃/75% RH ±5% RH，考察时间为 6 个月，检测至少包括初始和末次的 3 个时间点（如 0、3、6 月）。根据研发经验，预计加速试验结果可能会接近显著变化的限度，则应在试验设计中考虑增加检测时间点，如 1.5 月，或 1、2 月。

如在 25℃ ±2℃/60% RH ±5% RH 条件下进行长期试验，当加速试验 6 个月中任何时间点的质量发生了显著变化，则应进行中间条件试验。中间条件为 30℃ ±2℃/65% RH ±5% RH，建议的考察时间为 12 个月，应包括所有的考察项目，检测至少包括初始和末次的 4 个时间点（如 0、6、9、12 月）。

原料药如超出了质量标准的规定，即为质量发生了"显著变化"。

如长期试验的放置条件为 30℃ ±2℃/65% RH ±5% RH，则无需进行中间条件试验。

拟冷藏保存（5℃ ±3℃）的原料药，加速试验条件为 25℃ ±2℃/60% RH ±5% RH。

新原料药或仿制原料药在注册申报时均应包括至少 6 个月的试验数据。

另外，对拟冷藏保存的原料药，如在加速试验的前 3 个月内质量发生了显著变化，则应对短期偏离标签上的贮藏条件（如在运输途中或搬运过程中）对其质量的影响进行评估；必要时可加试 1 批样品进行少于 3 个月、增加取样检测频度的试验；如前 3 个月质量已经发生了显著变化，则可终止试验。

目前尚无针对冷冻保存（−20℃ =5℃）原料药的加速试验的放置条件；研究者可取 1 批样品，在略高的温度（如 5℃ ±3℃或 25℃ ±2℃）条件下进行放置适当时间的试验，以了解短期偏离标签上的贮藏条件（如在运输途中或搬运过程中）对其质量的影响。

对拟在 −20℃ 以下保存的原料药，可参考冷冻保存（−20℃ ±5℃）的原料药，酌情进行加速试验。

(三) 长期试验

长期试验是考察原料药在拟定贮藏条件下的稳定性，为确认包装、贮藏条件及有效期（复检期）提供数据支持。

长期试验通常采用 3 个批次的样品进行，放置在商业化生产产品相同或相似的包装容器中，放置条件及考察时间要充分考虑贮藏和使用的整个过程。

长期试验的放置条件通常为 25℃ ±2℃/60% RH ±5% RH 或 30℃ ±2℃/65% RH ±5% RH，考察时间点应能确定原料药的稳定性情况；如建议的有效期（复检期）为 12 个月以上，检测频率一般为第一年每 3 个月一次，第二年每 6 个月一次，以后每年一次，直至有效期（复检期）。

注册申报时，新原料药长期试验应包括至少 3 个注册批次、12 个月的试验数据，并应同时承诺继续考察足够的时间以涵盖其有效期（复检期）。仿制原料药长期试验应包括至少 3 个注册批次、6 个月的试验数据，并应同时承诺继续考察足够的时间以涵盖其有效期（复检期）。

拟冷藏保存原料药的长期试验条件为 5℃ ±3℃。对拟冷藏保存的原料药，如加速试验在 3 个月到 6 个月之间其质量发生了显著变化，则应根据长期试验条件下实际考察时间的稳定性数据确定有效期（复检期）。

拟冷冻保存原料药的长期试验条件为 –20℃ ±5℃。对拟冷冻保存的原料药，应根据长期试验放置条件下实际考察时间的稳定性数据确定其有效期（复检期）。

对拟在 –20℃ 以下保存的原料药，应在拟定的贮藏条件下进行试验，并根据长期试验放置条件下实际考察时间的稳定性数据确定其有效期（复检期）。

（四）分析方法及可接受限度

稳定性试验所用的分析方法均需经过方法学验证，各项考察指标的可接受限度应符合安全、有效及质量可控的要求。

安全性相关的质量指标的可接受限度应有毒理学试验或文献依据，并应能满足制剂工艺及关键质量属性的要求。

（五）结果的分析评估

稳定性研究的最终目的是通过对至少 3 个批次的原料药试验及稳定性资料的评估（包括物理、化学、生物学和微生物学等的试验结果），建立适用于将来所有在相似环境条件下生产和包装的所有批次原料药的有效期（复检期）。

如果稳定性数据表明试验原料药的降解与批次间的变异均非常小，从数据上即可明显看出所申请的有效期（复检期）是合理的，此时通常不必进行正式的统计分析，只需陈述省略统计分析的理由即可。如果稳定性数据显示试验原料药有降解趋势，且批次间有一定的变异，则建议通过统计分析的方法确定其有效期（复检期）。

对可能会随时间变化的定量指标（通常为活性成分的含量、降解产物的水平及其他相关的质量属性等）进行统计分析，具体方法是：将平均曲线的 95% 单侧置信限与认可标准的相交点所对应的时间点作为有效期（复检期）。如果分析结果表明批次间的变异较小（对每批样品的回归曲线的斜率和截距进行统计检验），即 P 值 >0.25（无显著性差异），最好将数据合并进行整体分析评估。如果批次间的变异较大（P 值 ≤0.25），则不能合并分析，有效期（复检期）应依据其中最短批次的时间确定。

能否将数据转换为线性回归分析是由降解反应动力学的性质决定的。通常降解反应动力学可表示为数学的或对数的一次、二次或三次函数关系。各批次及合并批次（适当时）的数据与假定降解直线或曲线拟合程度的好坏，应该用统计方法进行检验。

原则上，原料药的有效期（复检期）应根据长期试验条件下实际考察时间的稳定性数据确定。如经证明合理，在注册申报时也可依据长期试验条件下获得的实测数据，有限外推得到超出实际观察时间范围外的有效期（复检期）。外推应基于对降解机制全面、准确的分析，包括加速试验的结果，数学模型的良好拟合及获得的批量规模的支持性稳定性数据等；因外推法假设建立的基础是确信"在观察范围外也存在着与已有数据相同的降解关系"。

（六）稳定性承诺

当申报注册的 3 个生产批次样品的长期稳定性数据已涵盖了建议的有效期（复检期），则认为无需进行批准后的稳定性承诺；但是，如有下列情况之一时应进行承诺：

1. 如果递交的资料包含了至少 3 个生产批次样品的稳定性试验数据，但尚未至有效期（复检期），则应承诺继续进行研究直到建议的有效期（复检期）。

2. 如果递交的资料包含的生产批次样品的稳定性试验数据少于 3 批，则应承诺继续进行研究直到建议的有效期（复检期），同时补充生产规模批次至少至 3 批，并进行直到建议有效期（复检期）的长期稳定性研究。

3. 如果递交的资料未包含生产批次样品的稳定性试验数据（仅为注册批次样品的稳定性试验数据），则应承诺采用生产规模生产的前 3 批样品进行长期稳定性试验，直到建议的有效期（复检期）。

通常承诺批次的长期稳定性试验方案应与申报批次的方案相同。

（七）标签

应按照国家相关的管理规定，在标签上注明原料药的贮藏条件；表述内容应基于对该原料药稳定性信息的全面评估。对不能冷冻的原料药应有特殊的说明。应避免使用如"环境条件"或"室温"这类不确切的表述。

应在容器的标签上注明由稳定性研究得出的有效期（复检期）计算的失效日期（复检日期）。

四、制剂的稳定性研究

制剂的稳定性研究应基于对原料药特性的了解及由原料药的稳定性研究和临床处方研究中获得的试验结果进行设计，并应说明在贮藏过程中可能产生的变化情况及稳定性试验考察项目的设置考虑。

注册申报时应提供至少 3 个注册批次制剂正式的稳定性研究资料。注册批次制剂的处方和包装应与拟上市产品相同，生产工艺应与拟上市产品相似，质量应与拟上市产品一致，并应符合相同的质量标准。如证明合理，新制剂 3 个注册批次其中 2 批必须至少在中试规模下生产，另 1 批可在较小规模下生产，但必须采用有代表性的关键生产步骤。仿制制剂 3 个注册批次均必须至少在中试规模下生产。在条件许可的情况下，生产不同批次的制剂应采用不同批次的原料药。

通常制剂的每一种规格和包装规格均应进行稳定性研究；如经评估认为可行，也可采用括号法或矩阵法稳定性试验设计；括号法或矩阵法建立的基础是试验点的数据可以代替省略点的数据。

另外，在注册申报时，除需递交正式的稳定性研究资料外，还可提供其他支持性的稳定性数据。

稳定性研究应考察在贮藏过程中易发生变化的，可能影响制剂质量、安全性和/或有效性的项目；内容应涵盖物理、化学、生物学、微生物学特性，以及稳定剂的含量（如，抗氧剂、抑菌剂）和制剂功能性测试（如，定量给药系统）等。所用分析方法应经过充分的验证，并能指示制剂的稳定性特征。如在稳定性研究过程中分析方法发生了变更，则应采用变更前后的两种方法对相同的试验样品进行测定，以确认该方法的变更是否会对稳定性试验结果产生影响。如果方法变更前后的测定结果一致，则可采用变更后的方法进行后续的稳定性试验；如果方法变更前后测定结果差异较大，则应考虑采用两种方法平行测定后续的时间点，并通过对二组试验数据的比较分析得出相应的结论；或是重复进行稳定性试验，获得包括前段时间点的完整的试验数据。

根据所有的稳定性信息确定制剂有效期标准的可接受限度。因为有效期标准的限度是在对贮藏期内制剂质量变化情况及所有稳定性信息评估的基础上确定的，所以有效期标准与放行标准存在一定的差异是合理的。如，放行标准与有效期标准中抑菌剂含量限度的差异，是在药物研发阶段依据对拟上市的最终处方（除抑菌剂浓度外）中抑菌剂含量与其有效性之间关系的论证结果确定的。无论放行标准与有效期标准中抑菌剂的含量限度是否相同或不同，均应采用1批制剂样品进行初步的稳定性试验（增加抑菌剂含量检测），以确认目标有效期时抑菌剂的功效。

（一）光稳定性试验

制剂应完全暴露进行光稳定性试验。必要时，可以直接包装进行试验；如再有必要，可以上市包装进行试验。试验一直做到结果证明该制剂及其包装能足以抵御光照为止。

可采用任何输出相似于D65/ID65发射标准的光源，如具有可见－紫外输出的人造日光荧光灯、氙灯或金属卤化物灯。D65是国际认可的室外日光标准［ISO 10977（1993）］，ID65相当于室内间接日光标准；应滤光除去低于320nm的发射光。也可将样品同时暴露于冷白荧光灯和近紫外灯下。冷白荧光灯应具有ISO 10977（1993）所规定的类似输出功率。近紫外荧光灯应具有320~400nm的光谱范围，并在350~370nm有最大发射能量；在320~360nm及360~400nm两个谱带范围的紫外光均应占有显著的比例。

至少应采用1个申报注册批次的样品进行试验。如果试验结果显示样品对光稳定或者不稳定，采用1个批次的样品进行试验即可；如果1个批次样品的研究结果尚不能确认其对光稳定或者不稳定，则应加试2个批次的样品进行试验。

有些制剂已经证明其内包装完全避光，如铝管或铝罐，一般只需进行制剂的直接暴露试验。有些制剂如输液、皮肤用霜剂等，还应证明其使用时的光稳定性试验。研究者可根据制剂的使用方式，自行考虑设计并进行光稳定性试验。

（二）放置条件

通常，应在一定的放置条件下（在适当的范围内）评估制剂的热稳定性。必要时，考察制剂对湿度的敏感性或潜在的溶剂损失。选择的放置条件和研究时间的长短应充分考虑制剂的贮藏、运输和使用的整个过程。

必要时，应对配制或稀释后使用的制剂进行稳定性研究，为说明书/标签上的配制、贮藏条件和配制或稀释后的使用期限提供依据。申报注册批次在长期试验开始和结束时，均应进行配制和稀释后建议的使用期限的稳定性试验，该试验作为正式稳定性试验的一部分。

对易发生相分离、黏度减小、沉淀或聚集的制剂，还应考虑进行低温或冻融试验。低温试验和冻融试验均应包括三次循环，低温试验的每次循环是先于2~8℃放置2天，再在40℃放置2天，取样检测。冻融试验的每次循环是先于－20~－10℃放置2天，再在40℃放置2天，取样检测。（表9-4）

表9-4　加速及长期试验的放置条件

研究项目	放置条件	申报数据涵盖的最短时间
长期试验	25℃±2℃/60%RH±5%RH 或 30℃±2℃/65%RH±5%RH	新制剂12个月 仿制制剂6个月
中间试验	30℃±2℃/65%RH±5%RH	6个月
加速试验	40℃±2℃/75%RH±5%RH	6个月

加速试验的放置条件为 40℃ ±2℃/75% RH ±5% RH，考察时间为 6 个月，检测至少包括初始和末次的 3 个时间点（如 0、3、6 月）。根据研发经验，预计加速试验结果可能会接近显著变化的限度，则应在试验设计中考虑增加检测时间点，如 1.5 月，或 1、2 月。

如在 25℃ ±2℃/60% RH ±5% RH 条件下进行长期试验，当加速试验 6 个月中任何时间点的质量发生了"显著变化"，则应进行中间条件试验。中间条件为 30℃ ±2℃/65% RH ±5% RH，建议的考察时间为 12 个月，应包括所有的考察项目，检测至少包括初始和末次的 4 个时间点（如 0、6、9、12 月）。

制剂质量的"显著变化"定义为：

1. 含量与初始值相差 5%，或用生物或免疫法测定时效价不符合规定。

2. 任何降解产物超出有效期标准规定的限度。

3. 外观、物理性质、功能性试验（如：颜色、相分离、再分散性、沉淀或聚集、硬度、每揿剂量）不符合有效期标准的规定。一些物理性质（如：栓剂变软、霜剂熔化）的变化可能会在加速试验条件下出现。

另外，对某些剂型，"显著变化"还包括：

1. pH 值不符合规定；

2. 12 个剂量单位的溶出度不符合规定。

如长期试验的放置条件为 30℃ ±2℃/65% RH ±5% RH，则无需进行中间条件试验。

长期试验的放置条件通常为 25℃ ±2℃/60% RH ±5% RH 或 30℃ ±2℃/65% RH ±5% RH；考察时间点应能确定制剂的稳定性情况。对建议的有效期至少为 12 个月的制剂，检测频率一般为第一年每 3 个月一次，第二年每 6 个月一次，以后每年一次，直到建议的有效期。

注册申报时，新制剂长期试验应包括至少 3 个注册批次、12 个月的试验数据，并应同时承诺继续考察足够的时间以涵盖其有效期。仿制制剂长期试验应包括至少 3 个注册批次、6 个月的试验数据，并应同时承诺继续考察足够的时间以涵盖其有效期。

（三）非渗透性或半渗透性容器包装的制剂

对采用非渗透性容器包装的药物制剂，可不考虑药物对湿度的敏感性或可能的溶剂损失；因为非渗透性容器具有防潮及溶剂通过的永久屏障。因此，包装在非渗透性容器中的制剂的稳定性研究可在任何湿度下进行。

对采用半渗透性容器包装的水溶液制剂，除评估该制剂的物理、化学、生物学和微生物学稳定性外，还应评估其潜在的失水性。失水性试验是将制剂样品放置在表 9-5 所列的低相对湿度条件下进行，以证明其可以放在低相对湿度的环境中。

对非水或溶剂型基质的药物，可建立其他可比的方法进行试验，并应说明所建方法的合理性。

表 9-5 加速及长期试验的放置条件

研究项目	放置条件	申报数据涵盖的最短时间
长期试验	25℃ ±2℃/60% RH ±5% RH 或 30℃ ±2℃/65% RH ±5% RH	新制剂 12 个月 仿制制剂 6 个月
中间试验	30℃ ±2℃/65% RH ±5% RH	6 个月
加速试验	40℃ ±2℃/不超过（NMT）25% RH	6 个月

长期试验是在 25℃±2℃/40%RH±5%RH 或是在 30℃±2℃/35%RH±5%RH 条件下进行，由研究者自行决定。

如果以 30℃±2℃/35%RH±5%RH 为长期试验条件，则无需进行中间条件试验。

如果在 25℃±2℃/40%RH±5%RH 条件下进行长期试验，而在加速放置条件下 6 个月期间的任何时间点发生了除失水外的质量显著变化，则应进行中间条件试验，以评估 30℃温度对质量的影响。如果在加速试验放置条件下，仅失水一项发生了显著变化，则不必进行中间条件试验；但应有数据证明制剂在建议的有效期内贮藏于 25℃/40%RH 条件下无明显失水。

采用半渗透性容器包装的制剂，在 40℃、不超过 25%RH 条件下放置 3 个月，失水量与初始值相差 5%，即认为有显著变化。但对小容量（≤1ml）或单剂量包装的制剂，在 40℃、不超过 25%RH 条件下放置 3 个月，失水 5% 或以上是可以接受的。

另外，也可以采用另一种方法进行表 9-6 推荐的参比相对湿度条件下的失水研究（包括长期试验和加速试验）。即在高湿条件下进行稳定性试验，然后通过计算算出参比相对湿度时的失水率。具体方法就是通过试验测定包装容器的渗透因子，或如下例所示，由计算得到的同一温度下不同湿度的失水率之比得出包装容器的渗透因子。包装容器的渗透因子可由采用该包装的制剂在最差情况下（如：系列浓度中最稀的浓度规格）的测定结果得出。

失水测定方法实例：

对装在特定包装容器、大小尺寸、装量的制剂，计算其在参比相对湿度下失水率的方法：用在相同温度下和实测相对湿度下测得的失水率与表 9-6 中的失水率之比相乘。前提是应能证明在贮藏过程中实测时的相对湿度与失水率呈线性关系。

例如，计算 40℃温度下、不超过 25%RH 时的失水率，就是将 75%RH 时测得的失水率乘以 3（相应的失水率之比）。

表 9-6 失水研究

实测时的相对湿度	参比相对湿度	特定温度下失水率之比
60%RH	25%RH	1.9
60%RH	40%RH	1.5
65%RH	35%RH	1.9
75%RH	25%RH	3.0

除表 9-6 外其他相对湿度条件下的失水率之比，如有充分的证据，也可采用。

（四）拟冷藏的制剂

拟冷藏制剂如采用半渗透性容器包装，也应进行适当温度条件下的低湿试验，以评估其失水情况。

对拟冷藏保存的制剂，如在加速试验的前 3 个月内质量发生了显著变化，则应对短期偏离标签上的贮藏条件（如在运输途中或搬运过程中）对其质量的影响进行评估；必要时可加试 1 批制剂样品进行少于 3 个月、增加取样检测频度的试验；如前 3 个月质量已经发生了显著变化，则可终止试验，不必继续进行至 6 个月（表 9-7）。

拟冷藏保存制剂的长期试验条件为 5℃±3℃。对拟冷藏保存的制剂，如加速试验在 3 个月到 6 个月之间其质量发生了显著变化，有效期应根据长期放置条件下实际考察时间的稳定性数据确定。

表 9-7 批冷藏制剂的试验条件

研究项目	放置条件	申报数据涵盖的最短时间
长期试验	5℃±3℃	12 个月
加速试验	25℃±2℃/60%RH±5%RH	6 个月

（五）拟冷冻贮藏的制剂

拟冷冻保存制剂的长期试验条件为 −20℃ ±5℃。对拟冷冻贮藏的制剂，有效期应根据长期放置条件下实际试验时间的数据确定。虽然未规定拟冷冻贮藏制剂的加速试验条件，仍应对 1 批样品在略高的温度下（如：5℃ ±3℃ 或 25℃ ±2℃）进行放置适当时间的试验，以了解短期偏离说明书/标签上的贮藏条件对该制剂质量的影响（表 9-8）。

对拟在 −20℃ 以下贮藏的制剂，可参考冷冻保存（−20℃ ±5℃）的制剂，酌情进行加速试验；其应在拟定的贮藏条件下进行长期试验，并根据长期放置实际考察时间的稳定性数据确定有效期。

表 9-8 批冷冻贮藏制剂的试验条件

研究项目	放置条件	申报数据涵盖的最短时间
长期试验	−20℃ ±5℃	12 个月

（六）分析方法及可接受限度

稳定性试验所用的分析方法均需经过方法学验证，各项考察指标的可接受限度应符合安全、有效及质量可控的要求。

安全性指标的可接受限度应有毒理学试验或文献的依据，与剂型相关的关键质量指标的可接受限度应符合临床用药安全、有效的要求。

（七）结果的分析评估

注册申报时应系统陈述并评估制剂的稳定性信息，包括物理、化学、生物学和微生物学等的试验结果，以及制剂的特殊质量属性（如：固体口服制剂的溶出度等）。

稳定性研究的最终目的是根据至少 3 个批次制剂的试验结果，确定将来所有在相似环境条件下生产和包装的制剂的有效期和说明书/标签上的贮藏说明。

因稳定性试验样品批次间数据的变异程度会影响将来生产产品在有效期内符合质量标准的把握度，故应依据试验样品的降解及批次间的变异程度，对稳定性试验结果进行分析评估。

如果稳定性数据表明试验制剂的降解与批次间的变异均非常小，从数据上即可明显看出所申请的有效期是合理的，此时通常不必进行正式的统计分析，只需陈述省略统计分析的理由即可。如果稳定性数据显示试验制剂有降解趋势，且批次间有一定的变异，则建议通过统计分析的方法确定其有效期。

对可能会随时间变化的定量指标进行统计分析，具体方法是：将平均曲线的 95% 单侧/双侧置信限与认可标准的相交点所对应的时间点作为有效期。如果分析结果表明批次间的变异较小（对每批样品的回归曲线的斜率和截距进行统计检验），即 P 值 >0.25（无显著性差异），最好将数据合并进行整体分析评估。如果批次间的变异较大（P 值 ≤0.25），则不能合并分析，有效期应依据其中最短批次的时间确定。

能否将数据转换为线性回归分析是由降解反应动力学的性质决定的。通常降解反应动力学可表示为数学的或对数的一次、二次或三次函数关系。各批次及合并批次（适当时）的数据与假定降解直线或曲线拟合程度的好坏，应该用统计方法进行检验。

原则上，制剂的有效期应根据长期试验条件下实际考察时间的稳定性数据确定。如经证明合理，在注册申报阶段也可依据长期试验条件下获得的实测数据，有限外推得到超出实际观察时间范围外的有效期。外推应基于对降解机制全面、准确的分析，包括加速试验的结果，数学模型的良好拟合及获得的批量规模的支持性稳定性数据等；因外推法假设建立的基础是确信"在观察范围外也存在着与已有数据相同的降解关系"。

进行评估的定量指标不仅应考虑活性成分的含量，还应考虑降解产物的水平和其他有关的质量属性。必要时，还应关注质量平衡情况、稳定性差异和降解特性。

（八）稳定性承诺

当申报注册的 3 个生产批次制剂的长期稳定性数据已涵盖了建议的有效期，则认为无需进行批准后的稳定性承诺；但是，如有下列情况之一时应进行承诺。

1. 如果递交的资料包含了至少 3 个生产批次样品的稳定性试验数据，但尚未至有效期，则应承诺继续进行研究直到建议的有效期。

2. 如果递交的资料包含的生产批次样品的稳定性试验数据少于 3 批，则应承诺继续进行现有批次样品的长期稳定性试验直到建议的有效期，同时补充生产规模批次至少至 3 批，进行直到建议有效期的长期试验并进行 6 个月的加速试验。

3. 如果递交的资料未包含生产批次样品的稳定性试验数据（仅为注册批次样品的稳定性试验数据），则应承诺采用生产规模生产的前 3 批样品进行长期稳定性试验，直到建议的有效期并进行 6 个月的加速试验。

通常承诺批次的稳定性试验方案应与申报批次的方案相同。

此外，需注意：申报注册批次加速试验质量发生了显著变化需进行中间条件试验，承诺批次可进行中间条件试验，也可进行加速试验；然而，如果承诺批次加速试验质量发生了显著变化，还需进行中间条件试验。

（九）说明书/标签

应按照国家相关的管理规定，在说明书/标签上注明制剂的贮藏条件；表述内容应基于对该制剂稳定性信息的全面评估。对不能冷冻的制剂应有特殊的说明。应避免使用如"环境条件"或"室温"这类不确切的表述。

说明书/标签上的贮藏条件直接反映制剂的稳定性；失效日期应标注在标签上。

五、名词解释

1. 加速试验（Accelerated testing）

加速试验是采用超出贮藏条件的试验设计来加速原料药或制剂的化学降解或物理变化的试验，是正式稳定性研究的一部分。

加速试验数据还可用于评估在非加速条件下更长时间的化学变化，以及在短期偏离标签上注明的贮藏条件（如运输过程中）时对质量产生的影响；但是，加速试验结果有时不能预测物理变化。

2. 中间试验或中间条件试验（Intermediate testing）

中间试验是为拟在 25℃ 下长期贮藏的原料药或制剂设计的在 30℃/65% RH 条件下进行的试验，目的是适当加速原料药或制剂的化学降解或物理变化。

3. 长期试验（Long – term testing）

长期试验是为确定在标签上建议（或批准）的有效期（复检期）进行的，在拟定贮藏条件下的稳定性研究。

4. 正式的稳定性研究（Formal stability studies）

正式的稳定性研究是用申报注册和/或承诺批次按照递交的稳定性方案进行的长期和加速（或中间）试验，目的是建立或确定原料药和制剂的有效期（复检期）。

5. 括号法（Bracketing）

括号法是一种稳定性试验方案的简略设计方法；它仅对某些处于设计因素极端点的样品（如，规格、包装规格等）进行所有时间点的完整试验。此设计假定是极端样品的稳定性可以代表中间样品的稳定性。当进行试验的是一系列规格的制剂，如果各个规格的组成相同或非常相近（将相似的颗粒压成不同片重的系列规格片剂，或将相同组分填充于不同体积的空胶囊中的不同填充量的系列规格胶囊剂），即可采用括号法设计。括号法还适用于装在不同大小的容器中或容器大小相同装量不同的系列制剂。

6. 矩阵法（Matrixing）

矩阵法是一种稳定性试验方案的简略设计方法；其是在指定的取样时间点，只需从所有因子组合的总样品数中取出一组进行测定；在随后的取样时间点，则测定所有因子组合的总样品中的另一组样品。此设计假定是在特定时间点被测定的每一组样品的稳定性均具有代表性。矩阵法设计应考虑相同制剂样品间的各种差异；如，不同批次、不同规格、材质相同大小不同的包装容器，某些情况下可能是包装容器不同。

7. 气候带（Climatic zones）

依据 W. Grimm 提出的概念（Drugs Made in Germany，28：196 - 202，1985 and 29：39 - 47.1986），根据年度气候条件，将全球分为 4 个气候带。

气候带Ⅰ：温带　　　　　　　21℃　45% RH

气候带Ⅱ：亚热带　　　　　　25℃　60% RH

气候带Ⅲ：干热　　　　　　　30℃　35% RH

气候带ⅣA：湿热　　　　　　30℃　65% RH

气候带ⅣB：非常湿热　　　　30℃　75% RH

因人用药品注册技术要求国际协调会议（ICH）三个地区仅包含了气候带Ⅰ和气候带Ⅱ，故在 1993 年 10 月协调的稳定性研究指导原则中设定长期试验的放置条件为 25℃ ±2℃/60% RH ±5% RH；后因 ICH 国家/地区的药品生产企业的产品普遍在全球多种气候的国家或地区上市，ICH 于 2003 年 2 月修订了稳定性研究指导原则（Q1A/R2）中长期试验的放置条件，由 25℃ ±2℃/60% RH ±5% RH 调整为 25℃ ±2℃/60% RH ±5% RH 或 30℃ ±2℃/65% RH ±5% RH。

8. 中试规模批次（Pilot scale batch）

按照模拟生产规模生产的原料药或制剂批次。对固体口服制剂，中试规模一般至少是生产规模的十分之一。

9. 注册批次（Primary batch）

用于正式稳定性研究的原料药或制剂批次，其稳定性数据在注册申报时可分别用于建立原料药和制剂的有效期（复检期）。原料药申报批次均至少是中试规模；新制剂 3 个批次中至少 2 个批次是中试规模，另 1 个批次的规模可小一些，但必须采用有代表性的关键生产步骤；仿制制剂申报批次均至少是中试规模。注册批次也可以是生产批次。

10. 生产批次（Production batch）

使用申报时确认的生产厂房及生产设备，以生产规模生产的原料药或制剂批次。

11. 承诺批次（Commitment batch）

注册申报时承诺的在获得批准后开始进行或继续完成稳定性研究的原料药或制剂的生产规模批次。

12. 包装容器系统（Container closure system）

用于盛装和保护制剂的包装总和，包括内包装（初级包装）和外包装（次级包装）；外包装是为给制剂提供进一步的保护。包装系统（Packaging system）相当于包装容器系统。

13. 非渗透性容器（Impermeable container）

非渗透性容器是指对气体或溶剂通过具有永久性屏障的容器。如，半固体（制剂）的密封铝管，溶液剂的密封玻璃安瓿等。

14. 半渗透性容器（Semi–permeable container）

半渗透性容器是指可防止溶质损失，但允许溶剂尤其是水通过的容器。溶剂的渗透机制是被容器的内侧表面吸收，然后扩散进入容器材料，再从外侧表面解吸附；渗透是通过分压梯度完成的。半渗透性容器包括塑料软袋和半刚性塑料袋、低密度聚乙烯（LDPE）大容量非肠道制剂袋（LVPs），以及低密度聚乙烯安瓿、瓶、小瓶等。

15. 有效期（Expiration dating period）

在此期间内，只要原料药或制剂在容器标签规定的条件下保存，就能符合批准的有效期标准。

16. 失效日期（Expiration date）

通常失效日期是制剂容器标签上注明的日期，含义是在此日期前，该制剂只要放置在规定的条件下，预期其质量将保持并符合批准的有效期标准；但在此日期后，药品将不能使用。失效日期为生产日期与有效期的加和；例如，有效期为2年，生产日期为2011年1月10日，失效日期即为2013年1月10日。

17. 复检期（Re–test period）

通常对多数已知不稳定的生物技术/生物原料药和某些抗生素，建立确认的是有效期，而对多数较稳定的化学原料药，建立确认的实为复检期。复检期是在此期间内，只要原料药保存于规定的条件下，就认为其符合质量标准，并可用于生产相应的制剂；而在此期限后，如果用该批原料药生产制剂，则必须进行质量符合性复检；如复检结果显示其质量仍符合质量标准，则应立即使用；1批原料药可以进行多次复检，且每次复检后可以使用其中的一部分，只要其质量一直符合质量标准即可。

18. 复检日期（Re–test date）

复检日期是指在这一天之后必须对原料药进行复检，以保证其仍符合质量标准并适用于生产规定的制剂。复检日期为生产日期与复检期的加和；例如，复检期为2年，生产日期为2011年1月10日，复检日期即为2013年1月10日。

19. 放行标准（Specification–Release）

放行标准包括物理、化学、生物学、微生物学试验及规定的限度；用于判定放行时制剂是否合格。

20. 有效期标准（也称货架期标准）（Specification – Shelf life）

有效期标准包括物理、化学、生物学、微生物学试验及可接受的限度，用于判定原料药在复检期（有效期）内是否合格，或在有效期内制剂必须符合其规定。

21. 影响因素试验（原料药）［Stress testing（drug substance）］

是指为揭示原料药内在的稳定性而进行的研究；该试验是开发研究的一部分，通常在比加速试验更为剧烈的条件下进行，如光照、高温、高湿等。

22. 影响因素试验（制剂）［Stress testing（drug product）］

是指为评估剧烈条件对制剂质量的影响而进行的研究。该试验包括光稳定性试验和对某些制剂（如，定量吸入制剂、乳膏剂、乳剂和需冷藏的水性液体制剂）的特定试验。

23. 质量平衡（Mass balance）

质量平衡是指在充分考虑了分析方法误差的情况下，将含量和降解产物测定值相加与初始值100%的接近程度。

24. 支持性数据（Supporting data）

除正式稳定性研究外，其他支持分析方法、建议的有效期（复检期），以及标签上贮藏条件的资料。包括早期合成路线原料药批次、小试规模原料药批次、非上市的研究性处方、相关的其他处方及非市售容器包装样品的稳定性研究数据等。

第四节　生物制品注册指导原则

一、生物制品注册指导原则概况

生物制品是一类特殊的产品，提取方法、纯度要求及技术发展水平有着鲜明的特点，截至2022年3月有关生物制品注册的指导原则，药品审评中心官网"指导原则专栏"指导原则数据库中共有174个检索结果。从专业分类检索结果分别为：药学27个、临床79个、非临床25个、临床药理10个、生物统计18个、多学科15个指导原则。具体情况见表9-9。

表9-9　生物制品注册指导原则检索结果

序号	指导原则名称	发布日期	学科分类
1	新药研发过程中食物影响研究技术指导原则	2022/1/5	多学科
2	药物临床试验数据管理与统计分析计划指导原则	2022/1/4	多学科
3	患者报告结局在药物临床研发中应用的指导原则（试行）	2022/1/4	多学科
4	药品电子通用技术文档（eCTD）实施指南 V1.0	2021/10/14	多学科
5	药品电子通用技术文档（eCTD）验证标准 V1.0	2021/10/14	多学科
6	药品电子通用技术文档（eCTD）技术规范 V1.0	2021/10/14	多学科
7	生物类似药相似性评价和适应证外推技术指导原则	2021/2/18	多学科
8	药品附条件批准上市技术指导原则（试行）	2020/11/19	多学科
9	新型冠状病毒中和抗体类药物申报临床药学研究与技术资料要求指导原则（试行）	2020/9/9	多学科
10	新型冠状病毒预防用疫苗研发技术指导原则（试行）	2020/8/14	多学科

续表

序号	指导原则名称	发布日期	学科分类
11	体外诊断试剂说明书编写指导原则	2014/9/11	多学科
12	药品注册申报资料的体例与整理规范	2011/7/12	多学科
13	结合疫苗质量控制和临床研究技术指导原则	2005/10/14	多学科
14	预防用以病毒为载体的活疫苗制剂的技术指导原则	2003/3/20	多学科
15	人体细胞治疗研究和制剂质量控制技术指导原则	2003/3/20	多学科
1	纳米药物质量控制研究技术指导原则（试行）	2021/8/27	药学
2	已上市生物制品药学变更研究技术指导原则（试行）	2021/6/25	药学
3	新型冠状病毒预防用 mRNA 疫苗药学研究技术指导原则（试行）	2020/8/14	药学
4	预防用含铝佐剂疫苗技术指导原则	2019/12/9	药学
5	细胞治疗产品研究与评价技术指导原则（试行）	2017/12/22	药学
6	生物制品稳定性研究技术指导原则（试行）	2015/4/15	药学
7	生物类似药研发与评价技术指导原则（试行）	2015/2/28	药学
8	体外诊断试剂临床试验技术指导原则	2014/9/11	药学
9	疫苗生产场地变更质量可比性研究技术指导原则	2014/1/8	药学
10	预防用疫苗临床前研究技术指导原则	2010/4/22	药学
11	血液制品去除灭活病毒技术方法及验证指导原则	2008/9/4	药学
12	疫苗生产用细胞基质研究审评一般原则	2007/8/23	药学
13	生物制品质量控制分析方法验证技术一般原则	2007/8/23	药学
14	生物组织提取制品和真核细胞表达制品的病毒安全性评价的技术审评一般原则	2007/8/23	药学
15	重组制品生产用哺乳动物细胞质量控制技术评价一般原则	2007/8/13	药学
18	预防用疫苗临床前研究技术指导原则	2005/10/14	药学
19	生物制品生产工艺过程变更管理技术指导原则	2005/10/14	药学
20	联合疫苗临床前和临床研究技术指导原则	2005/10/14	药学
21	多肽疫苗生产及质控技术指导原则	2005/10/14	药学
22	预防用 DNA 疫苗临床前研究技术指导原则	2003/3/20	药学
23	人用重组 DNA 制品质量控制技术指导原则	2003/3/20	药学
24	细胞培养用牛血清生产和质量控制技术指导原则	2003/3/20	药学
25	人用单克隆抗体质量控制技术指导原则	2003/3/20	药学
26	人基因治疗研究和制剂质量控制技术指导原则	2003/3/20	药学
27	变态反应原（变应原）制品质量控制技术指导原则	2003/3/20	药学
1	人用狂犬病疫苗临床研究技术指导原则（试行）	2022/2/25	临床
2	人纤维蛋白原临床试验技术指导原则（试行）	2022/2/25	临床
3	新型冠状病毒肺炎抗病毒新药临床试验技术指导原则（试行）	2022/2/17	临床
4	嵌合抗原受体 T 细胞（CAR-T）治疗产品申报上市临床风险管理计划技术指导原则	2022/1/29	临床
5	每日一次基础胰岛素生物类似药临床试验设计指导原则	2022/1/28	临床
6	利拉鲁肽用于体重管理的临床试验设计指导原则	2022/1/28	临床
7	特立帕肽注射液生物类似药临床试验设计指导原则	2022/1/26	临床

续表

序号	指导原则名称	发布日期	学科分类
8	长效重组人粒细胞集落刺激因子预防化疗后中性粒细胞减少性发热临床试验设计指导原则（试行）	2022/1/20	临床
9	西妥昔单抗注射液生物类似药临床试验设计指导原则（试行）	2022/1/20	临床
10	治疗儿科动脉性肺动脉高压药物临床试验技术指导原则	2022/1/12	临床
11	治疗动脉性肺动脉高压药物临床试验技术指导原则	2022/1/12	临床
12	抗狂犬病毒单克隆抗体新药临床试验技术指导原则	2022/1/10	临床
13	罕见疾病药物临床研发技术指导原则	2022/1/6	临床
14	预防抗肿瘤药物所致恶心呕吐药物临床试验设计指导原则（试行）	2022/1/6	临床
15	"临床风险管理计划"撰写指导原则（试行）	2022/1/6	临床
16	慢性丙型病毒性肝炎直接抗病毒药物临床试验技术指导原则	2022/1/5	临床
17	溃疡性结肠炎治疗药物临床试验技术指导原则	2022/1/5	临床
18	克罗恩病治疗药物临床试验技术指导原则	2022/1/5	临床
19	研究者手册中安全性参考信息撰写技术指导原则	2022/1/4	临床
20	晚期结直肠癌新药临床试验设计指导原则	2021/12/29	临床
21	体重控制药物临床试验技术指导原则	2021/12/8	临床
22	生物标志物在抗肿瘤药物临床研发中应用的技术指导原则	2021/12/7	临床
23	基因治疗产品长期随访临床研究技术指导原则（试行）	2021/12/3	临床
24	以临床价值为导向的抗肿瘤药物临床研发指导原则	2021/11/19	临床
25	多发性骨髓瘤药物临床试验中应用微小残留病的技术指导原则	2021/11/19	临床
26	慢性髓细胞白血病药物临床试验中检测微小残留病的技术指导原则	2021/11/11	临床
27	抗HIV感染药物临床试验技术指导原则	2021/10/13	临床
28	化学药品和治疗用生物制品说明书中儿童用药相关信息撰写的技术指导原则（试行）	2021/9/3	临床
29	急性非静脉曲张性上消化道出血治疗药物临床试验技术指导原则	2021/8/5	临床
30	帕妥珠单抗注射液生物类似药临床试验指导原则	2021/4/22	临床
31	托珠单抗注射液生物类似药临床试验指导原则	2021/4/22	临床
32	已上市化学药品和生物制品临床变更技术指导原则	2021/2/10	临床
33	静注人免疫球蛋白治疗原发免疫性血小板减少症临床试验技术指导原则（试行）	2021/2/10	临床
34	免疫细胞治疗产品临床试验技术指导原则（试行）	2021/2/10	临床
35	溶瘤病毒类药物临床试验设计指导原则（试行）	2021/2/9	临床
36	治疗性蛋白药物临床药代动力学研究技术指导原则	2021/2/7	临床
37	注射用奥马珠单抗生物类似药临床试验指导原则（试行）	2021/2/4	临床
38	药物相互作用研究技术指导原则（试行）	2021/1/26	临床
39	治疗绝经后骨质疏松症创新药临床试验技术指导原则	2021/1/18	临床
40	抗肿瘤药临床试验影像评估程序标准技术指导原则	2021/1/15	临床
41	抗肿瘤创新药上市申请安全性总结资料准备技术指导原则	2020/12/31	临床
42	抗肿瘤药联合治疗临床试验技术指导原则	2020/12/31	临床
43	单臂试验支持上市的抗肿瘤药上市许可申请前临床方面沟通交流技术指导原则	2020/12/3	临床

序号	指导原则名称	发布日期	学科分类
44	单臂试验支持上市的抗肿瘤药进入关键试验前临床方面沟通交流技术指导原则	2020/12/3	临床
45	晚期肝细胞癌临床试验终点技术指导原则	2020/11/30	临床
46	放射性体内诊断药物临床评价技术指导原则	2020/10/13	临床
47	急性淋巴细胞白血病药物临床试验中检测微小残留病的技术指导原则	2020/8/28	临床
48	真实世界研究支持儿童药物研发与审评的技术指导原则（试行）	2020/8/27	临床
49	新型冠状病毒预防用疫苗临床研究技术指导原则（试行）	2020/8/14	临床
50	新型冠状病毒预防用疫苗临床评价指导原则（试行）	2020/8/14	临床
51	贝伐珠单抗注射液生物类似药临床试验指导原则	2020/8/3	临床
52	阿达木单抗注射液生物类似药临床试验指导原则	2020/8/3	临床
53	注射用曲妥珠单抗生物类似药临床试验指导原则	2020/7/20	临床
54	利妥昔单抗注射液生物类似药临床试验指导原则	2020/7/20	临床
55	新冠肺炎疫情期间药物临床试验管理指导原则（试行）	2020/7/14	临床
56	利拉鲁肽注射液生物类似药临床试验设计指导原则	2020/5/28	临床
57	预防用疫苗临床试验不良事件分级标准指导原则	2019/12/18	临床
58	预防用疫苗临床可比性研究技术指导原则	2019/12/18	临床
59	晚期非小细胞肺癌临床试验终点技术指导原则	2019/9/18	临床
60	重组人凝血因子Ⅷ临床试验技术指导原则	2019/6/4	临床
61	重组人凝血因子Ⅸ临床试验技术指导原则	2019/6/4	临床
62	接受药品境外临床试验数据的技术指导原则	2018/7/11	临床
63	成人用药数据外推至儿科人群的技术指导原则	2017/5/18	临床
64	儿科人群药物临床试验技术指导原则	2016/3/1	临床
65	儿科人群药代动力学研究技术指导原则	2014/7/11	临床
66	疫苗临床试验质量管理指导原则（试行）	2013/10/31	临床
67	抗肿瘤药物临床试验技术指导原则	2012/5/15	临床
68	药物相互作用研究指导原则	2012/5/15	临床
69	已上市抗肿瘤药物增加新适应证技术指导原则	2012/5/15	临床
70	抗肿瘤药物上市申请临床数据收集技术指导原则	2012/5/15	临床
71	抗肿瘤药物临床试验终点技术指导原则	2012/5/15	临床
72	治疗2型糖尿病新药的心血管风险评价指导原则	2012/5/15	临床
73	治疗糖尿病药物及生物制品临床试验指导原则	2012/5/15	临床
74	药物临床试验生物样本分析实验室管理指南（试行）	2011/12/8	临床
75	药物Ⅰ期临床试验管理指导原则（试行）	2011/12/8	临床
76	化学药品、生物制品说明书指导原则（第二稿）	2007/8/23	临床
78	疫苗临床试验技术指导原则	2004/12/3	临床
79	艾滋病疫苗临床研究技术指导原则	2003/3/20	临床
1	药物非临床依赖性研究技术指导原则	2022/1/7	非临床

续表

序号	指导原则名称	发布日期	学科分类
2	新型冠状病毒中和抗体类药物非临床研究技术指导原则	2021/12/7	非临床
3	抗新冠病毒肺炎药物非临床药效学研究与评价技术指导原则	2021/12/7	非临床
4	基因修饰细胞治疗产品非临床研究技术指导原则（试行）	2021/12/3	非临床
5	基因治疗产品非临床研究与评价技术指导原则（试行）	2021/12/3	非临床
6	纳米药物非临床安全性研究技术指导原则（试行）	2021/8/27	非临床
7	纳米药物非临床药代动力学研究技术指导原则（试行）	2021/8/27	非临床
8	药物免疫原性研究技术指导原则	2021/3/29	非临床
9	新型冠状病毒预防用疫苗非临床有效性研究与评价技术要点（试行）	2020/8/14	非临床
10	药物遗传毒性研究技术指导原则	2018/3/15	非临床
11	药物非临床安全性评价供试品检测要求的Q&A	2014/5/13	非临床
12	药物重复给药毒性研究技术指导原则	2014/5/13	非临床
13	药物毒代动力学研究技术指导原则	2014/5/13	非临床
14	药物单次给药毒性研究技术指导原则	2014/5/13	非临床
15	药物刺激性、过敏性和溶血性研究技术指导原则	2014/5/13	非临床
16	药物安全药理学研究技术指导原则	2014/5/13	非临床
17	药物QT间期延长潜在作用非临床研究技术指导原则	2014/5/13	非临床
18	治疗用生物制品非临床安全性技术审评一般原则	2010/5/6	非临床
19	预防用疫苗临床前研究技术指导原则	2010/4/22	非临床
20	药物致癌试验必要性的技术指导原则	2010/4/22	非临床
22	预防用生物制品临床前安全性评价技术审评一般原则	2007/8/23	非临床
23	预防用疫苗临床前研究技术指导原则	2005/10/14	非临床
24	联合疫苗临床前和临床研究技术指导原则	2005/10/14	非临床
25	预防用DNA疫苗临床前研究技术指导原则	2003/3/20	非临床
1	生物类似药临床药理学研究技术指导原则	2022/2/11	临床药理
2	创新药人体生物利用度和生物等效性研究技术指导原则	2022/1/7	临床药理
3	改良型新药调释制剂临床药代动力学研究技术指导原则	2022/1/7	临床药理
4	肾功能不全患者药代动力学研究技术指导原则（试行）	2022/1/6	临床药理
5	药物临床研究有效性综合分析指导原则（试行）	2021/12/30	临床药理
6	抗肿瘤药首次人体试验扩展队列研究技术指导原则（试行）	2021/12/29	临床药理
7	创新药临床药理学研究技术指导原则	2021/12/20	临床药理
8	治疗性蛋白药物临床药代动力学研究技术指导原则	2021/2/7	临床药理
9	药物相互作用研究技术指导原则（试行）	2021/1/26	临床药理
10	药物相互作用研究指导原则	2012/5/15	临床药理
1	药物临床试验中心化监查统计指导原则（试行）	2022/1/21	生物统计
2	药物临床试验随机分配指导原则（试行）	2022/1/7	生物统计
3	用于产生真实世界证据的真实世界数据指导原则（试行）	2021/4/15	生物统计
4	药物临床试验适应性设计指导原则（试行）	2021/1/29	生物统计

续表

序号	指导原则名称	发布日期	学科分类
5	药物临床试验多重性问题指导原则（试行）	2020/12/31	生物统计
6	药物临床试验协变量校正指导原则	2020/12/31	生物统计
7	药物临床试验亚组分析指导原则（试行）	2020/12/31	生物统计
8	抗肿瘤药物临床试验统计学设计指导原则（试行）	2020/12/31	生物统计
9	药物临床试验富集策略与设计指导原则（试行）	2020/12/31	生物统计
10	药物临床试验数据监查委员会指导原则（试行）	2020/9/23	生物统计
11	药物临床试验非劣效设计指导原则	2020/7/24	生物统计
12	药物临床试验数据递交指导原则（试行）	2020/7/20	生物统计
13	真实世界证据支持药物研发与审评的指导原则（试行）	2020/1/7	生物统计
14	生物等效性研究的统计学指导原则	2018/10/17	生物统计
15	药物临床试验的电子数据采集技术指导原则	2016/7/27	生物统计
16	药物临床试验数据管理工作技术指南	2016/7/27	生物统计
17	药物临床试验数据管理与统计分析的计划和报告指导原则	2016/7/27	生物统计
18	药物临床试验的生物统计学指导原则	2016/6/3	生物统计

二、生物类似药研发与评价技术指导原则举例

《生物类似药研发与评价技术指导原则》文件来源于国家药品监督管理局药品审评中心网站。

🔗 知识链接

生物类似药研发与评价技术指导原则（试行）

一、前言

近年来，生物药快速发展并在治疗一些疾病方面显示出明显的临床优势。随着原研生物药专利到期及生物技术的不断发展，以原研生物药质量、安全性和有效性为基础的生物类似药的研发，有助于提高生物药的可及性和降低价格，满足群众用药需求。为规范生物类似药的研发与评价，推动生物医药行业的健康发展，制定本指导原则。

生物类似药的研发与评价应当遵循本指导原则，并应符合国家药品管理相关规定的要求。

二、定义及适用范围

本指导原则所述生物类似药是指：在质量、安全性和有效性方面与已获准注册的参照药具有相似性的治疗用生物制品。

生物类似药候选药物的氨基酸序列原则上应与参照药相同。对研发过程中采用不同于参照药所用的宿主细胞、表达体系等的，需进行充分研究。

本指导原则适用于结构和功能明确的治疗用重组蛋白质制品。对聚乙二醇等修饰的产品及抗体偶联药物类产品等，按生物类似药研发时应慎重考虑。

三、参照药

（一）定义

本指导原则所述参照药是指：已获批准注册的，在生物类似药研发过程中与之进行比对试验研究用的产品，包括生产用的或由成品中提取的活性成分，通常为原研产品。

（二）参照药的选择

研发过程中各阶段所使用的参照药，应尽可能使用相同产地来源的产品。对不能在国内获得的，可以考虑其他合适的途径。临床比对试验研究用的参照药，应在我国批准注册。

对比对试验研究需使用活性成分的，可以采用适宜方法分离，但需考虑并分析这些方法对活性成分的结构和功能等质量特性的影响。

按生物类似药批准的产品原则上不可用作参照药。

四、研发和评价的基本原则

（一）比对原则

生物类似药研发是以比对试验研究证明其与参照药的相似性为基础，支持其安全、有效和质量可控。

每一阶段的每一个比对试验研究，均应与参照药同时进行，并设立相似性的评价方法和标准。

（二）逐步递进原则

研发可采用逐步递进的顺序，分阶段证明候选药与参照药的相似性。根据比对试验研究结果设计后续比对试验研究的内容。对前一阶段比对试验研究结果存在不确定因素的，在后续研究阶段还必须选择敏感的技术和方法设计有针对性的比对试验进行研究，并评价对产品的影响。

（三）一致性原则

比对试验研究所使用的样品应为相同产地来源的产品。对候选药，应当为生产工艺确定后生产的产品，或者其活性成分。对工艺、规模或产地等发生改变的，应当评估对产品质量的影响，必要时还需重新进行比对试验研究。

比对试验研究应采用适宜的方法和技术，首先考虑与参照药一致，对采用其他敏感技术和方法的，应评估其适用性和可靠性。

（四）相似性评价原则

对全面的药学比对试验研究显示候选药与参照药相似，并在非临床阶段进一步证明其相似的，可按生物类似药开展后续的临床比对试验研究与评价。

对不能判定相似性且仍按生物类似药研发的，应选择敏感的技术和方法，继续设计针对性的比对试验研究以证明其相似性。

药学比对试验研究显示的差异对产品有影响并在非临床比对试验研究结果也被证明的，不宜继续按生物类似药研发。对按生物类似药研发的应慎重考虑。

对临床比对试验研究结果判定为相似的，可按本指导原则进行评价。

五、药学研究和评价

（一）一般考虑

比对试验研究中应对样品质量的批间差异进行分析，选择有代表性的批次进行。研究中，应尽可能使用敏感的、先进的分析技术和方法检测候选药与参照药之间可能存在的差异。

（二）工艺研究

候选药的生产工艺需根据产品特点设计，可以与参照药保持一致，尤其是工艺步骤的原理和先后顺序及中间过程控制的要求，如纯化、灭活工艺等；对于不一致的，应分析对质量相似性评判的影响。

（三）分析方法

应采用先进的、敏感的技术和方法，首先考虑采用与参照药一致的方法。对采用其他技术和方法的，应提供依据。对某些关键的质量属性，应采用多种方法进行比对试验研究。

（四）特性分析

根据参照药的信息，评估每一个质量特性与临床效果的相关性，并设立判定相似性的限度范围。对特性分析的比对试验研究结果综合评判时，应根据各质量特性与临床效果相关的程度确定评判相似性的权重，并设定标准。

1. 理化特性

理化鉴定应包括采用适宜的分析方法确定一级结构和高级结构（二级/三级/四级）以及其他理化特性。还应考虑翻译后的修饰可能存在差异，如氨基酸序列 N 端和 C 末端的异质性、糖基化修饰（包括糖链的结构和糖型等）的异同。应采用适宜的方法对修饰的异同进行比对试验研究，包括定性和定量分析研究。

对于氨基酸序列测定的比对试验研究，可以与已知的参照药序列直接进行比对。

2. 生物学活性

应采用先进的、敏感的方法进行生物活性比对试验研究，首先考虑采用与参照药一致的方法。对采用其他技术和方法的，应提供依据。

对具有多重生物活性的，其关键活性应当分别进行比对试验研究，并设定相似性的评判标准；对相似性的评判，应根据各种活性与临床效果相关的程度确定评判相似性的权重，并设定标准。

3. 纯度和杂质

应采用先进的、敏感的方法进行纯度和杂质比对试验研究，首先考虑采用与参照药一致的方法。对采用其他技术和方法的，应提供依据。对纯度的测定，应从产品的疏水性、电荷和分子大小变异体及包括糖基化在内的各类翻译后修饰等方面，考虑适宜的技术和方法进行研究；对杂质的比对试验研究，应从工艺的差异、宿主细胞的不同等方面，考虑适宜的方法进行。

对杂质图谱的差异，尤其是出现了新的成分，应当进行分析研究，并制定相应的质量控制要求，必要时在后续的比对试验研究中，还应采用针对性的技术和方法，研究其对有效性、安全性包括免疫原性的影响。

4. 免疫学特性

对具有免疫学特性的产品的比对试验研究应尽可能采用与参照药相似原理的技术和方法。具有多重免疫学特性的，应对其关键特性分别进行相关的比对试验研究，并设定相似性的评判标准；对相似性的评判，应根据各种特性与临床效果相关的程度确定评判相似性的权重，并设定标准。

对抗体类的产品，应对其 Fab、Fc 段的功能进行比对试验研究，包括定性、定量分析其与抗原的亲和力、CDC 活性和 ADCC 活性，及与 FcRn、Fcγ、c1q 等各受体的亲和力等。应根据产品特点选择适当的项目列入质量标准。

对调节免疫类的产品，应对其同靶标的亲和力、引起免疫应答反应的能力进行定性或者定量比对试验研究。应根据产品特点选择适当的项目列入质量标准。

（五）质量指标

候选药质量指标的设定和标准应符合药品管理相应法规的要求，并尽可能与参照药一致。对需增加指标的，应根据多批次产品的检定数据，用统计学方法分析确定标准，并结合稳定性数据等分析评价其合理性。

（六）稳定性研究

按照有关的指导原则开展对候选药的稳定性研究。对加速或强制降解稳定性试验，应选择敏感的条件同时处理后进行比对试验研究。对比对试验研究，应尽可能使用与参照药有效期相近的候选药进行。

（七）其他研究

1. 宿主细胞

应考虑参照药所使用的宿主细胞，也可采用当前常用的宿主细胞。对与参照药不一致的，需进行研究证明与有效性、安全性等方面无临床意义的差别。

2. 制剂处方

应进行处方筛选研究，并尽可能与参照药一致。对不一致的，应有充足的理由。

3. 规格

原则上应与参照药一致。对不一致的，应有恰当的理由。

4. 内包装材料

应进行内包装材料的筛选研究，并尽可能使用与参照药同类材质的内包装材料。对不同的，应有相应的研究结果支持。

（八）药学研究相似性的评价

对药学研究结果相似性的评判，应根据与临床效果相关的程度确定评判相似性的权重，并设定标准。

1. 对综合评判候选药与参照药之间无差异或差异很小的，可判为相似。

2. 对研究显示候选药与参照药之间存在差别，且无法确定对药品安全性和有效性影响的，应设计针对性的比对试验研究，以证实其对药品安全性和有效性的影响。

3. 对研究显示有差异，评判为不相似的，不宜继续按生物类似药研发。

对不同种类的重组蛋白，甚至是同一类蛋白，如其疗效机制不同，质量属性差异的权重也不同，分析药学质量相似性时要予以考虑。

六、非临床研究和评价

（一）一般考虑

非临床比对试验研究应先根据前期药学研究结果来设计。对药学比对试验研究显示候选药和参照药无差异或很小差异的，可仅开展药效动力学（简称药效，PD）、药代动力学（简称药代，PK）和免疫原性的比对试验研究。对体外药效、药代和免疫原性试验结果不能判定候选药和参照药相似的，应进一步开展体内药效和毒性的比对试验研究。

比对试验的研究方法和检测指标应采用适宜的方法和技术，首先考虑与参照药一致。对采用其他技术和方法的，应提供依据。

（二）药效动力学

应选择有代表性的批次开展药效比对试验研究。对具有多重生物活性的，其关键活性应当分别进行比对试验研究，并设定相似性的评判标准；对相似性的评判，应根据各种活性与临床效果相关的程度确定评判相似性的权重，并设定标准。

体内药效比对试验研究应尽可能选择参照药采用的相关动物种属和模型进行。

（三）药代动力学

应选择相关动物种属开展单次给药（多个剂量组）和重复给药的药代比对试验研究。单次给药的药代试验应单独开展；重复给药的药代试验可结合在药代动力学/药效动力学（简称 PK/PD）研究中或者重复给药毒性试验中进行。对结合开展的药代试验影响主试验药物效应或毒性反应评价的，应进行独立的重复给药比对试验研究来评估药代特征变化。

（四）免疫原性

采用的技术和方法应尽可能与参照药一致，对采用其他方法的，还应进行验证。抗体检测包括筛选、确证、定量和定性，并研究与剂量和时间的相关性。必要时应对所产生的抗体分别进行候选药和参照药的交叉反应测定，对有差异的还应当分析其产生的原因。对可量化的比对试验研究结果，应评价其对药代的影响。

免疫原性比对试验研究可同时观察一般毒性反应。对需要开展重复给药的药代试验或毒性试验的，可结合进行免疫原性比对试验。

对所采用的宿主细胞、修饰及杂质等不同于参照药的，还应设计针对性的比对试验研究。

（五）重复给药毒性试验

毒性比对试验研究应根据药学研究显示的相似性程度和早期非临床阶段的体外研究、药代研究和免疫原性研究结果来考虑。对药学比对试验研究显示候选药与参照药之间存在差别，且无法确定对药品安全性和有效性影响的，如杂质差异，应开展毒性试验比对试验研究。对仅开展药效、药代及免疫原性比对试验研究，其研究结果显示有差异且可能与安全性相关的，应进行毒性比对试验研究。

对毒性比对试验研究，通常进行一项相关动物种属的至少 4 周的研究，持续时间应足够长以便能监测到毒性和/或免疫反应。研究指标应关注与临床药效有关的药效学作用或活性，并应开展毒代动力学研究。对有特殊安全性担忧的，可在同一重复给药毒性研究中纳入相应观察指标或试验内容，如局部耐受性等。

比对试验研究用的动物种属、模型、给药途径及剂量应考虑与参照药一致。对选择其他的，应当进行论证。对参照药有多种给药途径的，必要时应分别开展研究；对剂量的选择，应尽可能选择参照药暴露毒性的剂量水平，候选药剂量还应包括生物活性效应剂量和/或更高剂量水平。

（六）其他毒性试验

对药学及非临床比对试验研究显示有差异且不确定其影响的，应当开展有针对性的其他毒性试验研究，必要时应进行相关的比对试验研究。

（七）非临床研究相似性的评价

对非临床研究结果相似性的评判，应根据与临床效果相关的程度确定评判相似性的权重，并设定标准。

1. 对综合评判候选药与参照药之间无差异或差异很小的，可判为相似。

2. 对研究显示候选药与参照药之间存在差别，且无法确定对药品安全性和有效性影响的，应设计针对性的比对试验研究，以证实其对药品安全性和有效性是否有影响。

3. 对研究显示有差异，评判为不相似的，不宜继续按生物类似药研发。

七、临床研究和评价

（一）一般考虑

临床比对试验研究通常从药代和/或药效比对试验研究开始，根据相似性评价的需要考虑后续安全有效性比对试验研究。

临床试验用药物应使用相同产地来源的产品。对产地、生产工艺和规模、处方发生改变的，应当评估对产品质量的影响，必要时还需重新进行比对试验研究。

对前期研究结果证明候选药与参照药之间无差异或差异很小，且临床药理学比对试验研究结果可以预测其临床终点的相似性时，则可用于评判临床相似性。对前期比对试验研究显示存在不确定性的，则应当开展进一步临床安全有效性比对试验研究。

（二）临床药理学

对药代和药效特征差异的比对试验研究，应选择最敏感的人群、参数、剂量、给药途径、检测方法进行设计，并对所需样本量进行论证。应采用参照药推荐的给药途径及剂量，也可以选择更易暴露差异的敏感剂量。应预先对评估药代和药效特征相似性所采用的生物分析方法进行优化选择和方法学验证。

应预先设定相似性评判标准，并论证其合理性。

1. 药代动力学

在符合伦理的前提下，应选择健康志愿者作为研究人群，也可在参照药适应证范围内选择适当的敏感人群进行研究。

对于半衰期短和免疫原性低的产品，应采用交叉设计以减少个体间的变异性；对于较长半衰期或可能形成抗药抗体的蛋白类产品，应采用平行组设计，并应考虑组间的均衡。

单次给药的药代比对试验研究无法判别相似性的，或药代呈剂量或时间依赖性，并可导致稳态浓度显著高于根据单次给药数据预测的浓度的，应进行额外的多次给药药代比对试验研究。

对药代比对试验研究，通常采用等效性设计研究吸收率/生物利用度的相似性，应预先设定等效性界值并论证其合理性，应对消除特征（如清除率、消除半衰期）进行分析。

一般情况下不需进行额外的药物－药物相互作用研究和特殊人群研究等。

2. 药效动力学

药效比对试验研究应选择最易于检测出差异的敏感人群和量效曲线中最陡峭部分的剂量进行，通常可在 PK/PD 研究中考察。对药代特性存在差异，且临床意义尚不清楚的，进行该项研究尤为重要。

对药效指标，应尽可能选择有明确的量效关系，且与药物作用机制和临床终点相关的指标，并能敏感地检测出候选药和参照药之间具有临床意义的差异。

3. 药代动力学/药效动力学

PK/PD 比对试验研究结果用于临床相似性评判的，所选择的药代参数和药效指标应与临床相关，应至少有一种药效指标可以用作临床疗效的评判，且对剂量/暴露量与该药效指标的关系已有充分了解；研究中选择了测定 PK/PD 特征差异的最敏感的人群、剂量和给药途径，且安全性和免疫原性数据也显示为相似。

（三）有效性

遵循随机、双盲的原则进行比对试验研究。样本量应能满足统计学要求。剂量可选择参照药剂量范围内的一个剂量进行。

对有多个适应证的，应考虑首先选择临床终点易判定的适应证进行。对临床试验的终点指标，首先考虑与参照药注册临床试验所用的一致，也可以根据对疾病临床终点的认知选择确定。

临床有效性比对试验研究通常采用等效性设计，应慎重选择非劣效性设计，并设定合理的界值。对采用非劣效设计的，需考虑比对试验研究中参照药的临床疗效变异程度以评价候选药和参照药的相似性。

（四）安全性

安全性比对试验研究应在药代、药效和/或有效性比对试验研究中进行，必要时应对特定的风险设计针对性的安全性进行比对试验研究。

比对试验研究中，应根据对不良反应发生的类型、严重性和频率等方面的充分了解，选择合适的样本量，并设定适宜的相似性评判标准。一般情况下仅对常见不良反应进行比对试验研究。

（五）免疫原性

应根据非临床免疫原性比对试验研究结果设计开展必要的临床免疫原性比对试验研究。当非临床免疫原性比对试验研究结果提示相似性时，对提示临床免疫原性有一定的参考意义，可仅开展针对性的临床免疫原性比对试验研究；对非临床比对试验研究结果显示有一定的差异，或者不能提示临床免疫原性应答的，临床免疫原性试验的设计应考虑对所产生的抗体分别进行候选药和参照药的交叉反应测定，分析其对安全有效性的影响。

临床免疫原性比对试验研究通常在药代、药效和/或有效性比对试验研究中进行。应选择测定免疫应答差异最敏感的适应证人群和相应的治疗方案进行比对试验研究。对适应证外推的，应考虑不同适应证人群的免疫原性应答，必要时应分别开展不同适应证的免疫原性比对试验研究。

研究中应有足够数量的受试者，并对采样时间、周期、采样容积、样品处理/贮藏以及数据分析所用统计方法等进行论证。抗体检测方法应具有足够的特异性和灵敏度。免疫原性测定的随访时间应根据发生免疫应答的类型（如中和抗体、细胞介导的免疫应答）、预期出现临床反应的时间、停止治疗后免疫应答和临床反应持续的时间及给药持续时间确定。

免疫原性比对试验研究还应考虑对工艺相关杂质抗体的检测，必要时也应开展相应的比对试验研究。

比对试验研究还应对检测出的抗体的免疫学特性及对产品活性的影响进行研究，并设定相似性评判的标准。

（六）适应证外推

对比对试验研究证实临床相似的，可以考虑外推至参照药的其他适应证。

对外推的适应证，应当是临床相关的病理机制和/或有关受体相同，且作用机理以及靶点相同的；临床比对试验中，选择了合适的适应证，并对外推适应证的安全性和免疫原性进行了充分的评估。

适应证外推需根据产品特点个案化考虑。对合并用药人群、不同合并疾病人群及存在不同推荐剂量等情形进行适应证外推时应慎重。

八、说明书

应符合国家相关规定的要求，原则上内容应与参照药相同，包括适应证、用法用量、安全性信息等。当批准的适应证少于参照药时，可省略相关信息。说明书中应描述候选药所开展的临床试验的关键数据。

九、药物警戒

应提供安全性说明和上市后风险管理计划/药物警戒计划，按照国家相关规定开展上市后的评价，包括安全性和免疫原性评价。

十、名词解释

生物类似药：是指在质量、安全性和有效性方面与已获准上市的参照药具有相似性的治疗性生物制品。

候选药：是指按照生物类似药研发和生产的，用于比对试验研究的药物。

参照药：是指已批准注册的，在生物类似药研发过程中与之进行比对研究用的产品，通常为原研产品。

原研产品：是指按照新药研发和生产并且已获准注册的生物制品。

比对试验：是指在同一个试验中比较候选药与参照药差异的试验研究。

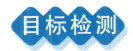

答案解析

一、单项选择题

1. 以下关于药品指导原则的说法，不正确的是（　　）。

    A. 药品注册指导原则是为实现目标，相关各方对某一技术问题达成的共识，以保证行为主体实施过程的科学性、规范性的指导性技术文件

    B. 药物研究技术指导原则是药物监督管理部门、申请方和研究者对相关技术问题达成的共识，以保证药物研究和开发过程的科学性、规范性的指导性技术文件

    C. 药物研究技术指导原则旨在帮助和指导新药研制单位用科学、规范的方法和程序开展新药研究工作，它们是部门规章

    D. 药物研究技术指导原则是前人科学实践的经验总结，也是药品管理机构、药品审评机构审批新药的依据

2. 国家药品监督管理局药品审评中心官网设置了"指导原则专栏"，指导原则专栏的指导原则数据

库的组成部分有（　　）。

A. 国内指导原则、ICH 指导原则以及国外指导原则译文三部分

B. 国内指导原则、ICH 指导原则、WHO 指导原则以及国外指导原则译文四部分

C. 化药指导原则、中药指导原则以及生物制品指导原则译文三部分

D. 药学指导原则、药理毒理指导原则以及临床研究指导原则、综合类指导原则四部分

3. 截至 2023 年 3 月 13 日国家药品审评中心官网"指导原则专栏"指导原则数据库显示，检索结果为 434 条的是（　　）。

A. ICH 指导原则

B. 国内药品技术指导原则

C. 国外指导原则译文

D. 药理毒理指导原则

4. 中药、天然药物稳定性试验的目的不包括（　　）。

A. 考察中药、天然药物在不同环境（如温度、湿度、光线等）下药品特征随时间变化的规律

B. 认识和预测药品的稳定性趋势

C. 为药品生产、包装、贮存、运输条件的确定和有效期的建立提供科学依据

D. 考察药物在人体内发挥作用的稳定性趋势

5. 国家药品监督管理局已发布公告明确实施时间点的共有 59 个 ICH 指导原则，其中 Q 系列（　　）个，E 系列（　　）个，S 系列 15 个，M 系列 6 个。

A. 13，25

B. 17，21

C. 21，17

D. 15，6

二、多项选择题

6. ICH 人用药品注册技术要求国际协调会的技术指导原则主要有（　　）等方面的技术指导原则文件。

A. 质量可控（Quality）

B. 安全性（Safety）

C. 有效性（Efficacy）

D. 多学科（Multidisciplinary）

E. 生物统计（biostatistics）

7. 化学原料药稳定性研究包括（　　）。

A. 影响因素试验

B. 加速试验

C. 长期试验

D. 短期试验

E. 中间试验

8. 影响因素试验是通过给予原料药较为剧烈的试验条件，如高温、高湿、光照、酸、碱、氧化等，考察其在相应条件下的降解情况，以了解试验原料药对（　　）等的敏感性、可能的降解途径及产生的降解产物，并为包装材料的选择提供参考信息。

A. 光

B. 湿

C. 热

D. 酸、碱

E. 氧化

9. 加速试验通常采用 3 个批次的样品进行，放置在商业化生产产品相同或相似的包装容器中，试验条件为（　　），考察时间为 6 个月，检测至少包括初始和末次的 3 个时间点（如 0、3、6 月）。

A. 40℃ ±2℃

B. 45℃ ±2℃

C. 75% RH ±5% RH

D. 90% RH ±5% RH

E. 35℃ ±5℃

10. 国家药品监督管理局组织制定的《中药、天然药物稳定性研究技术指导原则》明确，稳定性研究实验设计包括（　　）。

A. 样品的批次和规模

B. 包装及放置条件

C. 考察时间点

D. 考察项目

E. 分析方法

三、问答题

11. 请解释影响因素试验的概念。

12. 简述药品注册技术指导原则有哪些作用。

书网融合……

本章小结

第十章 仿制药一致性评价与原辅包关联审评

PPT

 学习目标

【知识要求】

1. 掌握仿制药一致性评价的申请电子文档结构、原辅包关联审评登记资料。

2. 熟悉化学药品注射剂仿制药一致性评价工作程序、原辅包登记信息要求。

3. 了解中药配方颗粒备案、参比制剂遴选要求、可不登记的药用辅料情况。

【技能要求】

4. 学会仿制药一致性评价资料的撰写与整理；能够进行原辅包登记资料的准备。

【素质要求】

5. 培养药品注册合规意识。

岗位情景模拟

情景描述 2022 年新注册分类仿制药（3 类、4 类、5.2 类）申报 2373 项，从过评药品剂型来看，注射剂共计 946 项，占比 49.82%；其次是片剂，共 598 项，占比 31.49%。2020 年 5 月国家药监局启动化药注射剂一致性评价工作以来，化药注射剂一致性评价工作提速，2020 年仅为 20% 左右，2021 年为近 45%，2022 年过评药品注射剂类型占比达 49.82%。如果您是某企业药品注册专员，请分析该组数据背后的原因。

讨论 1. 您了解哪些固体制剂仿制药一致性评价政策？

2. 您了解通过一致性评价的仿制药在市场竞争中有哪些优势？

2016 年 6 月，《国务院办公厅关于开展仿制药质量和疗效一致性评价的意见》出台，凡是 2007 年 10 月 1 日前批准上市并列入"国家基本药物目录"的化药仿制药须在 2018 年底前完成一致性评价。

第一节 仿制药一致性评价

2016 年 11 月 7 日，我国发布"十三五"《医药工业发展规划指南》，将一致性评价列入产品质量升级工程，其全面开展对提升中国制药行业整体水平、保障公众用药安全具有重大意义。

一、开展仿制药一致性评价的原因

对已批准上市的仿制药进行一致性评价，是在补"历史的课"。过去批准上市的药品没有与原研药做一致性评价的强制性要求，所以有些药品在疗效上与原研药存在一些差距。

2018 年 12 月 28 日国家药品监督管理局发布《关于仿制药质量和疗效一致性评价有关事项的公告》（2018 年第 102 号）强调，严格评价标准，强化上市后监管时间服从质量，合理调整相关工作时限和要求强化服务指导，全力推进一致性评价工作。加强配套政策支持，调动企业评价积极性。

2020 年 5 月 12 日国家药品监督管理局《关于开展化学药品注射剂仿制药质量和疗效一致性评价工作的公告》（2020 年第 62 号），决定开展化学药品注射剂仿制药质量和疗效一致性评价工作（简称注射剂一致性评价）。

二、仿制药一致性评价的目的

（一）解决注册申请积压

严格控制市场供大于求药品的审批。消化完积压存量，实现注册申请和审评数量年度进出平衡，按规定时限审批。

（二）提高仿制药质量

加快仿制药质量一致性评价，限时完成国家基本药物口服制剂与参比制剂质量一致性评价，提高我国仿制药质量。

（三）提升我国制药行业整体水平

开展仿制药质量和疗效一致性评价工作，对提升我国制药行业整体水平，保障药品安全性和有效性，促进医药产业升级和结构调整，增强国际竞争能力，都具有十分重要的意义。

三、仿制药一致性评价的任务

（一）确定参比制剂

仿制药审评审批要以原研药品作为参比制剂，确保新批准的仿制药质量和疗效与原研药品一致。对改革前受理的药品注册申请，继续按照原规定进行审评审批，在质量一致性评价工作中逐步解决与原研药品质量和疗效一致性问题。

药品生产企业应将其产品按照规定的方法与参比制剂进行质量一致性评价，并向国家药品监督管理局报送评价结果。参比制剂由 NMPA 征询专家意见后确定，可以选择原研药品，也可以选择国际公认的同种药品。无参比制剂的，由药品生产企业进行临床有效性试验。

（二）开辟绿色通道

如企业自愿申请按与原研药品质量和疗效一致的新标准审批，可以设立绿色通道，按新的药品注册申请收费标准收费，加快审评审批。

在质量一致性评价工作中，需改变已批准工艺的，应按《药品注册管理办法》的相关规定提出补充申请，NMPA 设立绿色通道，加快审评审批。

（三）分期分批进行

推进仿制药质量一致性评价。对已经批准上市的仿制药，按与原研药品质量和疗效一致的原则，分期分批进行质量一致性评价。质量一致性评价工作首先在 2007 年修订的《药品注册管理办法》施行前批准上市的仿制药中进行。

（四）政策支持

在规定期限内未通过质量一致性评价的仿制药，不予再注册；通过质量一致性评价的，允许其在说明书和标签上予以标注，并在临床应用、招标采购、医保报销等方面给予支持。在国家药典中标注药品标准起草企业的名称，激励企业通过技术进步提高上市药品的标准和质量。

四、具体实施方案

（一）评价对象和时限

化学药品新注册分类实施前批准上市的仿制药，凡未按照与原研药品质量和疗效一致原则审批的，均须开展一致性评价。国家基本药物目录（2012 年版）中 2007 年 10 月 1 日前批准上市的化学药品仿制药口服固体制剂，应在 2018 年底前完成一致性评价，其中需开展临床有效性试验和存在特殊情形的品种，应在 2021 年底前完成一致性评价；逾期未完成的，不予再注册。

化学药品新注册分类实施前批准上市的其他仿制药，自首家品种通过一致性评价后，其他药品生产企业的相同品种原则上应在 3 年内完成一致性评价。

（二）参比制剂的遴选原则

参比制剂原则上首选原研药品，也可以选用国际公认的同种药品。药品生产企业可自行选择参比制剂，报 NMPA 备案；NMPA 在规定期限内未提出异议的，药品生产企业即可开展相关研究工作。行业协会可组织同品种药品生产企业提出参比制剂选择意见，报 NMPA 审核确定。对参比制剂存有争议的，由 NMPA 组织专家公开论证后确定。NMPA 负责及时公布参比制剂信息，药品生产企业原则上应选择公布的参比制剂开展一致性评价工作。

（三）合理选用评价方法

药品生产企业原则上应采用体内生物等效性试验的方法进行一致性评价。符合豁免生物等效性试验原则的品种，允许药品生产企业采取体外溶出度试验的方法进行一致性评价，具体品种名单由 NMPA 另行公布。开展体内生物等效性试验时，药品生产企业应根据仿制药生物等效性试验的有关规定组织实施。无参比制剂的，由药品生产企业进行临床有效性试验。

（四）落实企业主体责任

药品生产企业是一致性评价工作的主体，应主动选购参比制剂开展相关研究，确保药品质量和疗效与参比制剂一致。完成一致性评价后，可将评价结果及调整处方、工艺的资料，按照药品注册补充申请程序，一并提交药品监管部门。国内药品生产企业已在欧盟、美国和日本获准上市的仿制药，可以国外注册申报的相关资料为基础，按照化学药品新注册分类申报药品上市，批准上市后视同通过一致性评价；在中国境内用同一生产线生产上市并在欧盟、美国和日本获准上市的药品，视同通过一致性评价。

（五）加强对一致性评价工作的管理

NMPA 负责发布一致性评价的相关指导原则，加强对药品生产企业一致性评价工作的技术指导；组织专家审核企业报送的参比制剂资料，分期分批公布经审核确定的参比制剂目录，建立我国仿制药参比制剂目录集；及时将按新标准批准上市的药品收入参比制剂目录集并公布；设立统一的审评通道，一并审评企业提交的一致性评价资料和药品注册补充申请。对药品生产企业自行购买尚未在中国境内上市的参比制剂，由 NMPA 以一次性进口方式批准，供一致性评价研究使用。

（六）鼓励企业开展一致性评价工作

通过一致性评价的药品品种，由 NMPA 向社会公布。药品生产企业可在药品说明书、标签中予以标注；开展药品上市许可持有人制度试点区域的企业，可以申报作为该品种药品的上市许可持有人，委托其他药品生产企业生产，并承担上市后的相关法律责任。通过一致性评价的药品品种，在医保支付方面予以适当支持，医疗机构应优先采购并在临床中优先选用。同品种药品通过一致性评价的生产企业达到 3 家以上的，在药品集中采购等方面不再选用未通过一致性评价的品种。通过一致性评价药品生产企业的技术改造，在符合有关条件的情况下，可以申请中央基建投资、产业基金等资金支持。

五、一致性评价工作程序

为贯彻落实国务院办公厅《关于开展仿制药质量和疗效一致性评价的意见》（国办发〔2016〕8号），规范仿制药质量和疗效一致性评价工作申报流程。NMPA 制定了仿制药一致性评价的工作程序，具体程序如下。

（一）评价品种名单的发布

国家药品监督管理局发布开展仿制药质量和疗效一致性评价的品种名单。药品生产企业按照国家药品监督管理局发布的品种名单，对所生产的仿制药品开展一致性评价研究。

（二）企业开展一致性评价研究

药品生产企业是开展一致性评价的主体。对仿制药品（包括进口仿制药品），应参照《普通口服固体制剂参比制剂选择和确定指导原则》（国家食品药品监督管理总局公告 2016 年第 61 号），选择参比制剂，以参比制剂为对照药品全面深入地开展比对研究。参比制剂需履行备案程序的，按照《仿制药质量和疗效一致性评价参比制剂备案与推荐程序》（国家食品药品监督管理总局公告 2016 年第 99 号）执行。仿制药品需开展生物等效性研究的，按照《关于化学药生物等效性试验实行备案管理的公告》（国家食品药品监督管理总局公告 2015 年第 257 号）进行备案。

对为开展一致性评价而变更处方、工艺等已获批准事项的仿制药品（包括进口仿制药品），应参照《药品注册管理办法》的有关要求，提出补充申请，按照《关于开展仿制药质量和疗效一致性评价的意见》中规定的工作程序执行。其他补充申请，按照《药品注册管理办法》的有关规定执行。

（三）资料的提交和申报

完成一致性评价研究后，国产仿制药生产企业向企业所在地省级药品监督管理部门提交和申报有关资料。未改变处方工艺的，提交《仿制药质量和疗效一致性评价申请表》、生产现场检查申请和研究资料（四套，其中一套为原件）；改变处方工艺的，参照药品注册补充申请的要求，申报《药品补充申请表》、生产现场检查申请和研究资料。已在中国上市的进口仿制药品按照上述要求，向国家药品监督管理局行政事项受理服务和投诉举报中心（以下简称 NMPA 受理中心）提交和申报一致性评价有关资料。示例可见化学药品一致性评价申请电子文档结构（表 10－1）。

表 10－1　化学药品一致性评价申请电子文档结构

申请类型		文件夹名称	文件内容
化学药品一致性评价申请	口服固体制剂	申请信息	申请表、承诺书等
		1 概要	（一）概要
		2 药学研究资料	（二）药学研究资料
		3 体外评价	（三）体外评价
		4 体内评价	（四）体内评价
	注射剂	申请信息	申请表、承诺书等
		1 概要	（一）概要
		2 药学研究资料	（二）药学研究资料
		3 非临床研究资料	（三）非临床研究资料
		4 临床试验资料	（四）临床试验资料

续表

申请类型	文件夹名称	文件内容
一次性进口	申请信息	申请表及承诺书等
	申报资料	按照《关于进口药品再注册有关事项的公告》（国食药监注〔2009〕18 号）附件 2 等相关要求准备申报资料
审评过程中资料（补充资料、稳定性研究资料等）	证明性文件	含承诺书
	1 质量	/
	2 非临床试验报告	/
	3 临床研究报告	/

（四）资料的接收和受理

省级药品监督管理部门负责本行政区域内一致性评价资料的接收和补充申请资料的受理，并对申报资料进行形式审查。符合要求的，出具一致性评价申请接收通知书或补充申请受理通知书；不符合要求的，出具一致性评价申请不予接收通知书或补充申请不予受理通知书，并说明理由。省级药品监督管理部门对申报资料形式审查后，组织研制现场核查和生产现场检查，现场抽取连续生产的三批样品连同申报资料（一套，复印件）送国家药品监督管理局仿制药质量一致性评价办公室（以下简称一致性评价办公室）指定的药品检验机构进行复核检验。

NMPA 受理中心负责进口仿制药品的一致性评价资料的接收和补充申请资料的受理，并对申报资料进行形式审查。符合要求的，出具一致性评价申请接收通知书或补充申请受理通知书；不符合要求的，出具一致性评价申请不予接收通知书或补充申请不予受理通知书，并说明理由。NMPA 受理中心对申报资料形式审查后，将申报资料（一套，复印件）送国家药品监督管理局药品审核查验中心（以下简称 NMPA 核查中心），由 NMPA 核查中心组织对进口仿制药品境外研制现场和境外生产现场进行抽查；将申报资料（一套，复印件）送一致性评价办公室指定的药品检验机构，并通知企业送三批样品至指定的药品检验机构进行复核检验。

（五）临床试验数据核查

对生物等效性试验和临床有效性试验等临床研究数据的真实性、规范性和完整性的核查，由 NMPA 核查中心负责总体组织协调。其中对申请人提交的国内仿制药品的临床研究数据，由省级药品监督管理部门进行核查，NMPA 核查中心进行抽查；对申请人提交的进口仿制药品的国内临床研究数据，由 NMPA 核查中心进行核查；对申请人提交的进口仿制药品的国外临床研究数据，由 NMPA 核查中心进行抽查。一致性评价办公室可根据一致性评价技术评审过程中发现的问题，通知 NMPA 核查中心开展有因核查。

（六）药品复核检验

承担一致性评价和补充申请复核检验的药品检验机构，收到申报资料和三批样品后进行复核检验，并将国内仿制药品的复核检验结果报送药品生产企业所在地省级药品监督管理部门；进口仿制药品的复核检验结果报送 NMPA 受理中心。

（七）资料汇总

各省级药品监督管理部门将形式审查意见、研制现场核查报告、生产现场检查报告、境内临床研究核查报告、复核检验结果及申报资料进行汇总初审，并将初审意见和相关资料送交一致性评价办公室。

NMPA 受理中心对进口仿制药品的申报资料进行形式审查，将形式审查意见、境内研制现场核查报告、境内临床研究核查报告、复核检验结果及申报资料进行汇总初审，并将初审意见和相关资料送交一致性评价办公室。

由 NMPA 核查中心开展的国内仿制药品的境内抽查、进口仿制药品的境外检查和境外核查的结果，及时转交一致性评价办公室。

（八）技术评审

一致性评价办公室组织药学、医学及其他技术人员，对初审意见、药品研制现场核查报告、药品生产现场检查报告、境内临床研究核查报告、已转交的境外检查和核查报告、药品复核检验结果和申报资料进行技术评审，必要时可要求申请人补充资料，并说明理由。一致性评价办公室形成的综合意见和补充申请审评意见，均提交专家委员会审议。审议通过的品种，报国家药品监督管理局发布。

（九）结果公告与争议处理

国家药品监督管理局对通过一致性评价的结果信息，及时向社会公告。申请人对国家药品监督管理局公告结果有异议的，可以参照《药品注册管理办法》复审的有关要求，提出复审申请，并说明理由，由一致性评价办公室组织复审，必要时可公开论证。

（十）咨询指导

一致性评价办公室建立咨询指导平台，负责对一致性评价有关政策和工作程序等内容提供咨询指导；国家药品监督管理局药品审评中心负责对生物等效性试验和临床有效性试验等工作的技术要求进行咨询指导；NMPA 核查中心负责对生产现场检查、研制现场核查和临床研究核查等工作的技术要求进行咨询指导；中国药品检定研究院和各承担复核检验工作的药品检验机构负责对各品种复核检验等工作的技术要求进行咨询指导。

（十一）信息公开

对一致性评价工作中参比制剂备案信息、接收与受理信息、核查和检查结果、复核检验结果、评审结果和专家审议信息等内容，由国家药品监督管理局及时向社会公布，确保一致性评价工作的公开和透明。

六、参比制剂备案与推荐程序

参比制剂备案与推荐工作，是指药品生产企业、行业协会、原研药品生产企业、国际公认的同种药物生产企业等作为申请人或推荐人，参照《普通口服固体制剂参比制剂选择和确定指导原则》（国家食品药品监督管理总局公告 2016 年第 61 号），通过备案、推荐、申报等方式，选择参比制剂的过程。

（一）备案与推荐

参比制剂可以来自于行业协会的推荐，或是满足参比制剂条件的原研药品生产企业或其他企业的主动申报。最后由国家药品监督管理局确定参比制剂并向社会公布。药品生产企业原则上应选择 NMPA 公布的参比制剂。

药品生产企业可通过备案的方式选择参比制剂。生产企业填写《参比制剂备案表》；撰写"综述资料"，详述参比制剂选择理由；提交所生产品种现行有效的批准证明文件，生产产品首次批准和上市后变更等历史沿革情况的说明。

行业协会可组织同品种生产企业提出参比制剂的推荐意见。行业协会填写《参比制剂推荐表》；撰写"综述资料"，详述参比制剂选择理由；提交行业协会资质证明复印件、推荐过程记录与说明、相关同品种生产企业同意推荐的证明性文件。

原研药品生产企业、国际公认的同种药物生产企业其产品如满足参比制剂的条件，可主动申报作为参比制剂。生产企业填写《参比制剂申报表》；撰写"综述资料"，详述参比制剂选择理由；提供申报参比制剂品种近三年生产、销售情况说明。

进口原研药品申报参比制剂，申报者需同时提交生产证明、销售证明、出口证明等证明文件，及进口原研药品与其原产国上市药品一致的承诺书。原研地产化药品申报参比制剂，申报者需同时提交原研地产化药品与原研药品一致的相关证明材料，具体要求见《原研地产化产品申报口服固体制剂参比制剂资料要求》。

申请人或推荐人应对提交资料的真实性负责。纸质版邮寄至中国药品检定研究院仿制药质量研究中心，并标注"一致性评价参比制剂备案与推荐材料"；电子版同时发送至 cbzjbatj@ nifdc. org. cn，邮件标题为"申请人名称—参比制剂备案与推荐"。

国家药品监督管理局仿制药质量一致性评价办公室对参比制剂的企业备案信息、行业协会等推荐的选择信息，及时向社会发布，供药品生产企业参考；国家药品监督管理局对审核确定的参比制剂信息，及时向社会公布，药品生产企业原则上应选择公布的参比制剂开展一致性评价。

（二）综述资料

综述资料包括拟评价品种基本信息、国内外研发历史沿革与目前使用情况、国内上市情况、参比制剂选择结论、其他需要说明的问题、参考文献及附件。其序号、项目名称如下。

1. 拟评价品种基本信息

1.1 通用名称

1.2 规格

1.3 剂型

2. 拟评价品种国内外研发历史沿革与目前使用情况

2.1 品种国内外研发历史

2.2 国外使用情况（包括临床使用情况与销售情况）

2.3 美国食品药品管理局《经过治疗等效性评价批准的药品》（橙皮书）和日本《医疗用医药品品质情报集》（橙皮书）参比制剂收载情况

2.4 国内使用情况（包括临床使用情况与销售情况）

3. 拟评价品种国内上市情况

3.1 国内该品种批准规格、文号情况

3.2 原研产品进口情况

3.3 原研地产化产品上市情况

3.4 国际公认的同种药物进口情况

3.5 国际公认的同种药物地产化产品上市情况

4. 参比制剂选择结论

5. 其他需要说明的问题

6. 参考文献

7. 附件（参考文献复印件）

（三）原研地产化产品申报口服固体制剂参比制剂资料要求

原研地产化产品申报口服固体制剂参比制剂资料包括：品种概述、产品比较、临床研究数据、参考文献及附件。其序号、项目名称如下。

1. 品种概述

1.1 原研产品和地产化产品历史沿革

1.2 原研产品和地产化产品批准及上市情况

1.3 原研产品和地产化产品临床信息及不良反应

1.4 生物药剂学分类

2. 产品比较

2.1 处方比较

2.1.1 原研产品处方

2.1.2 地产化产品首次批准处方

2.1.3 原研产品和地产化产品处方比较

2.1.4 地产化产品上市后历次处方变更情况说明

2.1.5 地产化产品上市后历次处方变更对质量和疗效影响的说明

2.2 生产工艺比较

2.2.1 原研产品生产工艺

2.2.2 地产化产品首次批准生产工艺

2.2.3 原研产品和地产化产品生产工艺比较

2.2.4 地产化产品上市后历次生产工艺变更情况说明

2.2.5 地产化产品上市后历次生产工艺变更对质量和疗效影响的说明

2.3 原辅料控制比较

2.3.1 原研产品原辅料控制

2.3.2 地产化产品原辅料控制

2.3.3 原研产品和地产化产品原辅料控制比较

2.3.4 地产化产品上市后历次原辅料控制变更情况说明

2.3.5 地产化产品上市后历次原辅料控制变更对质量和疗效影响的说明

2.4 包装材料比较

2.4.1 原研产品包装材料

2.4.2 地产化产品包装材料

2.4.3 原研产品和地产化产品包装材料比较

2.4.4 地产化产品上市后历次包装材料变更情况说明

2.4.5 地产化产品上市后历次包装材料变更对质量和疗效影响的说明

2.5 质量控制比较

2.5.1 原研产品和地产化产品的质量标准比较

2.5.2 原研产品和地产化产品的分析方法比较

2.5.3 原研产品和地产化产品的批检验报告比较

2.5.4 原研产品和地产化产品的杂质谱比较

2.6 稳定性比较

2.6.1 原研产品稳定性数据

2.6.2 地产化产品稳定性数据

2.6.3 原研产品和地产化产品稳定性数据比较

2.7 体外评价

2.7.1 质量一致性评价

2.7.1.1 申报产品和原产地产品的关键指标比较（影响一致性评价的关键参数，例如杂质分析、晶型等）

2.7.2 申报产品和原产地产品的溶出曲线相似性评价

2.7.2.1 体外溶出试验方法建立（含方法学验证）

2.7.2.2 不同溶出仪之间结果差异考察

2.7.2.3 批内与批间差异考察

2.7.2.4 溶出曲线相似性比较结果（与原研产品的比较）

3. 临床研究数据（包括生物等效性研究数据）

3.1 原研产品临床研究数据

3.2 地产化产品首次批准临床研究数据

3.3 地产化产品历次注册变更临床研究数据

4. 综合评价（原研产品与地产化产品一致性的综合评价）

5. 参考文献

6. 附件

七、仿制药一致性评价政策调整

2018 年 12 月 28 日，国家药品监督管理局公告，严格一致性评价审评审批工作，坚持仿制药与原研药质量和疗效一致的审评原则，坚持标准不降低，按照现已发布的相关药物研发技术指导原则开展技术审评。强化药品上市后监督检查，通过一致性评价的药品，纳入下一年度国家药品抽验计划，加大对相关企业的监督检查力度。

时间服从质量，合理调整相关工作时限和要求。①《国家基本药物目录（2018 年版）》已于 2018 年 11 月 1 日起施行并建立了动态调整机制，与一致性评价实现联动。通过一致性评价的品种优先纳入目录，未通过一致性评价的品种将逐步被调出目录。对纳入国家基本药物目录的品种，不再统一设置评价时限要求。②化学药品新注册分类实施前批准上市的含基本药物品种在内的仿制药，自首家品种通过一致性评价后，其他药品生产企业的相同品种原则上应在 3 年内完成一致性评价。逾期未完成的，企业经评估认为属于临床必需、市场短缺品种的，可向所在地省级药品监管部门提出延期评价申请，经省级药品监管部门会同卫生行政部门组织研究认定后，可予适当延期。逾期再未完成的，不予再注册。

强化服务指导，全力推进一致性评价工作。深入贯彻落实国务院"放管服"改革要求，坚持引导、督导与服务并重，根据评价品种具体情况，分类处理、分别施策，进一步加大服务指导力度。建立绿色通道，对一致性评价申请随到随审，加快审评进度。企业在研究过程中遇到重大技术问题的，可以按照《药物研发与技术审评沟通交流管理办法》的有关规定，与药品审评机构进行沟通交流。进一步加强对重点品种、重点企业的指导，组织现场调研和沟通，帮助企业解决难点问题。

加强配套政策支持，调动企业评价积极性。充分发挥市场机制作用，激发企业开展一致性评价的积极性。通过一致性评价的品种，药品监管部门允许其在说明书和标签上予以标注，并将其纳入《中国上市药品目录集》；对同品种药品通过一致性评价的药品生产企业达到 3 家以上的，在药品集中采购等方面，原则上不再选用未通过一致性评价的品种。各地要在保证药品质量和供应的基础上，从实际出发完善集中采购政策；国家卫生健康委员会对《国家基本药物目录（2018 年版）》中价格低廉、临床必需的药品在配套政策中给予支持，保障临床用药需求。

八、注射剂一致性评价

2020 年《关于开展化学药品注射剂仿制药质量和疗效一致性评价工作的公告》（2020 年第 62 号）发布，为加快推进仿制药一致性评价工作，国家药品监督管理局决定开展化学药品注射剂仿制药质量和疗效一致性评价工作。

（一）化学药品注射剂仿制药一致性评价的对象

已上市的化学药品注射剂仿制药，未按照与原研药品质量和疗效一致原则审批的品种均需开展一致性评价。药品上市许可持有人应当依据国家药品监督管理局发布的《仿制药参比制剂目录》选择参比制剂，并开展一致性评价研发申报。

尚未收载入《仿制药参比制剂目录》的品种，药品上市许可持有人应当按照《国家药监局关于发布化学仿制药参比制剂遴选与确定程序的公告》（2019 年第 25 号）规定申报参比制剂，待参比制剂确定后开展一致性评价研发申报，避免出现因参比制剂选择与国家公布的参比制剂不符，影响研究项目开展、造成资源浪费等问题。

对临床价值明确但无法确定参比制剂的化学药品注射剂仿制药，如氯化钠注射液、葡萄糖注射液、葡萄糖氯化钠注射液、注射用水等，此类品种无需开展一致性评价。国家药品监督管理局仿制药一致性评价办公室将组织专家委员会进行梳理，分期分批发布此类品种目录，鼓励药品上市许可持有人按照《化学药品注射剂仿制药质量和疗效一致性评价技术要求》《化学药品注射剂（特殊注射剂）仿制药质量和疗效一致性评价技术要求》等相关指导原则开展药品质量提升相关研究，并按照药品上市后变更管理有关规定申报，执行一致性评价的审评时限。

（二）具体要求

已上市的化学药品注射剂仿制药，未按照与原研药品质量和疗效一致原则审批的品种均需开展一致性评价。药品上市许可持有人应当依据国家药品监督管理局发布的《仿制药参比制剂目录》选择参比制剂，并开展一致性评价研发申报。

药品上市许可持有人应当按照《化学药品注射剂仿制药质量和疗效一致性评价技术要求》《化学药品注射剂（特殊注射剂）仿制药质量和疗效一致性评价技术要求》等相关技术指导原则开展注射剂一致性评价研究；按照《化学药品注射剂仿制药质量和疗效一致性评价申报资料要求》撰写申报资料，并以药品补充申请的形式向国家药品监督管理局药品审评中心提出注射剂一致性评价申请。

国家药审中心依据相关法规及技术指导原则开展技术审评，基于审评需要发起检查检验。国家药审中心汇总审评、检查和检验情况并形成综合审评意见。综合审评通过的，国家药审中心核发药品补充申请批件。

第二节　原料药、药用辅料和药包材关联审评制度

为贯彻落实中共中央办公厅、国务院办公厅《关于深化审评审批制度改革鼓励药品创新的意见》（厅字〔2017〕42 号）与《国务院关于取消一批行政许可事项的决定》（国发〔2017〕46 号），取消药用辅料与直接接触药品的包装材料和容器（以下简称药包材）审批，原料药、药用辅料和药包材在审批药品制剂注册申请时一并审评审批。

《国家药监局关于进一步完善药品关联审评审批和监管工作有关事宜的公告》

《药品管理法》（2019 年修订）明确药品监督管理部门在审批药品时，对化学原料药一并审评审批，对相关辅料、直接接触药品的包装材料和容器一并审评，对药品的质量标准、生产工艺、标签和说明书一并核准。2019 年的《国家药监局关于进一步完善药品关联审评审批和监管工作有关事宜的公告》（2019 年 第 56 号）进一步明确原料药、药用辅料、直接接触药品的包装材料和容器（以下简称原辅包）与药品制剂关联审评审批和监管有关事宜。在中华人民共和国境内研制、生产、进口和使用的原料药、药用辅料、药包材适用于《国家药监局关于进一步完善药品关联审评审批和监管工作有关事宜的公告》（2019 年 第 56 号）要求。2020 年的《药品注册管理办法》正式明确关联审评审批制度。

一、总体要求

原辅包的使用必须符合药用要求，主要是指原辅包的质量、安全及功能应该满足药品制剂的需要。原辅包与药品制剂关联审评审批由原辅包登记人在登记平台上登记，药品制剂注册申请人提交注册申请时与平台登记资料进行关联；因特殊原因无法在平台登记的原辅包，也可在药品制剂注册申请时，由药品制剂注册申请人一并提供原辅包研究资料。

原辅包登记人负责维护登记平台的登记信息，并对登记资料的真实性和完整性负责。境内原辅包供应商作为原辅包登记人应当对所持有的产品自行登记。境外原辅包供应商可由常驻中国代表机构或委托中国代理机构进行登记，登记资料应当为中文，境外原辅包供应商和代理机构共同对登记资料的真实性和完整性负责。

药品制剂注册申请人申报药品注册申请时，需提供原辅包登记号和原辅包登记人的使用授权书。药品制剂注册申请人或药品上市许可持有人对药品质量承担主体责任，根据药品注册管理和上市后生产管理的有关要求，对原辅包供应商质量管理体系进行审计，保证符合药用要求。

监管部门对原辅包登记人提交的技术资料负有保密责任，对登记平台的技术信息保密，登记平台只公开登记品种的登记状态标识（A 或 I）、登记号、品种名称、企业名称（代理机构名称）、企业生产地址、原药品批准文号（如有）、原批准证明文件有效期（如有），产品来源、规格、更新日期和其他必要的信息。

二、产品登记管理

（一）登记号

原辅包登记人按照登记资料技术要求在平台登记，获得登记号。

国家药品监督管理局药品审评中心建立原料药、药用辅料和药包材登记平台（以下简称为登记平台）与数据库，有关企业或者单位可通过登记平台按相关要求提交原料药、药用辅料和药包材登记资料，获得原料药、药用辅料和药包材登记号，待关联药品制剂提出注册申请后一并审评。

在登记平台建立的过渡期，国家药审中心在门户网站（网址：www. cde. org. cn）以表格方式对社会公示"原料药登记数据""药用辅料登记数据""药包材登记数据"，公示的信息主要包括：登记号、品种名称、企业名称、企业注册地址、国产/进口、包装规格、登记日期、更新日期、关联药品制剂审批情况等。

原料药在登记前应取得相应生产范围的《药品生产许可证》，并按照国家食品药品监管总局《关于发布化学药品新注册分类申报资料要求（试行）的通告》（2016 年第 80 号）要求进行登记。

药用辅料和药包材登记按照《国家药监局关于进一步完善药品关联审评审批和监管工作有关事宜的公告》（2019 年 第 56 号）附件 1、附件 2 的资料要求进行登记。

登记资料技术要求根据产业发展和科学技术进步不断完善，由国家药品监督管理局药品审评中心适时更新公布。

（二）登记标识

药品制剂注册申请与已登记原辅包进行关联，药品制剂获得批准时，即表明其关联的原辅包通过了技术审评，登记平台标识为"A"；未通过技术审评或尚未与制剂注册进行关联的标识为"I"。

除国家公布禁止使用、淘汰或者注销的原辅包外，符合以下情形的原辅包由药审中心将相关信息转入登记平台并给予登记号，登记状态标识为"A"。

1. 批准证明文件有效期届满日不早于 2017 年 11 月 27 日的原料药；

2. 已受理并完成审评审批的原料药，含省局按照国食药监注〔2013〕38号文审评的原料药技术转让申请；

3. 已受理并完成审评的药用辅料和药包材；

4. 曾获得批准证明文件的药用辅料；

5. 批准证明文件有效期届满日不早于2016年8月10日的药包材。

转入登记平台的原辅包登记人应按照《国家药监局关于进一步完善药品关联审评审批和监管工作有关事宜的公告》（2019年 第56号）登记资料要求在登记平台补充提交研究资料，完善登记信息，同时提交资料一致性承诺书（承诺登记平台提交的技术资料与注册批准技术资料一致）。

仿制或进口境内已上市药品制剂所用的原料药，原料药登记人登记后，可进行单独审评审批，通过审评审批的登记状态标识为"A"，未通过审评审批的标识为"I"。审评审批时限和要求按照现行《药品注册管理办法》等有关规定执行。

（三）可不登记的药用辅料

已在食品、药品中长期使用且安全性得到认可的药用辅料可不进行登记，由药品制剂注册申请人在制剂申报资料中列明产品清单和基本信息。但国家药审中心在药品制剂注册申请的审评过程中认为有必要的，可要求药品制剂注册申请人补充提供相应技术资料。该类药用辅料品种名单由国家药审中心适时更新公布。

🔗 知识链接

可免登记的产品目录（2019年版）

药品制剂所用的部分矫味剂、香精、色素、pH调节剂等药用辅料可不按照相关要求进行登记，具体如下。

1. 矫味剂（甜味剂）：如蔗糖、单糖浆、甘露醇、山梨醇、糖精钠、阿司帕坦、三氯蔗糖、甜菊糖苷、葡萄糖、木糖醇、麦芽糖醇等。该类品种仅限于在制剂中作为矫味剂（甜味剂）使用。

2. 香精、香料：如橘子香精、香蕉香精、香兰素等。执行食品标准的，应符合现行版GB 2760《食品安全国家标准 食品添加剂使用标准》、GB 30616《食品安全国家标准 食品用香精》及GB 29938《食品安全国家标准 食品用香料通则》等相关要求。

3. 色素（着色剂）：如氧化铁、植物炭黑、胭脂虫红等。执行食品标准的，应符合现行版GB 2760《食品安全国家标准 食品添加剂使用标准》等相关要求。

4. pH调节剂（包括注射剂中使用的pH调节剂）：如苹果酸、富马酸、醋酸、醋酸钠、枸橼酸（钠、钾盐）、酒石酸、氢氧化钠、浓氨溶液、盐酸、硫酸、磷酸、乳酸、磷酸二氢钾、磷酸氢二钾、磷酸氢二钠、磷酸二氢钠等。

5. 仅作为辅料使用、制备工艺简单、理化性质稳定的无机盐类（包括注射剂中使用的无机盐类）：如碳酸钙、碳酸钠、氯化钾、氯化钙、氯化镁、磷酸钙、磷酸氢钙、硫酸钙、碳酸氢钠等。

6. 口服制剂印字使用的无苯油墨。

上述药用辅料，现行版《中国药典》已收载的，应符合现行版《中国药典》要求；《中国药典》未收载的，应符合国家食品标准或现行版美国药典/国家处方集、欧洲药典、日本药典、英国药典标准要求；其他辅料，应符合药用要求。

（注：本清单所列辅料用于本清单标明用途之外的其他用途的，需要按照要求进行登记，或者按照药品审评的要求提供相关资料）

药用辅料、药包材已取消行政许可，平台登记不收取费用。原料药仍为行政许可，平台登记技术审评相关要求按现行规定和标准执行。

三、原辅包登记信息的使用和管理

药品制剂注册申请关联审评时，原辅包登记平台研究资料不能满足审评需要的，药审中心可以要求药品制剂注册申请人或原辅包登记人进行补充。补充资料的报送途径由国家药审中心在发补通知中明确。

原料药标识为"A"的，表明原料药已通过审评审批。原料药登记人可以在登记平台自行打印批准证明文件、质量标准和标签等，用于办理 GMP 检查、进口通关等。

未进行平台登记而与药品制剂注册申报资料一并提交研究资料的原料药，监管部门在药品制剂批准证明文件中标注原料药相关信息，可用于办理原料药 GMP 检查、进口通关等。

原料药生产企业申请 GMP 检查程序及要求按照现行法律法规有关规定执行，通过药品 GMP 检查后应在登记平台更新登记信息。

标识为"A"的原料药发生技术变更的，按照现行药品注册管理有关规定提交变更申请，经批准后实施。原料药的其他变更、药用辅料和药包材的变更应及时在登记平台更新信息，并在每年第一季度提交的上一年年度报告中汇总。

原辅包发生变更时原辅包登记人应主动开展研究，并及时通知相关药品制剂生产企业（药品上市许可持有人），并及时更新登记资料，并在年报中体现。

药品制剂生产企业（药品上市许可持有人）接到上述通知后应及时就相应变更对药品制剂质量的影响情况进行评估或研究，属于影响药品制剂质量的，应报补充申请。

已上市药品制剂变更原辅包及原辅包供应商的，应按照《已上市化学药品变更研究技术指导原则（一）》《已上市化学药品生产工艺变更研究技术指导原则》《已上市中药变更研究技术指导原则（一）》及生物制品上市后变更研究相关指导原则等要求开展研究，并按照现行药品注册管理有关规定执行。

境外原辅包供应商更换登记代理机构的，提交相关文件资料后予以变更。包括：变更原因说明、境外原辅包供应商委托书、公证文书及其中文译本、新代理机构营业执照复印件、境外原辅包供应商解除原代理机构委托关系的文书、公证文书及其中文译本。

四、监督管理

各省（区、市）药品监督管理局对登记状态标识为"A"的原料药，按照药品进行上市后管理，并开展药品 GMP 检查。各省（区、市）药品监督管理局应加强对本行政区域内药品制剂生产企业（药品上市许可持有人）的监督检查，督促药品制剂生产企业（药品上市许可持有人）履行原料药、药用辅料和药包材的供应商审计责任。

药用辅料和药包材生产企业具有《药品生产许可证》的，继续按原管理要求管理，许可证到期后按《国家药监局关于进一步完善药品关联审评审批和监管工作有关事宜的公告》（2019 年 第 56 号）要求登记场地信息。

各省（区、市）药品监督管理局根据登记信息对药用辅料和药包材供应商加强监督检查和延伸检查。发现药用辅料和药包材生产存在质量问题的，应依法依规及时查处，并要求药品制剂生产企业（药品上市许可持有人）不得使用相关产品，并对已上市产品开展评估和处置。延伸检查应由药品制剂生产企业（药品上市许可持有人）所在地省局组织开展。药用辅料和药包材供应商的日常检查由所在地省局组织开展联合检查。

药用辅料生产现场检查参照《药用辅料生产质量管理规范》（国食药监安〔2006〕120号）开展检查，药包材生产现场检查参照《直接接触药品的包装材料和容器管理办法》（原国家食品药品监督管理局局令第13号）中所附《药包材生产现场考核通则》开展检查。各省（区、市）药品监督管理局可根据监管需要进一步完善相关技术规范和检查标准，促进辅料和药包材质量水平稳步提升。

国家药品监督管理局将根据各省监督检查开展情况和需要，适时修订相关检查标准。

第三节 原料药登记

一、登记平台

各级药品监督管理部门不再单独受理原料药、药用辅料和药包材注册申请，国家药品监督管理局药品审评中心建立原料药、药用辅料和药包材登记平台（以下简称为登记平台）与数据库，有关企业或者单位可通过登记平台按相关要求提交原料药、药用辅料和药包材登记资料，获得原料药、药用辅料和药包材登记号，待关联药品制剂提出注册申请后一并审评。

在登记平台建立的过渡期，药审中心在门户网站（网址：www.cde.org.cn）以表格方式对社会公示"原料药登记数据""药用辅料登记数据""药包材登记数据"，公示的信息主要包括：登记号、品种名称、企业名称、企业注册地址、国产/进口、包装规格、登记日期、更新日期、关联药品制剂审批情况等。

二、原料药登记表

原料药登记表格式见表10-2。

表10-2 原料药登记表

声明
申请人保证：①本登记表内容及所提交资料均真实、来源合法，未侵犯他人权益，其中试验研究的方法和数据均为本产品所采用的方法和由本产品得到的试验数据。 ②一并提交的电子文件与打印文件内容完全一致。如查有不实之处，我们承担由此导致的一切法律后果。 其他特别申明事项：
登记号：
登记事项 1. 本登记属于：
登记品种情况 2. 品种通用名称： 3. 英文名称： 4. 包装：包装规格：
5. 质量标准：○采用国家标准（是否有修订　○是　○否）　　○自拟 来源：○中华人民共和国药典：　　版　　　　○生物制品规程：　　版 ○局颁标准：　　　　第　　　册　　　标准号： ○其他：

相关情况

6. 专利情况：□有中国专利 □化合物专利 □工艺专利 □处方专利 □其他专利

专利号：　　　　　　　　　专利权人：

专利授权/公开日期：

□有外国专利

专利号：　　　　　　　　　专利权人：

专利授权/公开日期：

专利权属声明：我们声明：本登记对他人专利不构成侵权。

申请人及委托研究机构（国产原料药）：

7. 申请人

中文名称：

英文名称：

社会信用代码/组织机构代码/身份证号：

法定代表人：　　　　　　　　　职位：

注册地址：　　　　　　　　　　邮编：

通讯地址：　　　　　　　　　　邮编：

登记负责人：　　　　　　　　　职位：

联系人：　　　　　　　　　　　职位：

电话：　　　　　　　　　　　　传真：

电子信箱：　　　　　　　　　　手机：

法定代表人（签名）：

（加盖公章处）　年　月　日

8. 国内原料药生产企业

所在省份：

中文名称：

英文名称：

社会信用代码/组织机构代码：

法定代表人：　　　　　　　　　职位：

注册地址：　　　　　　　　　　邮编：

生产地址：　　　　　　　　　　邮编：

通讯地址：　　　　　　　　　　邮编：

登记负责人：　　　　　　　　　职位：

联系人：　　　　　　　　　　　职位：

电话：　　　　　　　　　　　　传真：

电子信箱：　　　　　　　　　　手机：

药品生产许可证编号：

是否具有相应 GMP 证书：○是　　　编号：

○否　　原因：

法定代表人（签名）：

（加盖公章处）　年　月　日

9. 新药证书申请人

中文名称：

英文名称：

社会信用代码/组织机构代码/身份证号：

法定代表人：　　　　　　　　　职位：

注册地址：　　　　　　　　　　邮编：

通讯地址：　　　　　　　　　　邮编：

登记负责人：　　　　　　　　　职位：

联系人：　　　　　　　　　　　职位：

电话：　　　　　　　　　　　　传真：

电子信箱：　　　　　　　　　　手机：

法定代表人（签名）：

（加盖公章处）　年　月　日

10. 委托研究机构

序号	研究项目	研究机构名称	研究负责人	联系电话

续表

申请人及委托研究机构（进口原料药）:

7. 境外制药厂商

中文名称:

英文名称:

法定代表人: 职位

注册地址:

国家或地区:

登记负责人: 职位

电话: 传真

电子信箱:

法定代表人（签名）:   （加盖公章处） 年 月 日

8. 进口原料药生产厂

中文名称:

英文名称:

法定代表人: 职位:

生产地址:

国家或地区:

登记负责人: 职位:

电话: 传真:

电子信箱:

法定代表人（签名）:   （加盖公章处） 年 月 日

9. 进口原料药国外包装厂

中文名称:

英文名称:

法定代表人: 职位:

生产地址:

国家或地区:

登记负责人: 职位:

电话: 传真:

电子信箱:

法定代表人（签名）: （加盖公章处） 年 月 日

10. 进口原料药注册代理机构

中文名称:

英文名称:

社会信用代码/组织机构代码:

法定代表人: 职位:

注册地址: 邮编:

生产地址: 邮编:

通讯地址: 邮编:

登记负责人: 职位:

联系人: 职位:

电话: 传真:

电子信箱: 手机:

法定代表人（签名）:

（加盖公章处） 年 月 日

11. 委托研究机构

序号	研究项目	研究机构名称	研究负责人	联系电话

三、原料药登记表填表说明

申请人保证：本项内容是各登记机构对于本项登记符合法律、法规和规章的郑重保证，各登记机构应当一致同意。

其他特别申明事项：需要另行申明的事项。

登记号：需填写由"原辅包登记平台"生成的登记号。

1. 本登记属于　系指如果属于登记国产原料药填写"国产原料药登记"，如果属于登记进口原料药填写"进口原料药登记"，如果属于登记港澳台原料药填写"港澳台原料药登记"。本项为必填写项目。

2. 品种通用名称　应当使用正式颁布的国家药品标准或者国家药典委员会《中国药品通用名称》或其增补本收载的药品通用名称。本项为必填项目。

3. 英文名称　英文名填写 INN 英文名。本项为必填项目。

4. 包装　系指直接接触原料药的包装材料或容器，如有多个包装材质要分别填写，中间用句号分开，例如"玻璃瓶。塑料瓶"。包装规格是指基本包装单元的规格，原料药的基本包装单元，是原料药生产企业生产供上市的原料药最小包装，如：每瓶×毫升，对于按含量或浓度标示其规格的液体、半固体或颗粒，其装量按包装规格填写。配用注射器、输液器或者专用溶媒的，也应在此处填写。每一份登记表可填写多个包装规格，不同包装规格中间用句号分开，书写方式为"药品规格：包装材质：包装规格"，例如："0.25g：玻璃瓶：每瓶 30 片"，多个规格的按上述顺序依次填写。本项为必填项目。

5. 质量标准　指本项原料药登记所提交药品标准的来源或执行依据。来源于《中国药典》的，需写明药典版次；属局颁或部颁标准的，需写明何种及第几册，散页标准应写明药品标准编号；来源于进口药品注册标准的，写明该进口注册标准的编号或注册证号；来源于国外药典的，需注明药典名称及版次；其他是指非以上来源的，应该写明具体来源，如自行研究，国产药品注册标准等情况。本项为必填项目。

6. 专利情况　所登记原料药的专利情况应当经过检索后确定，发现本品已在中国获得保护的有关专利或国外专利信息均应填写。本项登记实施了其他专利权人专利的，应当注明是否得到其实施许可。已知有中国专利的，填写其属于化合物专利、工艺专利、处方专利等情况。如需填写多项专利，可以附件形式提交。

7. 申请人及委托研究机构　申请参加药品上市许可持有人制度试点的，申请人的相应信息应当填入上市许可持有人相应位置。申请人不具备相应生产资质的，应将受托生产企业信息填入国内原料药生产企业相应位置。申请人具备相应生产资质、拟委托受托生产企业生产的，应将受托生产企业信息填入国内原料药生产企业相应位置；申请人具备相应生产资质且拟自行生产的，同时填入上市许可持有人和国内原料药生产企业。对于进口原料药登记，应当填写境外制药厂商（持证公司）的名称。

国内原料药生产企业：是指具备本品生产条件，登记生产本品的原料药生产企业，或为接受药品上市许可持有人/申请人委托的受托生产企业。对于登记生产本原料药的国内原料药生产企业，应当对其持有《药品生产质量管理规范》认证证书情况做出填写。本项为必填项目。

新药证书申请人：对于新原料药登记，必须填写申请新药证书的机构，即使与国内原料药生产企业相同，也应当重复填写；对于已有国家标准的原料药登记，本项不得填写。仍有其他申请新药证书机构的，可另外附页。对于进口原料药申请，如有国外包装厂，则填写在进口原料药国外包装厂位置。对于新原料药申请，国家药品监督管理局批准后，在发给的新药证书内，将本登记表内各新药证书申请人登记为持有人，排列顺序与各申请人排名次序无关。

各登记机构栏内："名称"，应当填写其经过法定登记机关注册登记的名称。"所在省份"是指申请人、受托生产企业等所在的省份。"社会信用代码/组织机构代码"，是指境内组织机构代码管理机构发给的机构代码或社会信用代码，境外登记机构免填。"登记负责人"，是指本项原料药登记的项目负责人。电话、手机、传真和电子信箱，是与该登记负责人的联系方式，其中电话应当提供多个有效号码，确保能及时取得联系。填写时须包含区号（境外的应包含国家或者地区号），经总机接转的须提供分机号码。"联系人"，应当填写具体办理登记事务的工作人员姓名，以便联系。

各登记机构名称、公章、法定代表人签名、签名日期：已经填入的申请人各机构均应当由其法定代表人在此签名、加盖机构公章。日期的填写格式为××××年××月××日。本项内容为手工填写。

药品注册代理机构名称、公章、法定代表人签名、签名日期：药品注册代理机构在此由法定代表人签名、加盖机构公章。

8. 委托研究机构　系指药品申报资料中凡属于非申报机构自行研究取得而是通过委托其他研究机构所取得的试验资料或数据（包括药学、药理毒理等）的研究机构。

9. 填表应当使用中文简体字，必要的英文除外。文字陈述应简明、准确。选择性项目中，"○"为单选框，只能选择一项或者全部不选择；"□"为复选择框，可以选择多项或者全部不选择。需签名处须亲笔签名。

10. 本登记表必须使用国家药品监督管理局制发的原料药登记表（Word版本）填写、修改和打印，登记时应当将打印表格连同电子表格一并提交，并且具有同样的效力，登记人应当确保两种表格的数据一致。未提交电子表格，或者电子表格与打印表格、"原辅包登记平台"填写内容不一致或者本登记表除应当亲笔填写项目外的其他项目使用非国家药品监督管理局制发的登记表填写或者修改者，其登记不予接受。

11. 本登记表打印表格各页边缘应当骑缝加盖负责办理登记事宜机构或者药品注册代理机构的公章，以保证本登记表系完全按照规定，使用国家药品监督管理局制发的登记表填写或者修改。

四、原料药、药用辅料和药包材企业授权使用书样式

国家药品监督管理局药品审评中心：

本原料药、药用辅料和药包材企业（或被授权人）_____，同意提供产品给药品上市许可持有人（申请人）_____用于_____制剂的研究、开发以及上市生产。

该产品登记名称为_____，给药途径为_____，产品登记号为_____。

原料药、药用辅料和药包材企业（或被授权人）_____

签字盖章_____　　日期_____

注：1. 本样稿仅供参考，如产品较多，可以采用列表的方式提供。

2. 如为供应商需有原料药、药用辅料和药包材企业授权，并附授权信。

五、登记资料主要内容

原料药登记资料主要内容有：基本信息、生产信息、特性鉴定、原料药的质量控制、对照品、药包材、稳定性等。具体内容应当符合《关于发布化学药品新注册分类申报资料要求（试行）的通告》（国家食品药品监督管理总局通告〔2016〕第80号）中原料药药学申报资料要求。

六、一并审评程序

原料药、药用辅料和药包材企业在药审中心门户网站"申请人之窗"填写品种基本信息后，将登记资料（含登记表）以光盘形式提交至药审中心，药审中心在收到资料后5个工作日内，对登记资料进行完整性审查。资料不齐全的，一次性告知所需补正的登记资料；资料符合要求的，由药审中心进行公示。

对已受理但未完成审评审批的原料药、药用辅料和药包材注册申请，由药审中心生成相应的原料药、药用辅料和药包材登记号，并将申报信息导入上述登记数据表后对社会公示。申请人应按相关要求将申报登记资料以光盘形式提交至药审中心。新申报的药品制剂（含变更原料药、药用辅料和药包材的补充申请）中使用已有批准文号的原料药、药用辅料和药包材，该原料药、药用辅料和药包材也应按要求进行登记。

药品制剂申请人仅供自用的原料药、药用辅料和药包材，或者专供特定药品上市许可持有人使用的原料药、药用辅料和药包材，可在药品制剂申请中同时提交原料药、药用辅料和药包材资料，不进行登记。

第四节　药用辅料登记

根据《国家药监局关于进一步完善药品关联审评审批和监管工作有关事宜的公告》附件1《药用辅料登记资料要求（试行）》，药用辅料分类序号及情形如下。

一、辅料分类

（一）境内外上市药品中未有使用历史的辅料

境内外上市药品中未有使用历史的，包括

1.1 新的分子结构的辅料以及不属于第1.2、1.3的辅料；

1.2 由已有使用历史的辅料经简单化学结构改变（如盐基，水合物等）；

1.3 两者及两者以上已有使用历史的辅料经共处理得到的辅料；

1.4 已有使用历史但改变给药途径的辅料。

（二）境内外上市药品中已有使用历史的辅料

境内外上市药品中已有使用历史的，且

2.1《中国药典》/USP/EP/BP/JP均未收载的辅料；

2.2 USP/EP/BP/JP之一已收载，但未在境内上市药品中使用的辅料；

2.3 USP/EP/BP/JP之一已收载，《中国药典》未收载的辅料；

2.4《中国药典》已收载的辅料。

（三）在食品或化妆品中已有使用历史的辅料

在食品或化妆品中已有使用历史的，且

3.1 具有食品安全国家标准的用于口服制剂的辅料；

3.2 具有化妆品国家或行业标准的用于外用制剂的辅料。

二、药用辅料登记表

药用辅料登记表格式见表10-3。

表 10 −3　药用辅料登记表

声明

申请人保证：①本登记表内容及所提交资料均真实、来源合法，未侵犯他人权益，其中试验研究的方法和数据均为本产品所采用的方法和由本产品得到的试验数据。

②一并提交的电子文件与打印文件内容完全一致。如查有不实之处，我们承担由此导致的一切法律后果。

其他特别申明事项：

登记号：

登记事项

1. 本登记属于：

2. 应用情况：

○高风险药用辅料　　　　　　○低风险药用辅料

3. 来源：□动物或人　□矿物　□植物　□化学合成　□其他

4. 拟用制剂给药途径：□注射　□吸入　□眼用　□局部及舌下　□透皮　□口服　□其他

登记品种情况

5. 品种名称：

6. 英文名称：

7. 规格：

8. 包装：　　　　　　包装规格：

9. 质量标准：○采用国家标准（是否有修订　○是　○否）　　　　○自拟

来源：○《中华人民共和国药典》：　版　　　　　○生物制品规程：　版

○局颁标准：　　　第　　册　标准号：

○其他

相关情况

10. 专利情况：□有中国专利

专利号：　　　　　　　　　　专利权人：

专利授权/公开日期：

□有外国专利

专利号：　　　　　　　　　　专利权人：

专利授权/公开日期：

专利权属声明：我们声明：本登记对他人专利不构成侵权。

申请人及委托研究机构（国产药用辅料）

11. 国内药用辅料生产企业：

所在省份：

中文名称：

英文名称：

社会信用代码/组织机构代码：

法定代表人：　　　　　　　　职位：

注册地址：　　　　　　　　　邮编：

生产地址：　　　　　　　　　邮编：

通讯地址：　　　　　　　　　邮编：

登记负责人：　　　　　　　　职位：

联系人：　　　　　　　　　　职位：

电话：　　　　　　　　　　　传真：

电子信箱：　　　　　　　　　手机：

药品生产许可证编号：

是否具有相应 GMP 证书：○是　　　编号：

○否　　　原因：

法定代表人（签名）：　　　　　　（加盖公章处）　年　月　日

12. 委托研究机构

序号	研究项目	研究机构名称	研究负责人	联系电话

申请人及委托研究机构（进口药用辅料）：

11. 境外制药厂商：

中文名称：

英文名称：

法定代表人：   职位：

注册地址：

国家或地区：

登记负责人：   职位：

电话：   传真：

电子信箱：

法定代表人（签名）：   （加盖公章处）   年 月 日

12. 进口药用辅料生产厂

中文名称：

英文名称：

法定代表人：   职位：

生产地址：

国家或地区：

登记负责人：   职位：

电话：   传真：

电子信箱：

法定代表人（签名）：   （加盖公章处）   年 月 日

13. 进口药用辅料国外包装厂

中文名称：

英文名称：

法定代表人：   职位：

生产地址：

国家或地区：

登记负责人：   职位：

电话：   传真：

电子信箱：

法定代表人（签名）：   （加盖公章处）   年 月 日

14. 进口药用辅料注册代理机构

中文名称：

英文名称：

社会信用代码/组织机构代码：

法定代表人：   职位：

注册地址：   邮编：

生产地址：   邮编：

通讯地址：   邮编：

登记负责人：   职位：

联系人：   职位：

电话：   传真：

电子信箱：   手机：

法定代表人（签名）：

（加盖公章处）   年 月 日

15. 委托研究机构

序号	研究项目	研究机构名称	研究负责人	联系电话

三、药用辅料登记表填表说明

申请人保证：本项内容是各登记机构对于本项登记符合法律、法规和规章的郑重保证，各登记机构应当一致同意。

其他特别申明事项：需要另行申明的事项。

登记号：需填写由"原辅包登记平台"生成的登记号。

1. 本登记属于　系指如果属于申报国产药用辅料填写"国产药用辅料申报"，如果属于申报进口药用辅料填写"进口药用辅料申报"，如果属于申报港澳台药用辅料填写"港澳台药用辅料申报"。本项为必填写项目。

2. 应用情况　根据《关于药包材药用辅料与药品关联审评审批有关事项的公告》（国家食品药品监督管理总局公告〔2016〕第134号）的附件1《实行关联审评审批的药包材和药用辅料范围（试行）》第二部分药用辅料，填写本项内容。

需选择是否为高风险药用辅料选项，如果是高风险药用辅料请选择"高风险药用辅料"，不是请选择"低风险药用辅料"，此项为必选。

3. 来源　根据《关于发布药包材药用辅料申报资料要求（试行）的通告》（国家食品药品监督管理总局通告〔2016〕第155号），选择药用辅料来源。此项为必选。

4. 拟用制剂给药途径　根据《关于发布药包材药用辅料申报资料要求（试行）的通告》（国家食品药品监督管理总局通告〔2016〕第155号），选择拟用制剂给药途径。此项为必选。

5. 品种通用名称　应当使用正式颁布的国家药品标准或者国家药典委员会《中国药品通用名称》或其增补本收载的药品通用名称。本项为必填项目。

6. 英文名称　英文名填写INN英文名。本项为必填项目。

7. 规格　应使用药典规定的单位符号。例如"克"应写为"g"。每一规格填写一份登记表，多个规格应分别填写登记表。

8. 包装　系指直接接触药用辅料的包装材料或容器，如有多个包装材质要分别填写，中间用句号分开，例如"玻璃瓶。塑料瓶"。包装规格是指基本包装单元的规格，药用辅料的基本包装单元，是药用辅料生产企业生产供上市的药用辅料最小包装，如：每瓶×毫升，对于按含量或浓度标示其规格的液体、半固体或颗粒，其装量按包装规格填写。配用注射器、输液器或者专用溶媒的，也应在此处填写。每一份登记表可填写多个包装规格，不同包装规格中间用句号分开，书写方式为"药品规格：包装材质：包装规格"，例如："0.25g：玻璃瓶：每瓶30片"，多个规格的按上述顺序依次填写。本项为必填项目。

9. 质量标准　指本项药用辅料登记所提交质量标准的来源或执行依据。来源于《中国药典》的，需写明药典版次；属局颁或部颁标准的，需写明何种及第几册，散页标准应写明质量标准编号；来源于进口药品注册标准的，写明该进口注册标准的编号或注册证号；来源于国外药典的，需注明药典名称及版次；其他是指非以上来源的，应该写明具体来源，如自行研究、国产药品注册标准等情况。本项为必填项目。

10. 专利情况　所登记药用辅料的专利情况应当经过检索后确定，发现本品已在中国获得保护的有关专利或国外专利信息均应填写。本项登记实施了其他专利权人专利的，应当注明是否得到其实施许可。已知有中国专利的，填写其属于化合物专利、工艺专利、处方专利等情况。如需填写多项专利，可以附件形式提交。

11. 申请人及委托研究机构　国内药用辅料生产企业是指具备本品生产条件，登记生产本品的药用辅料生产企业，或为接受药品上市许可持有人/申请人委托的受托生产企业。对于登记生产本药用辅料的国内药用辅料生产企业，应当对其持有《药品生产质量管理规范》认证证书情况做出填写。本项为必填项目。

对于进口药用辅料登记，应当填写境外制药厂商（持证公司）的名称。如有国外包装厂，则填写在进口药用辅料国外包装厂位置。

各登记机构栏内："名称"，应当填写其经过法定登记机关注册登记的名称。"所在省份"是指申请人、受托生产企业等所在的省份。"社会信用代码/组织机构代码"，是指境内组织机构代码管理机构发给的机构代码或社会信用代码，境外登记机构免填。"登记负责人"，是指本项药用辅料登记的项目负责人。电话、手机、传真和电子信箱，是与该登记负责人的联系方式，其中电话应当提供多个有效号码，确保能及时取得联系。填写时须包含区号（境外的应包含国家或者地区号），经总机接转的须提供分机号码。"联系人"，应当填写具体办理登记事务的工作人员姓名，以便联系。

各登记机构名称、公章、法定代表人签名、签名日期：已经填入的申请人各机构均应当由其法定代表人在此签名、加盖机构公章。日期的填写格式为×××年××月××日。本项内容为手工填写。

药用辅料注册代理机构名称、公章、法定代表人签名、签名日期：药品注册代理机构在此由法定代表人签名、加盖机构公章。

12. 委托研究机构 系指药用辅料登记资料中凡属于非登记机构自行研究取得而是通过委托其他研究机构所取得的试验资料或数据（包括药学、药理毒理等）的研究机构。

13. 填表应当使用中文简体字，必要的英文除外。文字陈述应简明、准确。选择性项目中，"○"为单选择框，只能选择一项或者全部不选；"□"为复选择框，可以选择多项或者全部不选。需签名处须亲笔签名。

14. 本登记表必须使用国家药品监督管理局制发的药用辅料登记表（Word 版本）填写、修改和打印，登记时应当将打印表格连同电子表格一并提交，并且具有同样的效力，登记人应当确保两种表格的数据一致。未提交电子表格，或者电子表格与打印表格、"原辅包登记平台"填写内容不一致或者本登记表除应当亲笔填写项目外的其他项目使用非国家药品监督管理局制发的登记表填写或者修改者，其登记不予接受。

15. 本登记表打印表格各页边缘应当骑缝加盖负责办理登记事宜机构或者药品注册代理机构的公章，以保证本登记表系完全按照规定，使用国家药品监督管理局制发的登记表填写或者修改。

四、药用辅料登记资料项目

药用辅料登记资料主要内容包括企业基本信息、辅料基本信息、生产信息、特性鉴定、质量控制、批检验报告、稳定性研究、药理毒理研究等。根据《药用辅料登记资料要求（试行）》，登记资料编号、名称如下。

1 登记人基本信息
1.1 登记人名称、地址、生产地址
1.2 证明性文件
1.3 研究资料保存地址
2 辅料基本信息
2.1 名称
2.2 结构与组成
2.3 理化性质及基本特性
2.4 境内外批准上市及使用信息

2.5 国内外药典收载情况

3 生产信息

3.1 生产工艺和过程控制

3.2 物料控制

3.3 关键步骤和中间体的控制

3.4 工艺验证和评价

3.5 生产工艺的开发

4 特性鉴定

4.1 结构和理化性质研究

4.2 杂质研究

4.3 功能特性

5 质量控制

5.1 质量标准

5.2 分析方法的验证

5.3 质量标准制定依据

6 批检验报告

7 稳定性研究

7.1 稳定性总结

7.2 稳定性数据

7.3 辅料的包装

8 药理毒理研究

五、登记资料正文及撰写要求

药用辅料登记资料编号、项目名称及撰写要求具体如下。

1 登记人基本信息

1.1 登记人名称、登记地址、生产地址

提供登记人的名称、登记地址、生产厂、生产地址。生产地址应精确至生产车间、生产线。

1.2 证明性文件

境内药用辅料登记人需提交以下证明文件。

（1）登记人营业执照复印件。对登记人委托第三方进行生产的，应同时提交委托书等相关文件、生产者相关信息及营业执照复印件。

（2）对于申请药用明胶空心胶囊、胶囊用明胶和药用明胶的境内登记人，需另提供：①申请药用空心胶囊的，应提供明胶的合法来源证明文件，包括药用明胶的批准证明文件、标准、检验报告、药用明胶生产企业的营业执照、《药品生产许可证》、销售发票、供货协议等的复印件；②申请胶囊用明胶、药用明胶的，应提供明胶制备原料的来源、种类、标准等相关资料和证明。

境外药用辅料登记人应授权中国代表机构提交以下证明文件。

（1）登记人合法生产资格证明文件、公证文件及其中文译文。对登记人委托第三方进行生产的，应同时提交委托书等相关文件及生产者相关信息及证明文件（如有）。

（2）登记人委托中国境内代理机构注册的授权文书、公证文件及其中文译文。中国境内代理机构的营业执照或者登记人常驻中国境内办事机构的《外国企业常驻中国代表机构登记证》。

（3）登记药用空心胶囊、胶囊用明胶、药用明胶等牛源性药用辅料进口的，须提供制备胶囊的主要原材料——明胶的制备原料的来源、种类等相关资料和证明，并提供制备原料来源于没有发生疯牛病疫情国家的政府证明文件。

境外药用辅料建议提供人源或动物源性辅料的相关证明文件。

1.3 研究资料保存地址

提供药用辅料研究资料的保存地址，应精确至门牌号。如研究资料有多个保存地址的，均需提交。

2 辅料基本信息

2.1 名称

提供辅料的中文通用名（如适用，以《中国药典》中的名称为准）、英文名、汉语拼音、化学名、曾用名、化学文摘（CAS）号等。如有 UNII 号及其他名称（包括国内外药典收载的名称）建议一并提供。

预混辅料[注1]和共处理辅料[注2]应明确所使用的单一辅料并进行定性和定量的描述，可提交典型配方用于说明，实际应用的具体配方应根据使用情况作为附件包括在登记资料中或在药品注册时进行提供。

注1：预混辅料（pre-mixed excipient）是指两种或两种以上辅料通过低至中等剪切力进行混合，这是一种简单的物理混合物。各组分混合后仍保持为独立的化学实体，各成分的化学特性并未变化。预混辅料可以是固态或液态，单纯的物理混合时间较短。

注2：共处理辅料（co-processed excipient）是两种或两种以上辅料的结合物，该结合物的物理特性发生了改变但化学特性无明显变化。这种物理特性的改变无法通过单纯的物理混合而获得，在某些情况下，有可能以成盐形式存在。

2.2 结构与组成

提供辅料的结构与组成信息，如结构式、分子式、分子量，高分子药用辅料应明确型号、分子量范围、聚合度、取代度等。有立体结构和多晶型现象应特别说明。预混辅料和共处理辅料应提交每一组分的结构信息。

2.3 理化性质及基本特性

提供辅料已知的物理和化学性质，如：性状（如外观、颜色、物理状态）、熔点或沸点、比旋度、溶解性、溶液 pH、粒度、密度（堆密度、振实密度等）以及功能相关性指标等。预混辅料应提交产品性状等基本特性信息。

2.4 境内外批准登记等相关信息及用途

2.4.1 境内历史批准信息

提供境内历史批准的相关信息（如有）。

2.4.2 其他国家的相关信息

提供拟登记产品在境外作为药用辅料的相关信息（如适用）。

2.4.3 用途信息

提供该辅料的给药途径信息以及最大每日参考剂量及参考依据。使用该辅料的药品已在境内外获准上市的，提供相关药品的剂型、给药途径等；尚未有使用该辅料的药品获准上市的，应提供该药用辅料的预期给药途径以及正在使用该辅料进行注册的药品信息。如有生产商已知的不建议的给药途径或限定的使用剂量，也应予以明确并提供相关参考说明。以上信息应尽可能提供。

2.5　国内外药典收载情况

提供该药用辅料被国内外药典及我国国家标准收载的信息。

3　生产信息

3.1　生产工艺和过程控制

（1）工艺综述　按工艺步骤提供工艺流程图，并进行生产工艺综述。

（2）工艺详述　按工艺流程标明工艺参数和所用溶剂等。如为化学合成的药用辅料，还应提供反应条件（如温度、压力、时间、催化剂等）及其化学反应式，其中应包括起始原料、中间体、所用反应试剂的分子式、分子量、化学结构式。

以商业批为代表，列明主要工艺步骤、各反应物料的投料量及各步收率范围，明确关键生产步骤、关键工艺参数以及中间体的质控指标。

对于人或动物来源的辅料，该辅料的生产工艺中应有明确的病毒灭活与清除的工艺步骤，并须对其进行验证。

（3）说明商业生产的分批原则、批量范围和依据。

（4）设备　提供主要和特殊的生产设备。

生产设备资料可以按照表10-4表格形式提交。

表 10-4　生产设备一览表

序号	设备名称	型号	用途	生产商	生产范围
1					
2					
…					

3.2　物料控制

3.2.1　关键物料控制信息

对关键物料的控制按表10-5提供信息。

表 10-5　关键物料控制信息

物料名称	来源[注]	质量标准	使用步骤

注：如动物来源、植物来源、化学合成等。

3.2.2　物料控制信息详述

按照工艺流程图中的工序，以表格的形式列明生产中用到的所有物料（如起始原料、反应试剂、溶剂、催化剂等），并说明所使用的步骤，示例见表10-6。

表 10-6　物料控制信息

物料名称	来源[注]	质量标准	使用步骤

注：如动物来源、植物来源、化学合成等。

提供以上物料的来源、明确引用标准，或提供内控标准（包括项目、检测方法和限度），必要时提供方法学验证资料。

3.3 关键步骤和中间体的控制

列出关键步骤（如：终产品的精制、纯化工艺步骤，人或动物来源辅料的病毒灭活/去除步骤）。适用时，提供关键过程控制及参数，提供具体的研究资料（包括研究方法、研究结果和研究结论），支持关键步骤确定的合理性以及工艺参数控制范围的合理性。存在分离的中间体时，应列出其质量控制标准，包括项目、方法和限度，并提供必要的方法学验证资料。

3.4 工艺验证和评价

3.4.1 工艺稳定性评估

提供辅料工艺稳定的相关评估资料，如5批以上的产品质量回顾性报告等。

3.4.2 工艺验证

提供工艺验证方案、验证报告等资料，必要时提供批生产记录样稿。

3.5 生产工艺的开发

提供工艺路线的选择依据（包括文献依据和/或理论依据）。

提供详细的研究资料（包括研究方法、研究结果和研究结论）以说明关键步骤确定的合理性以及工艺参数控制范围的合理性。

详细说明在工艺开发过程中生产工艺的主要变化（包括工艺路线、工艺参数、批量以及设备等的变化）及相关的支持性验证研究资料。提供工艺研究数据汇总表，示例见表10－7。

表10－7　工艺研究数据汇总表

批号	试制日期	试制地点	试制目的/样品用途[注1]	批量	收率	工艺[注2]	样品质量		
							含量	功能性指标	性状等

注1：说明生产该批次的目的和样品用途，例如工艺验证/稳定性研究。
注2：说明表中所列批次的生产工艺是否与3.1项下工艺一致，如不一致，应明确不同点。

4 特性鉴定

4.1 结构和理化性质研究

4.1.1 结构确证研究

（1）结构确证信息　提供可用于对药用辅料的结构进行确证或表征的相关信息。

（2）结构确证研究的内容　应结合制备工艺路线以及各种结构确证手段对产品的结构进行解析，如可能含有立体结构、结晶水/结晶溶剂或者多晶型问题要详细说明，对于高分子药用辅料，还需关注分子量及分子量分布、聚合度、取代度、红外光谱等结构确证信息。提供结构确证用样品的精制方法、纯度、批号；提供具体的研究数据和图谱并进行解析。

为了确保生物制品来源的药用辅料质量的一致性，需要建立标准品/对照品或将辅料与其天然类似物进行比较。对于生物制品类辅料的要求具体见ICH关于生物技术/生物产品的指南。

对来源于化学合成体或来源于动/植物的预混辅料，需要用不同的方法描述其特性，并进行定量和定性的描述，包括所有特殊信息。

4.1.2 理化性质

提供辅料理化性质研究资料，如：性状（如外观、颜色、物理状态）、熔点或沸点、比旋度、溶解性、吸湿性、溶液 pH、分配系数、解离常数、将用于制剂生产的物理形态（如多晶型、溶剂化物或水合物）、粒度、来源等。

4.2 杂质研究

4.2.1 杂质信息

结合辅料生产工艺，描述杂质情况。

4.2.2 杂质研究的内容

应根据药用辅料的分子特性、来源、制备工艺等进行杂质研究，如对于高分子辅料，应重点研究残留单体、催化剂以及生产工艺带来的杂质。评估杂质对药用辅料安全性、功能性等的影响，并进行相应的控制。

4.3 功能特性

4.3.1 功能特性信息

结合辅料在制剂中的用途及给药途径，提供辅料有关功能性指标信息（如适用）。

4.3.2 功能特性研究

结合辅料在制剂中的用途及给药途径，详细说明该药用辅料的主要功能特性并提供相应的研究资料。如：黏合剂可提供表面张力、粒度及粒度分布、溶解性、黏度、比表面积、堆积度等适用的特性指标。

5 质量控制

5.1 质量标准

提供药用辅料的质量标准。质量标准应当符合《中华人民共和国药典》现行版的通用技术要求和格式，并使用其术语和计量单位。

5.2 分析方法的验证

提供质量标准中有关项目的方法学验证资料。对于现行版《中国药典》《美国药典》《欧洲药典》《英国药典》《日本药典》已收载的品种，如采用药典标准方法，可视情况开展方法学确认。

5.3 质量标准制定依据

说明各项目设定的考虑，总结分析各检查方法选择以及限度确定的依据。质量标准起草说明应当包括标准中控制项目的选定、方法选择、检查及纯度和限度范围等的制定依据。

6 批检验报告

提供不少于三批生产样品的检验报告。如果有委托外单位检验的项目需说明。委托检验的受托方需具备相关资质。

7 稳定性研究

稳定性研究的试验资料及文献资料，包括采用直接接触药用辅料的包装材料和容器共同进行的稳定性试验。如适用，描述针对所选用包材进行的相容性和支持性研究。

7.1 稳定性总结

总结所进行的稳定性研究的样品情况、考察条件、考察指标和考察结果，对各项指标变化趋势进行分析，并提出贮存条件和有效期。

7.2 稳定性数据

以表格形式提供稳定性研究的具体结果，并将稳定性研究中的相关图谱作为附件。

7.3 辅料的包装

说明辅料的包装及选择依据，提供包装标签样稿。

8 药理毒理研究

一般需提供的药理毒理研究资料和/或文献资料包括以下几项。

（1）药理毒理研究资料综述。

（2）对拟应用药物的药效学影响试验资料和/或文献资料。

（3）非临床药代动力学试验资料和/或文献资料。

（4）安全药理学的试验资料和/或文献资料。

（5）单次给药毒理性的试验资料和/或文献资料。

（6）重复给药毒理性的试验资料和/或文献资料。

（7）过敏性（局部、全身和光敏毒性）、溶血性和局部（血管、皮肤、黏膜、肌肉等）刺激性等主要与局部、全身给药相关的特殊安全性试验研究和/或文献资料。

（8）遗传毒性试验资料和/或文献资料。

（9）生殖毒性试验资料和/或文献资料。

（10）致癌试验资料和/或文献资料。

（11）其他安全性试验资料和/或文献资料。

根据药用辅料的上市状态、应用情况、风险程度等确定需提交的研究资料和/或文献资料，如不需要某项研究资料时，应在相应的研究项目下予以说明。药用辅料的药理毒理研究可单独进行也可通过合理设计与关联制剂的药理毒理研究合并进行。

六、药学辅料登记资料说明

1. 基于辅料（在制剂中）的使用历史及药典收载情况，表10-8列出了不同类别辅料所需提供的资料文件。

2. 登记资料应列出全部资料项目，对按表10-8规定无需提供的资料，应在该项资料项目下进行说明。

3. 对于之前按注册程序已获批准证明文件的药用辅料，如登记可按表10-8第2.4类资料要求提供资料。审评过程中可根据需要补充资料。

4. 辅料已有使用历史的定义：该辅料已在境内外批准制剂中使用且给药途径相同。

5. 境外批准制剂的范围：仅限在美国、欧盟、日本批准上市的制剂。

6. 对于分类未涵盖的药用辅料，请选择"其他"，其登记资料的要求根据使用历史和药典收载情况提交相关的登记资料。

7. 境内外上市药品中已有使用历史的，对于《中国药典》已收载，USP/EP/BP/JP均未收载的药用辅料参照2.2类提交登记资料。

8. 对于同一辅料同时属于不同分类的情况，应按照风险等级高的分类进行登记提交相关技术资料。

表 10 – 8　药用辅料登记资料表

资料项目	内容	1.1*	1.2*	1.3*	1.4*	2.1*	2.2*	2.3*	2.4*	3.1*	3.2*
1	登记人基本信息	+	+	+	+	+	+	+	+	+	+
2	辅料基本信息	+	+	+	+	+	+	+	+	+	+
3	3.1（1）工艺综述	+	+	+	+	+	+	+	+	+	+
	3.1（2）工艺详述	+	±	±	±	±	±	–	–	±	±
	3.1（3）说明商业生产的分批原则、批量范围和依据	+	+	+	+	+	+	+	+	+	+
	3.1（4）设备	+	+	+	+	+	+	+	+	+	+
	3.2.1 关键物料控制信息	–	+	+	–	–	+	–	+	+	+
	3.2.2 物料控制信息详述	+	+	+	–	+	+	–			
	3.3 关键步骤和中间体的控制	+	+	+	+	+	+	–		±	+
	3.4.1 工艺稳定性评估	–	–	+	+	+	+	–	+	+	+
	3.4.2 工艺验证	+	+	+	+	+	+	+	+	+	+
	3.5 生产工艺的开发	+	±	±	–	±	±	–	–	–	–
4	4.1.1（1）结构确证信息	+	+	+	+	+	±	–	+		+
	4.1.1（2）结构确证研究	+	±	+	–	–	–	–		–	–
	4.1.2 理化性质	+	±	±	±	±	±	–		±	±
	4.2.1 杂质信息	+	+	+	+	+	+	+	+	+	+
	4.2.2 杂质研究	+	±	±	±	±	±	–		±	±
	4.3.1 功能特性信息	+	+	+	+	+	+	+	+	+	+
	4.3.2 功能特性研究	+	+	+	±	±	±	–		±	±
5	5.1 质量标准	+	+	+	+	+	+	+	+	+	+
	5.2 分析方法的验证	+	+	+	±	+	+	+	–	±	±
	5.3 质量标准制定依据	+	+	+	+	+	+	+	+	+	+
6	批检验报告	+	+	+	+	+	+	+	+	+	+
7	7.1 稳定性总结	+	+	+	+	+	+	+	+	+	+
	7.2 稳定性数据	+	+	+	+	+	+	+	+	+	+
	7.3 辅料的包装	+	+	+	+	+	+	+	+	+	+
8	药理毒理研究	+	+	+	+	+	±	±	±	±	±

注：+ 需提供相关资料的项目，– 无需提供相关资料的项，± 根据需要提供相关资料的项目。

备注：*
境内外上市药品中未有使用历史的，包括
1.1 新的分子结构的辅料以及不属于第 1.2、1.3 的辅料；
1.2 由已有使用历史的辅料经简单化学结构改变（如盐基，水合物等）；
1.3 两者及两者以上已有使用历史的辅料经共处理得到的辅料；
1.4 已有使用历史但改变给药途径的辅料。
境内外上市药品中已有使用历史的，且
2.1《中国药典》/USP/EP/BP/JP 均未收载的辅料；
2.2 USP/EP/BP/JP 之一已收载，但未在境内上市药品中使用的辅料；

2.3 USP/EP/BP/JP 之一已收载,《中国药典》未收载的辅料;

2.4《中国药典》已收载的辅料。

在食品或化妆品中已有使用历史的,且

3.1 具有食品安全国家标准的用于口服制剂的辅料;

3.2 具有化妆品国家或行业标准的用于外用制剂的辅料。

注:

(1)高风险药用辅料一般包括:动物源或人源的药用辅料;用于注射剂、眼用制剂、吸入制剂等的药用辅料。对于高风险辅料的登记资料要求,可根据辅料在特定制剂中的应用以及相应的技术要求,按需提供,或在审评过程中根据特定制剂及辅料在制剂中的应用情况根据需要补充资料。

(2)对于已有使用历史的辅料,若该辅料超出相应给药途径的历史最大使用量,应提供相关安全性数据等资料。

(3)对预混辅料,应根据其在制剂中的应用及配方组成中各辅料成分情况,选择合适的资料要求进行登记。

(4)以上登记资料分类要求作为登记人资料准备的指导,药品审评中心可根据制剂的技术审评需要提出资料补充要求。

(5)根据辅料分类不同,登记资料 3.2.1 与 3.2.2,3.4.1 与 3.4.2,4.1.1 (1)与(2)中提供一组研究资料即可。

第五节　药包材登记

根据《药包材登记资料要求(试行)》,药包材使用情况分类情形为五种,其序号及情形如下。

1 未在境内外上市药品中使用过的药包材(如新材料、新结构);

2 已在境内外上市药品中使用过,但改变药品给药途径且风险提高的药包材;

3 未在境内外上市药品中使用过,但是可证明在食品包装中使用过的与食品直接接触的药包材(仅限用于口服制剂);

4 已在相同给药途径的上市药品中使用过的药包材

4.1 无注册证的药包材

4.2 有注册证的药包材

5 其他

一、药包材登记表

药包材登记表的格式见表 10 - 9。

表 10 - 9　药包材登记表

声明 申请人保证:①本登记表内容及所提交资料均真实、来源合法,未侵犯他人权益,其中试验研究的方法和数据均为本产品所采用的方法和由本产品得到的试验数据。 ②一并提交的电子文件与打印文件内容完全一致。如查有不实之处,我们承担由此导致的一切法律后果。 其他特别申明事项:

登记号：

登记事项

1. 本登记属于：

2. 拟用制剂给药途径：□吸入　　□注射　　□眼用　　□透皮　　□口服　　□外用　　□其他

新颖性：□新材料　　□新结构　　□新用途　　□其他

登记的药包材类型：□包装系统　　□包装组件　　□其他

○高风险药包材　　　　○低风险药包材

登记品种情况

3. 产品名称：

4. 英文名称：

5. 规格：

6. 包装组件名称：

7. 配方：

8. 本品用于包装的剂型：

9. 本品为

□包装系统：

□包装组件：

○其他：

10. 质量标准

产品质量标准：○国家标准：

○企业标准：

○国外药典或标准及版次：

配件质量标准：○国家标准：

○企业标准：

○国外药典或标准及版次：

申请人（国产药包材）

11. 生产企业名称：

注册地址：

生产地址：

通讯地址：　　　　　　　　　　邮政编码：

法定代表人：　　　　　　　　　职位：

登记负责人：　　　　　　　　　职位：

电话：（可填写多个，包含区号与分机号）：　　　　手机：

电子信箱：　　　　　　　　　　传真：

法定代表人（签名）：　　　　（加盖公章处）　　年　月　日

申请人（进口药包材）

11. 公司名称

中文名称：

英文名称：

注册地址：　　　　　　　　　　国家或地区：

法定代表人：　　　　　　　　　职位：

登记负责人：　　　　　　　　　职位：

续表

电话：（可填写多个，包含区号与分机号）：	手机：	
电子信箱：	传真：	
法定代表人（签名）：	（加盖公章处）	年　月　日

12. 生产厂名称

中文名称：		
英文名称：		
生产地址：	国家或地区：	
法定代表人：	职位：	
登记负责人：	职位：	
电话：（可填写多个，包含区号与分机号）：	手机：	
电子信箱：	传真：	
法定代表人（签名）：	（加盖公章处）	年　月　日

13. 进口药包材注册代理机构名称：

注册地址：		
通讯地址：	邮政编码：	
法定代表人：	职位：	
登记负责人：	职位：	
电话：（可填写多个，包含区号与分机号）：	手机：	
电子信箱：	传真：	
法定代表人（签名）：	（加盖公章处）	年　月　日

二、药包材登记表填表说明

申请人保证：本项内容是各登记机构对于本项登记符合法律、法规和规章的郑重保证，各登记机构应当一致同意。

其他特别申明事项：需要另行申明的事项。

登记号：需填写由"原辅包登记平台"生成的登记号。

1. 本登记属于　系指如果属于登记国产药包材填写"国产药包材登记"，如果属于登记进口药包材填写"进口药包材登记"，如果属于登记港澳台药包材填写"港澳台药包材登记"。本项为必填写项目。

2. 拟用制剂给药途径　包括：经口鼻吸入制剂、注射制剂、眼用制剂、透皮制剂、口服制剂、外用制剂、药用干燥剂、其他，此项为必选。

新颖性：包括新材料、新结构、新用途及其他，此项为必选。

登记的药包材类型：包装系统、包装组件及其他，此项为必选。

需选择是否为高风险药包材选项，如果是高风险药包材请选择"高风险药包材"，不是请选择"低风险药包材"，此项为必选。

3. 产品名称　填写药包材的中文通用名称、化学名称，对于尚无法确定通用名称的，需提供拟定名称。药包材名称应与品种质量标准中的名称一致，也可参考主管部门制定的命名原则进行命名。应当参照已批准的药包材名称或国家标准命名原则对产品进行命名。本项为必填项目。

4. 英文名称　填写药包材的英文通用名称、化学名称。本项为必填项目。

5. 规格　应使用药典规定的单位符号。例如"克"应写为"g"。每一规格填写一份登记表，多个规格应分别填写登记表。本项为必填项目。

6. 包装组件名称　填写药包材的每一个单独配件的产品名称，请按照《关于药包材药用辅料与药品关联审评审批有关事项的公告》（国家食品药品监督管理总局公告2016年第134号）的附件1《实行关联审评审批的药包材和药用辅料范围（试行）》，第一部分药包材，填写包装系统各包装配件的名称。如：经口鼻吸入制剂应填写容器（如罐、筒）、阀门等配件。

对于某些制剂，如需在直接接触药品的药包材外增加功能性次级包装材料，如高阻隔性外袋，或者需包装初级以及次级包装材料后进行灭菌处理的制剂，需将初级以及次级包装材料作为包装系统，一并进行填写，如某些采用初级及次级塑料包装材料的注射制剂，对于所用的干燥剂，也应填写，如影响药品质量的，需订入包材的质量标准中。制剂生产过程中不参与灭菌处理，仅为防尘用的外袋，可不作为功能性次级包装材料。

7. 配方　应分别填写药包材中各个组件的配方信息，应覆盖药包材组件所涉及的所有组成部分，分别列出以下内容：名称、来源、标准、用量、用途、生产商。

如在不同组件组装过程使用润滑剂等添加剂，需提供添加剂的详细配方资料。

8. 本品用于包装的剂型　细化分类可参照《关于药包材药用辅料与药品关联审评审批有关事项的公告》（国家食品药品监督管理总局公告 2016 年第 134 号）的附件 1《实行关联审评审批的药包材和药用辅料范围（试行）》第一部分药包材，并根据需要进行填报。

9. 本品为　"包装系统："""包装组件"，细化分类可参照《关于药包材药用辅料与药品关联审评审批有关事项的公告》（国家食品药品监督管理总局公告 2016 年第 134 号）的附件 1《实行关联审评审批的药包材和药用辅料范围（试行）》第一部分药包材，并根据需要进行填报。包装组件可填写多项。

10. 质量标准　提供药包材的标准，包括产品质量标准和配件质量标准，仅可在国家标准、企业标准、国家药典或标准及版次等选项中选择一项，并填写具体内容。

11. 申请人　生产企业是指具备本品生产条件，登记生产本品的药包材生产企业，或为接受药品上市许可持有人/申请人委托的受托生产企业。本项为必填项目。

对于进口药包材登记，应当填写公司名称。

各登记机构栏内："名称"，应当填写其经过法定登记机关注册登记的名称。"所在省份"是指申请人、受托生产企业等所在的省份。"社会信用代码/组织机构代码"，是指境内组织机构代码管理机构发给的机构代码或社会信用代码，境外登记机构免填。"登记负责人"，是指本项药用辅料登记的项目负责人。电话、手机、传真和电子信箱，是与该登记负责人的联系方式，其中电话应当提供多个有效号码，确保能及时取得联系。填写时须包含区号（境外的应包含国家或者地区号），经总机接转的须提供分机号码。"联系人"，应当填写具体办理登记事务的工作人员姓名，以便联系。

各登记机构名称、公章、法定代表人签名、签名日期：已经填入的申请人各机构均应当由其法定代表人在此签名、加盖机构公章。日期的填写格式为××××年××月××日。本项内容为手工填写。

药包材注册代理机构名称、公章、法定代表人签名、签名日期：药品注册代理机构在此由法定代表人签名、加盖机构公章。

12. 填表应当使用中文简体字，必要的英文除外。文字陈述应简明、准确。选择性项目中，"○"为单选择框，只能选择一项或者全部不选择；"□"为复选择框，可以选择多项或者全部不选择。需签名处须亲笔签名。

13. 本登记表必须使用国家药品监督管理局制发的药包材登记表（Word 版本）填写、修改和打印，登记时应当将打印表格连同电子表格一并提交，并且具有同样的效力，登记人应当确保两种表格的数据一致。未提交电子表格，或者电子表格与打印表格、"原辅包登记平台"填写内容不一致或者本登记表除应当亲笔填写项目外的其他项目使用非国家药品监督管理局制发的登记表填写或者修改者，其登记不予接受。

14. 本登记表打印表格各页边缘应当骑缝加盖负责办理登记事宜机构或者药品注册代理机构的公章，以保证本登记表系完全按照规定，使用国家药品监督管理局制发的登记表填写或者修改。

三、登记资料项目

药包材登记资料主要内容包括企业基本信息、药包材基本信息、生产信息、质量控制、批检验报告、自身稳定性研究、相容性和安全性研究等。根据《药包材登记资料要求（试行）》，其序号、名称如下。

1 登记人基本信息

1.1 名称、地址、生产厂、生产地址

1.2 证明性文件

1.3 研究资料保存地址

2 药包材基本信息

2.1 药包材名称

2.2 包装系统/组件

2.3 配方

2.4 基本特性

2.5 境内外批准上市及使用信息

2.6 国家标准以及国内外药典收载情况

3 生产信息

3.1 生产工艺和过程控制

3.2 物料控制

3.3 关键步骤和半成品/中间体的控制

3.4 工艺验证和评价

4 质量控制

4.1 质量标准

4.2 分析方法的验证

4.3 质量标准制定依据

5 批检验报告

6 自身稳定性研究

7 相容性和安全性研究

7.1 相容性研究

7.2 安全性研究

附表 10 – 14 高风险药包材使用情况与登记资料表（见后文）

附表 10 – 15 非高风险药包材使用情况与登记资料表（见后文）

附表 10 – 16 实行关联审评审批的药包材及风险分类（见后文）

四、登记资料正文及撰写要求

根据《药包材登记资料要求（试行）》，药包材登记资料序号、名称及撰写要求具体如下。

1. 登记人基本信息

1.1 名称、注册地址、生产厂、生产地址提供登记人的名称、注册地址。

提供生产厂的名称、生产地址（如有多个生产场地，都应提交）。

生产地址应精确至生产车间。

1.2 证明性文件

境内药包材登记人需提交以下证明文件。

登记人营业执照复印件，营业执照应包含此次登记产品。对登记人委托第三方进行生产的，应同时提交委托书等相关文件、生产者相关信息及营业执照。

境外药包材登记人应授权中国代表机构提交以下证明文件（参照进口药品注册有关规定）。

（1）登记人合法生产资格证明文件、公证文件及其中文译文。对登记人委托第三方进行生产的，应同时提交生产者相关信息及证明文件（如适用）。

（2）登记人如委托中国境内代理机构登记，需提交授权文书、公证文件及其中文译文。中国境内代理机构需提交其工商执照或者注册产品生产厂商常驻中国境内办事机构的《外国企业常驻中国代表机构登记证》。

（3）产品在境外的生产、销售、应用情况综述及在中国申请需特别说明的理由。

1.3 研究资料保存地址

提供研究资料保存地址，应精确至门牌号。如研究资料有多个保存地址的，都应提交。

2. 药包材基本信息 采用相同的生产工艺和材料、具有相同功能的产品可以作为同一药包材登记，药包材企业可在同一登记号下按不同的型号和规格进行登记。

2.1 药包材名称

提供药包材的中英文通用名称、化学名称（如适用）、曾用名，对于尚无法确定通用名称的，需提供拟定名称。药包材名称应与品种质量标准中的名称一致，也可参考主管部门制定的命名原则进行命名。应当参照已批准的药包材名称或国家标准命名原则对产品进行命名。

2.2 包装系统/组件

药包材可以是包装系统，也可以是包装组件，组件需说明适用的包装系统。

包装系统/组件需分别提供每一个单独组件/材料的相关信息，包括构成系统的组件产品名称、来源、生产地址等相关信息及质量标准、检验报告等。如果有多个来源，需分别给出未单独登记的组件资料或提供组件的登记号。

说明：请按照附件填写包装系统各包装组件的名称。如：经口鼻吸入制剂应填写容器（如罐、筒）、阀门等配件。

对于某些制剂，如需在直接接触药品的药包材外增加功能性次级包装材料（如高阻隔性外袋），或者需包装初级以及次级包装材料后进行灭菌处理的制剂，需将初级以及次级包装材料作为包装系统，一并进行填写，例如某些采用初级及次级塑料包装材料的注射制剂，对于所用的干燥剂、吸氧剂、指示剂等，也应填写，如影响制剂质量的，需订入包材的质量标准中。制剂生产过程中不参与灭菌处理，仅为防尘用的外袋，可不作为功能性次级包装材料。

2.3 配方

应分别填写药包材中各个组件的配方信息，包括组分名称、来源、质量标准及检验报告、用量配比和预期用途、化学品安全说明书（MSDS）。有登记号的组件也可提供登记号。配方信息应覆盖药包材所涉及的所有组成部分及用量依据，如添加剂在境内外药典、国标等法规标准收载的用量范围。

2.3.1 名称：包括原辅料及添加剂（着色剂、防腐剂、增塑剂、遮光剂及油墨等）的化学名（IU-

PAC 名和/或 CAS 名）、中文译名和商品名等。

说明：原辅料名称中应同时注明该原料的使用等级（如有，需提供），聚合物和金属材料应注明牌号。

2.3.2 来源：提供原辅料的生产商，分析原辅料的作用。

2.3.3 相对分子量、分子式、化学结构：未应用于相同给药途径的系统或组件中的新物质需提供化学结构的确认依据（如核磁共振谱图、元素分析、质谱、红外谱图等）及其解析结果。

2.3.4 理化性质：包括各组分的理化性质，如颜色、气味、状态、溶解度、分子量、聚合度等（如适用可提供）。

2.3.5 用量配比和预期用途：对原辅料的用量/用量范围/比例进行说明，并对其在材料生产、加工及使用过程中所起到的作用分别进行描述。

2.3.6 化学品安全说明书（MSDS）：应提供原辅料生产厂家提供的或从公开途径获得的所使用各种物质的化学品安全说明书。提供配方汇总表，示例见表 10 – 10。

表 10 – 10　配方汇总表

组件一：胶塞					
a 主要原料	来源	标准	用量	用途	生产商
b 辅料					

注：来源是指制备材料的来源，如：天然（动植物）或人工合成等。

2.4 基本特性

2.4.1 基本信息

根据具体药包材种类，分别提供药包材以及各组件的基本特性信息。

例如：对于吸入制剂，应填写整体药包材的相关物化性质，如外观、尺寸、形状、颜色、组成、规格、用途等，还应填写阀门等组件的相关物化性质（具体可参考药包材的相关技术指导原则）。

2.4.2 保护性和功能性

如果登记的是包装组件，保护性和功能性可能需要由包装系统的组合单位进行相应研究。

保护性：药包材应保证对药品制剂在生产、运输、储存及使用过程中的保护性能，包括光线、温度、湿度以及在受力条件下对材料及容器保护性能的影响进行相关研究（或提供长期上市使用的证明或相关文献资料）。

需根据药包材的用途，提供相应的保护性和功能性研究资料，以及方法学验证资料（如适用）。如：避光防护、防止溶剂流失/渗漏、保护灭菌产品或有微生物限度要求的产品免受细菌污染、防止产品接触水汽、防止产品接触反应性气体等，说明药包材质量标准中是否有相应的质控项目。例如：透光率，氧气、水分、氮气、二氧化碳透过率等密闭性能的验证数据等。对于需灭菌处理的无菌制剂用包装，必须提供灭菌工艺适应性的验证资料，目前常用的灭菌工艺包括环氧乙烷灭菌、湿热灭菌、辐射灭菌等，需考察灭菌工艺对材料的影响（是否适合灭菌过程），环氧乙烷灭菌还需考察环氧乙烷及其相关物质的残留情况。终端灭菌制剂包装需提供温度适应性研究资料，并在质量标准中列出可耐受的灭菌条件等信息。如适用，无菌制剂用包装还需要进行灭菌效果的验证，并对包装材料的微生物学性质进行研究，从而确定无菌包装的储存期。

功能性：药包材功能性是指包装系统按照预期设计发挥作用的能力，如满足特殊人群（儿童、老年人、盲人等）用药、提高患者用药依从性以及附带给药装置的性能。

需根据药包材的用途，提供相应的功能性研究资料，以及方法学验证资料。如果采用国家标准/行业标准试验方法，则不需提供方法学验证资料。

对于具有特定功能的包装，如控制药物释放的喷雾剂定量给药装置、带高阻隔性外袋的塑料药包材等，需提供针对特定功能进行的相关验证资料，以满足特定的功能性要求。对于提高用药依从性，降低错误用药的包装形式，如儿童安全盖、粉液双室袋、盲文印刷、老年人易开启等，还应提供操作可行性试验分析以及一定人群范围的应用数据分析。

2.5 境内外批准及使用信息

2.5.1 境外批准上市的相关证明性文件

对于进口药包材，提供境外药品监督管理部门的相关证明性文件，如 DMF 备案文件（说明状态）、批准时间和/或其他证明性文件，并简述在制剂中的使用情况。

2.5.2 生产、销售、应用情况综述

填写本企业所生产药包材在境内上市（包括进口）的制剂中是否已经应用，以及所应用的剂型、产品。

2.6 国家标准以及国内外药典收载情况

提供该药包材及各组件被国家标准及国内外药典以及相关国际标准收载的信息。

3. 生产信息

3.1 生产工艺和过程控制

提供生产厂区及洁净室（区）平面图及洁净区的检测报告。

（1）工艺流程图　按工艺步骤提供工艺流程图，标明工艺参数、关键步骤等。若使用溶剂请列出所用溶剂种类。

（2）工艺描述　根据工艺流程来描述工艺操作，以商业批为代表，列明主要起始原材料、工艺步骤、添加剂、黏合剂、生产条件（温度、压力、时间等）和操作程序等，如产品涉及印刷，需说明印刷工艺及采用的印刷介质等相关信息，说明生产工艺的选择依据。

灭菌的药包材可增加包材使用前清洗状态及烘干、灭菌要求等。

（3）说明商业化生产的分批原则、批量范围和依据。

（4）设备　提供主要和特殊的生产、检验设备的型号或技术参数。

生产、检验设备资料可以按照下述表格形式（表 10 – 11、表 10 – 12）提交。

表 10 – 11　药包材生产设备一览表

序号	设备名称	型号	数量	生产厂商
1				
2				
...				

表 10 – 12　药包材检验设备一览表

序号	设备名称	型号	数量	生产厂商
1				
2				
…				

3.2　物料控制

按照工艺流程图中的工序，以表格的形式列明生产中用到的所有物料和添加剂，如油墨和黏合剂等并说明所使用的步骤，示例见表 10 – 13。

表 10 – 13　物料控制信息

物料名称	来源[注]	质量标准	生产商	使用步骤

注：如动物来源、植物来源、化学合成等。

提供以上物料的质量控制信息，明确引用标准，或提供内控标准（包括项目、检测方法和限度）并提供必要的方法学验证资料。

3.3　关键步骤和半成品/中间体的控制

列出所有关键步骤，提供关键过程控制及参数，提供可确定关键步骤合理性以及工艺参数控制范围合理性的研究资料。需说明各生产步骤是否为连续生产。

如有半成品/中间体，列出半成品/中间体的质量控制标准，包括项目、方法和限度，并提供必要的方法学验证资料。

3.4　工艺验证和评价

对产品质量有重大影响的工艺，应提供验证方案、验证报告、批生产记录等资料，或提供足够信息以证明生产工艺能稳定生产出符合质量要求的包材。

4.　质量控制

4.1　质量标准

提供药包材的标准：已有国家标准的登记产品，可使用国家标准作为登记产品的质量标准，如果与国家标准或药典标准不一致，需结合产品的性质，论证企业标准确定的合理性。登记产品的材料、用途、生产工艺（适用时）、组合件配合方式（适用时）的要求应与质量标准的规定相符。

关于企业标准的要求：质量标准应当符合现行版《中国药典》和国家标准的技术要求和格式，并使用其术语和计量单位。尚未收入国家标准的登记产品，登记企业应根据登记产品的材质、用途、性能等特点，设立相关检验项目、检验方法和技术要求，自行拟定产品注册标准，并进行方法学验证；提供标准编制和起草说明，提供项目、方法、指标设立的依据等内容。同一个包装系统/组件用于不同的制剂或不同的制剂企业，检测项目和指标可能不同。安全性指标应不得低于国家标准同类产品的要求。根据药包材产品种类及其适用剂型的不同，在质量标准中需包含材料、容器的阻隔性能和密闭性能等相应的保护性检测项目：如避光、防潮、隔绝气体（氧气、水分、氮气、二氧化碳透过率等）、密闭、防止微生物污染等保护性检测项目。可使用药典等方法进行透光性、防潮性、微生物限度和无菌测试。必要时，除药典等标准里列出的这些测试以外，可以增加有关性能测试（如气体传导、溶剂渗漏、容器完整性）；质量标准中需包含药包材安全性、保护性、功能性与生产过程相关的检测项目；提供产品的结构示意图（包括尺寸信息）和实样图片。

4.2 分析方法的验证

提供质量标准中相关项目的方法学验证资料。某些无需进行验证的检查项，如酸碱度滴定、水分测定等，无需提供；对于采用国家药包材标准的分析方法无需提供分析方法的验证；对于采用相关国际标准或国外药典收载的方法，可视情况开展方法学确认。

4.3 质量标准制定依据

企业标准需要说明各项目设定的考虑，总结分析各检查方法选择以及限度确定的依据。质量标准起草说明应当包括标准中控制项目的选定、方法选择的依据等。

5. 批检验报告　逐批检验项目需提供不少于三批样品的检验报告，YBB 中＊和＊＊号检验项目可以检一批。如果委托有资质单位进行检验的项目需予以说明。委托检验的受托方需具备相关资质。

6. 自身稳定性研究　提供药包材自身的稳定性研究资料，描述针对所选用包材进行的支持性研究。

药包材自身稳定性重点考察包装系统或包装组件在规定的温度及湿度环境下随时间变化的规律，以确认药包材产品在规定的贮存条件下的稳定期限。

说明稳定性研究的样品情况（包括批号、批量等信息）、考察条件、考察指标和考察结果，对变化趋势进行分析，并提出贮存条件和使用期限。以表格形式提供稳定性研究的具体结果，并将稳定性研究中的相关图谱作为附件。

药包材稳定性研究可参照相关技术指导原则进行，如加速条件下的老化研究，也可提供药包材在稳定期内的长期试验数据。稳定性评价的样品应具有代表性，通常应采用稳定规模生产的样品。样品的质量标准应与规模生产所使用的质量标准一致。

药包材自身稳定性研究一般适用于药用塑料和橡胶等高分子材料。

7. 相容性和安全性研究

7.1 相容性研究

用于吸入制剂、注射剂、眼用制剂的药包材，登记人应根据配方提供提取试验信息，包括定量或定性地获取材料中挥发性或不挥发性提取物与提取特性（提取物库）以及相应的谱图。如有可能，可同时提供潜在的浸出物提示信息，供制剂生产企业进行制剂与药包材的相容性试验使用。

提取试验可参照国家发布的相关技术指导原则或国内外药典收载的相关标准进行。提取试验的方法和溶剂的选取应根据提取目的和包装组件的性质决定。理想情况下提取溶剂应与制剂对提取物质具有相同的特性以获得同样的定量提取特征。

7.2 安全性研究

下列产品需要进行安全性研究。

7.2.1 新材料、新结构、新用途的药包材：应提供产品及所用原材料相关的安全性（生物学和毒理学）研究资料，具体产品安全性研究资料可参考相应技术要求进行。

7.2.2 用于吸入制剂、注射剂和眼用制剂的药包材：无明确证据应用于此类包装的材料和添加剂，需提供相应的安全性资料。为证明相容性，对有可能发生药品与包装材料发生相互作用的情况，应提交可提取物的毒理学研究，必要时提供可提取物的生物学安全性评价资料；应提交已知可提取物的结构（包括结构已知且毒理学数据明确的可提取物，以及结构已知但毒理学数据不明确的可提取物）。

五、登记资料说明

1. 药包材登记资料是制剂注册资料中的一部分，与制剂的登记资料组合后，应能够证明该产品可以满足预期包装药品的要求。

2. 登记资料依据药包材风险程度和药包材使用情况进行分类，确定至少需要提交的登记资料，具体内容见表 10 – 14、表 10 – 15 和表 10 – 16。

3. 药包材产品及所用原材料、添加剂相关的安全性研究资料，可包括以下资料：国内外药包材标准或药典中的生物学测试；国内外毒理学文献资料；材料的生物学安全性测试等。

4. 对于非高风险制剂使用的药包材，一般不要求提供 3.4 工艺验证和评价及 7.1 相容性研究资料。但采用无菌工艺的外用制剂，以及所有的液体制剂使用的药包材应视情况开展相应的研究。

5. 如果申请的药包材涉及多个组件组成包装系统，除包装系统要填报完整的登记资料外，每个组件需分别提供资料 2.2 ~ 7。例如大容量注射剂的输液袋包装，需分别填写多层共挤输液袋、塑料组合盖、阻隔外袋等信息。如果仅登记包装组件，如药用胶塞，可仅填写胶塞的相关信息。

6. 对于分类未涵盖的药包材，请选择"其他"，其登记资料要求根据风险程度和使用历史提交相关的登记资料。

表 10 – 14　高风险药包材登记资料表

资料项目	资料内容	1*	2*	4.1*	4.2*
1 登记人基本信息	1.1 名称、注册地址、生产地址	+	+	+	+
	1.2 证明性文件	+	+	+	+
	1.3 研究资料保存地址	+	+	+	+
2 药包材基本信息	2.1 药包材名称	+	+	+	+
	2.2 包装系统/组件	+	+	+	+
	2.3 配方	+	+	+	+
	2.4 基本特性	+	+	+	+
	2.5 境内外批准及使用信息	–	+	+	+
	2.6 国家标准以及国内外药典收载情况	+	+	+	+
3 生产信息	3.1 生产工艺和过程控制	+	+	+	+
	3.2 物料控制	+	+	+	+
	3.3 关键步骤和半成品/中间体的控制	+	±	±	–
	3.4 工艺验证和评价	+	±	±	–
4 质量控制	4.1 质量标准	+	+	+	+
	4.2 分析方法的验证	+	+	+	–
	4.3 质量标准制定依据	+	+	–	–
5 批检验报告		+	+	+	+
6 自身稳定性研究		+	+	+	–
7 相容性和安全性研究	7.1 相容性研究	+	+	+	+
	7.2 安全性研究	+	±	+	–

注：+ 需提供相关资料的项目，– 无需提供相关资料的项目，± 根据需要提供相关资料的项目。

表 10 – 15　非高风险药包材登记资料表

资料项目	资料内容	1*	2*	3*	4.1*	4.2*
1 登记人基本信息	1.1 名称、注册地址、生产地址	+	+	+	+	+
	1.2 证明性文件	+	+	+	+	+
	1.3 研究资料保存地址	+	+	+	+	+

续表

资料项目	资料内容	1*	2*	3*	4.1*	4.2*
2 药包材基本信息	2.1 药包材名称	+	+	+	+	+
	2.2 包装系统/组件	+	+	+	+	+
	2.3 配方	+	+	+	+	+
	2.4 基本特性	+	+	+	+	+
	2.5 境内外批准及使用信息	−	−	−	+	+
	2.6 国家标准以及国内外药典收载情况	+	+	+	±	−
3 生产信息	3.1 生产工艺和过程控制	+	+	+	+	+
	3.2 物料控制	+	+	+	+	+
	3.3 关键步骤和半成品/中间体的控制	+	−	−	−	−
	3.4 工艺验证和评价	+	−	−	−	−
4 质量控制	4.1 质量标准	+	+	+	+	+
	4.2 分析方法的验证	+	+	+	+	−
	4.3 质量标准制定依据					
5 批检验报告		+	+	+	+	+
6 自身稳定性研究		+	+	+	+	+
7 相容性和安全性研究	7.1 相容性研究	−	−	−	−	−
	7.2 安全性研究	+	±			

注：+ 需提供相关资料的项目，− 无需提供相关资料的项目，± 根据需要提供相关资料的项目

备注：*

1 未在境内外上市药品中使用过的药包材（如新材料、新结构）；

2 已在境内外上市药品中使用过，但改变药品给药途径且风险提高的药包材；

3 未在境内外上市药品中使用过，但是可证明在食品包装中使用过的与食品直接接触的药包材（仅限用于口服制剂）；

4 已在相同给药途径的上市药品中使用过的药包材

4.1 无注册证的药包材

4.2 有注册证的药包材

表 10 – 16 实行关联审评的剂型与包装系统分类表

制剂类别	剂型	包装系统	包装组件
经口鼻吸入制剂	气雾剂、喷雾剂、粉雾剂	吸入制剂密闭系统	罐（筒）、阀门
注射制剂	小容量注射剂	预灌封注射剂密闭系统	针筒（塑料、玻璃）、注射钢针（或者鲁尔锥头）、活塞
		笔式注射器密闭系统	卡式玻璃瓶＋玻璃珠、活塞、垫片＋铝盖
		抗生素玻璃瓶密闭系统	玻璃瓶、胶塞、铝盖（或者铝塑组合盖）
		玻璃安瓿 塑料安瓿	
	大容量注射剂	玻璃瓶密闭系统	玻璃瓶、胶塞、铝盖（铝塑组合盖）
		软袋密闭系统	多层共挤输液膜、塑料组合盖、胶塞、接口
		塑料瓶密闭系统	塑料瓶、塑料组合盖
	冲洗液、腹膜透析液、肠内营养液等	软袋密闭系统	输液膜、塑料组合盖或者其他输注配件

续表

制剂类别	剂型	包装系统	包装组件
眼用制剂	眼用液体制剂	塑料瓶密闭系统	
	其他眼用制剂，如眼膏剂等	眼膏剂管系统	软膏管、盖、垫片
透皮制剂	贴剂	透皮制剂包装系统	基材、格拉辛纸＋复合膜
口服制剂	口服固体制剂	塑料瓶系统、玻璃瓶系统	
		复合膜袋	复合膜
		中药球壳	
		泡罩包装系统	泡罩材料、易穿刺膜
	口服液体制剂	塑料瓶系统、玻璃瓶系统	瓶身、瓶盖、垫片
外用制剂	气雾剂、喷雾剂、粉雾剂	外用制剂密闭系统	罐（筒）、阀门
	软膏剂、糊剂、乳膏剂、凝胶剂、洗剂、乳剂、溶液剂、搽剂、涂剂、涂膜剂、酊剂	外用制剂包装系统	
其他	药用干燥剂		

注：1. 高风险药包材一般包括：用于吸入制剂、注射剂、眼用制剂的药包材；国家药品监督管理局根据监测数据特别要求监管的药包材；新材料、新结构、新用途的药包材参照上述要求执行。

2. 鼓励按照包装系统进行登记，如因为技术原因不能按照完整的包装系统登记，也可按照包装组件进行登记。

第六节　中药配方颗粒备案

按照《国家药监局 国家中医药局 国家卫生健康委 国家医保局关于结束中药配方颗粒试点工作的公告》（2021 年第 22 号）（以下简称《公告》）规定，为规范中药配方颗粒的品种备案管理，确保备案工作平稳有序开展，国家药监局综合司出台了《关于中药配方颗粒备案工作有关事项的通知》（药监综药注〔2021〕94 号），主要内容如下。

（一）中药配方颗粒上市销售前应获取备案号

自 2021 年 11 月 1 日起，中药配方颗粒品种实施备案管理。在上市销售前，应当按照《公告》有关规定，通过"国家药品监督管理局网上办事大厅""药品业务应用系统 – 中药配方颗粒备案模块"备案，并获取备案号。用户注册流程参考《国家药监局关于药品注册网上申报的公告》（2020 年第 145 号）。

（二）中药配方颗粒备案号格式

中药配方颗粒在其生产企业所在地取得的备案号格式为：上市备字＋2 位省级区位代码＋2 位年号＋6 位顺序号＋3 位变更顺序号（首次备案 3 位变更顺序号为 000）；跨省销售使用取得的备案号格式为：跨省备字＋2 位省级区位代码＋2 位年号＋6 位顺序号＋3 位变更顺序号（首次备案 3 位变更顺序号为 000）。

（三）中药配方颗粒的备案资料

中药配方颗粒的备案资料应当按照中药配方颗粒备案模块中的填报说明提交，并保证备案资料的真实性、完整性、可溯源性。

省级药品监督管理部门应当自备案号生成之日起 5 日内在国家药品监督管理局网站上统一公布有关信息，供社会公众查询。信息包括：中药配方颗粒名称、生产企业、生产地址、备案号及备案时间、规格、包装规格、保质期、中药配方颗粒执行标准、中药饮片执行标准、不良反应监测信息（若有）等。中药配方颗粒备案内容中的炮制及生产工艺资料、内控药品标准等资料不予公开。

中药配方颗粒的备案信息不得随意变更。已备案的中药配方颗粒，涉及生产工艺（含辅料）、质量标准、包装材料、生产地址等影响中药配方颗粒质量的信息拟发生变更的，应当按上述程序和要求报中药配方颗粒生产企业所在地省级药品监督管理部门备案。备案完成后，中药配方颗粒的备案号自动更新。其他信息拟发生变更的，可通过中药配方颗粒备案模块自行更新相应的备案信息，备案号不变。年度报告应当自取得备案号后下一年度开始实施，于每年 3 月 31 日前应通过中药配方颗粒备案模块提交。

（四）中药配方颗粒备案品种的审查

各省级药品监督管理部门应当在备案公布后 30 日内完成对备案品种的审查，必要时组织开展现场核查与检验。中药配方颗粒品种的备案资料可供药品监督管理部门监督检查及延伸检查使用。

监督检查中发现存在以下情形之一的，省级药品监督管理部门应当取消备案，并在中药配方颗粒备案模块公开相关信息：①备案资料不真实的；②备案资料与实际生产、销售情况不一致的；③生产企业的生产许可证被依法吊销、撤销、注销的；④备案人申请取消备案的；⑤备案后审查不通过的；⑥存在严重质量安全风险的；⑦依法应当取消备案的其他情形。

涉及濒危野生动植物、医疗用毒性药品、麻醉药品、精神药品和药品类易制毒化学品等的中药配方颗粒的备案，除按照本通知的规定办理外，还应当符合国家的其他有关规定。自 2021 年 11 月 1 日起，中药配方颗粒应当按照《公告》规定进行生产。中药配方颗粒试点企业在 2021 年 11 月 1 日前生产的中药配方颗粒，可以在各省级药品监督管理部门备案的医疗机构内按规定使用，各省级药品监督管理部门应当加强监管。

省级药品监督管理部门在中药配方颗粒备案工作中应当遵循公开、公平、公正的原则，加强和企业沟通交流，指导企业开展备案，提供便民、优质、高效的服务，并督促企业履行药品全生命周期的主体责任和相关义务。

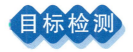

答案解析

一、单选题

1. 关于仿制药一致性评价的措施，以下描述正确的是（　　）。

 A. 参比制剂只能选择国际公认的同种药品

 B. 参比制剂不能选择原研药品

 C. 对改革前受理的药品注册申请，继续按照原规定进行审评审批

 D. 中药注射剂安全性再评价工作可申请绿色通道加快审评审批

2. 参比制剂可以来自于行业协会的推荐，或是满足参比制剂条件的原研药品生产企业或其他企业的主动申报。最后由（　　）确定参比制剂并向社会公布。

    A. 药品生产企业　　　　　　　　　　　B. 药品行业协会

    C. 药物研发机构　　　　　　　　　　　D. 国家药品监督管理局

3. 关联审评审批制度的范围包括（　　）。

    A. 原料药、质量标准、生产工艺

    B. 原料药、辅料、直接接触药品的包装材料和容器

    C. 原料药、辅料、说明书

    D. 辅料、药包材、药品标签

4. 国家药品监督管理局药品审评中心建立（　　）与数据库，有关企业或者单位可通过登记平台按相关要求提交原料药、药用辅料和药包材登记资料，获得原料药、药用辅料和药包材登记号，待关联药品制剂提出注册申请后一并审评。

    A. 原料药及其制剂、药用辅料登记平台　　B. 原料药和药包材登记平台

    C. 药用辅料和药包材登记平台　　　　　　D. 原料药、药用辅料和药包材登记平台

5. 原料药登记资料主要内容包括（　　）等。

    A. 基本信息、特性鉴定、原料药的质量控制、对照品、药包材、稳定性

    B. 基本信息、生产信息、原料药的质量控制、对照品、药包材、稳定性

    C. 基本信息、生产信息、特性鉴定、对照品、药包材、稳定性

    D. 基本信息、生产信息、特性鉴定、原料药的质量控制、对照品、药包材、稳定性

6. 药用辅料登记资料主要内容包括企业基本信息、辅料基本信息、生产信息、特性鉴定、质量控制、批检验报告、稳定性研究、（　　）等。

    A. 均一性研究　　　　　　　　　　　　B. 经济性研究

    C. 药理毒理研究　　　　　　　　　　　D. 相容性研究

7. 药包材登记资料主要内容包括企业基本信息、药包材基本信息、生产信息、质量控制、批检验报告、自身稳定性研究、（　　）等。

    A. 安全性和均一性研究　　　　　　　　B. 安全性和经济性研究

    C. 安全性和有效性研究　　　　　　　　D. 安全性和相容性研究

二、多选题

8. 仿制药一致性评价的目的包括（　　）。

    A. 解决注册申请积压　　　B. 简化审批流程　　　C. 提升我国制药行业整体水平

    D. 提高仿制药质量　　　　E. 提高审评审批透明度

9. 仿制药一致性评价过程中对生物等效性试验和临床有效性试验等临床研究数据的（　　）核查，由 NMPA 核查中心负责总体组织协调。

    A. 有效性　　　　　　　　B. 质量可控性　　　　C. 规范性

    D. 真实性　　　　　　　　E. 完整性

10. 和药品制剂注册申请时一并审评审批的是（　　）。

    A. 药包材　　　　　　　　B. 原料药　　　　　　C. 药用辅料

    D. 注册商标　　　　　　　E. 中药中间提取物

三、问答题

11. 简述已获得登记号的原料药、药用辅料和药包材的管理要求。

12. 简述开展仿制药一致性评价的目的。

书网融合……

本章小结

第十一章　医疗机构制剂注册

PPT

岗位情景模拟

情景描述　2017 年 7 月 1 日《中华人民共和国中医药法》正式实施，其中第三十二条规定，仅应用传统工艺配制的中药制剂品种，向医疗机构所在地省级药品监督管理部门备案后即可配制，不需要取得制剂批准文号。2018 年 2 月 12 日国家食品药品监督管理局发布了《总局关于对医疗机构应用传统工艺配制中药制剂实施备案管理的公告》（2018 年第 19 号），意味着医疗机构应用传统工艺配制的中药制剂可以实施备案制。如果您是某医院中药制剂室的药师，请思考审批制与备案制的异同。

讨论　1. 您会熟悉和了解医疗机构制剂注册合规要求吗？

　　2. 应用传统工艺配制的中药制剂品种实施备案制有哪些优势？

部分医疗机构通过自制制剂弥补了市场不足，这类制剂具有自配、自用、使用量低、使用周期短等药厂所无法替代的特点。医疗机构制剂不同于调配处方，它属于药品生产范畴。长期以来，虽然医疗机构制剂对临床治疗做出了重要贡献，但批量小、品种多、配制环境及设施设备差、质量检验机构不健全等缺陷，也引发了许多质量问题。因此我国加强了对医疗机构制剂的法制化管理。规定医疗机构制剂实行许可证制度，必须经省级药品监督管理部门批准，方可设立制剂室。同时医疗机构制剂实行注册管理制度，须经省级药品监督管理部门批准，获得制剂批准文号，方可生产。

第一节　医疗机构制剂概念及法定要求

一、概念

医疗机构制剂，是指医疗机构根据本单位临床需要经批准而配制、自用的固定处方制剂。医疗机构配制的制剂，应当是市场上没有供应的品种。

二、相关法律法规要求

（一）中华人民共和国药品管理法（2019 年修订）

（2019 年 8 月 26 日第十三届全国人民代表大会常务委员会第十二次会议第二次修订，表决通过，于 2019 年 12 月 1 日起执行）

第七十四条　医疗机构配制制剂，须经所在地省、自治区、直辖市人民政府药品监督管理部门批准，取得医疗机构制剂许可证。无医疗机构制剂许可证的，不得配制制剂。

医疗机构制剂许可证应当标明有效期，到期重新审查发证。

第七十五条　医疗机构配制制剂，应当有能够保证制剂质量的设施、管理制度、检验仪器和卫生环境。

医疗机构配制制剂，应当按照经核准的工艺进行，所需的原料、辅料和包装材料等应当符合药用要求。

第七十六条　医疗机构配制的制剂，应当是本单位临床需要而市场上没有供应的品种，并须经所在地省、自治区、直辖市人民政府药品监督管理部门批准。但是，法律对配制中药制剂另有规定的除外。

医疗机构配制的制剂应当按照规定进行质量检验；合格的，凭医师处方在本单位使用。经国务院药品监督管理部门或者省、自治区、直辖市人民政府的药品监督管理部门批准，医疗机构配制的制剂可以在指定的医疗机构之间调剂使用。

医疗机构配制的制剂不得在市场销售。

（二）医疗机构制剂注册管理办法（试行）

（原国家药品监督管理局令第 20 号，2005 年 6 月 22 日颁布，自 2005 年 8 月 1 日起施行）

医疗机构制剂注册
管理办法（试行）

第五条　医疗机构制剂的申请人，应当是持有《医疗机构执业许可证》并取得《医疗机构制剂许可证》的医疗机构。

未取得《医疗机构制剂许可证》或者《医疗机构制剂许可证》无相应制剂剂型的"医院"类别的医疗机构可以申请医疗机构中药制剂，但是必须同时提出委托配制制剂的申请。接受委托配制的单位应当是取得《医疗机构制剂许可证》的医疗机构或者取得《药品生产许可证》的药品生产企业。委托配制的制剂剂型应当与受托方持有的《医疗机构制剂许可证》或者《药品生产许可证》所载明的范围一致。

第二十六条　医疗机构制剂一般不得调剂使用。发生灾情、疫情、突发事件或者临床急需而市场没有供应时，需要调剂使用的，属省级辖区内医疗机构制剂调剂的，必须经所在地省、自治区、直辖市药品监督管理部门批准；属国家药品监督管理局规定的特殊制剂以及省、自治区、直辖市之间医疗机构制剂调剂的，必须经国家药品监督管理局批准。

第二十七条　省级辖区内申请医疗机构制剂调剂使用的，应当由使用单位向所在地省、自治区、直辖市药品监督管理部门提出申请，说明使用理由、期限、数量和范围，并报送有关资料。

省、自治区、直辖市之间医疗机构制剂的调剂使用以及国家药品监督管理局规定的特殊制剂的调剂使用，应当由取得制剂批准文号的医疗机构向所在地省、自治区、直辖市药品监督管理部门提出申请，说明使用理由、期限、数量和范围，经所在地省、自治区、直辖市药品监督管理部门审查同意后，由使用单位将审查意见和相关资料一并报送使用单位所在地省、自治区、直辖市药品监督管理部门审核同意后，报国家药品监督管理局审批。

第二十九条　医疗机构制剂的调剂使用，不得超出规定的期限、数量和范围。

第三十条　医疗机构配制制剂，应当严格执行经批准的质量标准，并不得擅自变更工艺、处方、配制地点和委托配制单位。需要变更的，申请人应当提出补充申请，报送相关资料，经批准后方可执行。

第三十八条　医疗机构不再具有配制制剂的资格或者条件时，其取得的相应制剂批准文号自行废止，并由省、自治区、直辖市药品监督管理部门予以注销，但允许委托配制的中药制剂批准文号除外。允许委托配制的中药制剂如需继续配制，可参照本办法第三十条变更委托配制单位的规定提出委托配制的补充申请。

第三十九条　未经批准，医疗机构擅自使用其他医疗机构配制的制剂的，依照《药品管理法》第八十条的规定给予处罚。

（三）医疗机构制剂配制监督管理办法（试行）

（原国家药品监督管理局令第 18 号，2005 年 4 月 14 日发布，自 2005 年 6 月 1 日起施行）

第五条　医疗机构配制制剂应当遵守《医疗机构制剂配制质量管理规范》。

第六条　医疗机构配制制剂，必须具有能够保证制剂质量的人员、设施、检验仪器、卫生条件和管理制度。

第十四条　医疗机构不得与其他单位共用配制场所、配制设备及检验设施等。

三、法律风险

《药品管理法》（2019 年修订）中相关规定。

第一百一十五条　未取得药品生产许可证、药品经营许可证或者医疗机构制剂许可证生产、销售药品的，责令关闭，没收违法生产、销售的药品和违法所得，并处违法生产、销售的药品（包括已售出和未售出的药品，下同）货值金额十五倍以上三十倍以下的罚款；货值金额不足十万元的，按十万元计算。

第一百二十三条　提供虚假的证明、数据、资料、样品或者采取其他手段骗取临床试验许可、药品生产许可、药品经营许可、医疗机构制剂许可或者药品注册等许可的，撤销相关许可，十年内不受理其相应申请，并处五十万元以上五百万元以下的罚款；情节严重的，对法定代表人、主要负责人、直接负责的主管人员和其他责任人员，处二万元以上二十万元以下的罚款，十年内禁止从事药品生产经营活动，并可以由公安机关处五日以上十五日以下的拘留。

第二节　医疗机构制剂注册申报与审批

一、医疗机构制剂注册申报

申请医疗机构制剂，应当进行相应的临床前研究，包括处方筛选、配制工艺、质量指标、药理、毒理学研究等。

申请配制医疗机构制剂，申请人应当填写《医疗机构制剂注册申请表》，向所在地省、自治区、直辖市药品监督管理部门或者其委托的设区的市级药品监督管理机构提出申请，报送有关资料和制剂实样。

申请医疗机构制剂注册所报送的资料应当真实、完整、规范。

申请制剂所用的化学原料药及实施批准文号管理的中药材、中药饮片必须具有药品批准文号，并符合法定的药品标准。

申请人应当对其申请注册的制剂或者使用的处方、工艺、用途等，提供申请人或者他人在中国的专利及其权属状态说明；他人在中国存在专利的，申请人应当提交对他人的专利不构成侵权的声明。

医疗机构制剂的名称，应当按照国家药品监督管理局颁布的药品命名原则命名，不得使用商品名称。

医疗机构配制制剂使用的辅料和直接接触制剂的包装材料、容器等，应当符合国家药品监督管理局有关辅料、直接接触药品的包装材料和容器的管理规定。

医疗机构制剂的说明书和包装标签由省、自治区、直辖市药品监督管理部门根据申请人申报的资料，在批准制剂申请时一并予以核准。

医疗机构制剂的说明书和包装标签应当按照国家药品监督管理局有关药品说明书和包装标签的管理规定印制，其文字、图案不得超出核准的内容，并需标注"本制剂仅限本医疗机构使用"字样。

二、不得申报医疗机构制剂的情形

有下列情形之一的，不得作为医疗机构制剂申报。

（1）市场上已有供应的品种；

（2）含有未经国家药品监督管理局批准的活性成分的品种；

（3）除变态反应原外的生物制品；

（4）中药注射剂；

（5）中药、化学药组成的复方制剂；

（6）麻醉药品、精神药品、医疗用毒性药品、放射性药品；

（7）其他不符合国家有关规定的制剂。

三、医疗机构制剂的审批

收到申请的省、自治区、直辖市药品监督管理部门或者其委托的设区的市级药品监督管理机构对申报资料进行形式审查，符合要求的予以受理；不符合要求的，应当自收到申请材料之日起5日内书面通知申请人并说明理由，逾期未通知的自收到材料之日起即为受理。

省、自治区、直辖市药品监督管理部门或者其委托的设区的市级药品监督管理机构应当在申请受理后10日内组织现场考察，抽取连续3批检验用样品，通知指定的药品检验所进行样品检验和质量标准技术复核。受委托的设区的市级药品监督管理机构应当在完成上述工作后将审查意见、考察报告及申报资料报送省、自治区、直辖市药品监督管理部门，并通知申请人。

接到检验通知的药品检验所应当在40日内完成样品检验和质量标准技术复核，出具检验报告书及标准复核意见，报送省、自治区、直辖市药品监督管理部门并抄送通知其检验的药品监督管理机构和申请人。

省、自治区、直辖市药品监督管理部门应当在收到全部资料后40日内组织完成技术审评，符合规定的，发给《医疗机构制剂临床研究批件》。申请配制的化学制剂已有同品种获得制剂批准文号的，可以免于进行临床研究。临床研究用的制剂，应当按照《医疗机构制剂配制质量管理规范》或者《药品生产质量管理规范》的要求配制，配制的制剂应当符合经省、自治区、直辖市药品监督管理部门审定的质量标准。医疗机构制剂的临床研究,应当在获得《医疗机构制剂临床研究批件》后,取得受试者知情同意书以及伦理委员会的同意,按照《药物临床试验质量管理规范》的要求实施。医疗机构制剂的临床研究,应当在本医疗机构按照临床研究方案进行,受试例数不得少于60例。

完成临床研究后,申请人向所在地省、自治区、直辖市药品监督管理部门或者其委托的设区的市级药品监督管理机构报送临床研究总结资料。

四、医疗机构制剂批准文号

省、自治区、直辖市药品监督管理部门收到全部申报资料后40日内组织完成技术审评,做出是否准予许可的决定。符合规定的,应当自做出准予许可决定之日起10日内向申请人核发《医疗机构制剂注册批件》及制剂批准文号,同时报国家药品监督管理局备案;不符合规定的,应当书面通知申请人并说明理由,同时告知申请人享有依法申请行政复议或者提起行政诉讼的权利。

医疗机构制剂批准文号的格式为:X 药制字 H(Z)+4 位年号 +4 位流水号。其中字母含义为:X－省、自治区、直辖市简称;H－化学制剂;Z－中药制剂。

第三节 医疗机构制剂的补充申请与再注册

一、变更管理

医疗机构配制制剂,应当严格执行经批准的质量标准,并不得擅自变更工艺、处方、配制地点和委托配制单位。需要变更的,申请人应当提出补充申请,报送相关资料,经批准后方可执行。

二、医疗机构制剂的再注册

医疗机构制剂批准文号的有效期为3年。有效期届满需要继续配制的,申请人应当在有效期届满前3个月按照原申请配制程序提出再注册申请,报送有关资料。

省、自治区、直辖市药品监督管理部门应当在受理再注册申请后30日内,作出是否批准再注册的决定。准予再注册的,应当自决定做出之日起10日内通知申请人,予以换发《医疗机构制剂注册批件》,并报国家药品监督管理局备案。

三、不予再注册的情形

有下列情形之一的,省、自治区、直辖市药品监督管理部门不予批准再注册,并注销制剂批准文号。
(1)市场上已有供应的品种;
(2)按照本办法应予撤销批准文号的;
(3)未在规定时间内提出再注册申请的;
(4)其他不符合规定的。

决定不予再注册的,应当书面通知申请人并说明理由,同时告知申请人享有依法申请行政复议或者提起行政诉讼的权利。已被注销批准文号的医疗机构制剂,不得配制和使用;已经配制的,由当地药品监督管理部门监督销毁或者处理。

四、医疗机构制剂的监督管理

配制和使用制剂的医疗机构应当注意观察制剂不良反应，并按照国家药品监督管理局的有关规定报告和处理。

省、自治区、直辖市药品监督管理部门对质量不稳定、疗效不确切、不良反应大或者其他原因危害人体健康的医疗机构制剂，应当责令医疗机构停止配制，并撤销其批准文号。已被撤销批准文号的医疗机构制剂，不得配制和使用；已经配制的，由当地药品监督管理部门监督销毁或者处理。

医疗机构制剂的抽查检验，按照国家药品监督管理局药品抽查检验的有关规定执行。

医疗机构不再具有配制制剂的资格或者条件时，其取得的相应制剂批准文号自行废止，并由省、自治区、直辖市药品监督管理部门予以注销，但允许委托配制的中药制剂批准文号除外。允许委托配制的中药制剂如需继续配制，可按变更委托配制单位的规定提出委托配制的补充申请。

医疗机构配制的制剂不得在市场上销售或者变相销售，不得发布医疗机构制剂广告。

省、自治区、直辖市药品监督管理部门违反《医疗机构制剂注册管理办法》（试行）的行政行为，国家药品监督管理局应当责令其限期改正；逾期不改正的，由国家药品监督管理局予以改变或者撤销。

第四节　医疗机构制剂注册资料

一、医疗机构制剂注册申报资料

（一）申请医疗机构制剂注册所需材料

表 11-1　申请医疗机构制剂注册所需材料

申报资料项目	说明
1. 制剂名称及命名依据	
2. 立题目的以及该品种的市场供应情况	
3. 证明性文件	包括：①《医疗机构执业许可证》复印件、《医疗机构制剂许可证》复印件；②医疗机构制剂或者使用的处方、工艺等的专利情况及其权属状态说明，以及对他人的专利不构成侵权的保证书；③提供化学原料药的合法来源证明文件，包括原料药的批准证明性文件、销售发票、检验报告书、药品标准等资料复印件；④直接接触制剂的包装材料和容器的注册证书复印件；⑤《医疗机构制剂临床研究批件》复印件
4. 标签及说明书设计样稿	
5. 处方组成、来源、理论依据以及使用背景情况	中药制剂的功能主治的表述必须使用中医术语、中医病名
6. 配制工艺的研究资料及文献资料	
7. 质量研究的试验资料及文献资料	
8. 制剂的质量标准草案及起草说明	
9. 制剂的稳定性试验资料	
10. 样品的自检报告书	样品的自检报告书，是指由医疗机构对制剂进行检验并出具的检验报告书。报送临床研究前资料时应提供连续 3 批样品的自检报告。未取得《医疗机构制剂许可证》或《医疗机构制剂许可证》无相应制剂剂型的"医院"类别的医疗机构申请医疗机构中药制剂者，应当提供受委托配制单位出具的连续 3 批制剂样品的自检报告
11. 辅料的来源及质量标准	

续表

申报资料项目	说明
12. 直接接触制剂的包装材料和容器的选择依据及质量标准	
13. 主要药效学试验资料及文献资料	申请配制的化学制剂属已有同品种获得制剂批准文号的，或根据中医药理论组方，利用传统工艺配制且该处方在本医疗机构具有 5 年以上（含 5 年）使用历史的中药制剂，可免报资料 13～17 项
14. 急性毒性试验资料及文献资料	
15. 长期毒性试验资料及文献资料	
16. 临床研究方案	临床前申报资料项目为 1～16 项
17. 临床研究总结	报送临床研究总结资料，应同时报送按复核后的质量标准所作的连续 3 批自检报告书

其他说明：

（1）医疗机构制剂注册类似于药品注册，分为临床研究申请及制剂配制许可申请两阶段。临床前研究结束后，需提交 1～16 项申报资料进行申报；而临床研究结束后，则需提交临床研究总结资料。

（2）申报资料须打印，A4 纸张，一式三份。

（二）医疗机构制剂注册申请表

申请配制医疗机构制剂时，申请人还需填写《医疗机构制剂注册申请表》（表 11-2），与注册材料一起报送。

表 11-2 医疗机构制剂注册申请表

制剂名称	通用名称					
	汉语拼音					
制剂类别		剂型		规格		是否委托配制	
处方（包括所用辅料）						
配制工艺（包括所用辅料）						
适应证或者功能主治						
用法用量						
申请人	单位名称					
	《医疗机构制剂许可证》编号					
	制剂配制地址					
	联系人	（签字）		电话		
委托配制	制剂配制单位名称			《医疗机构制剂许可证》（或《药品生产质量管理规范》认证证书）编号		
	制剂配制地址			制剂配制单位法人代表		（签字及公章）
	联系人	（签字）				
稳定性试验研究项目及结论						
主要药效学研究项目及结论						
毒理研究项目及结论						
药事管理委员会审查意见		（签字）：　　　年　月　日				
所附资料项目	1□2□3□4□5□6□7□8□9□10□11□12□13□14□15□16□17□					

续表

声明	我们保证：①本申请遵守《中华人民共和国药品管理法》《中华人民共和国药品管理法实施条例》和《医疗机构制剂注册管理办法》等法律、法规和规章的规定；②申请表内容及所提交资料、样品均真实、来源合法，未侵犯他人的权益，其中试验研究的方法和数据均为本药品所采用的方法和由本药品得到的试验数据；③如有不实之处，我们承担由此导致的一切法律后果。 申请人： 法人代表（签字）：　　　（公章） 日期：　　年　　月　　日

填表说明：

申请人名称应当与《医疗机构执业许可证》中载明的名称一致。

填表应当使用中文简体字，必要的英文除外。文字陈述应简明、准确。

制剂类别：应注明化学药品、中药或生物制品。

辅料：对处方使用的每种辅料均应填写，包括着色剂、防腐剂、香料、矫味剂等。处方量按 1000 制剂单位计算。

委托配制：未取得《医疗机构制剂许可证》或《医疗机构制剂许可证》无相应制剂剂型的"医院"类别的医疗机构申请医疗机构中药制剂，应当填写表中相关内容。

本表须打印，A4 纸张，一式三份。

二、实施程序

医疗机构制剂注册申请的具体步骤如下，其程序如图 11－1 所示。

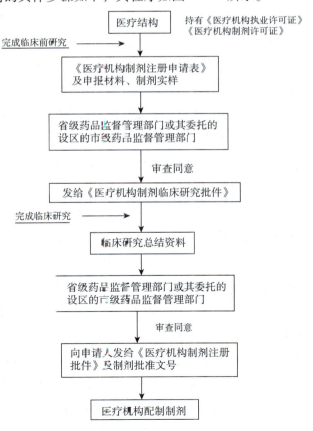

图 11－1　医疗机构制剂注册申请程序

1. 临床前研究　申请配制医疗机构制剂前应当进行相应的临床前研究，包括处方筛选、配制工艺、质量指标及药理、毒理学研究等。

2. 申请报送资料

（1）报送的资料应当真实、完整、规范。

（2）申请制剂所用的化学原料药及实施批准文号管理的中药材、中药饮片必须具有药品批准文号，并符合法定的药品标准。

（3）申请人应当对其申请注册的制剂或者使用的处方、工艺、用途等，提供申请人或者他人在中国的专利及其权属状态说明；他人在中国存在专利的，申请人应当提交对他人的专利不构成侵权的声明。

（4）医疗机构制剂的名称，应当按照国家药品监督管理局颁布的药品命名原则命名，不得使用商品名称。

（5）医疗机构配制制剂使用的辅料和直接接触制剂的包装材料、容器等，应当符合国家药品监督管理局有关辅料、直接接触药品的包装材料和容器的管理规定。

（6）医疗机构制剂的说明书和包装标签由省、自治区、直辖市药品监督管理部门根据申请人申报的资料，在批准制剂申请时一并予以核准。医疗机构制剂的说明书和包装标签应当按照国家药品监督管理局有关药品说明书和包装标签的管理规定印制，其文字、图案不得超出核准的内容，并需标注"本制剂仅限本医疗机构使用"字样。

3. 药品监督管理部门临床研究申请审查

（1）形式审查　收到申请的省、自治区、直辖市药品监督管理部门或者其委托的设区的市级药品监督管理机构对申报资料进行形式审查，符合要求的予以受理；不符合要求的，应当自收到申请材料之日起 5 日内书面通知申请人并说明理由，逾期未通知的自收到材料之日起即为受理。

（2）现场考察及抽样　受理机构在申请受理后 10 日内组织现场考察，抽取连续 3 批检验用样品，通知指定的药品检验所进行样品检验和质量标准技术复核。接到检验通知的药品检验所应当在 40 日内完成样品检验和质量标准技术复核，出具检验报告书及标准复核意见，报送省、自治区、直辖市药品监督管理部门并抄送通知其检验的药品监督管理机构和申请人。

（3）技术审评　省、自治区、直辖市药品监督管理部门应当在收到全部资料后 40 日内组织完成技术审评，符合规定的，发给《医疗机构制剂临床研究批件》。

4. 临床试验　临床试验在获得《医疗机构制剂临床研究批件》后，取得受试者知情同意书以及伦理委员会的同意，按照《药物临床试验质量管理规范》的要求实施。医疗机构制剂的临床研究，应当在本医疗机构按照临床研究方案进行，受试例数不得少于 60 例。

5. 药品监督管理部门制剂配制许可申请审查

（1）完成临床研究后，申请人向所在地省、自治区、直辖市药品监督管理部门或者其委托的设区的市级药品监督管理机构报送临床研究总结资料。

（2）省、自治区、直辖市药品监督管理部门收到全部申报资料后 40 日内组织完成技术审评，做出是否准予许可的决定。符合规定的，应当自做出准予许可决定之日起 10 日内向申请人核发《医疗机构制剂注册批件》及制剂批准文号，同时报国家药品监督管理局备案；不符合规定的，应当书面通知申请人并说明理由，同时告知申请人享有依法申请行政复议或者提起行政诉讼的权利。

第五节　应用传统工艺配制中药制剂备案管理

为贯彻实施《中华人民共和国中医药法》和《中华人民共和国药品管理法》，做好对医疗机构应用传统工艺配制中药制剂（简称传统中药制剂）的备案管理工作，促进其健康、有序发展，国家药品监督管理总局发布了《关于对医疗机构应用传统工艺配制中药制剂实施备案管理的公告》（2018年第19号）。

一、传统中药制剂品种范围

传统中药制剂包括：①由中药饮片经粉碎或仅经水或油提取制成的固体（丸剂、散剂、丹剂、锭剂等）、半固体（膏滋、膏药等）和液体（汤剂等）传统剂型；②由中药饮片经水提取制成的颗粒剂以及由中药饮片经粉碎后制成的胶囊剂；③由中药饮片用传统方法提取制成的酒剂、酊剂。

医疗机构所备案的传统中药制剂应与其《医疗机构执业许可证》所载明的诊疗范围一致。属于下列情形之一的，不得备案：①《医疗机构制剂注册管理办法（试行）》中规定的不得作为医疗机构制剂申报的情形；②与市场上已有供应品种相同处方的不同剂型品种；③中药配方颗粒；④其他不符合国家有关规定的制剂。

医疗机构配制传统中药制剂应当取得《医疗机构制剂许可证》，未取得《医疗机构制剂许可证》或者《医疗机构制剂许可证》无相应制剂剂型的医疗机构可委托符合条件的单位配制，但须同时向委托方所在地省级药品监督管理部门备案。

医疗机构应严格论证中药制剂立题依据的科学性、合理性和必要性，并对其配制的中药制剂实施全过程的质量管理，对制剂安全、有效负总责。

传统中药制剂的名称、说明书及标签应当符合《医疗机构制剂注册管理办法（试行）》有关规定，说明书及标签应当注明传统中药制剂名称、备案号、医疗机构名称、配制单位名称等内容。

二、医疗机构应用传统工艺配制中药制剂备案

医疗机构应当通过所在地省级药品监督管理部门备案信息平台填写《医疗机构应用传统工艺配制中药制剂备案表》（附件），并填报完整备案资料。医疗机构应当对资料真实性、完整性和规范性负责，并将《医疗机构应用传统工艺配制中药制剂备案表》原件报送所在地省级药品监督管理部门。

三、传统中药制剂备案资料

应当提交以下资料。

1. 《医疗机构应用传统工艺配制中药制剂备案表》原件。

2. 制剂名称及命名依据。

3. 立题目的和依据；同品种及该品种其他剂型的市场供应情况。

4. 证明性文件。

具体包括：

（1）《医疗机构执业许可证》复印件、《医疗机构制剂许可证》复印件。

（2）医疗机构制剂或者使用的处方、工艺等的专利情况及其权属状态说明，以及对他人的专利不构成侵权的保证书。

（3）直接接触制剂的包装材料和容器的注册证书复印件或核准编号。

（4）未取得《医疗机构制剂许可证》或《医疗机构制剂许可证》无相应制剂剂型的医疗机构还应当提供以下资料。

①委托配制中药制剂双方签订的委托配制合同复印件；

②制剂受托配制单位的《医疗机构制剂许可证》或《药品生产许可证》复印件。

5. 说明书及标签设计样稿。

6. 处方组成、来源、理论依据及使用背景情况。

7. 详细的配制工艺及工艺研究资料。包括工艺路线、所有工艺参数、设备、工艺研究资料及文献资料。

8. 质量研究的试验资料及文献资料。

9. 内控制剂标准及起草说明。

10. 制剂的稳定性试验资料。

11. 连续 3 批样品的自检报告书。

12. 原、辅料的来源及质量标准，包括药材的基原及鉴定依据、前处理、炮制工艺、有无毒性等。

13. 直接接触制剂的包装材料和容器的选择依据及质量标准。

14. 主要药效学试验资料及文献资料。

15. 单次给药毒性试验资料及文献资料。

16. 重复给药毒性试验资料及文献资料。

处方在本医疗机构具有 5 年以上（含 5 年）使用历史的，其制剂可免报资料项目 14 至 16。有下列情形之一的，需报送资料项目 15、16。

（1）处方中含法定标准中标识有"剧毒""大毒"及现代毒理学证明有明确毒性的药味；

（2）处方组成含有十八反、十九畏配伍禁忌。

四、传统中药制剂备案号

传统中药制剂备案信息平台按备案顺序自动生成传统中药制剂备案号。

传统中药制剂备案号格式为：X 药制备字 Z + 4 位年号 + 4 位顺序号 + 3 位变更顺序号（首次备案 3 位变更顺序号为 000）。X 为省份简称。

省级药品监督管理部门应当在收到备案资料后，30 日内在传统中药制剂备案信息平台公开备案号及其他信息。

五、传统中药制剂备案信息变更

传统中药制剂处方不得变更，其他备案信息不得随意变更，已备案的传统中药制剂，涉及中药材标准、中药饮片标准或者炮制规范、炮制及生产工艺（含辅料）、包装材料、内控制剂标准、配制地址和委托配制单位等影响制剂质量的信息发生变更的，备案医疗机构应当提交变更情况的说明及相关证明文件、研究资料，按上述程序和要求向原备案部门进行备案变更。其他信息发生变更的，备案医疗机构可通过备案信息平台自行更新相应的备案信息。变更备案完成后，传统中药制剂将获得新的备案号。

医疗机构应当于每年 1 月 10 日前按上述程序和要求向原备案部门汇总提交上一年度所配制的传统中药制剂变更情形、临床使用数据、质量状况、不良反应监测等的年度报告。年度报告备案完成后，传统中药制剂备案号不变。

六、传统中药制剂备案信息公开

传统中药制剂备案信息平台自动公开传统中药制剂备案的基本信息，公开信息包括：传统中药制剂名称、医疗机构名称、配制单位名称、配制地址、备案时间、备案号、配制工艺路线、剂型、不良反应监测信息。

传统中药制剂备案中的内控制剂标准、处方、辅料、工艺参数等资料不予公开。

七、传统中药制剂监管

传统中药制剂不得在市场上销售或者变相销售，不得发布医疗机构制剂广告。传统中药制剂限于取得该制剂品种备案号的医疗机构使用，一般不得调剂使用，需要调剂使用的，按照国家相关规定执行。

医疗机构应当进一步积累临床使用中的有效性数据，严格履行不良反应报告责任，建立不良反应监测及风险控制体系。

各省级药品监督管理部门负责组织对行政区域内传统中药制剂品种配制、使用的监督检查。备案信息作为监督检查的重要依据。

各省级药品监督管理部门在监督检查中发现存在以下情形之一的，应当取消医疗机构该制剂品种的备案，并公开相关信息：①备案资料与配制实际不一致的；②属《关于对医疗机构应用传统工艺配制中药制剂实施备案管理的公告》（2018 年第 19 号）第三条规定的不得备案情形的；③质量不稳定、疗效不确切、不良反应严重或者风险大于效益的；④不按要求备案变更信息或履行年度报告的；⑤其他不符合规定的。

已取得批准文号的传统中药制剂，在该批准文号有效期届满后，各省级药品监督管理部门不予再注册，符合备案要求的，可按规定进行备案（注册时已提供的材料，不需要重新提供）；对此前已受理的此类制剂注册申请，申请人可选择申请撤回，改向所在地省级药品监督管理部门备案。

医疗机构备案资料不真实以及医疗机构未按备案资料的要求进行配制的，应当依据《中医药法》第五十六条进行查处。

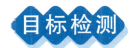

答案解析

一、单选题

1. 医疗机构配制制剂，须经所在地省、自治区、直辖市人民政府药品监督管理部门批准，取得（　）。

A. 医疗机构执业许可证　　　　　　　　　　B. 医疗机构制剂许可证

C. 医疗机构配制许可证　　　　　　　　　D. 医疗机构制剂配制证

2. 《医疗机构制剂许可证》有效期为（　　）年。

A. 3 年　　　　　　　　　　　　　　　　B. 5 年

C. 7 年　　　　　　　　　　　　　　　　D. 10 年

3. 省、自治区、直辖市药品监督管理部门收到医疗机构制剂注册全部申报资料后（　　）内组织完成技术审评，做出是否准予许可的决定。符合规定的，应当自做出准予许可决定之日起 10 日内向申请人核发《医疗机构制剂注册批件》及制剂批准文号，同时报国家药品监督管理局备案。

A. 10　　　　　　　　　　　　　　　　　B. 20

C. 30　　　　　　　　　　　　　　　　　D. 40

4. 为贯彻实施《中华人民共和国中医药法》和《中华人民共和国药品管理法》，医疗机构应用传统工艺配制中药制剂实施（　　）。

A. 审批管理　　　　　　　　　　　　　　B. 报告管理

C. 备案管理　　　　　　　　　　　　　　D. 许可管理

5. 医疗机构制剂批准文号的格式为：X 药制字 H（Z）＋4 位年号 ＋4 位流水号。其中字母：X－省、自治区、直辖市简称，H、Z 的含义分别是（　　）。

A. 化学制剂，中药制剂　　　　　　　　　B. 中药制剂，化学制剂

C. 口服制剂，皮试制剂　　　　　　　　　D. 传统制剂，现代制剂

二、多选题

6. 对于医疗机构配制的制剂，以下说法正确的是（　　）。

A. 应当是本单位临床需要而市场上没有供应的品种

B. 须经所在地省、自治区、直辖市人民政府药品监督管理部门批准后方可配制

C. 配制的制剂必须按照规定进行质量检验

D. 特殊情况下，经国务院或者省、自治区、直辖市人民政府药品监督管理部门批准，医疗机构配制的制剂可以在指定的医疗机构之间调剂使用

E. 凭医师处方在本医疗机构使用

7. 下列关于医疗机构制剂的调剂，说法正确的是（　　）。

A. 医疗机构制剂一般不得调剂使用

B. 发生灾情、疫情、突发事件而市场没有供应时，需要调剂使用的，需经相关部门批准

C. 省级辖区内申请医疗机构制剂调剂使用的，应当由使用单位向所在地省、自治区、直辖市药品监督管理部门提出申请

D. 医疗机构制剂的调剂使用，不得超出规定的期限、数量和范围

E. 临床急需而市场没有供应时，需要调剂使用的，需经相关部门批准

8. 医疗机构制剂中实施备案管理的传统中药制剂包括（　　）。

A. 由中药饮片经粉碎或仅经水或油提取制成的固体（丸剂、散剂、丹剂、锭剂等）、半固体（膏滋、膏药等）和液体（汤剂等）传统剂型

B. 由中药饮片经水提取制成的颗粒剂以及由中药饮片经粉碎后制成的胶囊剂

C. 中药配方颗粒

D. 由中药饮片用传统方法提取制成的酒剂、酊剂

　　E. 中药中间提取物

9. 申请医疗机构制剂注册所需的证明性文件包括（　　）。

　　A. 《医疗机构执业许可证》《医疗机构制剂许可证》复印件

　　B. 医疗机构制剂或者使用的处方、工艺等的专利情况及其权属状态说明，以及对他人的专利不构成侵权的保证书

　　C. 化学原料药的合法来源证明文件，包括：原料药的批准证明性文件、销售发票、检验报告书、药品标准等资料复印件

　　D. 直接接触制剂的包装材料和容器的注册证书复印件

　　E. 《医疗机构制剂临床研究批件》复印件

10. 对于医疗机构制剂，有下列情形之一的，不予批准再注册，并注销制剂批准文号（　　）。

　　A. 市场上已有供应的品种

　　B. 按照规定应予撤销批准文号的

　　C. 未在规定时间内提出再注册申请的

　　D. 其他不符合规定的

　　E. 医疗机构不再具有配制制剂的资格或者条件时，允许委托配制的中药制剂

三、简答题

11. 不得作为医疗机构制剂申请的情形有哪些？

12. 应当取消医疗机构该制剂品种的备案情形有哪些？

书网融合……

本章小结

第十二章　药品国际注册

PPT

岗位情景模拟

情景描述　某企业国际注册经理岗位职责：①根据公司产品特点及研发阶段，参与制订国际注册申报策略和申报计划；②负责与公司内部各个技术部门及外部 CRO、CMO 等沟通，掌握项目进度，根据国内外药监机构的相关要求收集、整理和递交药品注册申报资料，并在递交之后及时归档；③负责药品注册资料编制、注册申报、进度跟踪，与国内外药品监管机构进行良好和密切的沟通交流，负责信息的传递与协调，确保批复信息与文件的存档与更新；④对拟注册产品进行产品特性、市场信息、文献资料等检索，并撰写相关调研报告；⑤负责及时跟踪、更新国内外新发布、修订的药品注册相关法规、指导原则，掌握药品注册法规的动态；⑥协助完成注册现场评估与核查工作。如果您是药学类专业大学生，请思考您该怎么办才能具备竞聘该岗位的潜力。

讨论　1. 您会钻研和掌握哪些药品国际注册知识？

　　　　2. 您将如何打磨药品国际注册专业能力？

药品作为特殊商品，每一个国家对药品的准入都非常严格，必须审批。《药品管理法》第九十八条规定，"禁止未取得药品批准证明文件生产、进口药品"。第二十四条规定，"在中国境内上市的药品，应当经国务院药品监督管理部门批准，取得药品注册证书；""申请药品注册，应当提供真实、充分、可靠的数据、资料和样品，证明药品的安全性、有效性和质量可控性。"对申请注册的药品，国务院药品监督管理部门应当组织药学、医学和其他技术人员进行审评，对药品的安全性、有效性和质量可控性以及申请人的质量管理、风险防控和责任赔偿等能力进行审查；符合条件的，颁发药品注册证书。国务院药品监督管理部门在审批药品时，对化学原料药一并审评审批，对相关辅料、直接接触药品的包装材料和容器一并审评，对药品的质量标准、生产工艺、标签和说明书一并核准。

我国是最大的原料药生产国，而美国则是最大的原料药进口国。每年美国药品制剂的销售额中，所用原料的 70% 从国外进口，其中印度和中国是主要的来源国。美国市场成为中国众多原料药生产企业最具吸引力的市场之一。现在越来越多的企业，特别是其产品在国际市场上已经具有相当大影响力的企业，已经意识到产品进入国际市场的重要性和必要性，开始为产品进入美国市场做准备工作。药品进入美国药品市场，必须由 FDA 批准。由于美国 FDA 在世界各国医药界的权威性，它的批准对于取得整个国际市场具有举足轻重的意义。

第一节　基本概念

一、药品国际注册的定义

药品国际注册，是指药品出口到国外时必须获得进口国的许可，即获得许可证，按照进口国对进口药品注册登记管理办法编制相关文件，提出申请，递交资料，获得许可证的过程。

二、药品国际注册的分类

（一）按区域划分

1. 美国注册　在美国联邦药品、食品、化妆品管理局注册，简称 FDA 注册。

2. 欧洲药典委员会注册　即在欧洲药典委员会的 32 个成员国内注册。欧洲药典适用性证书（Certificate of Suitability to Monograph of European Pharmacopoeia，简称 COS 或 CEP），是用以证明原料药的质量符合欧洲药典标准的一种证书。COS 证书是考察药品生产企业对欧洲药典符合性的法律文件，COS 证书是外埠药品进入欧洲销售的质量标准凭证，在欧洲国家通行无阻。

3. EDMF（European Drug Master File）注册　又称为原料药主文件档案（Active Substance Master File，ASMF）。EDMF 是药品制剂的生产商为在欧洲某个国家取得上市许可而必须向注册当局提交的关于在制剂产品中所使用的原料药的基本情况的支持性技术文件。

4. 在其他国家注册　根据企业产品出口的需要，如果进口国要求注册的，则必须按照进口国的要求编制注册资料进行注册，如日本注册、俄罗斯注册、印度注册等。国际上也有一些国家进口药品不需要注册。

（二）按生产阶段划分

1. 原料的注册

（1）美国 DMF

（2）欧洲 EDMF、COS（CEP）

2. 制剂（成品药）的注册

（1）NDA（New Drug Application）　新药申请，包括两种情况：505（b）（1）的申请对象为完全创新的药品；505（b）（2）的申请对象则是改良型新药，包括新适应证、新剂型、新给药途径等。

（2）ANDA（Abbreviated New Drug Application）　即仿制药申请，也可直译为简化新药申请、简略新药申请，或者以条款序号 505（j）指代。

（3）BLA（Biologics License Application）　生物制品申请。

三、药品国际注册的区别

美国食品药品管理局注册即 FDA 注册，按照美国联邦法规（Code of Federal Regulation）第 210 及第

211 中的有关规定，任何进入美国市场的药品（包括原料药品）都需要先获得 FDA 的批准，而且所有有关药物的生产加工、包装均应严格符合现行《药品生产质量管理规范》（cGMP）要求。到目前为止与国际其他地区和国家注册最大的区别在于药品出口企业要申请 FDA 的现场检查。

欧洲药典委员会注册，即申请欧洲药典适应性证书。欧洲药典适应性证书是由欧洲药典委员会颁发的用以证明原料药品的质量是按照欧洲药典有关各论描述的方法严格控制的，其产品质量符合欧洲药典标准的一种证书。COS 证书在欧洲药典委员会的 32 个成员国内得到承认，它与欧洲药物管理档案（EDMF，European Drug Master File）在程序和作用上相类似，但又有不同。

（1）两者都是一种支持药品注册的材料，用于支持使用该原料药的制剂产品在成员国的上市申请。

（2）两者都是用于证明制剂产品中所使用的原料药质量的文件，是其他国家原料药品进入 32 个欧洲药典委员会成员国的市场必须提交的文件。

（3）COS 和 EDMF 都可以作为原料药进入欧洲市场的申请程序，可以任选其中之一，没有必要重复申请。

（4）不同的是 COS 可由原料药生产商独立申请，而 EDMF 则必须与使用该原料药的制剂的上市申请同时进行。即 COS 的申请不需要事先找到欧洲代理商，而 EDMF 的申请就必须事先找到使用该原料药的欧洲代理商。这个代理商可以是制剂厂家本身，也可以是供给制剂厂家的销售商。

（5）COS 是一个证书，而 EDMF 只给一个注册登记号（Reference No.）。

四、获准注册的凭据

1. 一般情况下 FDA 对药品申请注册厂家进行现场检查后发给厂家一份 483 表，即现场检查缺陷表，厂家针对缺陷表中的缺陷问题迅速提出整改意见或方案，由 FDA 检查官检查并评估整改报告，并确认所有缺陷问题均得到整改后，结合现场检查的问题给厂家一份检查报告（EIR）拷贝，它是 FDA 官员依照 FOIA 和 ZICFR Partzo 编写的内容。在此报告中会提及该企业申请注册的品种符合 GMP 标题 21 联邦法规，210—211 部分。

2. 欧洲药典委员会对药品注册获准后会发给申请药品注册企业一张欧洲药典适应性证明书（简称 COS）。

3. EDMF 注册，注册当局对企业申请注册的资料即 DMF 资料或 VMF 资料审查后，如果没有什么需要补充的问题，则给申请企业该品种一个注册登记号（Reference No.）。

第二节　药品国际注册程序

一、美国药品注册

美国 FDA 的职责是及时帮助安全有效的产品更快地上市以促进和保护公众的健康，监督产品在使用中的持久安全性，并提供给公众所需的科学信息。

（一）美国药品监督管理机构及其职责

为确保组织机构现代化，履行保护和促进公众健康的使命，自 2019 年 3 月 31 日开始，FDA 开始实施机构重组。目前 FDA 由九个中心组织和十三个总部办公室组成，包括药品审评与研究中心（CDER）、生物制品审评与研究中心（CBER）、医疗器械与放射性产品健康中心（CDRH）、食品安全与营养中心

（CFSAN）、兽药中心（CVM）、国家毒理学研究中心（NCTR）、监督管理办公室（ORA）等。

FDA 药品审评与研究中心（CDER）的主要职责是确保处方药和非处方药的安全有效以促进和保护美国大众的健康，负责所有人用药品的审评工作（包括新药、仿制药和非处方药等），并对已上市药品的安全性有效性进行监管，使其始终符合最高标准。新药审评办公室是 CDER 的重点办公室，其下属的6 个办公室分别对各类不同的新药进行审评。药物科学办公室下设 4 个办公室，分别负责临床药理、仿制药审评、新药化学及检测等具体工作。

FDA 生物制品审评与研究中心（CBER）的主要职责是确保生物制品的安全性、有效性，包括疫苗、过敏剂、血液和血液制品，以及用于预防、诊断和治疗人类疾病、病症或损伤的细胞、组织和基因疗法。

国家毒理学研究中心（NCTR）主要负责对 FDA 监管的产品进行毒理学研究，为产品注册提供技术支持。

（二）美国的药品注册申请类别

美国的药品注册申请一般分为三大类型，即创新药物及其制剂的申请（NDA）、仿制药的申请（ANDA）、非处方药（OTC）的申请。

1. IND 申请程序　新药的申请包括两个步骤，即新药研究申请（investigational new drug application，IND）和新药申请（new drug application，NDA）。

IND 是美国 FDA 对尚未上市审批的药物需要进行临床试验的许可。当新药申请人完成有关新药的实验室研究后，就可以向 FDA 提出临床申请（INDA）申请，如 FDA 自收到 IND 申请之后的 30 天内未提出反对意见，申请人就可以自行开展新药的临床研究。另外，美国联邦政府禁止未获得 FDA 批准的药品在美国进行跨州运输和分发，因此，对于主办者将药品运输到外州进行临床试验的情况，IND 也是对这项法律条款豁免权的申请。

什么情况下需要提交 IND 申请呢？一般有两种情况：①在新药或生物制剂完成临床前研究，准备开展临床试验时，需要提交 IND 申请。②在已获批药物或生物制剂发生新的适应证、重要标签变更以及剂型、给药途径或患者群体的变更时，也需要提交 IND 申请。

一般而言，IND 申请应包括三大层面的信息：①动物药理/毒理学研究。临床前数据应充分证明该药品对于人体的首次试验是安全的。主要涉及药效、药代、毒理学等研究，核心内容是安全性评价，如GLP 毒理试验。FDA 根据关键毒理研究资料，观察安全窗，决定是否接受临床试验方案。②CMC 资料（生产信息）。包括药物产品的组成、生产工艺、稳定性和生产控制等信息，目的是充分证明生产商可以连续生产和提供质量稳定和统一的测试样品。③临床试验方案和研究员信息。FDA 决定是否允许开展临床试验的标准是评估对受试者是否有不可接受的风险。在美国提交的临床方案包括很多细节的可执行的方案，需要和 CRO、医生进行多次沟通交流方能确定。此外，临床试验的监督管理者（专业人员或医生）应具有从事临床试验相关工作的资格。还包括受试者的知情同意书，以及该试验应在机构审查委员后（IRB）的监督之下且遵守 IND 条例的相关规定。

在申请人提交 IND 后，FDA 的项目监管经理作为监管联络人将 IND 申请转交给审查小组。通常审查小组由化学家、药理学家/毒理学家、临床医生、统计学家和药代动力学家组成，若药品中包括医疗设备，还应咨询设备和放射健康中心（CDRE）的审查人员。在 FDA 收到 IND 申请后，必须在 30 天内通知申请人是否可以进入临床，在此期间，FDA 需对 IND 安全性进行审查，以确保受试者不会受到不合理的风险。由于 FDA 可能会要求申请人提供额外的详细信息或声明，因此建议申请人组织企业内部的 IND 工作小组在 30 天内进行充分的讨论，以便及时解决 IND 的相关问题。假如申请人收到 FDA 的通知（通常是以电话或电子邮件的形式通知，且随后 FDA 会发送「允许临床（Safe to Proceed）」通知），则可以进行临床研究，同时该 IND 为「激活」状态。

若 FDA 认为临床试验存在安全风险，有权力向一项研究或者研究机构发出临床试验暂停（Clinical Hold）通知，并告知理由。

临床试验处于不同的阶段，FDA 发出"临床试验暂停通知书"的原因略有差异。一般来说，FDA 在 IND 中 I 期临床试验发出"临床试验暂停通知书"的主要原因有：①受试者正在或即将面临不合理的重大疾病或伤害风险；②IND 指定的临床研究员因其科学培训和经验的限制，不具备开展 IND 的资格；③研究者手册（Investigator Brochure，IB）具有误导性、错误性或不完整；④IND 未按照要求包含充分信息，以评估受试者的潜在风险；⑤IND 用于研究一种旨在治疗危及生命的疾病的药物，但由于使用生殖毒性或发育毒性的（潜在）风险，某种性别不具备入组资格。IND 中 II 期或 III 期研究的临床暂停的原因包括：①出现上述 I 期临床试验暂停的任何情况；②临床试验计划或方案在设计上明显不足，无法实现预期的目标。

IND 审评周期为 30 天。如果在此期间收到缺陷信，通常申请人需在 30 天内针对 FDA 提出的问题进行资料补充并提交书面的完整回复，一旦收到对临床试验缺陷的完整回复，FDA 将在 30 日内对提交内容进行重新严格的审评，如果 FDA 认为问题已经解决，便会通知申请人临床试验可以继续开展（Off Hold）。但是如果 IND 的临床试验被中止叫停超过一年，FDA 便会将此 IND 列为"失活状态"（Inactive Status）。

2. NDA 申请程序　NDA 申请的新药划分为七类：第 1 类指新的分子结构；第 2 类指已批准上市药品的新的活性成分，如新酯、新盐或新非共价键衍生物；第 3 类指已批准上市药品的新处方；第 4 类指两种或以上已批准药品的重新组合（复方药）；第 5 类指已上市药品的仿制生产；第 6 类指已上市药品的新适应证；第 7 类指已批准上市的药品（但包含的活性部分未经过申请、审批的产品、该药以前未获 NDA 批准而已经上市销售的药品）。

当非临床试验及三期临床试验完成后，申请人就可以向 FDA 进行新药上市申请。NDA 主要目的是确保上市药品的安全性、有效性和质量可控性及药品的标签（包装说明书）是否合适。

在申请人提交 NDA 申请之前，FDA 新药审评部门通常会和申请人举行一次会议，称为预备会议（pre-NDA meeting）。在会议上，申请人提交临床试验的概述报告，让 FDA 及评阅人员了解所申请新药的 NDA 格式和内容。新药申请的审评程序包括申请书的受理、新药技术审评、现场考察、通知审评结果、双方的交流（中期会议、审评终结会议和其他会议）等。

NDA 审评结束后，CDER 将根据审评结果，分别作出同意上市、可考虑上市或不考虑上市三种决定。

3. ANDA 申请　简略新药申请（Abbreviated New Drug Application，ANDA），即仿制药申请。

仿制药是指在剂型、剂量、给药途径、质量、性能特征和预期用途方面与创新药物产品相当的产品，相对于创新药而言，仿制药开发时间短、价格低，约占美国处方的 90%。ANDA 申请由 FDA 药品评审与研究中心（CDER）属下的仿制药办公室（Office of Generic Drugs，简称 OGD）负责。仿制药办公室（OGD）的主要职责是确保向美国公众提供安全、有效、可负担的仿制药。获 FDA 批准后，包括创新者和仿制药，均列在 FDA 的《具有治疗等效性评估的批准药品（橙皮书）》（橙皮书，Orange Book）中。

申请人向 FDA 申请 ANDA 的药品，应为已被 FDA 批准上市的，在《具有治疗等效性评估的批准药品（橙皮书）》中收载并指定参比制剂的药品。如果申请人仿制在《橙皮书》中收载但并未制定参比制剂的药品，须先提交《公民请愿书》请求 FDA 将该药品指定为参比制剂。若申请 ANDA 的药品的活性成分、剂型、规格、给药途径、适应证与参比制剂不同，则申请人需先递交有关《公民请愿书》，获得 FDA 批准之后，方能提出 ANDA 申请。

Hatch – Waxman Act（药品价格竞争和专利期修正案，1984 年通过）将生物等效性确立为批准仿制药的基础。该修正案允许 FDA 在批准仿制药的上市销售申请时，无需临床前研究和临床研究数据来证明安全性和有效性。但申报者必须科学准确地证明其产品与原研药相比是生物等效的。申请人证明仿制药与原研药表现相同的一种方法是测量仿制药到达健康受试者血液所需的时间，即仿制药的吸收率或生物利用度，然后可以将其与原研药进行比较。但生物制品不能按 ANDA 批准上市。

由于仿制药审评不需要提交有关证明药品安全有效的临床前试验数据和临床试验数据，OGD 按照简略审评程序（ANDA）办理仿制药审评手续，正式受理仿制药申请后，OGD 会立即向 CDER 的法规监督办公室提出请求，要求该办公室对产品的生产企业、原料药供应生产企业以及外部检测或包装企业是否符合 cGMP 情况进行调查。法规监督办公室根据原先的有关情况作出决定，必要时要针对产品生产企业进行现场核查。

如果仿制药参照药不在《橙皮书》上，则按 NDA 途径申报；审批时间一般为 12 个月至几年不等（受申请资料的质量和专利因素的影响），审查重点是生物等效性、化学生产/微生物控制、标签说明、现场检查。

第一步完整性检查。初步审查合格，FDA 会向申请人发受理信（Acknowledgment Letter），通知正式受理日期，并给予 ANDA 申请编号（任何与 FDA 的交流均应引用该号）。如有一项或多项基本资料遗漏，FDA 将会通过电话、邮件等形式通知申请人 7 日内进行补充或完善，如未按规定补充资料，ANDA 将被拒收。

第二步 ANDA 审查。ANDA 重点审查内容：CMC 审评（化学/微生物学）、生物等效性审评（BE 研究）、标签审评及批准前现场检查（Pre – Approval Inspection，PAI）。前三项同时进行，一般在 6 个月先后收到三个部门的评审意见。如评审通过，或 FDA 对缺陷信回复满意，FDA 即安排现场检查，现场检查通过后即视为完成 ANDA 申请。

（三）FDA 药品审评流程

ANDA、NDA、BLA，当轮审评周期内，FDA 会进行三个阶段的申报资料审评，分别是形式审评、技术审评及缺陷信回复稿审评。结合批准前现场检查的结果，FDA 会做出是否批准产品的决定。

阶段 1：形式审评。一般在 60 个自然日内，FDA 会完成形式审核确定是否立卷。若有少量微小缺陷，FDA 会发布 IR（信息请求函），并要求 7 日内回复（若逾期回复 IR 或回复稿不被认可，FDA 会拒收产品）；若有重大缺陷或大量微小缺陷，FDA 会严格按照拒收标准拒收产品注册文件。

阶段 2：技术审评。在审评周期的中期左右，FDA 不同领域的专家（临床、非临床、CMC 等），会相继完成申报资料的初步审核，并发布 IR（信息请求函）或 DRL（学科审评函），要求申报方在限定日期内，完成缺陷回复。

阶段 3：缺陷信（IR、DRL）回复稿审评。FDA 会尽量当轮完成 IR、DRL 回复稿的审核，结合批准前现场检查的结果，做出是否批准产品的决定。若申报方逾期回复 IR、DRL 缺陷信，或回复稿不被 FDA 认可，在审评周期结束时，FDA 会拒绝批准该产品，并发布 CRL（完全回应函）。CRL 中汇总了各学科待整改的所有缺陷，并根据缺陷严重程度，要求申报方在限定日期内完成缺陷回复，产品申报资料将进入下一轮审评周期。若产品各学科的申报资料均完整合规，且通过现场检查，FDA 会发布批准信或临时批准信（专利因素等）。

（四）专利信息和专利申明

仿制药在提交 ANDA 时，要对相应参照药品（Reference Listed Drug，RLD）在《橙皮书》中所列所有专利做出专利状态说明。专利状态分为四类。

第 I 类声明：声明 RLD 中无专利信息。

第 II 类声明：专利已过期。

第 III 类声明：专利尚在有效期内，但声明仿制药将在专利到期后上市。

第 IV 类声明：声明所涉及的专利无效，即专利挑战（不侵犯《橙皮书》中所列专利或认为《橙皮书》中所列专利无效或不可执行）。

如果 ANDA 申请者递交了第 IV 类声明，申请者必须在提交 ANDA 的 20 天内通知原研药持有者，同时做好法律诉讼准备。FDA 要求原研药公司向 FDA 登记其有关药品的专利（列在《橙皮书》内）是为了便于对仿制药的审批。原研药公司必须在 FDA 新药批准的 30 天内登记所有相关的专利，并可随时加列新专利。FDA 并不审查专利的合理合法性，被 FDA 登记不等于专利就是成立的。

第一个专利挑战成功并获得上市审批的 ANDA 申请人可获得 180 天的市场独占期。获胜包括两方面：原研药生产商未申诉，或仿制药公司法律胜诉。还有一种情况就是在 30 个月内官司未了但专利已经到期了，FDA 也会批准该仿制药上市。

180 天市场独占期的起始日期从该仿制药上市的第一天，或从仿制药公司法律胜诉，即专利挑战成功判决的当天起算，两者取其早。180 天内仿制药价格可高达品牌药的 80%，并获取较大的市场份额。在 180 天内，FDA 不再批准相同的仿制药上市。

（五）注册时限

1992 年《处方药使用者收费法》（PDUFA）根据药品的治疗特性，将审查程序上分为"标准审评（Standard Review，SR）"和"优先审评（Priority Review，PR）"两类。标准审评机制是针对与目前已上市药品功效相似的药品；优先审评机制是针对与目前已上市药品相比，有显著获益的药品。不同类型的药品注册，FDA 的标准审评周期自 30 天至 10 个月不等。根据 2002 年对 PDUFA 修正案，标准审评的审评期限为六个月，优先审评的审评期限为六个月。（表 12-1）

表 12-1　FDA 药品注册的标准审评周期表

类别	标准审评周期（日历日）
IND	30 天
Type II API DMF（完整性审评）	2 个月
ANDA	10 个月
NDA&BLA（生物新药）	10 个月
BLA（生物类似药）	10 个月

为鼓励未满足临床需求的创新药物的研发及加速上市，FDA 提出四条加快创新药品上市的特殊审批通道：优先审评（Priority review）、突破性疗法（Breakthrough Therapy）、加速批准（Accelerated approval）、快速通道（Fast track）。

（六）审评结果

在审评的不同阶段，FDA 会发布三种类型的缺陷信：信息请求函（Information Request，IR）、学科审评函（Discipline Review Letter，DRL）、完全回应函（Complete Response Letter，CRL）。IR 可发布在整个审阅周期，DRL 一般在审评中期发布，CRL 则在全部审核结束后发布。IR 及 DRL 缺陷信不会影响产品审评时限，而 CRL 缺陷信会根据缺陷严重程度，审评时限延长 3 个月至 10 个月不等。

（七）市场独占期

《药品价格竞争与专利期补偿修正案》（1984）提出对于创新企业，允许药品专利获得长达 5 年的专利期延长，目的是鼓励新药的研发、同补偿专利持有者在药品研发和审批过程中所损失的时间，但药品批准后的附有延长的总专利期不得超过 14 年。如果药品在批准上市时仍持有 14 年以上的专利保护期，该药品便不具专利延长资格。除此之外，还获得了一定的市场独占期。

独占期是美国 FDA 在批准药品后授予持有人的独占销售权，可以单独或与专利同时发挥作用。独占期的长短取决于药品的种类。新化学实体（NCE）5 年独占期，新的临床研究 3 年独占期，罕见病药品 7 年独占期，儿科在现有独占期基础上延长 6 个月，首次仿制药（专利第四类申明）180 天独占期。

二、欧洲药品注册

1993 年，欧盟（EU）委员会建立了欧洲药品评价局（European Medicines Evaluation Agency，EMEA），总部设在伦敦。EMEA 于 1995 年 1 月 1 日正式开始运作，2004 年 4 月，更名为 EMA（European Medicines Agency）。另一重要欧洲官方药管机构是欧洲药品质量理事会 EDQM（European Directorate for the Quality of Medicines）。

（一）EMEA 的主要职责

EMEA 的主要职责是通过评价和监管人用药和兽药来保护和促进公众和动物的健康。其主要工作包括为药品研发部门提供技术建议，对申请集中审评的药品进行科学的评估，对未达成相互认可程序的产品进行仲裁，协助药物监察，协助各国进行药品的 GMP、GCP、GLP 的审查。EMEA 设有人用药技术审评委员会（CHMP）、兽药审评委员会（CVMP）、孤儿药审评委员会（COMP）和草药审评委员会（HMPC）。CHMP 负责所有人用药品的审评工作，不仅要对上市前药品进行全面的评估，而且还要负责审批后的维持工作，包括修改和增加现有审批事项的评估工作。欧盟国家目前已成为中药和草药产品的最大消费国，中国的中药产品出口到这些国家可不作为保健食品而是药品接受审批。欧盟正在不断扩大和完善 HMPC 的规模和职能以适应草药产品市场逐渐繁荣的现状，并逐步规范对中草药产品在质量、安全性和传统用法三个方面的审评工作。

EDQM 的主要职能是建立药品的质量标准以供欧洲药典委员会使用，制备标准品 CRS，执行 COS 程序，最终颁发 COS 证书等。

（二）欧洲药品注册的申请类别

欧洲药品注册的申请类别可以分为两大类。

1. 完整申请　提供全套资料的完整申请，提供和药品安全性、有效性和质量可控性有关的全部研究或文献资料。完整申请包括：全套资料的申请、固有应用的申请、固定组方的复方制剂的申请。

其中，完整申请中的全套申报资料一般由五部分所组成。第一部分：药品一般信息和相关文件；第二部分：药品研究工作的综述和概要；第三部分：药学；第四部分：临床前研究；第五部分：临床研究。完整申请必须提供上述五部分申报资料。固有应用药品申请可以用正式出版的科技文献资料代替药理学、毒理学和临床医学的实验研究内容，但是药学研究资料不得使用文献资料代替，必须提供自己的实验研究结果。因此，固有应用药品申请虽然大量使用了文献，但是和完整申请一样提供五部分申报资料。在欧盟，复方配伍的药品完全是另外一个新药，并不因为其中含有药品成分是已上市的药品而减免申报内容，必须要提供该复方制剂的药理学、毒理学及临床研究等数据，但不需要提供组方中每种化合物的研究数据，所以固定组方的复方制剂的申请需要提供全套资料进行申请。

2. 简化申请　仅提供全套资料中的一部分申报资料，被称为简化申请。简化申请则包括：化学药品的简化申请、传统植物药的简化申请、补充申请和变更申请。

简化申请包含两种类型，一是知情同意申请（Informed Consent Application），申请的药品从本质上相似于在某成员国已被批准上市的药品，并且该上市药品的负责人同意在他人的简化申请审评中，允许将其药品申报时所用的药理毒理试验结果或临床试验结果被用作核对或参考材料。二是仿制药申请（Generic Application），申请的药品从本质上相似于在欧盟内已被批准上市至少6年的一种药品，同时该药品已经在某一成员国生产销售，然后再向该成员国申请。

（三）欧盟药品注册程序

所有药物在上市和提供给患者之前必须获得授权。在欧盟，人用药品可由欧盟委员会通过集中审批程序（Centralised Procedure，CP），或由欧盟成员国主管当局通过互认程序（Mutual Recognition Procedure，MRP）、非集中程序（Decentralised Procedure，DCP）、单一成员国审评程序（National Procedure，NP）申请上市。（表12 - 2）

表12 - 2　欧盟药品上市途径

授权机构	程序	评估机构	适用范围
欧盟委员会	集中审评	欧洲药品管理局（EMA）	欧盟
欧盟成员国当局	互认程序 非集中程序 单一成员国审评程序	国家主管部门（如果存在分歧，则由欧洲药品管理局进行裁决）	欧盟相关国家

1. 集中审批程序　一旦获得欧盟委员会批准，通过集中审批程序的药品则可以在所有欧盟成员国以及欧洲经济区（EEA）国家，如冰岛、列支敦士登和挪威上市销售。

（1）集中审批程序的范围　法规（EC）No. 726/2004规定部分药品必须集中审批程序申请上市许可，主要包括：①含有新活性物质的人类药物，用于治疗人类免疫缺陷病毒（艾滋病毒）或获得性免疫缺陷综合征（艾滋病）、癌症、糖尿病、神经退行性疾病、自身免疫和其他免疫功能障碍、病毒性疾病；②生物技术过程衍生的药物，如基因工程；③先进治疗药物，如基因治疗、体细胞治疗或组织工程药物；④孤儿药（罕见病药物）；⑤用作促进生长或增加产量的兽药。

除此之外，一些药品可以自愿选择是否采用集中审批程序，包括：①含有上述适应证以外的新活性物质；②具有重大临床效益或科技创新的药品；③有利于欧盟公众或动物健康的药品。

（2）集中审批程序的审评流程　按集中审评程序申请上市的药品，制药公司向EMA提交一份上市许可申请。EMA的人用药品委员会（CHMP）对申请进行科学评估，并就是否同意药物上市提出建议。首先，CHMP会指定一个成员国作为该药品的注册审评国家（rapporteur），另一成员国作为该药品的注册审评协助国家（co - rapporteur），并将全部申报材料转交给这两个国家。这两个成员国会对申报材料进行全面的评估，并针对产品特点概述、标签及说明书等形成决议草案报告，递交至CHMP。CHMP会对决议草案报告进行审核，并形成审核意见。注册评审国家负责将审核意见告知申请者。随后，注册评审国家需将申请者的反馈递交至CHMP，根据CHMP的评审结果来准备最终的评估报告。CHMP评审结束后会做出建议上市或者不上市的决定。

CHMP的审核时限是210天，如果需要解决其他问题，可以延长。

但是，根据欧盟法律，EMA无权允许药品在不同的欧盟国家进行上市销售。EMA会在15天内将审核结果和评审报告提交到欧盟委员会。只有获得欧盟委员会的批准，通过集中审批程序的药品则可以在所有欧盟成员国以及欧洲经济区（EEA）国家，如冰岛、列支敦士登和挪威上市销售。

CHMP 审核结束后，EMA 会在 15 天内将审核结果和评审报告提交到欧盟委员会，欧盟委员会在 15 天内对药品能否上市做出审批决定，如审批通过，则授予产品欧盟注册批准文号。然后欧盟委员会需要将审批决定形成草案，交到常务委员会（每个成员国在常务委员会都会派驻一名代表），成员国要在 22 天内提出审核意见，如果审核通过，将通过决定草案，该决定应在 EMA 发表意见后 67 天内通过。如果有成员国提出反对意见，欧盟委员会会组织一次全体会议来就产品是否通过批准进行讨论，如果讨论通过，则药品准许上市。

通过集中注册审评程序授予的药品批准文号的有效期为 5 年。如需继续延长有效期，则申请者需要在有效期失效期前 6 个月再次提出申请。

2. 互认程序（Mutual Recognition Procedure，MRP）　适用于当某个产品已经获得第一个欧盟成员国授予的上市许可后，打算在申请欧盟其他成员国上市时的情况。

要获得互认程序的资格，药品必须已经在一个欧盟国家/地区获得上市许可。对于互认审评程序申请药品上市许可，申请人可直接将相同的申请材料分别递交给一个或多个欧盟成员国，并通知所有欧盟成员国，说明该产品正在办理注册相关手续。当某一个成员国决定对产品进行评估，它就成为"参考成员国"，并应将自己的决定通知其他所有收到申报材料的成员国（"相关成员国"）。"相关成员国"此时可停止进一步产品评估。等待"参考成员国"的详细评估报告，此评估过程最多可能需要 210 天。"参考成员国"在完成评估后，应将详细的评估报告分送每一个欧盟成员国。欧盟成员国在收到评估报告的 90 天内对评估报告做出反应。如果"相关成员国"对"参考成员国"的审评意见存在分歧，首先将问题提交给协调小组（CMDh），该小组应在 60 天内达成共识。如果无法达成共识，评估报告将提交给 CHMP 进行仲裁。如果无法达成共识，一旦欧盟委员会做出决定，所有成员国均必须接受这一决定。

3. 非集中程序（Decentralised Procedure，DCP）　适用于不需要通过集中审批程序授权且尚未在任何成员国获得上市许可的药物。

非集中程序的审评流程较为简单，该程序允许对同时提交给多个成员国的申请进行共同评估。其中一个成员国将作为参考成员国牵头评估申请。在程序结束时，参考成员国提议的评估报告草案、产品特点概要（SPC）、标签和包装由其他（相关）成员国批准。如果某一个国家提出反对意见，该问题将提交协调小组（CMDh），该小组应在 60 天内达成共识。如果无法达成共识，该程序将提交给 CHMP 进行仲裁。

4. 单一成员国审评程序（National Procedure，NP）　如果药品只销往某一成员国，则执行单一成员国审评的程序，此情况相对较少，手续相对简单。

第三节　药品国际注册资料的编写

使同一套符合通用技术文件（CTD）的注册文档在多国进行申报，可以节省企业准备注册材料的时间，加快新药在 ICH 成员国上市的进程。ICH 将注册文档定义为五个模块：模块一是地区性行政信息，由各个国家自行定义，其余四个模块是 CTD 的组成部分。其中，模块二是对模块三、四、五内容的浓缩与概况，并基于总结真实性数据的基础上，根据所申报的具体内容进行综合性和关键性的分析；模块三为质量相关文件；模块四为非临床研究文件；模块五为临床研究文件。（图 12-1）

CTD 是组织药品注册文档的框架，不同文档分布在不同的 CTD 单元中。按照 CTD 格式撰写的注册文件，可以通过纸质形式或电子形式进行递交，而电子递交又可以分为 eCTD 递交和非 eCTD 递交。

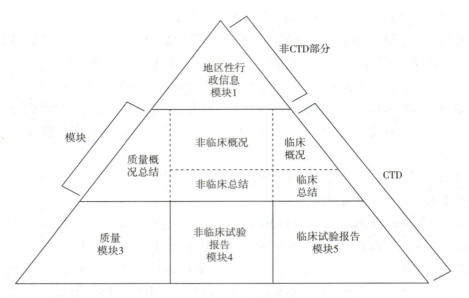

图 12 - 1 CTD 的模块化结构

eCTD（Electronic Common Technical Document，药品电子通用技术文件）最早源于 ICH 的 M2 专家工作组（EWG）2003 年 10 月制定并发布的关于药品电子提交的通用标准，规定了申请人向药政当局提交电子文件的目录结构及文档格式，并采用 XML 语言的文件类型对整个递交及各申报文件的元数据进行管理，以组成综合的目录并提供相应的索引，以简化申报文件的创建、审核、生命周期的管理以及文件的储存。电子化的提交相比纸质文件更自动化和标准化；减少了纸质文件的打印、装订的人力物力；同时减少了对纸质文件的储存和管理的费用及空间；对于药政当局的评审人员来说更是增加了文件间的关联性及透明度，加快了其评审的速度和效率。

eCTD 因其诸多优点，已成为目前全球最先进的药品注册文档递交方式。eCTD 为药品注册带来诸多好处的同时，也给药品申报工作带来了很多挑战和变化。首先撰写资料时，需要符合 CTD 的相关规定，按照"颗粒化"的理念撰写与管理注册文档，撰写过程中突出关键字，便于后期 eCTD 制作。其次，在 CTD 的制作过程中不仅需要对相关软件的熟练使用（包括文档编辑软件、eCTD 制作软件和 eCTD 验证软件等），更主要的是对 eCTD 技术文件的理解，能够正确合理地处理各种技术问题，进而制作出符合药监部门要求的注册文档，保证注册文件顺利递交。对于 eCTD 而言，文件存档极为重要。因为在一个药品的整个注册生命周期中，可能有多个不同的系统支持 eCTD 的制作，而 eCTD 具有严格的生命周期管理的特点，在不同系统的转换过程中，系统中使用的文档必须与已递交到药监局的版本完全一致才能保证之后的递交万无一失。

一、FDA 注册资料的编写

根据美国联邦管理法规定，药品进入美国须向美国 FDA 申请注册并递交相关文件，化学原料药按要求提交一份药品主档案即 DMF，DMF 是生产企业提供的申请注册药品生产全过程的详细资料，便于 FDA 对该公司产品有一个全面了解，内容包括生产、加工、包装、贮存整个过程，以及生产所用的厂房、设施、设备（含分析设备）等和监控的资料，以判定药品生产是在 GMP 条件下生产的。

2015 年 5 月 5 日，FDA 发布了第三版以电子格式提交药政文件的行业指南。该指南规定至发布日的 24 个月后，所有的新药申请（NDA）、简化新药申请（ANDA）、生物证书申请（BLA）和原料药主文档（DMF）都必须以 eCTD 格式进行提交。而用于商业行为临床试验新药申请（IND）的电子提交要求在 36 个月后生效。根据联邦法令 745A（a）的规定，非商业化 IND 提交不在上述要求范围内，但 FDA 也接受其电子化申请。2017 年 4 月，FDA 发布了最新的 eCTD 指南，确定将原料药主文档（DMF）强制执行电子提交的时间推迟到 2018 年的 5 月 5 日。任何不符合 eCTD 行业指南中要求的提交都将被 FDA 拒之门外。如上所述，对于所有此类申报类型，FDA 要求必须采用电子方式提交，包括增补、变更及年度报告。

（一）注册申报资料模块

在美国，eCTD 是向 FDA 药物评估和研究中心（CDER）和生物制剂评估与研究中心（CBER）提交申请、修订、补充和报告的标准格式。目前 eCTD 由五个模块组成。

模块 1（M1）：行政信息和处方信息

模块 2（M2）：CTD 概述

模块 3（M3）：质量部分

模块 4（M4）：非临床研究报告

模块 5（M5）：临床研究报告

（二）注册资料具体目录

1. 模块 1（M1）　行政信息和处方信息，包含管理、标签和宣传材料文件。

1.1 封面信和评审指南

1.2 患者体验数据

1.3 交叉引用以前提交的非 eCTD 格式的信息

1.4 标签

1.5 广告和促销标签材料

1.6 市场年度报告

1.7 信息修正

1.8 现场副本认证

1.9 风险评估和缓解策略（REMS）

2. 模块 2（M2）　CTD 概述

2.1 CTD 目录

2.2 申请药品的一般介绍，如药理作用、临床适应证等。

2.3 质量概述总结

2.4 临床前研究概述，包含临床前研究战略总结、药理学研究、药动学研究、毒理学研究、综述和结论、参考文献。

2.5 临床研究概述，包含产品开发原理、生物药剂学概述、临床药理学概述、药效学概述、安全性概述利益与风险评估、参考文献。

2.6 非临床书面和表格总结

2.7 临床总结

3. 模块 3（M3）　质量部分

3.2.S 原料药部分

3.2.S.1 基本信息，包括结构、基本性质、外观、吸湿性、熔点、pK_a、logP、溶解性（pH 依赖性，37℃）、晶型、手性、异构体、等电点、光敏感性等。

3.2.S.2 与生产相关的信息，包括生产商、生产物料控制、关键步骤和中间体的控制、生产工艺开发、工艺验证/评估等的相关消息。

3.2.S.3 结构确认，包括活性成分的结构确证、杂质。

3.2.S.4 所有关于原料药控制的信息，包括质量标准、分析方法及其验证、原料药批分析数据、质量标准依据、质量标准的论证。

3.2.S.5 对照品或标准物质的信息。

3.2.S.6 包装系统信息。

3.2.S.7 稳定性相关信息。

3.2.P 制剂部分

3.2.P.1 制剂的描述与组成，包括处方基本信息、参比制剂和仿制药的对比、包装组成等。

3.2.P.2 制剂成品开发信息

3.2.P.3 制剂生产信息，包括公司名称、行政总部地址、制剂工厂信息、申报批处方与商业批处方的对比、生产工艺描述和控制、关键步骤和中间体的控制、工艺验证和/或评估等。

3.2.P.4 辅料控制信息，包括质量标准、分析方法及其验证、标准制定依据、人或动物来源的辅料、新型辅料等。

3.2.P.5 药物质量控制信息，包括质量标准、分析方法及其验证、批分析、杂质结构确认、标准制定的依据等。

3.2.P.6 标准品或标准物质的相关信息。

3.2.P.7 包装系统相关信息，包括包装系统概述、方瓶、瓶盖、干燥剂等的质量标准和检测数据、包装结构和规格、包装容器检测、各包装材料复测期及有效期等。

3.2.P.8 稳定性相关信息

3.2.A 附件：设施和设备、不确定药物安全性评估、辅料名称。

3.2.R 部分包括原料药和制剂产品的区域信息。

3.3 参考文献

4. 模块 4（M4）　非临床研究报告

4.1 模块 4 内容目录

4.2 非临床研究报告

4.2.1 药理学，包括主要药效学、次要药效学、安全药理学、药效学药物相互作用。

4.2.2 药代动力学，包括析方法和验证报告（如果有单独的报告）、吸收、分布、代谢、排泄、药代动力学药物相互作用（非临床）、其他药代动力学研究。

4.2.3 毒理学，包括单剂量毒性（按物种、路线排序）、重复剂量毒性（按物种、路线、持续时间排序，包括支持性毒代动力学评估）、遗传毒性、体外、体内（包括支持性毒代动力学评估）、致癌性（包括支持性毒代动力学评估）、生殖和发育毒性（包括测距研究和支持性毒代动力学评估）、局部耐受性、其他毒性研究（如抗原性、免疫毒性等）。

4.3 参考文献

5. 模块 5（M5）　临床研究报告

5.1 模块 5 内容目录

5.2 所有临床研究的列表

5.3 临床研究报告

5.3.1 生物制药研究报告，包括生物利用度（BA）研究报告、比较 BA 和生物等效性（BE）、体外 – 体内相关性研究报告、生物分析和分析报告。

5.3.2 使用人类生物材料进行药代动力学相关研究的报告，包括血浆蛋白结合研究报告、肝代谢与药物报道、使用其他人类生物材料的研究报告。

5.3.3 人体药代动力学（PK）研究报告，包括健康受试者 PK 和初始耐受性研究报告、患者 PK 和初始耐受性研究报告、内在因素 PK 研究报告、外在因素 PK 研究报告、人群 PK 研究报告。

5.3.4 人体药效学（PD）研究报告，包括健康受试者 PD 和 PK/PD 研究报告、患者 PD 和 PK/PD 研究报告。

5.3.5 疗效和安全性研究报告，包括与声称适应证相关的对照临床研究报告、非受控临床研究的研究报告、多个研究数据分析报告、其他研究报告。

5.3.6 上市后经验报告

5.3.7 病例报告表和个体患者列表

5.4 参考文献

如果资料小于 10G，必须通过 ESG 通道递交；如果资料超过 10G，可以通过 ESG 通道或者物理媒介（如：CD – ROM）递交。此外，FDA 不直接与外国公司联系，所有外国公司必须指定一个在美国的代理人，负责紧急情况、日常事务交流和接收来自 FDA 的邮件和文件等事项。在提交的这些文档中的所有信息必须是用英语，如果原始文档不是英语，则必须提交原始文献和英语翻译件，单个文件最大允许 400MB。

（三）eCTD 构架

eCTD 可以说是电子化的 CTD 注册申报方式，是一个接口，用于行业与监管机构间信息的传输，以便于文件的创建、审查、生命周期管理和电子提交。其利用专门的软件进行编辑转化生成 eCTD 文件，通过与 FDA 建立专门的电子通道递交。

eCTD 的结构包括 XML 骨架、各模块（模块 1 到模块 5）及内容三部分。每个模块都有多个文件组合而成，除模块 2、模块 4、模块 5 中有 Word 或 SAS 格式的文件外，其余大部分文件均为 PDF 格式。申请人可以对已创建好的 eCTD 枝叶文件进行替换（replace）、新增（append）、删除（delete）以维护整个电子文件的生命周期。

（四）eCTD 申报范例

1. 软件选择 药品注册申报从纸制时代走向电子时代，eCTD 标准提交的软件产品也随之层出不穷，相关的软件可提供的功能包括罗列整个药品的序列（sequence）；管理整个药品注册的生命周期（life cycle）；管理整个药品注册过程中的药政活动（regulatory activity），例如增补、变更、年报等；对创建的 eCTD 文件的完整性进行验证（validation）等。申请人及当局的评审员都需要相关的软件予以支持。

如何选择适合自己公司的产品是各个厂家需要考虑的问题。衡量的关键点包括公司预算、服务器位置、技术支持程度、适用性及软件的兼容性等几个方面。例如预进行电子提交的公司如果每年有充足的预算且每年有多个电子提交的项目，即可考虑引进大牌的软件；服务器的位置将决定递交 FDA 的速度，速度越快越能确保文件递交的顺畅度及完整性；从软件的售后服务来看，如果软件商能够提供较优越的服务，例如 24 小时在线答疑等，将会更便于申报人员应对递交过程中出现的突发状况。目前市场运用的电子提交软件较多，印度制造的 GlobalSubmit，是美国 FDA 推荐使用的软件。药企在选择软件的同时需要对各软件的优劣进行分析评估，选择适合自己的才是最好的。

2. 编制操作　选择好软件后，即通过软件模板，对各个章节进行单独的编制。并对定稿的 Word 版文件进行了适当的格式化，以确保 FDA 审阅文件时的美观性和可读性。在将 Word 文档转换成 PDF 文档之后，按照 FDA 发布的 PDF 文档标准，需要对超过 5 页的 PDF 文件编制书签（bookmark），并建立文件内的交叉引用和超级链接，以节省 FDA 官员在审核文件时查找相关文件的时间。每个文件都必须包括目录、表格及图表清单，且所有的表格、图表、文献及附录都需以超级链接的形式体现在书签和目录中。

FDA 规定文件夹和文件名称只能包含字母、数字、连接符或下划线，不能包含空格或特殊符号。长度不超过 150 个字符，且不能有空文件夹。文件夹或文件名称最长不应超过 64 个字符，包括扩展名在内。名称只能使用小写。所有文件仅能有一个扩展名，并且扩展名要准确反映文件的格式。为了便于审评人员审阅，文件名最好是简单易懂并且独一无二的。

根据 eCTD 申报软件的标准创建电子申报文件，手动拖拽各独立单元（除质量综述中的 Word 文件及模块 4、模块 5 中的 SAS 格式文件外，大部分为 PDF 格式）进入相应的 eCTD 枝干框架中，以 XML 语言形式呈现各章节内容，再通过软件定位并设定 WEB 链接，锁定文件并提交生成。

申请人及 FDA 审核官员可通过 IE 打开相应的 XML 语言的申报文件，通过点击相应的 WEB 链接进行审核。

3. eCTD 提交　FDA 要求在申请的第一次提交前，要先获得一个预分配的六位数的申请号，以此来区分每个申请。按照 FDA 的要求，任何小于 10GB 的注册文件都必须通过 FDA 的电子递交通道（ESG）进行上传。而由于绝大部分的注册提交文件都是小于 10GB 的，为顺利完成提交工作，建议预进行电子提交申报的厂家应尽早申请获得 FDA 电子提交通道的账户。

获得电子提交通道账户的过程包括：①申请账户；②预备工作；③注册检测账户；④针对 ESG 调整电脑设置；⑤发送检测申请；⑥批准产品账户。其中设计的检测阶段，是用以确保 FDA 的电子提交通道能成功地接收你的电子文件以及你提交的文件是否符合指南的规定。检测由 FDA 电子提交通道的检测系统完成。一旦通过检测，即成功建立允许通过 FDA 电子提交通道的产品账户。

在获得电子提交通道账户并成功生成定稿的 eCTD 文件之后，即可通过电子提交通道向 FDA 提交 eCTD 文件。在上传 eCTD 文件前，按照 FDA 电子提交的 3.2 版 DTD 标准，需通过 eCTD 软件对生成的电子文档进行验证（validation），通过提示的错误，对文件进行修改，以确保提交资料的完整性及准确性。值得注意的是切勿重复递交已按纸质版或其他电子形式递交过的文件，仅提供新的或变更的信息即可。FDA 在收到申请人的 eCTD 之后，即刻会给申请人反馈一封接收函，说明已成功接收到申报文件；随后 FDA 平台还会对递交的文件进行自动验证，如无问题，随即发送一封通过验证的通知函，告知申请人文件完整性无问题，即顺利进入递交文件的正式审查，持续时间大约为 90 天。

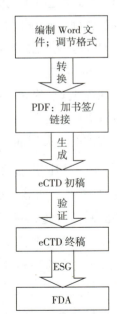

图 12-2　eCTD 创建及提交全过程

4. 常见的 eCTD 缺陷及注意事项　电子文档的编制和准备是个极其复杂和繁琐的过程。在生成定稿电子申报文件之前，注册团队除了需要对申报资料内容进行重重审核外，还需要对电子文档的系统功能进行反复检验，以确保申报内容及电子文件的书签、链接的准确性。后期的工作对注册团队要求也较高，必须具备广泛的专业知识及熟练的计算技能。FDA 对厂家申报文件的审查严格，出现 10 个微小缺陷及 1 个重大缺陷即拒绝接收申报文件，例如批记录或图谱中出现未翻译的中文即有可能被 FDA 认为是重大缺陷而退审，不但从经济上造成企业的重大损失，也从时间上耽误了上市的有利时机。

常见的 eCTD 缺陷包括：①文件中带有未翻译的中文；②图片、图谱不清晰；③PDF 书签，a）未对超过 5 页的 PDF 编制书签；b）书签不够详细，层次不够分明；c）书签的名称不准确；④交叉索引及超级链接：a）未编制索引或链接；b）索引或链接失效或无效；c）文件目录无链接；d）链接未标示成蓝色字体（blue text）。

另还易出现叶标题不够清楚的情形。需注意每个独立的文件应标注页码；调整纸张方向时，可以竖页的尽量竖页，方便官员审核；签署的法规文件应加上公司页眉等。在文件创建、上传过程中，申请人应选择较好的网络环境及递交时机，以避免网络断点等使递交失误。

二、欧洲药品管理委员会注册资料的编写

2008 年 7 月 1 日开始，EMA 接受纯电子化提交，eCTD 作为推荐格式，不要求额外的纸质文件。2010 年 7 月 1 日开始，对集中审评的人用药物开始强制要求 eCTD 格式。2015 年 7 月 1 日开始，非集中审评的新的申请开始强制实行 eCTD 格式。2017 年 1 月 1 日开始，互认可程序的新药申请的提交强制实行 eCTD 格式。欧盟已经不再接受纸质文档的提交方式，但某些国家还没有支持电子签名，可能还需要使用纸质签名的申请表格。

（一）模块 1

1. 顶层目录 欧盟未对根目录作出规定，提交时只需提供序列号文件夹。更新的欧盟的模块 1 技术规范加入了通用唯一标识符（Universally Unique Identifier，UUID）。UUID 是随机生成的，可以区分不同的申请。每一个申请在生成第一个序列时，就会生成 UUID，包含在序列的 "envelope" 中。同一申请中后续的每一个序列均包含一个同样的 UUID，使得每个申请获得一个固定的编码，从而提供了跨申请号的文件引用的可能性。给每个申请号提供一个独一无二的编码是很有必要的。根目录是由 EMA 来建立和管理的。欧盟是用药品的商品名作为根目录名称的。最顶层的目录是由各区域法规规定的。同样的，同一药物的不同序列号文件夹共用一个顶层文件夹。因此除了根目录文件夹的名称有所不同，欧盟和美国的顶层目录结构是一致的。

2. 层级结构 EMA 规定的模块 1 的层级结构如下。

1. 0 Cover Letter

1. 2 Application Form

1. 3 Product Information

1. 3. 2 Mock – up

1. 3. 3 Specimen

1. 3. 4 Consultation with Target Patient Groups

1. 3. 5 Product Information already approved in the Member States

1. 3. 6 Braille

1. 4 Information about the Experts

1. 4. 1 Quality

（二）模块 2 - 5

1. CTD 申报资料撰写　项目完成以后，首先按照 CTD 格式撰写申报资料，然后将 CTD 申资料转化为 eCTD 格式。

2. 拆分文件　ICH 规定，提交的文件需要满足颗粒度的要求。颗粒度是指提交的内容在何种程度上被拆分成单独的文件。ICH M4 "Granularity Document — Annex to M4：Organization of the CTD" 对于颗粒度有详细的规定。因此，第一步需要将撰写的 CTD 申报资料按照颗粒度要求进行拆分。

3. 格式化　第二步将拆分后的文件进行格式化。此处使用了格式化编辑软件 TRS Toolbox。格式化的目的是满足审评机构的要求，增加审评的美观性和可读性。对于文档中的语法、标点、格式、参考文献及用词标准均参考自当前版本的 American Medical Association Manual of Style 进行修改，确保格式和用法的前后一致性。

4. PDF 格式转制与调整　第三步将 Word 文档转换成 PDF 格式。因为 PDF 是 eCTD 法规规定的最主要的文档格式。PDF 文档生成以后还需创建目录和书签。必要的地方需建立超链接，如引用的表格、图表和附录等。

5. eCTD 文件生成　根据 ICH 及地区元数据和相应的文件命名规则在 eCTDXPress 或其他相关软件中创建新申请。创建所需的提交申请后，把文件上传至 eCTDXPress 或其他相关软件中。确保所有的文件在 eCTD 正确的章节中呈现。在 eCTDXPress 或其他相关软件中建立外部链接后，锁定文件并汇编出提交文件。

6. 验证　eCTD 文件制作完成后，使用 EMEA 提供的 eCTD 验证软件 EURSvalidator 进行验证。验证确保制作的 eCTD 提交文件格式完好没有错误。

7. 电子文件提交　电子文档向欧洲药监机构的提交有两种常见方式：电子通道和光盘。电子通道，包括 Electronic Submission Gateway（ESG）和 Common European Submission Platform（CESP）。网址分别为 http：//www. emea. europa. eu（ESG）和 http：//www. hma. eu（CESP）。光盘则在复制文件后，按照统一的格式要求，在光盘背面标注关于申请产品和申请人的详细信息，寄送到指定的联络部门即可。

三、原料药注册资料

原料药是化学药物制剂产生治疗作用的有效活性成分，也是制剂中最重要组成部分。

（一）美国原料药注册

美国原料药注册从属于制剂申报，根据美国的联邦管理法规定，药品进入美国须向美国 FDA 申请注册并递交有关文件，化学原料药按要求提交一份药品主控文件（drug master file，DMF）。美国 DMF 制度优势在于：①原料药厂商只需向 FDA 递交资料，不需向制剂厂商公布，保护了 DMF 持有人的商业机密；②对不同制剂厂商引用相同的 DMF，只需原料药厂商向 FDA 递交 1 份资料，FDA 不需重复审评，节约了资源；③制剂厂商在 FDA 公布的可引用列表中选择合适的供应商即可，可以将主要精力放在制剂的生产与申报上。既充分保护了原辅料生产商的知识产权和保密信息，又使审评当局和制剂生产商获得了满足药品制剂上市需要的所有资料，极大节约了药品上市审评的时间，提高了审评的效率。因以上原因，欧洲及后续的加拿大、澳大利亚等国家的原料药管理借鉴参考了 DMF 制度。

DMF 是一份文件，是由生产商提供的该药品生产全过程的详细资料，便于 FDA 对该产品有个全面了解，内容包括：生产、加工、包装和贮存某一药物时所用的具体厂房设施和监控的资料，以确定药品的生产是通过 GMP 得到保证的。DMF 文件共有五种类型：Ⅰ型，生产地点和厂房设施、人员；Ⅱ型，中间体、原料药和药品；Ⅲ型，包装物料；Ⅳ型，辅料、着色剂、香料、香精及其他添加剂；Ⅴ型，非临床数据资料和临床数据资料。

国内原料药生产企业向 FDA 申报的 DMF 文件属于Ⅱ型，主要内容有：递交申请书、相关行政管理信息、企业的承诺声明、申请产品的物理和化学性质描述、产品生产方法详述、产品质量控制与生产过程控制、产品稳定性试验等。

FDA 收到上报的 DMF 文件原件，先进行初审（形式审查），如符合基本要求，FDA 就会发通知函并颁发给一个 DMF 登记号。实质审查需要等到 FDA 收到 NDA 或 ANDA 后，才会开始进行，故 DMF 的质量很重要，因为从 DMF 准备好到 FDA 进行实质审查会有很长一段时间，如果资料有严重缺陷，FDA 会要求厂家补充资料，一来一回，会延误 FDA 的注册进度。

自 2018 年 5 月 5 日起，所有的 DMF 及其相关的变更年报必须采用 eCTD 方式递交。在 CTD 文件中，需要原料药厂家提交的只有模块 2 整体质量概述（The Quality Overall Summary，QOS）部分和模块 3 质量（Quality）部分中涉及原料药的化学性质、生产工艺和质量控制等方面的基本数据和资料。在整体质量概述中，原料药厂家提供的资料应该能够使质量评审委员对模块 3 的相关内容有一个大致的了解。

原料药 DMF 文件是原料药的质量数据，在 CTD 格式中仅属于模块 3 的原料部分（3. 2. S）所涉及的化学性质、生产工艺和质量控制等方面的基本数据和资料，包括以下章节，编号中的"S"代表 Drug Substance，即原料药。

3.2.S.1 一般性信息

3.2.S.2 生产

3.2.S.3 特征

3.2.S.4 药用物质控制

3.2.S.5 参照标准品或参比物质

3.2.S.6 包装系统

3.2.S.7 稳定性试验

与 DMF 编写相关的 ICH 指南文件涉及安全性（Safety，以 S 表示），质量（Quality，以 Q 表示），有效性（Efficacy，以 E 表示）及综合学科（Multidisciplinary，以 M 表示）。符合要求的 DMF，其工作准备及要求需要参照 Q1~Q10 进行，其中 M4 对 DMF 的格式及内容有具体的规定。

（二）欧盟原料药注册

原料药在欧盟的注册管理方式主要是欧洲药典专论适用性证书（certification of suitability to the monographs of the European pharmacopoeia，CEP）程序和活性物质主文件（active substance master file，ASMF）程序，以及 2013 年度启动的 ASMF 评估工作共享程序（worksharing procedure for assessment of ASMF）。

1. 欧洲药典专论适用性证书（certification of suitability to the monographs of the European pharmacopoeia，CEP or COS）程序 欧洲药典专论适用性证书程序起始于 1993 年，最早主要用于化学原料药的审评，后来逐步扩展到具有传染性海绵状脑病（transmissible spongiform encephalopathy，TSE）风险的原料药以及草药和草药提取物。CEP 程序仅适用于《欧洲药典》（European pharmacopoeia，EP）收载的品种，申请人提交的资料应参考 CTD 的格式和要求组织，由欧洲药品质量管理局（European directorate for the quality of medicines，EDQM）组织专家对提交资料审评并颁发证书，必要时还会依据药品生产质量管理规范（GMP）进行生产现场检查。获批的 CEP 不仅可用于支持药品制剂的欧盟药品上市许可申请，同时还被加拿大、澳大利亚、以色列、南非、新加坡和沙特等多个国家的药监机构认可用于支持本国的制剂产品上市。此外，自 2018 年 1 月 1 日起，所有的 CEP 申请必须采用 eCTD 方式递交。

2. ASMF 程序 活性物质主文件通常也被称为欧盟药品主文件（European drug master file，EDMF）。根据欧盟人用药品指令及其修订版（Directive，2001/83/EC，asamended）的要求，对用于支持欧盟药品上市许可申请的原料药，可以由生产商制备独立的文件直接向药监当局递交，用于保护原料药生产商有价值的保密知识产权以及生产方面的特殊工艺。

ASMF 所包含资料应按 CTD 的格式和要求组织，并进一步分为 2 个部分，即公开部分（applicant's part，AP）和保密部分（restricted part，RP）。AP 通常包含原料药生产商认为的非保密信息，应转交制剂生产商直接用于药品上市许可的申请；而 RP 通常包含保密的信息资料，由原料生产商连同 AP 一并递交到相关的药管当局进行审评。需要特别指出的是，由于药品上市许可申请人（制剂生产商）要对整个产品承担责任，因此，当药监机构认为 AP 所包含的信息不足时，也会要求原料药生产商补充 AP，从而向制剂生产商提供更多的资料。此外，自 2016 年 7 月 1 日起，所有用于集中审评程序的 ASMF 申请必须采用 eCTD 方式递交；自 2018 年 1 月 1 日起，所有用于非集中审评程序和互认审评程序的 ASMF 申请必须采用 eCTD 方式递交。

3. ASMF 评估工作共享程序 由于欧盟药品制剂的上市许可申请有 4 种审评程序，即集中审评程序、非集中审评程序、互认审评程序和成员国独立审评程序，当原料药生产商将其产品用于支持多家药品制剂生产商申请上市许可或同一制剂采用不同的审评程序上市时，对同一份 ASMF 就会产生许多重复的递交和审评工作，不同的审评机构还有可能出现不同的审评结论。因此，为了节约审评资源，提高审评效率，欧洲药品管理局（European medicines agency，EMA）于 2013 年 12 月启动了 ASMF 评估工作共享程序，由 ASMF 工作组具体负责实施。ASMF 评估工作共享程序主要适用于支持欧盟药品制剂上市许可申请的新的 ASMF，即该 ASMF 在欧盟范围内无审评记录，对受理的 ASMF 分配独立的 ASMF 号，并录入欧盟 ASMF 编码系统（EU/ASMF numbering system）。受理后的 ASMF 由指定的审评人员负责审评，审评过程对所有相关的审评机构（制剂上市涉及的所有成员国）公开，最终的审评意见形成 ASMF 评估报告并收录于 ASMF 审评报告库（ASMF – AR repository）。

第四节　现场检查的重点

在批准国外产品上市之前，一般都要进行现场检查。现场检查的目的一般有三个：检查企业在生产及质量控制过程中是否存在有违反的现象；查明所有的申报文件和现场的文件记录中的数据是否相符、准确、完整和可靠；查明企业是否遵循申请文件中的所有承诺。

一、EDQM 对企业的检查

欧洲药典适用性认证（Certificate of Suitability to Monograph of European Pharmacopoeia，COS/CEP）是原料药合法地被欧盟的最终用户使用的一种注册方式。原料药生产厂商可以向欧盟药品质量指导委员会（EDQM）提交产品的 COS 认证文件，申请 COS 证书，同时生产厂商必须要承诺产品生产的质量管理严格遵循 GMP 标准，在文件审查和可能的现场考察通过之后，EDQM 会向原料药品的生产厂商颁发 COS 证书。如果作为最终用户的欧盟成员国制剂生产企业准备采用该厂生产的原料时，只要在注册文件或变更文件中附上该产品的 COS 证书复印件即可非常容易地获得批准。

COS 认证 EDQM 的现场检查，其检查范围不仅涉及计划内产品，还可能覆盖所有 COS 产品或正在申请 COS 的产品。检查重点为 ICH Q7 的符合性、EU GMP 指南 part Ⅱ 以及与 CEP 申请文件的符合性。EDQM 现场检查人员一般不少于两人，一人为 EDQM 检察官，另一名来自某 EU/EEA 成员国或互认协议签约国主管当局的检查官，且自带翻译。EDQM 现场检查注重卫生清洁和消毒、现场标识、风险评估、偏差、验证和年度总结，以数据为准，对受审企业持怀疑态度，尤其对纯化水系统的检查深入细致。

其检查程序包括检查通知、首次会议、工厂巡查前文件检查、工厂巡查、文件检查、末次会议、COS 认证检查结果及检查后续行动。

1. 检查通知　通过快件和邮件联系，一般 6 周内发出检查报告，通知即将进行现场检查，包括日期和受检产品。不接受预定日期的检查被认为是拒绝检查，意味着相关 CEP 会被暂停，除非工厂提供了强有力的证据解释。接到检查通知后，提供 SMF 或填写 EDQM 提供的检查表，并发出邀请函，安排好宾馆及交通。

2. 首次会议　介绍检查组及 EDQM 检查程序、本次检查范围和目的，不超过 15 分钟的公司简介和工厂工作内容简介。

3. 巡查准备　工厂巡查前审核 QA 主要程序、产品年度质量报告、人员、组织机构、投诉、召回和退货、OOS 结果的处理和其他偏差、变更、批号编制系统、回收/返工/再加工。受检产品的现行生产工艺的介绍包括溶剂、母液、催化剂回收、生产设施布局图、原材料清单。

4. 工厂巡查　参观生产厂房、原料中间体包材库房及成品库房，接收、取样、存储的工作部分。

按照生产工艺流程参观生产车间，包括：粉碎过程和包装区域、生产设备、文件和规程、卫生清洁和维护、批记录、校验、污染控制、过程控制、回收溶剂厂房、其他回收或者返工物料的厂房、水处理和HVAC（空调系统）的现场、SOPs、监控、确认以及其他必要设施。

参观质量控制室，包括：化学、微生物、研发实验室、分析方法验证、稳定性检测、记录、原始数据。检查员可以偏离日程表和建议的方向，检查中可能分组，可以要求进入任何区域，直接向生产操作中的员工提问，使用数码相机作为辅助工具。

5. 文件检查 包括：预防性维护保养、测量仪器的校验、验证方针、工艺验证、清洁验证、设备的确认、批记录、起始物料供应商的审批等。

6. 末次会议 检查员向工厂口头陈述发现的问题，解释检查的后续程序，最后工厂解释存疑内容。

7. 检查结果 检查报告6周内发出，依据检查结果分为符合、临界或不符合。临界状态为临时的状态，改正行动计划被评审后，结果会向上或向下调整为符合或不符合。如果检查是符合的，检查证明即会发出，GMP证书由参与的EEA检查员发出。

如果关键或主要GMP缺陷与申报资料相较存在主要偏差，被判定不符合，相应的CEP会被暂停，同时告知所有的欧洲药典成员国、EMEA、EU委员会及地方检查员会，相关信息会发布在EDQM网站上，并告知工厂持有人。

工厂应于收到检查报告1个月内答复，答复应全部存档，承诺已经或将会实际采取的行动。CEP会被暂停2年，相关企业应在该时限内提出重新检查的申请，检查结果为肯定时，暂停解除。该工厂可能在2~5年内被重新检查。

二、FDA对企业的检查

美国FDA的现场检查，是检查药品生产企业现场文件记录与提交的申报文件中的数据与是否相符、准确、完整和可靠，同时检查该企业在生产的全部过程中是否符合cGMP要求。其重点对质量保证部、厂房和设备部门、材料部门、生产部门、包装部门和实验室6个职能部门进行检查。尤其关注检验、方法验证、工艺风险评估，讲求实效，一切按法规办理。美国FDA对美国境内企业不会事先通知，但对美国境外企业将会事先通知。现场检查特点有以下两点。

1. 时效性 强调以现行GMP为依据（即cGMP）。因为GMP是一个不断提高、螺旋式上升的一种管理模式，没有最好，只有更好，因此现行GMP就代表了一定时期内较先进的管理水平。

2. 动态性 检查时申请注册的品种在生产状态下动态检查；每隔两年要对申请企业进行复查，以保证企业处于良好的、持续的按照现行GMP管理的状态。

三、FDA对企业的检查重点

FDA通过仔细监控药品生产企业遵守cGMP法规来确保药品的质量。cGMP药品法规包含对药品制造、加工和包装中使用的方法、设施和控制的最低要求。新药和仿制药上市申请的审批过程包括审查制造商对cGMP的遵守情况。FDA评估员和调查人员确定公司是否有必要的设施、设备和能力来生产药品。

按照《符合性章程手册（cPGM）》7356.002及其他规章制度，执行cGMP现场检查。cPGM 7356.002采用基于系统划分的现场检查方法，将制药场地划为六大系统进行现场检查：质量系统、厂房设施与设备系统、物料系统、生产系统、包装与标签系统以及实验室控制系统。

（一）质量系统

质量体系应为组织生产优质药品的相关活动提供协调和指导，帮助建立和保持控制状态，促进稳健的风险管理，并促进产品整个生命周期内的持续改进。这包括但不限于质量方针、质量策划、质量资源管理和质量管理评审。质量体系的检查评估分为两个阶段。第一阶段是评估质量部门是否履行了审查和批准与制造、质量控制和质量保证相关的所有程序的责任，并确保这些程序符合《联邦法规》规定的预期用途。这也包括相关的记录保存系统。第二阶段是评估收集的数据，以识别可能与其他主要检查系统相关的质量问题。

1. 对已签约合同业务和材料供应商的质量监督：有效监测战略已经实施，包括原料监控、生命周期鉴定计划、质量协议和及时的沟通机制。

2. 对质量体系的开发、实施、监控和持续改进的管理监督：包括质量风险管理、知识管理（例如，为适当的资源分配提供预警系统）和质量风险管理程序。

3. 质量风险管理计划：包括对有害杂质风险进行评估，并实施控制策略以降低风险；确保准确识别、评估、处理、沟通（与企业管理层和 FDA）、审查危害。

4. 产品审查：至少每年进行一次；审查产品质量以评估风险并确定是否需要变更，如药品质量标准的变更，制造或控制程序；进行统计分析以确定需要采取行动和改进的领域（例如，趋势、模式、相关性、异常）。

5. 投诉审查（质量和医疗）：记录在案；评估；调查及时的方式适当时包括纠正措施。

6. 差异和故障调查：记录在案；及时查处利用科学证据确定根本原因；纠正措施和预防措施纳入措施（CAPA）并评价 CAPA 的有效性。

7. 所有产品生产的变更管理：质量风险管理用以评估潜在风险（例如：有害杂质）和对产品质量的影响；由专题专家审查；实施前批准；有效性评估；根据需要重新验证、重新确认、重新合格；根据需要向 FDA 报告变更。

8. 已批准申报产品的变更报告：记录 EC 变更并按照申请中 PLCM 文件的定义或按照条例和现有指导意见。

9. 拒绝：必要时扩大调查范围；适当时实施 CAPA。

10. 稳定性故障：必要时扩大调查；评估 FAR、BPDR 和召回的需求；记录处置情况。

11. 检疫产品

12. 验证：批准所需的验证/再验证（例如：计算机、制造过程、实验室方法）记录。

13. cGMP 员工的培训/资格认证：包括质量职能、风险管理和分配给单个员工的特定 cGMP 操作。

14. 在产品生命周期内持续监控过程绩效和产品质量的计划：重大问题上报给高级管理层。

15. 再加工/返工：进行评估并记录批准情况；评估对验证和稳定性的影响。

16. 退货：进行评估；必要时扩大调查；处置完成。

（二）厂房设施与设备系统

建筑物与设施及其维护方面的主要检查点如下。

1. 清洁和维护。

2. 防止交叉污染的设施布局和空气处理系统（如青霉素、β-内酰胺、类固醇、激素、细胞毒素）。

3. 专门为机构进行的制造操作设计的区域，以防止交叉污染或混合。

4. 一般空气处理系统。

5. 实施建筑变更的控制系统。

6. 照明、饮用水、洗涤和厕所设施、污水和垃圾处理。

7. 建筑物卫生、灭鼠剂、杀菌剂、杀虫剂、清洁剂和消毒剂的使用。

8. 由负责的运营经理监督基础设施和制造运营的适用性。

设备确认（安装与运行）方面的检查点如下。

1. 设备安装和运行确认（如适用）。

2. 设备设计、尺寸和位置的适配性。

3. 非反应性、添加剂或吸收性的设备表面。

4. 适当使用的接触产品/容器的设备操作物质（如润滑剂、冷却剂、制冷剂）。

5. 可重复使用或多产品设备的清洁程序和清洁验证。

6. 防止污染的控制措施，特别是杀虫剂或其他有毒物质，或其他药物或非药物化学品。

7. 储存设备（如冰箱、冷冻机）的鉴定、校准和维护，以确保标准品、原材料、试剂等储存在适当的温度下。

8. 设备鉴定、校准和维护，包括计算机鉴定/验证和安全。

9. 实施设备变更的控制系统。

10. 设备识别实践（如适用）。

11. 对意外偏差的书面调查。

（三）物料系统

1. 人员培训/资格。

2. 部件、容器和封盖的标识。

3. 部件、容器和封盖的库存。

4. 储存条件。

5. 隔离储存，直到测试或检查并放行。

6. 使用适当方法收集、测试或检查代表性样品。

7. 对每批部件进行至少一次特定身份测试。

8. 对每批容器和封盖进行目视识别。

9. 测试或验证供应商对组件、容器和封盖的测试结果。

10. 拒收不符合验收要求的部件、容器和封盖。

11. 全面调查机构的程序，以验证组件。

12. 对组件、容器和封盖进行适当的重新测试/复审。

13. 组件、容器和封盖的先进先出使用。

14. 不合格材料的检疫。

15. 水和工艺气体供应、设计、维护、验证和操作。

16. 容器和封盖对药品不具有添加剂、反应性或吸收性。

17. 实施材料处理操作变更的控制系统。

18. 计算机化或自动化过程的鉴定/验证和安全。

19. 按批次的成品分配记录。

20. 对意外偏差的书面调查。

21. 组件风险管理计划：当不可接受的风险水平有害杂质由机构识别，并根据需要进行更新。

（四）生产系统

1. 人员培训/资格。

2. 执行流程变更的控制系统。

3. 部件入库的适当程序和做法。

4. 配方/制造不少于 100%。

5. 确定设备的内容及制造阶段（如适用）或地位。

6. 确认和核实容器的清洁/消毒/除热作用；计算和记录实际产量和理论产量的百分比值。及时完成批生产记录的填写。

7. 确定完成生产各阶段的时限。

8. 过程中控制、测试和检验的实施和记录（如：酸碱值、混合物的充分性、重量变化、透明度）。

9. 工艺中规格和药品最终产品的说明和一致性说明书。

10. 预防非消毒药物产品中的有害微生物。

11. 遵守预处理程序（如：设置、线路间隙）。

12. 设备清洁及使用记录。

13. 主要生产和控制记录。

14. 批量生产及控制记录进程验证，包括计算机化或自动化的验证和安全程序。

15. 不断进行统计评价（如：批量控制数据，定期能力分析），识别出具有更高可变性和触发所需改进的过程。

16. 更改控制；评估重新验证的需要。

17. 调查意外偏差。

18. 为有可能形成有害杂质的作业制定有效的控制策略。

（五）包装与标签系统

1. 人员培训/资格认证。

2. 包装和标签材料的验收操作。

3. 包装和标签操作变更的控制系统。

4. 充分储存标签和标识，包括批准的和发布后退回的。

5. 控制不同产品的大小、形状和颜色相似的标签。

6. 对用于直接接触产品的外观相似容器的切制式标签，应采用 100% 电子或视觉确认系统予以监测或使用非专用生产线。

7. 除非标签的尺寸，形状或颜色有明显区别，否则不使用多联印刷标签。

8. 控制已灌装但未贴标签的容器，这些容器随后贴上多个自有标签。

9. 充分的包装记录，包括所有使用的标签样本。

10. 控制标签的发放，检查发放的标签以及核对使用的标签。

11. 检查贴标签的成品。

12. 对来料标签进行充分检查（打样）。

13. 使用批号，销毁带有批号/控制号的多余标签。

14. 不同标签和包装线之间的物理/空间分离。

15. 监控与生产线相关的印刷设备。

16. 生产线清场、检查和记录。

17. 标签上有足够的有效期，符合防篡改包装要求。

18. 验证包装和标签操作，包括验证和安全计算机化过程。

19. 记录对意外偏差的调查。

（六）实验室控制系统

1. 人员培训/资格认证。

2. 实验室操作人员配备充足。

3. 设备和设施是否适合预期用途。

4. 分析仪器和设备的校准和维护计划。

5. 计算机化或自动化流程的验证和安全性。

6. 参考标准；来源、纯度、含量测定和试验，以确定与现行官方参比标准品（如适用）。

7. 色谱系统的系统适用性检查（例如：高效气相色谱法－高效液相色谱法）。

8. 规范、标准和代表性抽样计划。

9. 针对有害杂质（如果在组件或产品中发现）制定的控制策略，在整个产品生命周期内，成品或作为降解产物。

10. 坚持书面分析方法。

11. 分析方法的验证/确认。

12. 实施实验室操作变更的控制系统。

13. 对正确的样品进行所需的测试。

14. 对意外差异的书面调查、完整的测试分析记录和结果总结。

15. 原始数据的质量和保留（例如，色谱图和光谱）。

16. 结果总结与原始数据的相关性；未使用数据的存在。

17. 遵守适当的超标（OOS）程序，并及时完成超标原因调查。

18. 足够的留样；留样检查记录。

19. 稳定性测试计划，包括证明稳定性指示能力试验方法。

（七）其他

根据质量系统检查的方法，FDA检查员可选择"简化"或"全面"检查的方式。简化现场检查（Abbreviated inspection）覆盖至少2个系统，全面现场检查（Full inspection）覆盖至少4个系统。需要注意的是，无论是采取简化现场检查或全面现场检查，都必须检查质量系统。

FDA检查官按原料药的生产顺序从原料到成品包装及出厂的顺序来进行检查。检查员极为重视的检查内容有：工艺过程中的一些关键步骤的操作条件、方法及设备进行的验证（validation），原料药的原材料的质量控制与管理，包括原材料入库、堆垛、标记及标签、检验及发放的制度、库房的仓储条件。严格检查的方面有：影响产品质量的关键工艺控制、防止交叉污染措施、工艺验证、清洁方法、设备验证、变更控制、水、环境、检验以及检验方法验证等。

原料药生产工艺方面，通常重点检查生产关键中间体的第一次反应的步骤；对于非合成药物，则重点放在药物的分离与提取的第一步上。生产工艺验证方面，凡未进行过工艺验证的厂家，FDA要进行工艺验证的检查；对于一个新产品，从中试阶段起应建立起完整的验证体系直到放大到工业规模；对已采用多年的生产工艺则应作一次回顾性的验证。生产工艺验证一般不是永恒性的。

凡有变动（工艺、设备、原材料、质量标准检验方法），应重新进行验证。对生产设备诸如发酵罐、种子罐、结晶罐、反应罐、离心机、干燥器、混合器的清洗规程均应经过验证，这在交叉使用设备生产不同的产品时尤为重要。供出口美国的成品批量对于一般的美国终端用户来说批量较大为好，这样可以减少批检验所需的成本。但是批的划分一定要能达到均质性，而且要对均质性进行验证，包括每一桶、每一机等。

生产工艺用水，要求提供质量标准及检验结果的资料。对制剂用水的要求比对原料药的要求更为严格，每月每季每年要作趋势分析。

原料药的包装容器上的标签应与对制剂药的要求一样进行严格的控制。

对生产上的每一道工序及岗位的操作过程、仓库的成品及原材料管理、质量控制及质量保证的操作及管理等均应有标准操作规程。

FDA 非常重视对生产记录的检查，对原材料的入库、检验及发放、生产工艺过程的控制、成品的质量检验以及各项重点项目的验证等均要求有完整的原始记录及整套的批记录，FDA 官员在工厂检查时会任意取样抽查批记录，批记录的真实性与完整性能具体体现工厂的 GMP 管理水平。

生产设备包括生产车间及质检等部门的房屋建筑结构、生产线的系列设备、水、电、汽及压缩空气等的附属设施，设备的布局等。FDA 均要求申报厂家在 DMF 文件中作详细的描述。FDA 官员只择重点进行检查。

凡属于生产所用的需要定期加以校正的衡器、仪器等均应制定校正的规程及周期并应有完整的校正记录。无论自校或委托外校都要保存记录，并要有资质证明。

FDA 认为在原料厂中化验实验室的管理最重要。对产品的杂质状况不了解，则该生产工艺就不能进行充分验证，也不能对该工艺的变化进行评估，在 DMF 中工厂应对此作出叙述。

FDA 对工艺过程控制的要求是过程管制的分析，操作应由称职的人员采用完整的分析仪器来进行。

FDA 要求原料药，特别是抗生素原料药有一个规定的有效期，并且有一套完整的产品稳定性试验的规程及正确的实施。在 DMF 中对此要加以描述，并提供实例及数据。

FDA 要求所有≥0.1%的杂质必须要有确定的名称和结构。杂质检查要求使用二级管矩阵检测器，要求检查杂质的纯度。

对分析方法的验证特别严格，必须按 ICHQ7A 中规定的验证方法进行验证。在具体检验样品时做 HPLC 方法系统适应性必须进 5 针，测定 RSD 标准。

要求对微生物超净工作台每年重新鉴定一次，按照超净工作台的参数来判定是否符合要求。要求对菌种的传代次数作出规定，一般不超过 5 次。

四、现场检查的结论

FDA 检查员完成对药品生产企业现场检查后，将不符合 cGMP 观察项记录在"483 表格"（又称缺陷报告）中通报给企业。企业收到"483 表格"后要针对存在的各种问题提出整改计划或整改措施。如果经 FDA 检查员确认在现场检查期间整改完成，则不记录在"483 表格"。否则，则需要记录在"483 表格"，同时结合企业最终的整改结果和现场检查的情况给 FDA 总部写一份检查报告（Establishment Investigation Report，EIR），另外给企业一份 FMD－145 信函，同时附一份 EIR 复印件，告诉企业审核结果。

FDA 将现场检查结果分为三种：无需整改、自愿整改和强制整改。

　　无需整改（No Action Indicated，NAI），检查未发现缺陷项的情况或发现的缺陷项不需要采取进一步的监管措施，即 FDA 没有开出任何书面形式的缺陷项，也可以称为"零483"。

　　自愿整改（Voluntary Action Indicated，VAI），这意味着 FDA 在现场检查过程中发现了一处或多处缺陷项并开具了"483 表格"的书面通知发送给企业，如果企业收到通知，并积极按照 FDA 的要求进行整改，同时未导致更加严重的后果，此时 FDA 一般不采取强制措施。

　　强制整改（Official Action Indicated，OAI），这意味着 FDA 在检查过程中发现了严重违背 FDA 的质量体系法规的缺陷项；或者没有能够按照 FDA 的要求对于 VAI 进行及时充分的整改，即建议采取监管和/或行政行动。

　　如果在现场检查发现中发现严重影响产品质量的问题，或对"483 表格"的回复不满意时，会对该企业发出警告信。

目标检测

答案解析

一、单选题

1. 美国的 ANDA（Abbreviated New Drug Application），即（　）。

　　A. 仿制药申请　　　　　　　　　　　　B. 新药研究申请

　　C. 新药生产上市申请　　　　　　　　　D. 生物类似药申请

2. 欧洲药典适应性证明书，简称（　）。

　　A. DMF　　　　　　　　　　　　　　　B. COS

　　C. EDMF　　　　　　　　　　　　　　D. Reference No.

3. 在欧洲药典委员会的 32 个成员国内注册，即欧洲药典委员会注册，亦称为申请（　）。

　　A. FDA　　　　　　　　　　　　　　　B. EDMF

　　C. DMF　　　　　　　　　　　　　　　D. COS

4. 美国药品注册的 NDA 是指（　）。

　　A. 新药申请　　　　　　　　　　　　　B. 仿制药申请

　　C. 原料药注册申请　　　　　　　　　　D. 兽用药注册申请

5. 在欧洲其他国家进行 EDMF 注册，注册当局对企业申请注册的资料即 DMF 资料或 VMF 资料审查后，如果没有什么需要补充的问题，则给申请企业该品种一个（　）。

　　A. DMF　　　　　　　　　　　　　　　B. COS

　　C. EDMF　　　　　　　　　　　　　　D. Reference No.

6. FDA 派员到原料药生产厂家按照 FDA 现行的生产现场检查指南，对照已经被初步审核的 DMF 或 VMF 文件进行检查，FDA 官员在生产现场检查的基础上出具书面意见，即现场检查缺陷信或警告信，简称（　）。

　　A. IR　　　　　　　　　　　　　　　　B. CRL

　　C. 483 表　　　　　　　　　　　　　　D. DRL

7. 在 FDA 收到 IND 申请后，必须在（　）内通知申请人是否可以进入临床，在此期间，FDA 需对 IND 安全性进行审查，以确保受试者不会受到不合理的风险。

　　A. 20 天　　　　　　　　　　　　　　B. 30 天

C. 60 天   D. 80 天

二、多选题

8. 美国的药品注册申请一般分为三大类型，即（　　）的申请。

    A. ANDA　　　　　　　　B. DMF　　　　　　　　C. NDA

    D. INDA　　　　　　　　E. OTC

9. ANDA 重点审查内容为（　　）。

    A. 完整性审查　　　　　　　　　　　　　B. CMC 审评（化学/微生物学）

    C. 生物等效性审评（BE 研究）　　　　　　D. 标签审评

    E. 批准前现场检查（Pre–Approval Inspection，PAI）

10. 在药品审评的不同阶段，FDA 会发布三种类型的缺陷信，即（　　）。

    A. IR　　　　　　　　　B. CRL　　　　　　　　C. 483 表

    D. DRL　　　　　　　　E. Acknowledgment Letter

三、问答题

11. FDA 加快创新药品上市的特殊审批通道有哪些？

12. 简述美国 FDA 现场检查的目的。

书网融合……

本章小结

参考文献

［1］万仁甫．药品注册申报实务［M］．北京：中国医药科技出版社，2019．

［2］韩培．中国新药注册与审评技术双年鉴2016—2017［M］．北京：中国医药科技出版社，2018．

［3］杨世民．药事管理学［M］．6版．北京：中国医药科技出版社，2019．

［4］康建磊．CTD格式申报资料中原料药特性鉴定部分的解读［J］．中国新药杂志，2016，25（18）：2109－2112．

［5］李莎．美国药品注册的电子提交［J］．临床医药文献杂志，2017，48（4）：9478－9482．

［6］李金玲．关于中国M4模块—药品注册申报资料整理的探讨［J］．企业与经济，2020，12：76－77．

［7］杨东升，牛剑钊．欧美原料药注册管理制度介绍［J］．中国新药杂志，2018，27（12）：1347－1348．

［8］吕婷，邱明丰．非临床数据交换标准SEND的介绍和思考［J］．医药前沿，2018，8（32）：394－395．

［9］刘娟，周莉婷，于红，等．ICH M4Q指导原则实施的思考［J］．中国新药杂志，2021，30（22）：2053－2058．

［10］周霞，金鑫，陈剑，等．探究我国化学新药临床试验注册申请流程［J］．中国处方药，2021，19（10）：33－35．

［11］李小芬，吴莹，李刚．新版GCP实施后药物临床试验现场核查的关注点及常见问题浅析［J］．中国新药与临床杂志，2021，40（9）：638－642．

［12］陈一飞，唐黎明，李刚．中国药物非临床安全性评价研究机构现场检查类型与常见问题讨论［J］．中国医药工业杂志，2021，52（5）：709－713．

［13］余玥，蒲嘉琪，薄兵兵，等．我国ICH工作回顾与展望［J］．中国食品药品监管，2021，213（10）：3－13．

［14］李培．国内药品注册沟通交流制度介绍与思考［J］．中国药事，2021，35（12）：1340－1346．

［15］吕婷．美国和欧盟药品申报电子提交的对比研究及对中国实施的启示［D］．上海：上海交通大学，2018．

［16］夏莉．CTD格式文件在化学仿制药注册中的实践和改进［D］．杭州：浙江大学药学院，2016．